国家卫生健康委员会"十四五"规划教材

全国中等卫生职业教育教材

供康复技术专业用

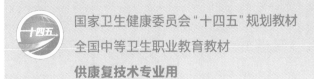

U0292803

常见疾病康复

第3版

主　编　彭斌莎　王丽岩

副主编　邹燕齐　廖建东　王　颖

编　者　（以姓氏笔画为序）

王　岩（北京市隆福医院）　　　　　　李向楠（长治卫生学校）

王　颖（菏泽家政职业学院）　　　　　邹燕齐（东莞职业技术学院）

王丽岩（大庆医学高等专科学校）　　　周卫民（广东省连州卫生学校）

毛世刚（青岛市市立医院）　　　　　　郑智娇（成都铁路卫生学校）（兼秘书）

刘　昕（南京卫生高等职业技术学校）　贾玉玉（桐乡市卫生学校）

刘　凌（八一骨科医院）　　　　　　　彭斌莎（成都铁路卫生学校）

齐丹丹（成都市青羊区中医医院）　　　舒建华（梅州市卫生职业技术学校）

牟　杨（四川卫生康复职业学院）　　　廖建东（大理护理职业学院）

人民卫生出版社

·北　京·

图书在版编目（CIP）数据

常见疾病康复 / 彭斌莎,王丽岩主编 . —3 版 . —
北京：人民卫生出版社，2022.11（2024.5 重印）
ISBN 978-7-117-34118-9

Ⅰ. ①常⋯　Ⅱ. ①彭⋯　②王⋯　Ⅲ. ①常见病–康复
医学–中等专业学校–教材　Ⅳ. ①R49

中国版本图书馆 CIP 数据核字（2022）第 227815 号

人卫智网	www.ipmph.com	医学教育、学术、考试、健康，购书智慧智能综合服务平台
人卫官网	www.pmph.com	人卫官方资讯发布平台

常见疾病康复
Changjian Jibing Kangfu
第 3 版

主　　编：彭斌莎　王丽岩
出版发行：人民卫生出版社（中继线 010-59780011）
地　　址：北京市朝阳区潘家园南里 19 号
邮　　编：100021
E - mail：pmph @ pmph.com
购书热线：010-59787592　010-59787584　010-65264830
印　　刷：人卫印务（北京）有限公司
经　　销：新华书店
开　　本：850×1168　1/16　印张：32
字　　数：681 千字
版　　次：2002 年 7 月第 1 版　　2022 年 11 月第 3 版
印　　次：2024 年 5 月第 4 次印刷
标准书号：ISBN 978-7-117-34118-9
定　　价：79.00 元

修订说明

为服务卫生健康事业高质量发展,满足高素质技术技能人才的培养需求,人民卫生出版社在教育部、国家卫生健康委员会的领导和支持下,按照新修订的《中华人民共和国职业教育法》实施要求,紧紧围绕落实立德树人根本任务,依据最新版《职业教育专业目录》和《中等职业学校专业教学标准》,由全国卫生健康职业教育教学指导委员会指导,经过广泛的调研论证,启动了全国中等卫生职业教育护理、医学检验技术、医学影像技术、康复技术等专业第四轮规划教材修订工作。

第四轮修订坚持以习近平新时代中国特色社会主义思想为指导,全面落实党的二十大精神进教材和《习近平新时代中国特色社会主义思想进课程教材指南》《"党的领导"相关内容进大中小学课程教材指南》等要求,突出育人宗旨、就业导向,强调德技并修、知行合一,注重中高衔接、立体建设。坚持一体化设计,提升信息化水平,精选教材内容,反映课程思政实践成果,落实岗课赛证融通综合育人,体现新知识、新技术、新工艺和新方法。

第四轮教材按照《儿童青少年学习用品近视防控卫生要求》(GB 40070—2021)进行整体设计,纸张、印刷质量以及正文用字、行空等均达到要求,更有利于学生用眼卫生和健康学习。

前　言

本教材全面落实党的二十大精神进教材要求,在继承前两版教材精华的基础上,根据中等卫生职业教育人才培养的方向和要求以及康复治疗技术专业理论和技术的发展,紧扣临床康复治疗师岗位需求,以标准为引领,以服务对象为主线,以工作任务为导向,以学生为主体,在强调康复治疗基本理论、基本知识和基本技能的基础上,注重人文素质和综合能力的培养。

本次编写继承了上版教材的体系和要点,同时注入了新理念、新知识、新技术和新要求,有如下特点:

1. 落实课程思政,立德树人。从社会主义核心价值观着眼,结合中国传统医学"医乃仁术"的道德观,围绕"价值塑造、能力培养、知识传授"的课程目标,在"学习目标""导入案例"、教学内容中融入思政育人元素,通过知识点、案例等教学素材的设计、运用,以润物无声的方式传递正确的价值追求,提高缘事析理、明辨是非的能力,培养德才兼备、全面发展的人才。以医学大家事迹展示大国担当、工匠精神,引导学生树立远大理想、坚定信念,培养追求卓越、勇于创新的精神;以真实工作任务,引导学生严谨求实、勤奋敬业、团队协作,培养救死扶伤、甘于奉献的人道主义精神,塑造健康品格。

2. 以需求为导向,明晰中职疾病康复教学范畴。为满足职业教育体系构建、中高职贯通培养、学生终身发展的要求,根据中职康复技术专业人才培养目标,以必需、够用为原则,以专业教学标准和临床治疗指南为引领,通过对中职康复治疗技术专业的教学要求、康复治疗临床岗位需求进行调研,在上版基础上删减"感觉和认知功能障碍""言语障碍""儿童发育、精神与行为障碍""常见皮肤疾病康复""常见五官科疾病康复"等内容,调整"类风湿关节炎""强直性脊柱炎"等疾病康复类别归属。根据人民生活水平提升所带来的疾病康复需求,增加"运动损伤康复""肥胖症康复"等内容。将标准中的"培养目标""培养规格""课程设置及要求""教学实施"与岗位工作、各类技能比赛和职业技能等级认定等相关要求落实到相应任务模块(章节)中,明晰中职疾病康复教学范畴。

3. 以服务对象为主线,彰显疾病康复职业价值。本教材内容包括绪论、常见功能障碍康复、常见神经系统疾病康复、常见运动系统疾病康复、常见循环及呼吸系统疾病康复、常见内分泌疾病康复、烧伤康复及恶性肿瘤康复八大模块。

4. 以岗位工作任务为引领,突出疾病康复职业教育特点。任务内容编排对接康复治疗岗位工作流程,以病史收集、康复评定、康复目标制订、康复治疗和健康教育为框架。在坚持"三基、五性、三特定"教材编写原则的基础上优化教材结构,将职业教育的普遍性与康复治疗专业教育的特殊性相结合,突出疾病康复职业教育的特点。

5. 以学生为主体,引导学生自主探究学习。立足于学生学习角度,每个章节设置了贴近康复治疗岗位的工作情景和典型工作任务,引导学生在学中做、做中学。设置学习情景、治疗视频、彩图组图、重点解析、微课等富媒体资源,提升学习者的情感体验,激发学习兴趣,引导学习者自主学习,随文插入"案例延伸",提高学生应用知识的能力。"知识拓展"可以拓宽学生的知识面。"扫一扫、测一测""本章小结""思考与练习"帮助课后总结和自我评价。

6. 立体化教材建设,满足多样化学习需求。为了解放容量限制,提高使用效率,拓宽视野,满足个性化学习需求,帮助学习者进一步学习和掌握疾病康复的知识和技能,在本教材的基础上,还围绕学习目标,遵循课程教学大纲、康复医学与治疗技术(初级士)考试大纲和康复治疗岗位工作的要求,制作了网络增值服务内容,包括 PPT 电子教案、工作页、同步练习、拓展阅读等,满足移动阅读、在线学习,内容随时更新,时效性强。

本教材的 16 位编者来自全国 15 所卫生职业院校或综合性医院,其中有长期从事康复教学的一线教师,有康复治疗的临床专家,也有高职高专的康复治疗教育专家。为了保证教材内容的"新、精、准",使学习与工作"零距离",编者们尽最大努力进行反复斟酌和修改。在编写过程中得到了编者所在的中高职院校、医院的各级领导的关心和大力支持,同时还得到了康复治疗专业教师和专家的无私帮助。书中部分医疗、康复内容及插图、配套数字化资源参考了相关教材,谨在此一并表示诚挚的谢意!但由于时间和水平所限,教材中不足之处在所难免,在此恳请广大师生、读者予以批评和指正。

彭斌莎　王丽岩

2023 年 9 月

目　录

第一章 | 绪 论

01章 数字资源

 导入案例

案例情景

刘奶奶,70岁,5年前无明显诱因出现双膝疼痛,自服镇痛药后缓解,后反复发作,近2个月出现双下肢行走困难,行走100m即感双膝疼痛难忍,遂来院就诊。你是刘奶奶的康复治疗师。

工作任务:

1. 明确对刘奶奶康复治疗的工作流程。
2. 能有效地与刘奶奶及家属交流沟通,使其明确康复治疗过程。

第一节 疾病康复的内容与课程的性质

一、疾病康复的内容

（一）疾病康复的基本概念

1981年世界卫生组织（WHO）对康复的定义是"康复是指综合协调地应用各种措施，最大限度地恢复和发展病、伤残者的身体、心理、社会、职业、娱乐、教育和周围环境相适应方面的潜能"。康复不仅针对疾病而且着眼于整个人，从生理上、心理上，社会上及经济能力上进行全面康复，包括医学康复（利用医学手段促进康复）、教育康复（通过特殊教育和培训促进康复）、职业康复（恢复就业能力取得就业机会）及社会康复（在社会层次上采取与社会生活有关的措施，促使残疾人能重返社会），康复的最终目标是提高残疾人的生活质量，恢复独立生活、学习和工作的能力，使残疾人能在家庭和社会过有意义的生活。

康复医学是医学的分支学科，主要涉及利用物理的方法（包括电、光、热、声、机械设备和主动活动）诊断、治疗、预防残疾和疾病（包括疼痛），研究使病、伤、残者在体格上、精神上、社会上、职业上得到康复，消除或减轻功能障碍，帮助他们发挥残留功能，恢复其生活能力和工作能力以重新回归社会。康复医学主要面向慢性患者及伤残者，强调功能上的康复，而且是强调整体功能康复，使患者不但在身体上，而且在心理上和精神上得到康复。它的着眼点不仅在于保存伤残者的生命，还要尽量恢复其功能，提高生活素质，助其重返社会，过有意义的生活。

疾病康复是应用康复医学的基本理论和方法，研究常见疾病所引起的功能障碍、结构异常和活动受限，结合疾病特点，进行康复评定、康复治疗、残疾预防以及康复教育的学科。临床疾病常导致患者出现不同程度的功能障碍（包括生理功能和心理功能）、身体结构异常、个体活动及社会参与能力受限。常见疾病康复是临床康复的重要组成部分。

（二）疾病康复的内容与目标

1. 康复内容 随着康复医学的不断发展，在开展多个临床专科康复的工作中发展了新的技术，逐步形成了疾病康复的一些分支，如神经科康复、骨科康复、心脏康复、肺科康复、风湿科康复、职业性伤病康复、儿科康复、老年病症康复、肿瘤康复以及精神科康复。

2. 康复目标 疾病康复的最终目标是使病伤残患者通过改善功能或／和环境条件而重返社会，成为对社会有用的人，重新参加社会生活，履行社会职责。

人们为了能参加社会生活和履行社会职责，需要具备以下6个方面的基本能力：①意识清楚,有辨人、辨时、辨向的能力;②个人生活能自理;③可以行动(步行、利用轮椅、乘坐交通工具);④可进行家务劳动或消遣性作业;⑤可进行社交活动;⑥有就业能力,以求经济上能自给。

康复工作就是为了帮助患者恢复以上能力,促使患者重新回归社会。

二、疾病康复在现代医学中的地位和作用

(一)地位

世界卫生组织将康复医学、临床医学、预防医学、保健医学作为现代化医院的基本功能,四者之间是互相关联、互相交错、四环相扣的关系。康复医学与临床医学的关联不仅在于康复治疗过程经常需要同时进行临床治疗,临床治疗过程也需要康复治疗积极介入,例如心肌梗死、脑卒中、脑外伤、脊髓损伤等,患者均需要早期活动和功能锻炼,以缩短住院时间,提高功能恢复的程度。临床医学与康复医学在疾病急性期和亚急性期总是相互交织的。

良好的临床治疗能为康复治疗创造有利的前提条件并取得良好的康复效果,而良好的康复治疗也能使临床治疗效果充分体现,提高患者的生活质量。因此,康复医学应当与其他临床学科紧密合作,只要患者的病情稳定,康复治疗就应尽早介入。康复医学与临床医学的区别见表 1-1-1。

表 1-1-1 康复医学与临床医学的区别

区别	康复医学	临床医学
治疗对象	功能障碍(病残的个体)	疾病(患病的个体)
治疗目的	以改善、代偿、替代的途径来提高功能,提高生活质量,回归社会	消除病因,逆转疾病的病理和病理生理过程
诊断方式	功能评定	疾病诊断
治疗方法	主动康复训练为主(物理治疗、作业治疗、言语治疗、假肢-矫形器治疗、心理治疗)	被动临床治疗为主(药物、手术治疗),辅以其他治疗
护理方式	自我护理和协同护理	替代护理
专业人员	康复小组(康复医师、康复治疗师、康复护士、康复工程人员、心理治疗师)	临床医疗小组(临床各科医生、护士、医技人员等)
患者地位	主动参与治疗	被动接受治疗
家属介入	需要家属直接介入	一般不需要家属直接介入

（二）作用

由于医学科学技术的进步,抢救存活率显著提高,留有后遗症和功能障碍的患者也随之增多。此外,因疾病慢性化,需要长期治疗的患者也日益增多。目前很多疾病还有年轻化的趋势。病愈后残留的后遗症会使这些家庭主要收入来源的人丧失参加工作的能力,限制他们参与社会活动,进而导致他们及其家庭生活贫困,甚至影响到家庭其他成员的生活、工作、学业,给个人、家庭和社会带来巨大的负面影响。正确、及时的康复治疗可以针对各种功能及能力受限,采用各种康复手段,最大限度地恢复患者的生活自理能力,损伤较轻、康复治疗及时的患者还可以重新走上工作岗位。

1. 预防残疾 疾病康复治疗可以尽早评定和治疗患者患病后的功能和能力受限,将患者的功能和能力受限的程度降到最低。对残损已经发生的患者,综合协调地采取各种康复治疗措施,可以大大降低残疾的发生率。对已经发生残疾的患者,积极采取三级预防措施,显著降低了残障的发生率,最大限度地减少残疾对患者的生活、学习和工作造成的影响。

2. 增强疗效 康复治疗在临床多发病、常见病的治疗中有重要作用,例如物理治疗对急、慢性感染性和非感染性炎症、各种劳损、创伤等有显著疗效;骨折经康复治疗后愈合期可缩短 1/3 左右;周围神经损伤后,康复治疗可使其再生速度加快 3 倍;创伤后尽早进行康复治疗,可加速创伤愈合,减少后遗症;对不同类型的冠状动脉粥样硬化性心脏病、高血压病、低血压病、缺血性脑血管病、慢性呼吸系统疾病、慢性消化系统疾病、骨性关节炎等,合理选择康复治疗可控制病理过程的发展,防止产生严重的不良后果。有些疾病虽然不会危及生命,但经久不愈会给患者的生活和劳动带来极大的不便和痛苦,康复治疗对此往往可以发挥显著的治疗作用。

3. 减轻副作用 疾病康复治疗以物理疗法、作业治疗、运动治疗、康复工程技术、心理治疗、饮食调理等作为首选治疗,改变了在治疗措施中药物治疗起主导地位的传统方式,减少药物种类和剂量,减少甚至完全避免了药物的副作用对人体的伤害,显著增加了临床治疗效果。

4. 防治并发症 疾病康复治疗可以减少多种因长期卧床而引起的并发症,如肺部感染、尿路感染、压疮、心肺功能下降、肌肉萎缩、肌力下降、骨质疏松、骨关节炎和关节挛缩。

第二节 疾病康复的工作模式及基本原则

一、疾病康复的基本工作模式

（一）工作模式

康复医学是多专业、跨学科的医学学科,因此,多学科的康复治疗组工作形式是疾病康复的基本工作模式,主要包括传统医疗模式、多专业组合团队模式、专业间协作团队模式和跨专业团队模式。

1. 传统医疗模式　传统医疗模式是指参与医疗的技术人员分工负责的形式,医师、护士和技师分工负责特定患者的医疗,共同讨论和协商较少。这种模式源于医师治疗患者的医患模式,在病种单纯、治疗目标单一的情况下效率比较高,也可以达到较高的治疗水平。疼痛性疾病的康复一般采用这种模式,如颈痛、肩痛、腰痛、腿痛等,但是大多数患者的康复治疗强调全面康复,参与人员来自多个专业,因此传统医疗模式的应用较少。

2. 多专业组合团队模式　多专业组合团队模式是自上而下、组合多个学科和专业进行诊疗的金字塔关系,是传统医疗模式的发展,为需要相互交流的专业人员提供了一个沟通协作的稳定平台(图 1-2-1)。相关学科包括康复医学科或物理医学与康复科、运动医学科、骨科、神经科、心胸外科、老年医学科、心脏科、呼吸科、内分泌科、风湿科、泌尿外科等。相关专业人员包括康复医师、物理治疗师、作业治疗师、言语治疗师、假肢师/矫形器师、康复护士、心理医生、社会工作者等。这种模式避免了单一学科知识狭窄的缺陷,特点是主管人员与下属人员的垂直交流,维持了一种主诊医师控制的团队模式,各学科和专业之间的横向交流不充分,所有成员主要集中于各专业的特定目标,而不是项目的整体目标,这种形式只是多个学科治疗方式的集合,而不是融合。

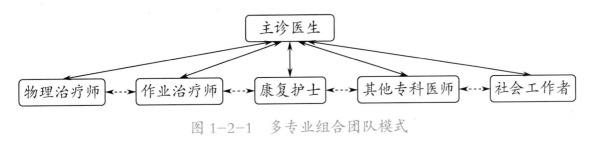

图 1-2-1　多专业组合团队模式

3. 专业间协作团队模式　专业间协作团队模式是组合模式的发展,是职业技术人员知识和技能融合的形式(图 1-2-2)。专业间协作团队模式和多专业组合团队模式的工作方式不同,协作团队模式强调横向平等的充分对话和讨论,强调学科和专业之间知识与技能的融合,从而派生出新的治疗模式。因此,多专业组合团队模式的表现形式是"蛋炒饭",而专业间协作团队模式的表现形式是"鸡蛋糕"。对于患脊髓损伤的患者,通过康复医师、康复治疗师、康复护士、心理医生、骨科医师或神经外科医师、泌尿科医师、社会工作者等参加的小组会议共同讨论确定患者的整体治疗方案并互相协作完成。

4. 跨专业团队模式　跨专业团队模式是指医学和其他学科之间相互合作的形式。这是因为部分残疾者的康复医疗目标和手段会超越医学范畴,需要医学以外的学科参与。假肢的配置不仅涉及残疾者肢体残端的处理、假肢对线、假肢步态训练等,还涉及假肢材料学和生物力学,也涉及残疾者职业训练和就业政策。因此,全面康复需要医学与社会学、工程学、特殊教育等学科的结合与合作,这是跨专业团队模式的基础。

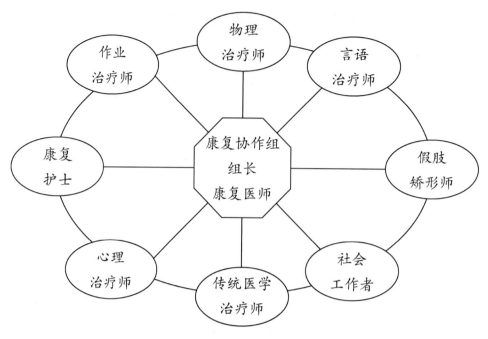

图 1-2-2 专业间协作团队模式

（二）疾病康复工作目前存在的问题

1. 基本工作模式存在问题 康复治疗组模式起源于 1940 年,当时几乎所有的康复都是住院治疗,大部分医疗目标在入住康复中心前均已实现。因此,Howard Rusk 称康复医学为医学的第三阶段,即康复是在临床医疗结束后才开始的。与现在的康复医院和综合医院的康复医学科相比,过去的康复中心整体上是一种闲暇的环境。尽管处于这种低压环境,仍然存在许多问题,最显著的是治疗组成员各自为政。例如:相关成员可能启动自己设计的治疗方案,而有违于治疗组协商会议确定的方案;有可能根据各自专业调整治疗方案而不考虑其他成员的作用,为其他成员提供治疗记录时只包括自己专业的治疗和评估,甚至这些记录可能对治疗组其他成员毫无意义。所以,评估和治疗前有较长的时间延误,从而导致康复治疗过程拖沓。

由于现代医院管理模式的改变,患者住院周期日趋缩短,治疗组模式的理念和实践正面临着越来越大压力。越来越多的患者在疾病急性期即开始早期康复,由临床科室转入康复医学科或康复医院。这意味着许多患者的病情相对不稳定或者属于重症,要求参与康复治疗的人员有能力处理这类严重的病情。

2. 面临的挑战 康复治疗组模式最重要的挑战是如何提高工作效率和质量,如何更有效地协调所有成员之间的关系。为此,在会议前明确主题,以书面和电子邮件方式表达需要交流的问题、对患者的评定结果和治疗意见,不讨论意见相同的问题,而在出现意见分歧时才展开讨论。

有些患者住院只有 5~10d,如此短暂的住院时间使传统的会议难以实施,因此,治疗组查房成为综合医院康复医学科常用的方式,治疗组查房强调讨论患者的康复问题。参加讨论者仅限于与康复目标直接相关的治疗人员,一般比常规查房时间多 2~5min。

二、疾病康复的基本原则

要防治临床疾病引起的患者身体功能与结构损伤、个体活动及社会参与能力受限,首先应当坚持以下四个原则:

(一)残疾预防原则

对所有门诊和住院患者应具有高度的残疾预防意识并采取相应的康复措施早期介入。对就诊的所有门诊和住院患者在功能障碍发生前要综合协调地采取各种康复治疗措施,防止发生残疾,重点是残疾的二、三级预防。对于门诊和住院的患者而言,其残损已经发生,所以首先是采取二级预防措施,防止残疾的发生和影响患者个体活动;对已经发生了残疾和活动受限的患者,应积极采取三级预防措施,防止发生残障影响患者的职业能力和社会生活参与能力。

在疾病得到控制后所遗留的功能障碍,在不同程度上影响着患者的身体、心理及社会功能,轻则限制患者进行和参与社会活动,重则生活无法自理,生存质量低下。因此,如何做好临床疾病的二级预防(预防残疾)和三级预防(预防残障)是其重点。随着广大医务工作者和患者康复意识的不断增强、各级卫生行政主管部门对康复工作的重视以及我国经济和康复医学的发展,临床疾病的康复作为康复医学的一个重要组成部分,在急救医疗水平发达的当今社会正迅速发展,受到临床医务工作者,特别是康复医学工作者的高度重视。

(二)结构与功能复原的原则

结构与功能复原是指疾病与损伤一旦导致了患者的身体功能与结构的损伤,就应当首先采用医疗和康复措施,尽可能恢复患者的身体功能与结构,坚持复原的原则。身体结构损伤包括各器官、组织、细胞、分子和基因等的缺损和异常;功能损伤包括生理功能(人的所有生理功能如运动、感知、心理、语言交流)障碍、个体活动及职业能力和社会生活参与能力受限。复原手段包括康复医学的各种治疗措施和功能恢复训练及治疗医学中的药物和手术。

(三)代偿原则

代偿分为体内代偿和体外代偿。经医疗和康复措施后,患者身体结构与功能、活动与参与能力仍然只有部分恢复,甚至完全不能恢复者,则应坚持代偿原则,采取代偿方法。

1. 体内代偿　体内代偿主要包括系统内功能重组和系统间功能重组。系统内功能重组是在同一系统内不同水平上的功能重组和在同一系统同一水平上靠残存功能进行代偿,前者如运动系统的高级精细控制部分受累后,通过训练让较低级的粗大运动部分进行代偿,后者如股伸肌中某一肌肉受累时,通过训练加强其他残存的股伸肌进行代偿。系统间的功能重组就是由另一个在功能上完全不同的系统进行代偿的。例如通过训练让失明的患者用皮肤触觉接受摄像机转换而来的电刺激代替视觉形象的感知。

2. 体外代偿　体外代偿是指附加于身上的和经常与身体接触的代偿。附加于身上的体外代偿有人工耳蜗、人工喉等,经常与身体接触的体外代偿有假肢、自助具、轮椅、拐杖、助行架等。

（四）适应原则

1. 功能适应　功能适应是指医师和治疗师应当通过综合协调地应用各种康复措施使患者的功能状态恢复到极限水平以适应生活、学习和工作的需要。

2. 心理适应　心理适应是指医师和治疗师应当通过康复教育和心理治疗使患者以乐观和积极的心态正确面对自己目前的身体状况和功能状况，勇敢地重新回归家庭和社会。

3. 环境适应　环境适应是指改变患者以外的环境以减轻它们对残障者形成的障碍，包括从建筑结构上建立方便残疾人在家庭和社会中活动的无障碍设施，建立保障残障者的法律，在观念上改变人们对残疾的不正确看法；在舆论上关心爱护和尊重残疾人。

上述三条原则的目的就是为了减少残疾和残障，改善患者的生活质量，使患者重返社会。由于社会的发展，医疗和康复技术水平的迅速提高，人们对生活质量也有了更高的要求，康复项目的早期介入对于预防患者可能出现的诸多并发症起到关键作用，从而改善患者的生活质量，生活质量的改善也有利于患者参与社会生活。

第三节　疾病康复的临床思维方式及工作流程

一、疾病康复的临床思维方式

世界卫生组织于 21 世纪初正式发布的《国际功能、残疾和健康分类》（ICF）强调以功能为核心，任何急、慢性疾病（无论先天性还是后天获得性）和损伤必然导致患者不同程度的身体功能与结构损伤、个体活动受限和社会参与受限。因此，治疗师应当以《国际功能、残疾和健康分类》为准绳，抓住功能、活动和参与三个重点作为临床思维的基本方式。

1. 身体功能与结构

（1）确定疾病与损伤导致了患者身体结构的何种异常，是缺失、损伤、炎症，还是变异。身体结构主要包括整体结构和各系统、器官、组织、细胞、分子和基因等。

（2）确定疾病与损伤导致了患者身体功能方面的哪些障碍或受限。身体功能包括运动功能、感觉功能、认知功能、平衡功能、语言言语功能、心理功能及各器官、组织和系统的功能等。

2. 个体活动

（1）确定身体功能与结构异常导致了患者个体哪些方面的活动能力受限，主要涉及日常生活活动能力相关内容。

（2）与患者个体日常生活活动密切相关的活动，有哪些受到了身体结构与功能损伤的影响，主要涉及家务和购物等。

3. 社会参与　确定身体结构与功能异常和个体活动受限。

——对患者参与工作学习的能力是否有影响。

——对患者参与社区活动的能力是否有影响。

——对患者参与社会交往的能力是否有影响。

——对患者参与休闲娱乐是否有影响。

——对患者生活质量是否有影响。

二、疾病康复的工作流程

疾病康复是康复医学的重要组成部分,临床工作流程在秉承了康复医学整体特点之外,还要考虑到内外科疾病的特点。首先要在充分全面了解患者病史的前提下,对患者进行全面细致的体格检查和康复评定,在评定的基础上制订合理可行的康复治疗目标,再根据康复目标制订具体的康复治疗方案,并定期召开评价会以调整康复治疗方案,直至患者达到康复治疗目标,重返家庭与社会(图1-3-1)。

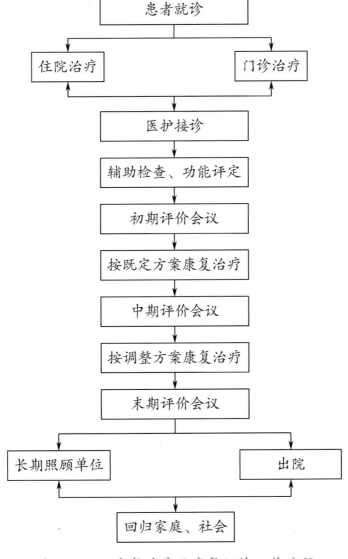

图 1-3-1 康复病房及康复门诊工作流程

疾病康复是指综合采用各种康复治疗手段,对各类伤、残、病患者的病理和病理生理异常以及相应的功能障碍进行的针对性康复医疗实践,最终目标是提高残疾人生活质量,恢复独立生活、学习和工作的能力,使残疾人能在家庭和社会过有意义的生活。

开展常见疾病康复治疗对提高临床疗效、缩短治疗时间、防治并发症,尤其是改善或恢复患者的功能与结构、提高或恢复患者的日常生活活动能力和社会参与能力,有效实施残疾的二、三级预防,推动临床康复的深入普及具有十分重要的现实意义。

思考与练习

1. 什么是疾病康复?简述疾病康复的作用和地位。
2. 简述疾病康复的基本工作模式和基本原则。
3. 简述常见疾病康复的临床思维方式和工作流程。

（彭斌莎）

第二章 | 常见功能障碍康复

第一节 慢性疼痛康复

1. 养成尊重患者、关爱患者、保护患者隐私的职业习惯。
2. 掌握慢性疼痛的概念、康复评定内容、主要康复治疗方法。
3. 熟悉慢性疼痛的功能障碍、治疗目标、健康教育。
4. 了解慢性疼痛的病因、临床分类。
5. 能对患者在治疗过程中出现的简单问题进行处理;具有为患者进行康复治疗及评估康复疗效的能力。

 导入案例

案例情景

张阿姨,58岁,因腰部反复疼痛无法维持正常工作生活。近6个月间断使用膏药外敷疼痛未缓解,劳累着凉等诱因加重疼痛,甚至出现活动受限。情绪压抑,长期睡眠差。张阿姨因腰椎反复疼痛影响睡眠、情绪压抑,就诊于康复科门诊。

工作任务:

1. 请正确收集张阿姨的病史资料。
2. 请正确判断张阿姨的功能状态,并进行规范的功能评定。
3. 请为张阿姨制订康复目标。
4. 请对张阿姨进行康复治疗。

慢性疼痛是一种综合征,是一个持续的病理过程,是疾病或损伤恢复期过后仍持续的疼痛,持续时间可达 3~6 个月以上。我国慢性疼痛病史者呈逐年上升趋势,诊断和治疗较为困难,给患者带来了身体、精神等方面的负担。国际疼痛研究协会(IASP)提出"疼痛是第五个生命体征,与血压、体温、呼吸、脉搏一起,是生命体征的重要指标",疼痛是与现存或潜在的组织损伤有关的或可用损伤来描述的一种不愉快的感觉和情绪体验。

一、病 史 收 集

(一)发病原因

1. 疾病或刺激因素　常见的为慢性神经源性疼痛,如中枢性疼痛、外周神经痛等;组织损伤性疼痛,如慢性劳损、癌痛等;无菌性炎性疼痛,如慢性下腰背痛、慢性关节痛等。

2. 心理因素　情感、社会、经济、文化和动机状态对慢性疼痛均有较大影响。如消极心态的人慢性疼痛发病率明显高于积极心态的人。

(二)临床分类

1. 根据疼痛发生部位分类　根据疼痛部位的组织器官和系统可分为躯体痛、内脏痛和中枢痛。

(1)躯体痛:疼痛部位在浅表或较浅部,多为局限性,疼痛剧烈、定位清楚,如原发性头痛、肩周炎、膝关节炎。

(2)内脏痛:为深部痛,疼痛定位不准确,可呈隐痛、胀痛、牵拉痛或绞痛,如胆石症的胆绞痛、肾输尿管结石的肾绞痛、胃痛。

(3)中枢痛:主要指脊髓、脑干、丘脑和大脑皮层等中枢神经疾病,如脑出血、脊髓损伤等引起的疼痛。

2. 根据疼痛持续时间分类　根据疼痛持续时间可分为急性疼痛和慢性疼痛。

(1)急性疼痛:急性疼痛有明确的伤害性刺激,具有局限性特点,性质常为锐痛,如皮肤、深部组织、内脏的疾病和/或损伤所致的疼痛,病程一般不超过 3 个月。

(2)慢性疼痛:慢性疼痛的界定意见不一,大多数学者将其定义为持续 6 个月以上的疼痛,也有学者认为应以 3 个月为界。

(三)临床表现

慢性疼痛表现为三联征:疼痛、睡眠障碍与情绪改变。常与自主神经功能表现有关,多见于女性,以弥漫性疼痛为主。慢性持续性反复疼痛可引起患者睡眠障碍,改变患者的情绪,出现焦虑、抑郁等心理障碍。慢性疼痛出现后,完全缓解的可能性极小,且容易出现药物成瘾。

(四)功能障碍

1. 生理功能障碍　生理功能障碍主要包括疼痛和运动功能障碍。疼痛是慢性疼痛患者的主要功能障碍,当合并肌痉挛或关节挛缩等严重情况时可出现运动功能障碍。

2. 心理功能障碍　慢性疼痛可影响患者的睡眠,长期失眠,极易引发焦虑、烦躁等情绪,严重者可出现抑郁。

3. 日常生活活动能力受限　由于疼痛及其并发症引起患者肢体活动受限及行为异常,在完成穿衣、吃饭、个人卫生、家务劳动等方面受到限制,降低生活能力。

4. 社会参与能力受限　由于慢性疼痛及其并发症的存在,患者对社会活动失去兴趣,不愿与他人交流,不愿参加社会活动,不愿承担自己的责任和义务,社会参与能力严重下降。

（五）辅助检查

检查项目应根据临床实际需要有目的地选择,常用的有实验室检查、B超、X射线摄影检查、肌电图等。

 案例延伸1:

病史资料收集

张阿姨目前的诊断:疼痛、失眠、轻度焦虑抑郁状态。

查体:腰椎曲度存在,腰椎前屈、后伸轻度受限。腰椎叩击痛(−),L_4、L_5棘突压痛(＋),双侧L_4、L_5椎旁压痛(＋),双侧直腿抬高试验(−),双下肢肌力 V 级,双下肢关节活动度正常。

腰椎 X 射线片示:腰椎退行性变,$L_4 \sim L_5$椎间隙变窄。CT 示:$L_4 \sim L_5$椎间盘突出。

二、康　复　评　定

（一）生理功能评定

1. 疼痛评定　疼痛评定方法主要分为两大类。

（1）直接法:指依据刺激−反应原则直接给患者以某种致痛性刺激所测得的痛阈,如压痛评定法等。

（2）间接法:让患者自己描述或评定现有疼痛的性质和程度的方法,如视觉模拟评分法等。临床上多使用间接评定法,常用方法如下:

1）视觉模拟评分法（VAS）:又称为目测类比法。视觉模拟评分法是目前临床上最常用的评定方法,采用一条 10cm 长的直尺,面向医生的一面标有 0~10 的数字刻度,面向患者的一面只有在两端标明 0 和 10 的字样,0 端代表无痛,10 端代表最剧烈疼痛,直尺上有可移动的游标,患者移动游标至自己认定的疼痛位置时,医生可在尺的背面看到表示疼痛强度的具体数字。此法简单、快速、易操作,在临床上广泛应用于治疗效果的评价。视觉模拟评分法只能对患者治疗前后做评价,不能做患者之间的比较（图 2-1-1）。

2）数字类比评分法（NRS）:用于疼痛缓解程度的评定,将疼痛程度用 0 到 10 这 11

个数字表示。0表示无痛,10表示最痛。被测者根据个人疼痛感受在其中相应数字上做记号,程度分级标准为:0:无痛;1~3:轻度疼痛;4~6:中度疼痛;7~10:重度疼痛(图2-1-2)。

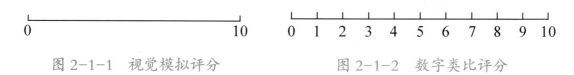

图 2-1-1 视觉模拟评分　　　　　　图 2-1-2 数字类比评分

3)简化McGill疼痛问卷(SF-MPQ):由11个感觉类和4个情感类对疼痛的描述词以及视觉模拟评分法(VAS)和现时疼痛强度(PPI)组成(表2-1-1)。

表 2-1-1 简化 McGill 疼痛问卷

姓名_____性别_____年龄_____科室_____床号_____住院号_____
诊断_____疼痛部位_____

I 疼痛分级指数(PRI)				年　月　日　年　月　日　年　月　日
疼痛性质	疼痛程度			
A. 感觉项	无　轻　中　重			
1. 跳痛	0　1　2　3			
2. 刺痛	0　1　2　3			
3. 刀割痛	0　1　2　3			
4. 锐痛	0　1　2　3			
5. 痉挛牵扯痛	0　1　2　3			
6. 绞痛	0　1　2　3			
7. 烧灼痛	0　1　2　3			
8. 持续固定痛	0　1　2　3			
9. 胀痛	0　1　2　3			
10. 触痛	0　1　2　3			
11. 撕裂痛	0　1　2　3			
感觉项总分(S)				
B. 情感项	无　轻　中　重			
1. 软弱无力	0　1　2　3			
2. 厌烦	0　1　2　3			
3. 害怕	0　1　2　3			
4. 受罪、惩罚感	0　1　2　3			

情感项总分(A):
疼痛总分(T=S+A):
II 视觉模拟评分法(VAS)
　　无痛(0)————————————(10分)极痛
III 现时疼痛程度(PPI)
　　0- 无痛;1- 轻度不适;2- 不适;3- 难受;4- 可怕的痛;5- 极痛苦
总评:S=　　　;A=　　　;T=　　　;PRI=　　　;VAS=　　　;PPI=　　　;
检查者:

4）口述分级评分法（VRS）：特点是列举一系列从轻到重依次排列的关于疼痛的描述性词语，让患者从中选择最适合于形容自身疼痛程度的词语。VRS由简单的形容疼痛的字词组成，所以能迅速被医生和患者所接受。口述分级评分法包括4级评分、5级评分、6级评分、12级评分和15级评分，这些词通常按从疼痛最轻到最强的顺序排列（表2-1-2）。最轻程度疼痛的描述常被评估为0分，以后每增加1级即增加1分，因此每个描述疼痛的形容词都有相应的评分，以便定量分析疼痛。这样，患者的总疼痛程度评分就是最适合其疼痛水平有关的形容词所代表的数字。

表2-1-2　口述分级评分法

4级评定法	5级评定法	6级评定法	12级评定法	15级评定法
1 无痛	1 无痛	1 无痛	1 不引人注意的痛	1 无痛
2 轻度痛	2 轻度痛	2 轻度痛	2 刚刚注意到的疼痛	2 极弱的痛
3 中度痛	3 中度痛	3 中度痛	3 很弱的痛	3 刚刚注意到的疼痛
4 严重痛	4 严重痛	4 严重痛	4 弱痛	4 很弱的痛
	5 剧烈痛	5 剧烈痛	5 轻度痛	5 弱痛
		6 难以忍受的痛	6 中度痛	6 轻度痛
			7 强痛	7 中度痛
			8 剧烈痛	8 不适性痛
			9 很强烈的痛	9 强痛
			10 严重痛	10 剧烈痛
			11 极强烈痛	11 很强烈的痛
			12 难以忍受的痛	12 极剧烈的痛
				13 很剧烈的痛
				14 不可忍受的痛
				15 难以忍受的痛

5）痛阈测定：多用于肌肉骨骼系统的疼痛评定，评定方法是使用压力测痛计在患者手指关节等处逐渐施加压力，并听取患者的疼痛反应，并记录诱发疼痛出现时所需压力的强度（kg/cm^2）。继续加压至患者不能耐受时，记录到的最高疼痛耐受限度所需的压力强度，即为耐痛阈值。

6）行为疼痛测定：多用于成人，通过观察患者疼痛时的行为，观察患者平常活动中坐、站立、行走与卧位活动中出现的表现(如痛苦表情、保护性动作或不自主发出的语音和叹息等)。

2. 运动功能评定　当患者合并肌痉挛或关节挛缩时才会出现运动功能障碍,此时常采用被动关节活动范围检查关节活动度,采用徒手肌力测定法评定肌力。

(二)心理功能评定

对出现焦虑的患者可使用焦虑自评量表或汉密尔顿焦虑量表进行评定,对出现抑郁的患者可使用抑郁自评量表、汉密尔顿抑郁量表等进行评定。

(三)日常生活活动能力评定

当疼痛影响患者的日常生活活动能力时,可进行活动水平的评定,主要通过各种日常生活活动能力量表进行评定,如FIM功能评定量表。

(四)社会参与能力评定

疼痛影响患者社会生活时,可进行参与水平的评定,主要采用各种生存质量的评定量表。包括一般常用的世界卫生组织生存质量测定简表、中文版健康状况调查问卷(SF-36)等,也可以根据患者的具体病症选择相关的生存质量量表,如癌症疼痛的患者可以选择各种癌症生存质量的评定量表。

 案例延伸2:

康 复 评 定

1. 疼痛评定　采用数字类比评分法,评分6分,中度疼痛。

2. 心理功能评定　汉密尔顿焦虑量表评分15分,汉密尔顿抑郁量表评分18分,提示轻度焦虑抑郁状态。

3. 日常生活活动能力评定　FIM功能评定量表评分123分。

三、康复目标制订

(一)短期目标
缓解或控制疼痛。

(二)长期目标
消除疼痛行为的强化因素,减少药物使用。减轻疼痛对睡眠、运动功能、心理功能方面的影响。提高功能水平、日常生活活动能力和社会参与能力,提高生活质量。

康复目标制订

1. 短期目标　采用药物联合物理因子治疗,控制疼痛。
2. 长期目标　①腰背肌功能训练,强化核心肌群力量。②适度有氧运动,调节睡眠。③根据患者情况,必要时心理干预。

四、康复治疗

(一)物理治疗

1. 物理因子治疗　可协助缓解疼痛、降低痛阈、缓解痉挛、减少疼痛介质的释放等。

(1)电疗法:首选经皮神经电刺激(TENS)疗法,频率为2~160Hz,电流强度可选择耐受量,每次20~30min,10~15次为1个疗程。电疗法治疗颈、肩、腰、腿痛和神经源性疼痛的效果较好。

(2)温热疗法:可抑制疼痛反射,提高痛阈,主要包括蜡疗和水疗。治疗时可将患部浸入蜡液或温水(37℃)中,每次30min,每天1次,10次为1个疗程。

(3)冷疗:可减慢肌肉内神经传导速度,缓解疼痛。方法为局部冷敷5~10min,每天1~2次,5~10次即可。注意温度不能过低,防止发生冻伤。

(4)光疗法:具有较好的镇痛作用,包括激光、红光、红外线、紫外线。如半导体激光疗法为散焦或穴位照射治疗,强度200~350mW,每天1次,每部位5~8min,5~10次为1个疗程。

(5)超声波疗法:超声能量在机体内以机械、温热及多种理化效应影响机体。超声波疗法适合治疗软组织损伤、瘢痕所引起的疼痛。方法为在疼痛局部涂抹耦合剂,将声头放置疼痛部位,或采用移动法,选择适宜声强不超过1.5W/cm²。每部位5~10min,5~10次为1个疗程。

(6)磁疗法:磁场可降低感觉神经对外界刺激的反应,减少疼痛感觉的传入。方法为两个磁头于病灶处对置,频率40~60次/min,磁场强度为0.6~0.8T,每次20min,10~15次为1个疗程。

(7)生物反馈疗法:常采用肌电生物反馈疗法、手指皮肤温度生物反馈疗法,帮助患者体会紧张和放松的感觉,学会对疼痛的自我调节和控制。生物反馈治疗慢性疼痛具有良好的疗效,每次训练10~15min,每天1~3次。

(8)音乐治疗:通过聆听、欣赏乐曲,引起人体心理生理状态改变,从而达到治疗疼痛的目的。

2. 运动疗法　主要是通过恢复骨骼肌的正常生物力学关系,改善运动组织的血液循环和代谢,恢复肌肉的正常张力、肌力和关节的正常活动范围,增加柔韧性,改善功能障碍,达到止痛的目的。同时可产生良好的心理效应,消除或减轻疼痛。

（1）手法治疗:如关节松动技术,每次15~20min,每天1次。

（2）肌力训练:每次20min,每天1次。

（3）全身锻炼:鼓励患者参与适宜的主动锻炼,如医疗体操、徒步、游泳等。根据患者的自我感觉掌握运动量,每天或隔天1次。

（二）心理治疗

治疗师应多与患者及家属沟通交流,利用宣传板、媒体等方式对其进行宣教,增强患者对疼痛的正确认识,同时可采用心理支持疗法、理性情绪疗法、集体心理疗法、认知行为疗法等多种方法进行心理治疗,帮助患者学会控制自己的不良情绪及对压力的反应,适当宣泄。鼓励患者多从事一些休闲性活动如园艺活动、户外散步、观赏风景、听轻音乐等,以分散大脑对疼痛的注意力,还应注意劳逸结合,确保睡眠的时间和质量,保持精力充沛。

（三）作业治疗

作业治疗的主要目的是减轻疼痛及其相关的残障。作业治疗师可让患者参与共同制订作业治疗方案,增强患者主动康复意识,促进患者对疼痛的自我治疗,提高其独立缓解疼痛的能力。通常可利用人们日常生活的活动,选择打扮自己、做家务、购物或工作等方式,使患者在家庭生活中得到训练,同时鼓励患者积极参加社会活动和文体活动。

（四）辅具应用

对一些慢性疼痛可利用支具减轻疼痛,也可根据具体情况选择矫形器,必要时可以为患者提供适合的穿戴用品和助行器。如关节疼痛可使用关节支具,脊柱支具可稳定椎体关节减轻疼痛。

（五）药物治疗

药物治疗是疼痛治疗中较为常用的方法,目的是尽快缓解疼痛,有利于患者尽早恢复或获得功能性活动。临床上治疗慢性疼痛的口服药物有3类。

1. 非阿片类药物　为临床首选镇痛药物,具有解热、镇痛、抗炎、抗风湿的作用,对慢性疼痛有较好的镇痛效果,如对乙酰氨基酚、布洛芬、塞来昔布。

2. 阿片类药物　阿片类药物包括吗啡、哌替啶,镇痛作用强但作用时间短暂,常用于治疗急性疼痛或癌性疼痛。此类药物具有成瘾性,应尽量避免用于慢性疼痛患者。

3. 辅助性镇痛药物　慢性疼痛患者常伴有焦虑、抑郁、烦躁、失眠等症状,需联合使用辅助药物治疗,包括抗抑郁药(丙米嗪等)、抗惊厥药(苯妥英钠等)、抗痉挛药(地西泮等)。

同时,外用药也可缓解慢性疼痛,如喷剂、膏药。

（六）神经阻滞治疗

神经阻滞是指在脊神经（或神经节）、交感神经节、周围神经等神经鞘内或神经附近注入药物或以物理方法阻断神经传导功能，用于治疗该神经所支配区域的疼痛。常用的神经阻滞方法有治疗性神经阻滞、周围神经阻滞、交感神经阻滞、扳机点阻滞、A型肉毒素神经阻滞。

（七）中医传统康复疗法

1. 针灸　可以采用经络取穴或阿是穴取穴，针灸通络祛痛。针刺可以激活神经元的活动，释放出 5- 羟色胺，诱导产生内源性阿片样物质加强镇痛作用。

2. 推拿按摩　常选用掌揉法、揉捏、震颤、㨰法、一指禅等技术，理筋通络。通过放松肌肉，改善异常收缩，纠正关节紊乱。

3. 拔罐刮痧　拔罐刮痧有疏通经络、促进局部血液循环的作用。

4. 传统功法　传统功法包括太极拳、八段锦和五禽戏，可疏通经络，促进局部血液循环等作用。

5. 小针刀　小针刀对软组织粘连引起的疼痛效果较好。

（八）行为疗法

慢性疼痛患者多伴有认知行为和精神心理的改变，从而进一步加重疼痛，不进行干预易形成恶性循环。必须阻断伤害性刺激的输入，缓解紧张和压抑，引导患者重新安排和强化新的健康行为。认知行为疗法是针对慢性疼痛患者的综合性、多方面的治疗，可采用的治疗方法有生物反馈疗法、认知行为矫正、放松训练、疼痛想象转移、注意力训练等。

（九）手术治疗

严重的且经保守治疗无效的疼痛，可考虑用手术方法破坏神经通路达到止痛的目的。目前较常用的有交感神经切断术、脊神经后根切断术、脊髓前外侧柱切断术等。

 知识拓展

体外冲击波疗法

体外冲击波疗法是一种体外物理治疗技术，具有创伤小、安全性高、起效快速等特点，在肌骨疾病方面具有较好疗效。冲击波通过机械效应及空化效应，在组织中产生拉应力及压应力，引起组织裂解，促进局部血液循环，加速组织新陈代谢，促进损伤组织愈合，发挥组织修复损伤的作用，抑制局部炎症反应。在滑囊炎、肌腱炎、钙化性肌腱炎等慢性软组织疼痛方面具有较好疗效。同时，应力也在骨的生长、吸收和重建中起重要调节作用，从而促进骨愈合。

康复治疗方案

1. 物理因子治疗　调制中频电疗法，强度适宜，每次20min。红光照射治疗每次20min。
2. 针灸治疗　选取腰夹脊穴、命门、肾俞、环跳、委中等穴位，通络祛痛。
3. 运动疗法　采用脊柱关节松动技术，配合轻度腰背肌功能训练。
4. 口服药物　布洛芬，1次1粒，1天2次。

五、健康教育

1. 治疗原发病　明确引起疼痛的病因，积极治疗原发病。
2. 全身锻炼　有氧锻炼可改善机体耐受性，提高机体适应水平。可选用健身操、羽毛球、徒步、登山、游泳、太极拳、气功和八段锦。
3. 健康生活方式　养成积极的社会心态，提高自我保健能力，培养健康的生活方式，积极做到"心理平衡、合理膳食、适量运动、戒烟限酒"，终止不健康的行为，消除致病危险因素，预防疾病，促进健康。

> **小结**　慢性疼痛是人类健康的常见问题，也是临床多学科面临的医学难题之一。本节就慢性疼痛的相关概念、常见病因、功能障碍、常用康复评定方法及主要康复治疗方法进行了介绍，要重点掌握慢性疼痛的常用康复评定方法和常用康复治疗方法。

 思考与练习

1. 慢性疼痛的评定方法主要有哪些？
2. 慢性疼痛的康复治疗方法主要有哪些？
3. 患者，男，59岁，颈项部疼痛4个月余。既往有颈椎病史。查体：血压130/90mmHg，颈椎曲度变直，颈旁肌紧张，压痛（＋）。双上肢臂丛牵拉试验（－），双侧霍夫曼征（－）。双上肢肌力正常。颈椎X射线片：颈椎退行性变，$C_4 \sim C_5$椎间隙狭窄。

请问：
（1）患者存在哪些功能障碍？
（2）患者的康复评定包括哪些？
（3）患者可开展哪些康复训练？

（王　岩）

第二节 压 疮 康 复

1. 养成尊重患者、关爱患者、保护患者隐私的职业习惯。
2. 掌握压疮的分期评定、预防。
3. 熟悉压疮的病因、康复治疗方法、健康教育。
4. 了解压疮的定义、好发部位。
5. 能处理患者在治疗过程中出现的简单问题；具有为患者进行康复治疗及评估康复疗效的能力。

 导入案例

案例情景

李大爷，60 岁，3 个月前因右侧脑出血致左侧肢体瘫痪。长期卧床而家属未给患者勤翻身，致骶尾部出现 2cm×3cm 大小的溃疡，溃疡创面呈紫红色，有少量渗出液。

工作任务：

1. 请正确收集李大爷的病史资料。
2. 请正确判断李大爷的功能状态，并进行规范的功能评定。
3. 请为李大爷制订康复目标。
4. 请对李大爷进行康复治疗及健康宣教。

压疮（又称压力性损伤）是指皮肤和 / 或深部软组织的局部损伤，通常位于骨隆突处，或与医疗设备相关，可表现为开放性溃疡，可能伴有疼痛。

一、病 史 收 集

（一）发病原因

压疮由长期的压力或压力联合剪切力所致。皮下软组织对压力和剪切力的耐受性可能受到微环境、营养、灌注、并发症以及软组织自身状态的影响。

1. 局部组织持续受压过久。

2. 局部或全身因素

（1）局部因素：局部组织受潮湿的刺激，多由于大小便失禁、大量出汗、分泌物（血及渗出物)外溢,使得皮肤经常处于潮湿刺激中,易被压力或压力联合剪切力所伤而形成压疮。

(2)全身状况:包括意识障碍、感觉障碍、营养不良、衰弱、高龄、长期卧床护理不当。

(二)临床表现

临床表现为红肿、溃疡等局部皮肤症状,严重者可出现感染等并发症。由于体位及受压点不同,好发部位也不同。压疮可发生于体表软组织受压的任何部位,通常情况下多发生于骨突明显且皮肤及皮下组织压力过大的部位,包括夹板、矫形器、矫形固定物的受力部位。总的来说,超过90%的压疮发生在骶尾部、髂嵴、足跟、股骨大转子、坐骨结节和外踝。

 知识拓展

黏膜性压疮

2019年11月,由欧洲压疮咨询委员会、美国国家压疮咨询委员会及泛太平洋压疮联盟制定的第3版《压疮的预防和治疗:临床实践指南》正式发布。《压疮的预防和治疗:临床实践指南》中提出,压疮可能与医疗器械相关,压疮的发生不仅局限于体表皮肤,也可能发生在黏膜上、黏膜内或黏膜下。黏膜(呼吸道、胃肠道和泌尿生殖道黏膜)压疮主要与医疗器械有关。在临床中,医务人员不应只关注患者的体表皮肤,也应重视医疗器械引起的黏膜压疮。

(三)功能障碍

1. 生理功能障碍

(1)感染:感染是压疮的常见合并症,严重者可出现骨髓炎甚至菌血症。

(2)运动功能障碍:重度压疮可引起肌肉、关节受损,或合并疼痛,导致关节活动受限,严重者可引起关节挛缩或肢体畸形,导致肢体活动障碍。

(3)感觉障碍:压疮部位及周围皮肤感觉异常、感觉减退。

(4)结构异常:经久不愈的压疮导致皮肤损伤,瘢痕形成,甚至引起肢体畸形。

2. 心理功能障碍　严重或久治不愈的压疮会使患者产生羞怯、紧张、焦虑、悲伤、烦躁不安、孤独寂寞,并常感精神压抑、自卑甚至抑郁。

3. 日常生活活动能力受限　重度压疮或伴发合并症的患者,疼痛、运动功能障碍导致患者自我照顾、日常活动、家庭劳动及购物等各种日常生活活动能力受限。

4. 社会参与能力受限　压疮患者常常伴有其他疾病,因而患者的工作、社交活动均受到限制,有些患者甚至将终生不能再就业,严重影响其社会参与能力。

病史资料收集

李大爷目前的诊断：压疮。

查体：骶尾部出现2cm×3cm大小的溃疡，溃疡创面呈紫红色，有少量渗出液。

二、康复评定

（一）生理功能评定

1. 压疮预测　大部分压疮发生的条件及部位是可以预知的，临床上常进行压疮危险因素的评定，用于筛查和发现压疮的高危个体，常用方法为Braden评分法（表2-2-1）。

表2-2-1　Braden评分法

评估内容	分值			
	1分	2分	3分	4分
感觉：对压迫部位的不适感受能力	完全丧失	严重丧失	轻度丧失	未受损害
潮湿：皮肤暴露于潮湿的程度	持续潮湿	非常潮湿	偶尔潮湿	很少潮湿
活动：身体活动的程度	卧床不起	局限于椅子上	偶可步行	经常步行
活动能力：改变和控制体位的能力	完全不能	严重限制	轻度限制	不受限制
营养：摄食情况	恶劣	不足	适当	良好
摩擦力和剪切力	有	潜在	无	无
总分				

Braden评分法的评分范围：15~18分提示轻度危险；13~14分提示中度危险；10~12分提示高度危险；9分以下提示极度危险。评分≤18分提示患者有发生压疮的危险，应采取预防措施。评分越低，表明患者器官功能越差，发生压疮的危险性越高。如果患者是长期卧床或局限于轮椅上，即Braden评分很低，表明患者处于高度发生压疮的危险中，必须采取预防措施。

2. 压疮程度评定　2019年美国国家压疮咨询委员会（NPUAP）根据压疮的发展过程和轻重程度，将压疮分为6期：

1期损伤：通常在骨突部位的皮肤出现压之不变白的红斑，颜色较周围正常组织深，无破溃及水疱（图 2-2-1）。

2 期损伤：损伤的程度仅累及部分真皮层，可有水疱，相当于 Ⅱ 度烧伤的皮损表现。2 期损伤常为表浅的开放型溃疡，底部为无坏死组织的、干燥或有光泽的粉红色创面（图 2-2-2）。

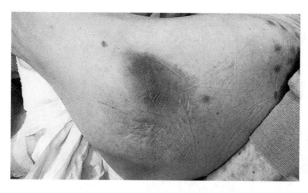 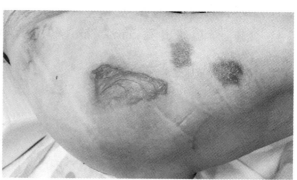

图 2-2-1　1 期红斑型压疮　　　　　图 2-2-2　2 期水疱型压疮

3 期损伤：损伤累及全层皮肤，坏死的皮肤常呈黑色或缺失，可见皮下脂肪层，但肌肉或骨骼尚未暴露，相当于 Ⅲ 度烧伤的皮损表现（图 2-2-3）。

4 期损伤：损伤可累及全部软组织，包括皮肤、皮下脂肪组织及肌肉层，常伴有骨骼、肌腱或肌肉的暴露。创面可布满发黑的坏死组织，通常存在窦道和腔隙，可并发骨髓炎和坏死性筋膜炎（图 2-2-4）。

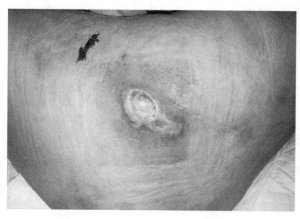 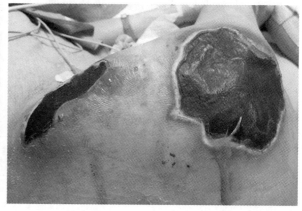

图 2-2-3　3 期溃疡型压疮　　　　　图 2-2-4　4 期压疮

5 期损伤（不可分期）：损伤累及软组织全层，但溃疡的创面上实际完全被黄色、灰色、黑色、灰绿色或棕褐色的坏死组织所覆盖。除非彻底清除坏死组织以暴露出创面基底部，否则无法确定溃疡的深度和分期。足跟部稳固的坏死性干痂（干燥、附着紧密、完整无红肿或波动感）相当于机体"天然的保护屏障"，不应该被清除（图 2-2-5）。

6 期损伤（深部组织损伤期）：由于压力或剪切力造成皮下软组织受损，在完整的皮肤上出现紫色、褐红色的局部变色区域或形成充血性水疱。常误认为只是皮层组织的损伤，其实皮层以下的软组织也已经发生变性坏死。

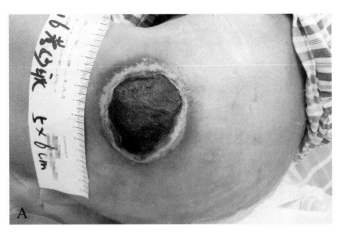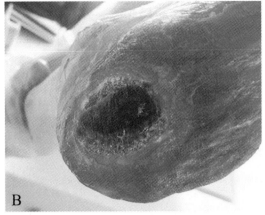

图 2-2-5　5 期压疮创面情况示意图

A. 右髋部不可分期压疮创面情况;B. 足跟部干性坏死性压疮创面情况。

（二）心理功能评定

临床上常采用汉密尔顿焦虑量表和汉密尔顿抑郁量表评定患者的心理功能。

（三）日常生活活动能力评定

临床上常选用改良 Barthel 指数评定量表评定患者的日常生活活动能力。

（四）社会参与能力评定

可使用世界卫生组织生活质量 100（WHOQOL-100）量表对患者社会参与能力进行评定。

 案例延伸2:

康 复 评 定

1. 压疮预测　采用 Braden 评分法得 9 分,提示极度危险。

2. 压疮程度评定　损伤程度为 2 期。

3. 心理功能评定　汉密尔顿焦虑量表评分为 18 分,汉密尔顿抑郁量表评分为 19 分。提示焦虑抑郁状态。

4. 日常生活活动能力评定　改良 Barthel 指数评定量表评分为 6 分,即完全残疾,生活完全依赖他人。

三、康复目标制订

（一）短期目标

解除对压疮区域的压迫,全面处理压疮的诱发因素。清洁创面,防治感染,促进组织愈合。

（二）长期目标

积极控制和治疗原发病,开展适度的康复功能训练。关注患者心理状态,鼓励患者回归家庭和社会。

 案例延伸3：

康复目标制订

1. **短期目标** 解除压迫,清洁创面,防治感染。

2. **长期目标** ①定时翻身或选择良好的床或床垫。②积极开展脑卒中康复治疗。③控制基础病,避免出现并发症。

四、康 复 治 疗

以预防为主,局部治疗解除压迫,保护创面,通过换药等基本措施及全身管理促进压疮愈合。

（一）预防

压疮重在预防,目的在于避免机械外力对皮肤的损害作用,消除与压疮形成有关的各种危险因素。

1. 一般预防

（1）皮肤检查与护理:是预防压疮的基础。每天定期检查全身尤其是骨突起处皮肤,注意有无组织损伤征象,如发红、水疱、擦伤、肿胀等,并及时给予处理。对于受压部位的皮肤,应避免按摩。

（2）健康教育:教给患者及家属有关压疮的相关知识,提高其对各项预防及治疗措施的依从性。勤洗澡,勤换内衣、床单,避免皮肤长时间处于潮湿状态。服装宜宽松肥大,避免过紧。

2. 病因预防

（1）避免局部长期受压

1）定时翻身:是卧床患者预防压疮的基本方法,一般每2h翻身一次,必要时每小时翻身一次,夜间每3~4h翻身一次。协助患者翻身时动作应轻柔,避免拖拽,以免损伤皮肤,翻身后可在身体空隙处放置软枕以分散压力。

2）轮椅坐位训练及减压训练:乘坐轮椅时要注意姿势正确,身体要坐直,膝部不要过高,每30min应支撑减压一次,每次持续15s。

3）正确使用石膏、夹板和绷带固定及佩戴矫形器:开始使用时需要多次观察患者局部皮肤颜色和温度的变化,尤其注意骨骼突起部位,确认安全使用时间,每次使用完毕后要检查是否有局部受压皮肤发红,若存在问题应及时处理。

（2）选择良好的床或床垫、坐垫：理想的床垫和坐垫能使承重面积尽量增大,给皮肤提供良好的理化环境（散热、温度等）。目前临床使用的各种充气垫、电动压力轮替床垫、电动翻身床、脊髓损伤的特殊专用床等均可使压力均匀分布,避免局部持续受压,尤其是降低骨性突起部位受压程度。

3. 消除危险因素

（1）积极治疗原发病：积极处理和治疗各种导致患者运动、感觉功能障碍的疾病,改善其功能。

（2）加强营养：营养不良是导致压疮发生的因素之一,及时补充蛋白质、维生素和微量元素等营养成分,可提高机体抵抗力。

（二）全身治疗

1. 改善营养状况　纠正贫血或低蛋白血症,对有压疮的患者,应给予高蛋白、高热量及高维生素饮食,适时适量地应用丙睾酮,使损伤组织蛋白合成加速。必要时可静脉输入脂肪乳或全血。可以服用维生素C、锌制剂和复合维生素片。

2. 控制感染　当患者出现高热、全身严重感染、败血症、骨髓炎、脓肿等时,需根据全身症状和细菌培养结果,考虑全身应用敏感抗生素控制感染。

3. 积极治疗原发病　如控制糖尿病、消除水肿、治疗和处理脊髓损伤。

4. 解除肌肉痉挛　根据患者情况,通过手法或药物缓解痉挛。

（三）物理治疗

物理治疗具有改善局部血液循环,促进局部组织的新陈代谢,改善局部营养,预防和控制感染,促进创面愈合的作用。

1. 物理因子治疗

（1）微波疗法：可改善局部血液循环。选择输出功率20~25W,辐射探头距创面3~4cm,每次10min,每天1次,10~20次为1个疗程。

（2）紫外线疗法：可消炎、促进肉芽生长。3期以上的压疮,选择超强红斑量照射病灶区,于坏死组织脱落后改用强红斑量照射。在治疗的同时,用弱红斑量照射病灶区周围1cm区域内的健康皮肤,于肉芽生长期内改用弱或中等红斑量照射病灶,每天1次,直至压疮治疗结束。

（3）激光疗法：可促进皮肤组织再生,具有消炎作用。常使用氦-氖激光,每天1次,每次10min。

（4）红光疗法：可扩张血管、改善局部血液循环。采用红光治疗仪,波长600~700nm,输出功率2~3W,红光输出窗口为圆形,对准创面,间距10~20cm,每部位每次20min,每天1次,10d为1个疗程。适用于皮肤感染、慢性皮肤溃疡等。

（5）磁疗、红外线疗法：具有消炎作用。距疮面5cm左右,每天1次,每次10min。

2. 运动疗法

（1）呼吸操：主要练习深而慢的呼吸、腹式呼吸，有预防肺部感染、预防下肢静脉血栓形成的作用。

（2）四肢关节活动度训练：做四肢各个关节生理活动范围的运动训练，运动疗法对卧床的患者应该早期介入，根据患者的具体状况，设计个性化的运动疗法动作，以达到最佳的效果。

（3）肌肉力量训练：局部可做等长收缩，上肢可做肱二头肌、肱三头肌和屈伸腕关节的动作，下肢可做踝关节和足趾的屈伸动作，练习股四头肌紧张收缩与放松，每个动作维持 10s，重复 10 次。

（4）定时改变体位：在骨突出部位垫好软枕，避免压力过于集中，是预防压疮的重要措施之一。每 2h 交替改变一次体位（仰卧、侧卧、坐位），避免同一部位受到长时间持续受压。

（5）臀部减压训练：长期依靠轮椅的患者，为了缓解对臀部的压迫，应练习臀部减压训练，双手支撑床面或支撑轮椅的扶手，做将臀部抬离椅面的动作。练习在轮椅上将身体向一侧倾斜，让对侧臀离开椅面，再向另一侧倾斜，交替练习。

（四）作业治疗

长期卧床的患者，要训练他们自己完成穿脱衣服、洗漱、进食等日常生活活动，如厕训练需要在护士帮助下完成。

（五）康复辅具

利用具有防压疮和翻身按摩功能的气垫和床，不断改变患者身体受压的部位，起到翻身和按摩的效果。每隔 2h 帮患者翻身 1 次，取右侧卧位 30°、左侧卧位 30° 和半坐卧位三种姿势交替翻身。

（六）心理治疗

要积极给予患者心理疏导和鼓励，使其配合治疗。除了给予患者精神安慰，表达对患者的关爱体贴外，还应向患者及家属宣传相关医学知识，增强自我应对能力，配合康复治疗。

（七）中医传统康复治疗

可运用灸法促使气血运行，预防和治疗压疮。方法为悬灸压疮易发或已发部位，每个部位以灸至局部潮红为度，每次 15~20min，每天 1 次。

（八）手术治疗

对严重压疮（4~5 期者）、长期非手术治疗不愈合、创面肉芽老化、边缘有瘢痕组织形成、合并有骨关节感染或深部窦道形成者，应采用手术治疗。

创面敷料的合理选择

目前应用"湿性愈合环境理论"指导实践中使用各种湿性敷料促进坏死组织软化、溶解、清除和营造有利于愈合的微环境,效果较好,湿润的创面有助于表皮在创面迅速播散性生长。敷料的选择要在全面评估创面情况的基础上,针对不同的创面和不同的时期应用相应的敷料,以控制创面的微环境。要根据渗出液的情况,每天更换敷料 2~5 次,每次更换纱布时要轻拭周围皮肤并使之干燥,敷料上不要放塑料等不透气物质。

 案例延伸4:

康复治疗方案

1. 康复治疗原则　控制感染,改善营养状况,积极治疗原发病。

2. 物理因子治疗　紫外线疗法,中等红斑量照射病灶,每天 1 次。红光照射治疗,每次 20min。

3. 运动疗法　呼吸操、定时改变体位配合脑卒中运动治疗。

4. 作业治疗　开展穿脱衣服、洗漱、进食、如厕训练等日常生活活动。

5. 康复辅具　使用充气防压疮和翻身按摩功能的气垫和床。

6. 中医传统康复治疗　悬灸,以灸至局部潮红为度,每次 15~20min,每天 1 次。

五、健 康 教 育

1. 预防外伤　对患者及其家属进行预防压疮的教育,日常生活及康复训练中要注意防止外伤。缺乏神经支配或营养不良时即使是很轻的皮肤损伤,也会发生感染,演变成与压疮相似的创面,因此要特别注意清除床面、椅子上的异物等。

2. 皮肤护理　受压部位的皮肤常因出汗、分泌物、排泄物而引起皮肤浸润和感染,尤其大小便失禁的患者,褥单下常铺有通气性差的防湿衬垫,更需加强皮肤护理,每天早晚擦洗受压部位各一次,注意动作要轻柔,保持皮肤的清洁和干燥。

3. 注意营养　营养不良的患者因皮肤对压力损伤的耐受力下降,容易发生压疮,且治疗困难。因此要选择高蛋白、高维生素、高热量饮食,防止患者出现贫血和低蛋白血症。

本节主要对压疮的定义、病因、分期、评定、预防和治疗等内容进行了介绍。压疮是可防可控的,其处理关键是预防,正确的评估患者情况是预防压疮的前提条件,同学们在学习过程中要重点关注压疮的预防和治疗,多关注临床治疗新方法,帮助患者减轻痛苦。

 思考与练习

1. 压疮的分期评定标准是什么?
2. 如何预防压疮的发生?
3. 患者,男,69 岁,颈椎外伤致四肢无力,卧床 6 个多月。患者骶尾部出现 3cm×4cm 大小的表皮缺失,皮肤有浅表溃疡。

请问:

(1)患者存在哪些功能障碍?
(2)请对该患者进行分级评定。
(3)患者可开展哪些康复治疗?

（王　岩）

第三节　痉　挛　康　复

1. 认识痉挛患者功能障碍,逐步养成尊重患者、关爱患者、保护患者隐私的职业习惯。形成正确的辩证观,深刻认识痉挛带来的消极和积极影响。
2. 掌握痉挛的评定方法和康复治疗方法。
3. 熟悉痉挛的定义、临床分类和康复治疗目标。
4. 了解痉挛发生的病因及病理。
5. 能够对痉挛患者进行正确的康复评定,能够指导患者进行康复训练,能对患者在治疗或训练中出现的简单问题进行处理,能与患者及家属进行良好沟通,开展健康教育,能与相关医务人员进行专业交流与团队协作开展康复治疗工作。

案例情景

患儿小杨,男,5岁,因不能独立步行、运动发育迟滞诊断为"脑性瘫痪"。患儿出生时有窒息。查体:不能独站,辅助下步行时双下肢呈剪刀步态,双膝屈曲,双足跟不能着地。

工作任务:

1. 请对该患儿的病史进行收集。

2. 请对该患儿进行康复评定。

3. 请为该患儿制订康复治疗计划。

一、病 史 收 集

痉挛是一种因牵张反射兴奋性增高所致的以速度依赖性肌肉张力增高为特征的运动障碍,且伴有腱反射的亢进,是肌张力增高的一种形式。

(一)病因与病理

1. 病因 引发痉挛的病因是多方面的,主要见于脑卒中、颅脑损伤、小儿脑性瘫痪、脊髓损伤、多发性硬化症等中枢神经性病损。同时,某些因素也会诱发痉挛出现或加重痉挛程度,主要包括精神紧张、情绪激动、疼痛以及尿路感染、尿潴留、严重便秘、皮肤受压及不良刺激、压疮或外界感觉刺激增强(不合适的支具和尿袋)。

根据病变部位不同,痉挛可分为脑源性痉挛(如脑卒中、脑外伤和脑瘫)、脊髓源性痉挛(完全性痉挛、不完全性痉挛)和混合性痉挛(如多发性硬化)三类。

 知识拓展

痉挛的类型

1. 脑源性痉挛 脑源性痉挛是指因脑部的各种疾病或脑组织损伤而引发的痉挛。当病变损害到锥体系和/或锥体外系及其下行运动纤维的不同部位时,引发一系列不同的临床表现。

2. 脊髓源性痉挛 根据脊髓损伤的程度不同分为完全性痉挛和不完全性痉挛两类。因损伤的脊髓节段不同表现出不同部位的痉挛性瘫痪状态。

3. 混合性痉挛 多发性硬化往往累及大脑髓质和脊髓的白质,从而出现运动通路不同水平的病变而导致以痉挛为特征的综合征。

2. 病理　病理生理基础是运动神经元兴奋性增高；牵伸诱发的运动神经元突触兴奋性增高；抑制性突触的输入降低；脊髓上兴奋性改变。

（二）临床表现

痉挛主要表现为肌张力增高（如巴宾斯基征、阵挛、反射活跃、手足徐动、痉挛状态）及由此引发的姿势异常和运动模式异常。严重者可伴有疼痛，还可出现睡眠困难、情绪与精神心理状态异常等表现。

（三）痉挛对人体的影响

1. 不利影响

（1）运动功能障碍：主要表现为肌张力增高，关节活动范围受限。痉挛还可导致多种并发症，包括皮肤损伤、静脉栓塞和静脉炎、疼痛、搬运困难、排痰困难、骨质疏松及关节挛缩等。

（2）心理功能障碍：合并慢性疼痛患者可致烦躁、沮丧、焦虑、抑郁。

（3）日常生活活动能力受限：上肢痉挛会影响患者的个人卫生、穿衣、进食、写字、烹饪等日常生活及工作；下肢痉挛会影响患者的行走、上下楼梯、如厕、乘坐交通工具等日常生活。

（4）压疮：痉挛导致躯干和肢体姿势异常，患者体位变动减少，长期受压部位易发生压疮。

（5）疼痛：严重痉挛可致肢体疼痛，使患者不愿活动患肢而影响功能恢复。

2. 有利影响　不是所有的痉挛对患者都有害，有时痉挛是有利的。下肢伸肌痉挛患者可以依靠增高的肌张力来维持姿势，帮助其站立或行走；在负重下预防失用。此外，痉挛还能维持骨的矿化、保持肌肉的质量；痉挛可以使瘫痪肢体的下垂性水肿减轻；痉挛可使肌肉对静脉发挥泵的作用，从而减少深静脉血栓形成。

 案例延伸1：

病史资料收集

1. 基本情况　小杨，男，5岁，因不能独立步行、运动发育迟滞诊断为"脑性瘫痪"。
2. 既往史　出生时有窒息。
3. 功能情况　不能独站，辅助下步行时双下肢呈剪刀步态，双膝屈曲，双足跟不能着地。

二、康复评定

（一）生理功能评定

1. 定量评定

（1）改良 Ashworth 分级评定量表：是目前临床上应用最多的痉挛评定量表，

具有良好的效度和信度。该表将肌张力分为0~4级,使痉挛评定由定性转为定量(表2-3-1)。

(2) Penn 分级法:以自发性痉挛发作频度评定痉挛严重程度(表2-3-2)。

(3)痉挛的阵挛评分(Clonus 分级法):以踝阵挛持续时间长短分级评定痉挛程度(表2-3-3)。

表 2-3-1　改良 Ashworth 分级评定量表

级别	评定标准
0 级	肌张力不增加,被动活动患侧肢体在整个范围内均无阻力
1 级	肌张力稍增加,被动活动患侧肢体到终末端时有轻微的阻力
1+ 级	肌张力稍增加,被动活动患侧肢体时在前 1/2 关节活动度中有轻微的"卡住"感觉,在后 1/2 关节活动度中有轻微阻力
2 级	肌张力轻度增加,被动活动患侧肢体在大部分关节活动度内均有阻力,但仍可以活动
3 级	肌张力中度增加,被动活动患侧肢体在整个关节活动度内均有阻力,活动比较困难
4 级	肌张力重度增加,患侧肢体僵硬,阻力很大,被动活动困难

表 2-3-2　Penn 分级法评分标准

级别	评定标准
0 级	无痉挛
1 级	刺激肢体时,诱发轻、中度痉挛
2 级	痉挛偶有发作,次数 <1 次 /h
3 级	痉挛经常发作,次数 >1 次 /h
4 级	痉挛频繁发作,次数 >10 次 /h

表 2-3-3　Clonus 分级法标准

级别	评定标准
0 级	无踝阵挛
1 级	踝阵挛持续 1~4s
2 级	踝阵挛持续 5~9s
3 级	踝阵挛持续 10~14s
4 级	踝阵挛持续 ≥15s

（4）综合痉挛量表（CSS）：内容包括腱反射、肌张力及阵挛3个方面，目前主要应用于脑损伤和脊髓损伤后下肢痉挛的评定。以踝关节为例，CSS的评定内容包括跟腱反射、踝跖屈肌群肌张力、踝阵挛（表2-3-4）。

表2-3-4 踝关节综合痉挛量表

评定内容	检查方法	评分标准	结果判断
跟腱反射	患者仰卧位，髋外展，膝屈曲。检查者使踝关节稍背伸，保持胫后肌群一定的张力，用叩诊锤叩击跟腱	0分：无反射 1分：反射减弱 2分：反射正常 3分：反射活跃 4分：反射亢进	0~7分为无痉挛，8~9分为轻度痉挛，10~12分为中度痉挛，13~16分为重度痉挛
踝跖屈肌群肌张力	患者仰卧位，下肢伸直，放松。检查者被动活动踝关节背伸全范围，感觉所受到的阻力	0分：无阻力（软瘫） 2分：阻力降低（低张力） 4分：正常阻力 6分：阻力轻度到中度增加，尚可完成踝关节全范围的被动活动 8分：阻力重度（明显）增加，不能或很难完成踝关节全范围的被动活动	
踝阵挛	患者仰卧位，下肢伸直，放松。检查者被动活动踝关节背伸全范围，所产生的阵挛次数	1分：无阵挛 2分：阵挛1~2次 3分：阵挛2次以上 4分：阵挛持续超过30s	

对痉挛采用量表评定时应遵循各量表的检查条件和检查程序，结合患者病情和功能障碍的实际情况，避免呆板套用。

2. 仪器评定

（1）屈曲维持试验：用于上肢痉挛的评定方法。肩关节按要求屈曲外展，肘关节在水平面上进行被动活动，记录关节活动的角度和速度等各项数据。

（2）钟摆试验：主要用于下肢股四头肌与腘绳肌痉挛程度的定量评定。记录小腿由完全伸展位自由下坠时摆动的角度和角速度等数据。痉挛存在时，下肢摆动受到影响，呈现出一种与正常情况不同的摆动形式，并随痉挛轻重而有一定差异。痉挛越重，摆动受限越明显。

（3）便携式测力计：对于长期痉挛的患者可采用此法评定。通过不同速度下的被动运动，记录达到被动运动终点时便携式测力计的读数，来表达痉挛的程度。

（4）等速装置评定：可分别用等速摆动试验和等速被动测试，主要对痉挛的速度依赖性作出评定。

3. 电生理评定法　可进行肌电图（EMG）检查、多通道动态肌电图（EMG）检测，分析F波、H反射、Hmax/Mmax等数据，判断患者的痉挛与功能情况。

（二）心理功能评定

常采用汉密尔顿焦虑量表和汉密尔顿抑郁量表评定患者的心理状态。

（三）日常生活活动能力评定

临床上应用最广的为改良Barthel指数评定量表，不仅可以用来评定患者治疗前后的功能状态，也可以预测治疗效果、住院时间及预后。也可采用功能独立性（FIM）评定量表进行评定。

 案例延伸2：

康 复 评 定

患儿小杨目前诊断为脑性瘫痪。经过康复评定分析得出以下结论：

1. 改良Ashworth分级评定量表　采用改良Ashworth分级评定量表评定双下肢膝关节屈肌群肌张力2级，双踝跖屈肌肌张力3级。

2. 被动关节活动度检查　双下肢膝关节活动中度障碍，双踝关节活动重度障碍。

3. 双踝关节痉挛的阵挛分级　左踝关节3级，右踝关节4级。

三、康复目标制订

（一）目的

降低肌张力，改善异常的姿势，纠正异常运动模式，恢复患者维持姿势平稳和有目的的运动能力。

（二）目标

1. 改善活动能力、日常生活活动能力、个人卫生。

2. 减轻疼痛、痉挛。

3. 增加关节活动度，扩大关节活动范围。

4. 增加矫形器佩戴的合适程度，改善矫形位置，提高耐力。

5. 改变强迫体位、改善在床或椅上的体位摆放，让患者自觉舒适。

6. 消除有害的刺激因素，预防压疮发生或促进更快愈合，使护理更容易。

7. 预防或减轻与肌张力异常有关的并发症如挛缩等,延迟或避免外科手术。

8. 最终提高患者及其照顾者的生存质量。

 案例延伸3:

康复目标制订

1. 降低双下肢肌张力。

2. 增加双下肢关节活动度,扩大关节活动范围。

3. 提高患者的生活质量。

四、康 复 治 疗

康复治疗方案必须个体化,因人而异,治疗计划包括短期、长期的目标,应清晰可见,且患者及其家属、照顾者能够接受。治疗痉挛的7个阶梯方案见表2-3-5。

表2-3-5 治疗痉挛的7个阶梯方案

阶梯分级	治疗内容
第一阶梯	预防伤害性刺激;健康教育
第二阶梯	掌握并坚持正确的体位摆放、关节被动运动和牵伸技术
第三阶梯	治疗性主动运动训练;理疗、水疗、按摩和针灸等;使用矫形器
第四阶梯	使用以巴氯芬为代表的口服抗痉挛药物;采用以肉毒毒素为代表的神经化学阻滞疗法
第五阶梯	鞘内药物注射;选择性脊神经后根切断术等手术治疗
第六阶梯	肌腱延长、肌腱切开等矫形外科手术;周围神经切除手术
第七阶梯	脊髓切开、脊髓前侧柱切断等破坏性更大的手术

(一)物理治疗

1. 物理因子治疗

(1)温热疗法:温热疗法可以止痛和扩张末梢循环,同时有抑制痉挛的作用。

1)温水浴:将患肢直接浸泡在水温37~38℃的温水中,持续20~30min.

2)蜡疗:常采用蜡敷法,用浇筑成形的蜡饼包裹患肢,持续20~30min.

3)微波、短波、超短波:选择温热量,每次15~20min,10~15次为1个疗程。

4)红外线照射:每次照射20~30min,每天1~2次,15~20次为1个疗程。

（2）冷疗法：寒冷因子的刺激能够抑制肌梭的活动，使神经传导速度降低，从而缓解痉挛：

1）冷水槽法：将患肢直接浸泡在冰水中15~20s，然后用毛巾擦干，反复5~6次至皮肤发红。

2）冰块致冷法：使用冰块在痉挛部位的皮肤上间接性反复快速刺激，至皮肤发红，能够有一过性缓解痉挛的作用。

（3）生物反馈疗法：应用相应的声、光仪器仪表的反馈信号系统，让患者直观看到自身瘫痪肢体的痉挛问题并使其尝试放松痉挛的肌群，努力根据反馈指示进行主动活动。每次治疗30min，每天1次，每周5次，4周为1个疗程。脱离仪器后独自重复训练2~3次，每次20min左右。

（4）振动疗法：是一种促进主动肌的手段，将振动理疗仪频率设置在100Hz左右，振幅为0.5~3.5mm，施于拮抗肌的肌腱上或腱腹处，持续10~15min。利用反射性交互抑制原理使痉挛减轻。

（5）功能性电刺激治疗：能够促进上运动神经元瘫痪的主动肌运动和抑制主动肌痉挛。常采用对痉挛肌的拮抗肌群进行电刺激，通过神经的交互支配反射性地降低痉挛肌的张力。治疗初期每次刺激10min，随着功能的恢复逐步延长刺激时间。

2. 运动疗法

（1）正确的体位：保持肢体抗痉挛的良好体位称为良肢位，可以预防痉挛的产生。如痉挛已经出现，良好的抗痉挛体位也具有缓解痉挛的作用，并且对压疮和关节挛缩现象起到预防作用。

（2）被动运动：采用温和、缓慢、持续的牵张手法对痉挛的肢体进行牵拉，可降低肌张力。当感觉到肌肉等软组织的抵抗时，在此位置上保持至少15s，然后放松，反复进行。操作时要防止肌肉的拉伤或关节的损伤、脱位，有明显肌痉挛时，避免突然用力过猛造成损伤。痉挛肌肉具体牵伸时间目前并无共识，一般认为每24h至少应有2h使肌肉保持完全伸展状态。

（3）神经生理学疗法

1）鲁德技术（Rood technique）：是在特定皮肤区域内利用轻微的机械刺激或表皮温度刺激，影响该区的皮肤感受器，可获得局部促通作用，适合于有运动控制障碍的患者。鲁德技术主要包括挤压法、牵拉法、运动控制法，每次20~30min，每天1次。

2）博巴斯技术（Bobath technique）：对痉挛的治疗可采用控制关键点和反射性抑制模式等治疗技术使痉挛缓解、肌张力降低。控制关键点是通过在关键点的手法操作来抑制异常的姿势反射和肢体的肌张力。每次30min，每天1~2次。

3）布伦斯特伦技术（Brunnstrom technique）：Brunnstrom将因高位中枢损害引发的运动障碍的恢复分为六个阶段，痉挛的发生和发展相当于Brunnstrom的Ⅱ～Ⅳ阶段，应用紧张性颈反射和紧张性迷路反射以及利用共同运动和联合反应抑制偏瘫侧肢体的痉挛。每次 30min，每天 1~2 次。

4）本体感神经肌肉易化法（PNF）：是以正常的运动模式和运动发展为基础，采用肢体和躯干的螺旋形式和对角线主动、被动、抗阻力运动，类似于日常生活活动中的功能活动，并通过手的接触、语言命令、视觉引导进行的全面运动治疗，不仅能有效地抑制痉挛，且有更好地产生正常运动的功能。每次 30min，每天 1 次。

（4）功能性活动训练：训练患者在控制痉挛的同时，自主完成日常生活活动，主要包括床上翻身动作、坐位平衡的维持、站起和步行训练。每次 20~30min，每天 1~2 次。

（二）辅具应用

目的是保持抑制痉挛的肢位和防止及矫正痉挛导致的挛缩。在肌肉痉挛情况下，矫形器能在一定程度上通过对痉挛肌的持续牵伸，保持骨骼、关节的稳定，达到减缓肌痉挛、疼痛、预防和／或矫正畸形、防止关节挛缩、促进正常运动模式建立的作用。如踝足矫形器（AFO）对纠正足的跖屈内翻有效。

（三）药物治疗

药物治疗是治疗痉挛的主要方法之一，一方面使用方便、解除痉挛效果明显，另一方面缓解痉挛维持时间相对较长，便于康复的运动治疗和训练。通过药物治疗可使康复治疗更加顺利，提高康复治疗效果，预防并发症。

1. 巴氯芬　巴氯芬是一种肌肉松弛剂，可抑制脊髓单突触和多突触神经元之间的传递，从而达到缓解痉挛的目的。

2. 替扎尼定　替扎尼定为中枢性肌肉松弛药，主要作用部位在脊髓。通过抑制神经末梢兴奋性氨基酸的释放，抑制引起肌张力过高的多突触反射，达到缓解痉挛的作用。对于严重的痉挛患者，应用以上疗法效果欠佳者，可用神经化学阻断疗法，在痉挛肢体的末梢神经干或痉挛肌的运动点，经皮注入苯酚或无水酒精阻滞传导。亦可采用 A 型肉毒素局部注射法，主要作用于神经肌肉接头处以抑制神经递质的释放，松弛痉挛的骨骼肌。

（四）手术治疗

当痉挛的严重状态不能用以上各种治疗缓解时，可选用手术治疗。常用的手术治疗有跟腱延长术、肌腱切断术、周围神经切断术、选择性脊神经后根切断术和脊髓切断术等。

（五）心理治疗

心理治疗主要使用心理安慰、支持疏导的方法。治疗过程中，治疗师应多与患者沟通，鼓励患者增强战胜疾病的自信心，主动配合康复治疗。患者家属应给予患者精神上、生活上无微不至的关心，使其保持有规律的生活和健康的心态，提高生活质量。

（六）中医传统康复疗法

中医传统康复疗法主要包括中药口服、针刺、艾灸、推拿。

案例延伸4：

康复治疗方案

1. 温热疗法　采用蜡疗、温水浴等抑制双下肢痉挛。
2. 被动运动　采用温和、缓慢、持续的牵张手法对双下肢进行牵拉。
3. 选择正确的体位　保持肢体抗痉挛的良好体位。
4. 博巴斯疗法　控制关键点、姿势反射和反射性抑制。
5. 功能性活动训练　训练患者在控制痉挛的同时,自主完成日常生活活动。主要包括床上翻身动作、坐位平衡的维持、站起和步行训练等肢体综合训练。

五、健 康 教 育

在中枢神经系统病损所致的痉挛性瘫痪方面,常因上运动神经元损害导致肢体骨骼肌呈长期高张力状态,极易引发或加重痉挛。因此,对教会患者如何有效预防痉挛的发生和缓解痉挛程度。

1. 使患者清楚痉挛的可防性和可控性,减轻患者的精神压力和思想负担。
2. 教会患者日常生活中需要掌握的防护知识,如合理的卧位、坐位姿势能够良好地控制痉挛;指导患者学会自我观察易受挤压部位的皮肤,防止出现压疮。
3. 学会自我护理,有尿潴留或习惯性大便秘结者能够自我导尿和采用物理手段排出大便,及时做好个人皮肤卫生清理以减少诱因的存在。
4. 主动积极地配合康复治疗。

> **学习小结**
>
> 痉挛多见于脑卒中、颅脑损伤、小儿脑性瘫痪、脊髓损伤、多发性硬化症等中枢神经性病损。通过本节的学习,要求学生能够完成学习目标,并能在全面功能评定的基础上,制订综合性康复治疗方案,采用各种合理的康复方法和技术,最大限度地改善异常姿势,纠正异常运动模式,恢复患者维持姿势平稳和有目的的运动能力,增强患者日常生活活动能力,提高患者的生存质量。

？ 思考与练习

1. 常用哪些方法对痉挛程度进行评定?
2. 对于痉挛所引起的各项运动功能障碍分别可应用哪些康复治疗技术进行治疗?

（贾玉玉）

第四节 挛缩康复

1. 具有基本临床康复思维与素养,能与患者及家属进行良好沟通,开展健康教育;能与相关医务人员进行专业交流与团结协作开展康复治疗工作。
2. 掌握挛缩的基本概念、主要功能障碍、康复评定、康复治疗。
3. 熟悉挛缩的分类、病因。
4. 了解挛缩的手术治疗。
5. 认识痉挛的表现以及对患者生活的影响,根据患者的具体情况制订康复治疗计划并进行康复教育,逐渐改善患者的功能障碍,提高生活质量。

 导入案例

案例情景

患者张某,男,30岁。1个月前不慎摔伤造成左侧肱骨干粉碎性骨折,术后肩、肘关节活动均受限。查体:左侧肩、肘关节疼痛,活动受限,活动时疼痛加剧,视觉模拟评分法(VAS)评分为6分。关节活动度(ROM)测量,肩关节:前屈0°~90°,后伸0°~20°,外展0°~70°,内旋0°~45°,外旋0°~25°;肘关节:主动屈曲40°~90°,被动屈曲40°~100°,伸展受限;前臂:外旋0°~45°,内旋0°~45°。左上肢肩关节前屈、后伸、外展、内收肌力均为4级;肘关节屈、伸肌力均3级;前臂外旋肌力3级,内旋肌力3级。诊断为左侧肱骨干骨折、术后关节挛缩。

工作任务:

1. 引起患者关节挛缩的原因是什么?
2. 该患者存在的主要功能障碍包括哪些?
3. 请对该患者进行精准的康复治疗。

一、病 史 收 集

(一)病因

1. 关节病损 创伤或手术后因患肢制动导致韧带与关节囊长度短缩;关节创伤后局部渗出、水肿导致软组织与周围结构粘连;骨折、软组织损伤、手术切口等愈合过程中可产生瘢痕。

2. 肌肉痉挛　常见疾病有脑卒中、脑外伤、脊髓损伤、脑瘫等,使关节长期固定于痉挛特有体位。

3. 深度烧伤　烧伤后胶原纤维增生、排序紊乱,产生大量瘢痕,导致皮肤挛缩、延展性下降。

4. 肌肉无力　肌肉的创伤、感染、退行性变引起肌肉结构改变,肌膜弹性下降、硬化;周围神经病损等使肌肉失神经支配发生弛缓性瘫痪,导致肌肉萎缩和肌纤维挛缩。

5. 长期卧床　易发生肌肉失用性萎缩、关节周围软组织失用性短缩等使关节活动受限、僵硬。

 知识拓展

痉挛与挛缩的区别

痉挛是一种因牵张反射兴奋性高所致的、速度依赖的紧张性牵张反射增强伴腱反射亢进为特征的运动障碍。挛缩是外伤或疾病等原因长期制动所导致的关节周围软组织、肌肉、韧带和关节囊失去原有弹性,引起关节的主、被动活动范围受限。

1. 病因　痉挛是由于上运动神经元损伤后,脊髓和脑干水平的原始反射释放。挛缩是由于各种原因长期制动,造成关节粘连或僵硬。

2. 鉴别　关节活动度评定中若发现关节活动范围减小且终末端阻力大,应注意鉴别是挛缩还是痉挛,或是两者兼而有之。可应用神经干阻滞法进行鉴别:如需要鉴别小腿三头肌是痉挛还是挛缩,可用 2% 利多卡因 15~20ml,行胫后神经阻滞,0.5~1.5h 后测量踝背屈的关节活动范围,若关节活动范围改善则为痉挛,反之则为挛缩。

(二)分类

1. 关节源性挛缩　关节源性挛缩直接由关节构成体(如软骨、滑膜和关节囊)本身的病变引起,如关节创伤、制动、炎症、感染或退行性变。上肢挛缩以肘、腕关节和手指畸形多见,下肢挛缩以膝关节和踝关节多见。

2. 软组织性挛缩　软组织性挛缩由关节周围软组织、肌腱、韧带、皮肤及皮下组织病患引起。如跨越关节的烧伤后瘢痕形成和瘢痕挛缩、腱鞘及滑膜炎、韧带的撕裂伤。

3. 肌肉性挛缩　肌肉性挛缩是由肌肉本身的疾病或外在病变引起的肌肉结构改变,导致内在性肌肉挛缩。如先天性肌肉挛缩、注射性臀肌挛缩、小儿三角肌挛缩。外在性肌肉挛缩多继发于神经功能障碍、制动等因素。如偏瘫继发的小腿三头肌挛缩。

(三)临床症状

临床症状主要包括关节僵硬、畸形、活动度差、肌肉萎缩和肌张力高。

（四）功能障碍

1. 运动功能障碍　挛缩造成关节活动范围减少、肌力减退、痉挛、瘫痪肢体功能障碍加重。

2. 日常生活活动能力受限　上肢挛缩会影响到患者的个人卫生、穿衣、进食、写字、烹饪等日常生活及工作；下肢挛缩会影响患者行走、上下楼梯、如厕、乘坐交通工具。

3. 疼痛　原发病及挛缩均可导致肢体疼痛，使患者不愿活动患肢而影响功能恢复。

4. 心理功能障碍　因不适当姿势摆放、关节局部病理改变和烧伤瘢痕挛缩等因素造成关节功能障碍，可使患者产生较严重的心理疾患，对功能的恢复信心不足，加之关节功能恢复训练时间较长，可能加重患者的心理负担，严重者可出现焦虑、抑郁情绪。

 案例延伸1：

病史资料收集

1. 患者青年男性，1个月前因不慎摔伤造成左侧肱骨干粉碎性骨折，已进行手术治疗。

2. 症状／功能障碍：肩、肘关节活动均受限。

3. 视觉模拟评分法（VAS）评分为6分。

二、康复评定

（一）运动功能评定

1. 关节活动度评定　被动关节活动范围检查是评定挛缩最常用的方法。若受累部位仅局限于单一关节，应对其关节活动度进行评定；若受累部位较多，还应该进行上肢或下肢整体功能的评定。

2. 肌力评定　肌力评定常采用徒手肌力评定法，按0~5级肌力记录检查结果，并与健侧对比，肌力达到3级以上时，可使用器械测定法。

3. 痉挛评定　痉挛评定常采用改良Ashworth分级评定量表进行评定。

（二）日常生活活动能力评定

日常生活活动能力评定内容包括躯体日常生活活动能力（PADL）和工具性日常生活活动能力（IADL）。PADL评定常选用改良Barthel指数评定量表，不仅可以评定功能，还可以判断预后；IADL常采用修订后的功能活动问卷（FAQ）；需要全面评定日常生活活动能力时,常采用功能独立性评定(FIM)量表。

（三）疼痛评定

疼痛评定常采用视觉模拟评分法(VAS)。

（四）精神心理评定

采用汉密尔顿焦虑量表和汉密尔顿抑郁量表评定患者的心理状态。

 案例延伸2：

康 复 评 定

患者目前的诊断:左侧肱骨干骨折术后关节挛缩。经过早期康复评定分析得出以下结论:

1. 关节活动度(ROM)检查　肩关节:前屈 0°~90°,后伸 0°~20°,外展 0°~70°,内旋 0°~45°,外旋 0°~25°;肘关节:主动屈曲 40°~90°,被动屈曲 40°~100°,伸展受限;前臂:外旋 0°~45°,内旋 0°~45°。

2. 肌力评估　左上肢肩关节前屈、后伸、外展、内收肌力均为 4 级;肘关节屈、伸肌力均为 3 级;前臂外旋肌力为 3 级,内旋肌力为 3 级。

3. 感觉评定　视觉模拟评分法(VAS)评分为 6 分。

三、康复目标制订

（一）目标

增加关节活动范围;缓解疼痛、挛缩;改善运动功能障碍及日常生活活动能力障碍;提高患者生存质量。

（二）预防

挛缩一旦形成后治疗效果不理想,且病程长,造成的功能障碍多,因此,预防关节出现挛缩是保证运动功能的重要措施。

1. 保持良好的体位　保持良好的体位是防止肌肉、韧带长期处于短缩状态失去伸缩性和弹性所采取的预防措施。

（1）功能位:功能位是从功能需要的角度出发保持的体位,即使出现了关节挛缩也可以发挥肢体的最佳功能状态。上肢各关节的功能位以便于完成个人卫生、进食等日常自理活动为目标,下肢各关节的功能位以便于行走为目标。

（2）良肢位:良肢位是为了防止中枢神经损伤后出现痉挛的一种治疗性体位。

2. 维持关节活动范围　关节活动范围维持训练是为了防止关节发生活动受限所采取的预防措施,目的是确保肌肉和构成关节的软组织的柔韧性,维持关节的正常活动范围,防止因关节长期制动而导致挛缩形成。每天将所有受累肢体未制动的关节都活动一遍,每一个关节重复活动 10 次,注意动作应轻柔,且控制在无痛范围内。

 案例延伸3:

康复目标制订

患者为骨折术后关节活动障碍及肌力下降,拟定如下目标:

1. 短期目标　①减轻肿胀疼痛;②改善关节内粘连和肌腱挛缩;③改善左肩肘关节活动范围;④增强肌力。

2. 长期目标　①进一步改善关节活动范围到正常活动范围,继续增强肌力;②恢复上肢肌手的正常功能;③恢复患者的日常生活和工作能力。

四、康复治疗

（一）物理治疗

1. 运动疗法

（1）被动运动:是矫治关节挛缩的最基本最简单的方法。主要是利用软组织的可塑性对粘连进行松解,既有预防作用,也有治疗作用。

1）持续被动运动:使用时速度由慢到快,关节活动角度逐渐增加到最大范围,可每天持续使用 5~16h,或每次连续 1h,每天 3 次,连续 2~4 周。

2）关节松动:分为Ⅳ级手法,每次治疗时一种手法可以重复 3~4 次,治疗的总时间在 15~20min,每天 1 次。

3）被动牵伸:由治疗师控制牵伸方向、时间和速度,其基本原则为:每次牵伸要达到关节当时所能达到的最大活动范围;用力程度以患者疼痛能耐受为限,一般每次牵伸持续 10~30s,重复 10~20 次。

4）牵引:常采用滑轮、绳索、墙壁拉力器等器械,在挛缩肢体远端按需要方向施加适当重量进行牵拉,轻中度挛缩每天牵引 2 次,每次 20~30min,严重的挛缩每次 30min 或更长,每天 2 次。牵引前在关节囊或肌肉肌腱结合部位加热效果更佳。

（2）主动运动:可改善血液循环,强化肌肉力量,促进神经支配恢复,预防挛缩形成或改善挛缩造成的功能障碍。肌力训练,根据肌力情况选用主动助力运动、主动运动和抗阻运动训练,以增加关节活动范围和肌肉收缩力量。还可进行关节体操训练和日常生活活动训练,以提高肢体功能,增加耐力,提高生活自理能力。步态训练,可应用拐杖、助行架等辅助装置,增加患者站立行走的时间,纠正错误步态。

2. 物理因子治疗　在软组织松解的基础上进行,可保持手术松解的效果,推迟复发时间。热疗,红外线、热水、温水浴等,如手部瘢痕挛缩可坚持用温水（38~39℃）洗手,每天 2 次,每次 30min,洗手前应将水盆进行消毒处理。超声波疗法,每次 5~15min,每天 1 次,15~20 次为 1 个疗程。音频电疗,每次 20~30min,每天 1 次,20~30 次为 1 个疗程。蜡疗法,采用蜡饼或药蜡进行局部蜡疗,每次 30min,每天 2 次。

(二)矫形器应用

矫形器是矫治挛缩较有效的方法。装配合适的支具或夹板,在关节功能训练后,用支具或夹板将关节固定在一个比较适当的抗挛缩位置,进行持续牵伸,防止挛缩进展,保持关节治疗的效果。还可装配上弹性牵引装置,主动、被动地对小关节(腕、掌、手指)进行练习。

(三)心理治疗

心理治疗应以安慰、支持疏导等方法为主,帮助患者增强战胜疾病的自信心,主动配合康复治疗。患者家属也应给予患者精神上、生活上无微不至的关心,使其保持有规律的生活和健康的心态,提高生活质量。

(四)手术治疗

如果关节挛缩程度较严重,限制了关节的功能,则需要进行松解手术,术前应使用一切康复手段,以减小手术规模,增加手术效果。常用术式有关节镜下松解术及手术松解术。

(五)中医传统康复疗法

早期可通过中药熏蒸治疗减轻瘢痕形成。推拿和按摩可促进局部血液循环,减少瘢痕对关节的限制性和关节囊的挛缩,改善关节的运动范围。

 案例延伸4:

康复治疗方案

患者肱骨干骨折术后 1 个月,进行如下康复治疗:

1. 健侧(右侧)肩、肘、腕、手全关节生理范围内主动运动。

2. 患侧(左侧)肩、肘关节松动术治疗。

3. 患侧(左侧)上肢以肩关节为轴心,做主动全范围旋转训练,借助高调滑轮、墙拉力器、肋木、像皮带、体操棒等器械进行功能训练。

4. 光疗,如红外线、紫外线局部照射法,内固定未拆除,慎用电疗。

5. 蜡疗法,置于肩、肘、腕及局部,每天 1 次,每次 20~30min,15d 为 1 个疗程。

五、健 康 教 育

预防挛缩重于治疗,应告知患者及其家属预防挛缩的重要性,在日常生活中多加注意。对于关节、肌肉、软组织等病损的患者,早期即应注重体位摆放及关节活动范围维持训练,有效预防关节挛缩的发生。

　　患者的功能结局在运动功能方面因关节活动范围减少、痉挛等而加重瘫痪肢体功能障碍,严重者形成肢体残疾。关节挛缩导致患者上下肢活动受限,不同程度地影响日常生活活动能力。另外,原发病及挛缩等原因均可导致肢体疼痛。因关节活动受限、关节畸形残疾造成患者痛苦、自卑,严重者可出现焦虑、抑郁等情绪。

<table>
<tr><td>小结</td><td>　　关节、肌肉、软组织等的病损均可造成关节挛缩,是严重影响患者生活质量的重要因素之一。要重点关注挛缩的定义、功能障碍及常见康复评定方法,由于挛缩的治疗效果并不理想,因此提倡早期预防,应重点掌握挛缩的预防方法,并能熟练应用挛缩的综合康复治疗方法,改善挛缩造成的功能障碍,恢复关节的运动功能,增强日常生活活动能力,提高其生存质量。</td></tr>
</table>

思考与练习

1. 挛缩的概念是什么? 为什么制动是产生挛缩的最主要原因?
2. 挛缩造成的主要功能障碍有哪些? 怎样进行康复?
3. 为什么矫形器是矫治挛缩的有效方法? 怎么把握矫形器应用的时机?

(邹燕齐)

第五节　吞咽障碍康复

<table>
<tr><td>学习目标</td><td>1. 认识吞咽障碍患者功能障碍,逐步养成尊重患者、关爱患者的职业习惯。
2. 掌握吞咽障碍的基本概念、康复评定内容、主要康复治疗技术。
3. 熟悉吞咽障碍的分类及临床表现。
4. 了解吞咽障碍的病因与病理过程。
5. 具有基本康复临床思维与素养;熟练应用各种评定、治疗技术对吞咽障碍患者进行康复评定、治疗及健康教育;具有指导患者进行康复训练及评估康复疗效的能力;能与患者及家属进行良好沟通,开展健康教育;能与吞咽障碍康复治疗相关人员进行专业交流与团结协作开展康复治疗工作。</td></tr>
</table>

案例情景

患者,男,81岁。因右侧肢体活动不灵伴饮水呛咳1个月余。于12月3日收入院。患者入院前因不规律服用降压药,于11月2日突然出现头晕、头痛,当时测血压280/130mmHg,予以降压等对症处理,血压下降不理想,当天下午开始出现言语不能,伴有多次呕吐胃内容物,后出现昏迷,遂转至神经内科ICU救治,入院后患者意识障碍加重,出现四肢抽搐,予以气管插管、机械通气,急查头颅CT提示:左侧基底节区脑出血,因脱机困难、肺部感染,给予气管切开、抗感染治疗。治疗中患者出现上消化道出血,给予对症处理,20余天后患者逐渐清醒,拔除气管套管,但右侧肢体仍活动不灵,生活不能自理;后转至本院康复医学科进行康复功能训练。专科检查:Brunnstrom分期为上肢Ⅰ期,下肢Ⅱ期,手Ⅰ期;运动性失语、流涎、伸舌不能、喉结上抬幅度小。用杯子试饮水30ml,部分水自右侧口角流出,仰头吞咽,多次呛咳,1min后杯内剩余10ml水。

工作任务:

1. 请正确收集该患者的病史资料。

2. 请正确判断该患者的康复问题,并进行康复功能评定。

3. 请对该患者进行精准的康复治疗。

吞咽活动是一种极其快速且复杂的运动,根据食团在吞咽时所经过的解剖位置,将正常的吞咽过程分为口腔准备期、口腔期、咽期和食管期。其中口腔准备期及口腔期是在随意控制下完成的,而咽期及食管期则是自动完成的。吞咽是最复杂的躯体反射之一,是人类赖以生存的最基本功能之一,有100多块肌肉参与,每天平均进行吞咽600~1 000次左右。

吞咽障碍是由于各种原因导致的下颌、双唇、舌、软腭、咽喉、食管等功能受损,食物不能安全有效地经口腔运送到胃中获得足够营养和水分的进食困难。一般应符合下列标准:

1. 食物或饮品从口腔输送至胃部的过程中出现问题。

2. 食物误吸入气管,形成误吸性肺炎,引起反复肺部感染。

3. 口腔及咽部肌肉控制不良或不能协调收缩而未能正常吞咽。

吞咽是一种典型且复杂的反射动作,根据食团在吞咽时所经过的解剖位置,将正常的吞咽过程分为口腔准备期、口腔期、咽期和食管期。

1. 口腔准备期是指摄入食物,在适量唾液参与下,唇、齿、舌、颊对食物进行加工处理形成食团,完成咀嚼的阶段,此期发生于口腔,可随意控制。

2. 口腔期是指将咀嚼形成的食团运送往咽喉的阶段。食团被放置在舌面中间,舌以快速的波浪式运动把食物推向咽喉,舌上举,与硬腭的接触面积增大至后方,食团被推送至口腔后部,同时软腭上提封闭鼻咽部,舌后部下降舌根稍稍前移,食团被挤压入咽部以触发吞咽反射。口腔期在吞咽过程中是可以由意识控制的,舌的运动在此期特别重要。

3. 咽期是指食物经咽喉进入食管的过程,是最关键、最容易发生误吸的阶段。食物到达舌根部诱发咽期吞咽的启动点产生吞咽反射,带动了一系列的生理过程,此期运动是不受随意控制的自主运动,一旦启动,则是不可逆的。

4. 食管期是指食物通过食管输送到胃的过程。吞咽反射结束后,食团因重力及食管蠕动而顺食管往下推送到达胃部。正常情况下由喉部下降、环咽肌开放开始,食物通过整个食管经贲门进入胃内结束,需8~20s,此期为食物通过时间最长的一个期。

一、病 史 收 集

(一)发病原因

吞咽障碍可由多种原因引起,多见于脑部病损患者如脑卒中、帕金森病、脑外伤、脑肿瘤等;也可见于重症肌无力、食管癌、多发性肌炎、其他神经肌肉或上消化道构造上的损伤、放射线治疗期等。

(二)分类

1. 功能性吞咽障碍　此类吞咽障碍属于口腔、食管运动异常引起的障碍,解剖结构一般是正常的。

(1)肌肉病变:如重症肌无力、多发性肌炎、肌萎缩侧索硬化症、颈部肌张力障碍。

(2)食管动力性病变:如胃食管反流病、弥漫性食管痉挛。

(3)心理因素:如患者害怕吞咽,对吞咽表现出一种癔症性反应或拒绝吃东西。

2. 器质性吞咽障碍　与吞咽相关的器官如口、咽、喉、食管等解剖结构出现异常改变所致。常见有吞咽通道及邻近器官的炎症、损伤、肿瘤、外伤手术或放射治疗。

3. 神经源性吞咽障碍　因神经系统疾病而引起的与吞咽功能有关的脑卒中、痴呆、帕金森病、多发性硬化或运动神经元病等所致。

(三)临床表现

主要症状为进食速度慢,出现吞咽反射延迟,吞咽费力、小口多次下咽、进食或饮水呛咳、误吸入气管、吞咽时有梗阻感等;并发症状为发音困难、嘶哑、气短、喉咙痛、胸部不适等症状。最常见的继发障碍为造成饮食习惯改变、误吸性肺炎、营养失调、体重减轻等。临床各不同时期的主要特点如下:

1. 口腔准备期　口闭合不全,流涎,食物从口中溢出,咀嚼无力或不能咀嚼。舌活动不灵活等。

2. 口腔期　舌的波浪式运动不能完成,食团形成困难,向咽部运送困难,吞咽反射延迟,仰头吞咽或侧头吞咽,液体或固体食物吞咽后口腔内有残留等。

3. 咽期　进食后出现梗阻感,食物经鼻腔反流、呛咳,咽部有残留食物。

4. 食管期　进食后反流、呕吐是此期最重要的症状,另外还有胸部堵塞感、胸痛、慢性胃灼热等。

神经系统病损引起的吞咽困难,除上述表现外,患者还可表现为面部两侧肌肉不对称、颈部痉挛性倾斜,进食时头颈部常做出某种动作,试图吞咽时产生情绪变化,反复吞咽,不愿意在公共餐厅用餐等症状。

 知识拓展

误吸和误吸性肺炎

1. 误吸　由于气管和食管的毗邻关系,使流质、团体食物、口腔分泌物等都可通过声门进入呼吸道。正常人偶尔也会出现误吸的情况,但可通过咳嗽反射将其排出。吞咽障碍患者,由于吞咽生理机制受损,误吸比较常见且频繁,肺部感染的发生率增高,同时享受美食的良好心态也会受影响,变得害怕甚至拒绝进食,导致脱水、营养不良,从而降低了生存质量。

2. 误吸性肺炎　由于液体、外源性颗粒误入下呼吸道而导致的呼吸道感染,称为误吸性肺炎。在吞咽障碍患者中,因下呼吸道防御能力下降,声门关闭和咳嗽反射等清除机制减弱,经口进入的食物或胃内容物反流至喉及下呼吸道,导致误吸性肺炎。

（四）功能障碍

1. 生理功能障碍　主要为吞咽障碍。

2. 心理功能障碍　因存在流涎、漏食等临床表现,患者不愿在公众场合进食,可使患者产生羞怯、恐惧与抑郁等心理障碍。

（五）辅助检查

1. 吞咽造影检查(VFSS)　吞咽造影检查可对整个吞咽过程进行详细的评估和分析,是目前最可信的吞咽评价检查方法,常被认为是评定吞咽障碍的标准。它是借助X射线及录像设备,利用含钡食物观察患者有无误咽及评价摄食-吞咽障碍的状态。它可记录吞咽时从口腔准备期到食物进入胃的动态变化情况,通过观察侧位及正位成像可对吞咽不同阶段的情况进行评估和分析,也能对舌、软腭、咽喉的解剖结构和食团的运送过程进行动态观察,同时可观察吞咽反射、软腭、舌骨、舌根的活动、喉头的上举和闭锁、咽壁的蠕动、梨状隐窝及会厌谷的残留物等,还可用以鉴别吞咽异常的病因、部位、程度和代偿情况,吞咽障碍是发生在哪一期,有无误吸,吞咽障碍属于器质性还是功能性等。

2. 吞咽电视内镜检查（VESS） 使用电视内镜在直视下观察鼻、上咽喉、会厌、勺状软骨、声带的解剖结构和功能状况，了解进食时食物积聚的位置及状况，无辐射损害。但其只注重鼻咽到喉咽的功能成像，不能显示吞咽全过程，可与吞咽造影检查配合使用。

3. 肌电图检查（EMG） 咽喉部的肌电图检查一般使用表面肌电图（SEMG），即用电极贴于吞咽活动肌群表面，检测吞咽时肌群活动的生物电信号。表面肌电图为我们提供了一种直接评估口咽部肌肉在放松和收缩引起的生物电活动的无创性检查方法，并能鉴别肌源性或神经源性损害，判定咀嚼肌和吞咽肌的功能，同时可以利用肌电生物反馈技术进行吞咽训练。

 案例延伸1：

病史资料收集

1. 基本情况 81岁男性患者，高血压病史，脑出血后1个月。

2. 功能情况 Brunnstrom分期为上肢Ⅰ期，下肢Ⅱ期，手Ⅰ期；运动性失语、流涎、伸舌不能、喉结上抬幅度小。

3. 辅助检查 左侧基底节区脑出血，因脱机困难、肺部感染，给予气管切开、抗感染治疗。

二、康 复 评 定

目的是了解患者是否存在吞咽障碍；提供吞咽障碍的解剖和生理学依据；确定患者有关误吸的危险因素，防止误吸发生；明确是否需要改变营养方式，以改善营养状态；为进一步检查和治疗提供依据。此外，可对康复治疗后的功能变化和代偿进行阶段性或治疗前后的评估。

（一）生理功能评定

1. 吞咽障碍临床检查法（CED） 吞咽障碍临床检查法是患者本人、照顾者及家属对吞咽异常的详细描述，包括吞咽困难持续时间、频度、加重和缓解的因素、症状、继发症状等；临床专科资料及相关的既往史；目前的进食方式及食物类型。当怀疑患者有吞咽功能障碍时，应把CED作为最基本的评定。

2. 反复唾液吞咽测试 是一种评定吞咽反射诱发功能的方法。患者取坐位，检查者将手指放在患者的喉结及舌骨处，观察在30s内患者吞咽的次数和喉上抬的活动度，如喉上下移动范围小于2cm，视为异常。高龄患者30s内完成喉上抬动作2次即可。

3. 洼田饮水试验 让患者在坐位，先让患者单次喝下2~3茶匙水，如无问题再让患者像往常一样喝下温水30ml,观察患者饮水过程有无呛咳并记录饮水所用时间。饮水状况的观察包括啜饮、含饮、水从嘴唇流出、边饮边呛、小心翼翼地喝等表现,饮后声音变化、患者反应、听诊情况等。评定标准如下:

（1）Ⅰ级（优）:5s之内,一饮而尽,无呛咳,诊断为正常。

（2）Ⅱ级（良）:超过5s以上分两次以上喝完,无呛咳,诊断为可疑。

（3）Ⅲ级（中）:一饮而尽,但有呛咳。

（4）Ⅳ级（可）:分两次以上喝完,且有呛咳。

（5）Ⅴ级（差）:呛咳多次发生,不能将水全部喝完。分级为Ⅲ、Ⅳ、Ⅴ级诊断为异常。此法简便易行,适用于判断初次急性发病患者恢复期有无吞咽障碍,并可根据饮水后语言清晰度预测误咽是否存在。也可作为能否进行吞咽造影检查的筛查标准。

4. 口面部功能评定　常采用Frenchay构音障碍评定法,对与吞咽过程有关的口腔肌肉活动功能进行评定,包括唇、舌、喉、软腭的运动,下颌的位置等。主要有口腔直视检查和口腔器官运动及感觉功能检查。

5. 进食功能评定

（1）口腔期

1）不能把口腔内的食物送入咽喉,从口唇流出,或者仅重力作用送入咽喉（0分）。

2）不能形成食团流入咽喉,只能让食物原状流入咽喉（1分）。

3）不能一次就把食物完全送入咽喉,一次吞咽动作后,有部分食物残留在口腔内（2分）。

4）一次吞咽就可完成把食物送入咽喉（3分）。

（2）咽期

1）不能引起咽喉上举,会厌的闭锁及软腭弓闭合,吞咽反射不充分（0分）。

2）在会厌谷及梨状窝存有多量的残食（1分）。

3）少量潴留残食,且反复几次吞咽可把残食全部吞咽入咽喉下（2分）。

4）一次吞咽就可把食物送入食管（3分）。

（3）误咽程度

1）大部分误咽,但无呛咳（0分）。

2）大部分误咽,但有呛咳（1分）。

3）少部分误咽,无呛咳（2分）。

4）少量误咽,有呛咳（3分）。

5）无误咽（4分）。

进食功能评定重症为0分,正常为10分。

6. 吞咽障碍才藤7级分类法　吞咽障碍才藤7级分类法介绍如下:

（1）7级为正常:摄食咽下没有困难,没有康复治疗的必要。

（2）6级为轻度问题:摄食咽下有轻度问题,摄食时有必要改变食物的形态,如因咀嚼不充分需要吃软食,但是口腔残留的很少,不误咽。

(3)5级为口腔问题:主要是吞咽口腔期中度或重度障碍,需要改善咀嚼的形态,吃饭的时间延长,口腔内残留食物增多,吞咽时需要他人的提示或者监视,没有误咽。

(4)4级为机会误咽:用一般的方法摄食吞咽有误咽,但经过调整姿势或一口量的变化和咽下代偿后可以充分地防止误咽。

(5)3级为水的误咽:有水的误咽,使用误咽防止法也不能控制,改变食物形态有一定的效果,吃饭只能咽下食物,但摄取的能量不充分。多数情况下需要静脉营养,全身长期的管理需要考虑胃造瘘。

(6)2级为食物误咽:改变食物的形态没有效果,水和营养基本上由静脉供给。

(7)1级为唾液误咽:唾液产生误咽,不能进食、饮水,不能进行直接的吞咽训练。

才藤7级分类法以临床实际运用为出发点,对指导患者进食和临床治疗都很有意义。

(二)心理功能评定

对于出现焦虑的患者,可使用焦虑自评量表或汉密尔顿焦虑量表进行评定;对于出现抑郁的患者,可使用抑郁自评量表或汉密尔顿抑郁量表等进行评定。

 案例延伸2:

康 复 评 定

目前该患者诊断为吞咽障碍。

1. 生理功能评定

(1)吞咽障碍临床检查法:患者存在吞咽障碍。

(2)反复唾液吞咽测试:患者30s内吞咽1次和喉上抬小于1cm。

(3)洼田饮水试验:Ⅴ级(差)。

(4)Frenchay构音障碍评定:9分,重度障碍。

(5)进食功能评定:3分。

(6)吞咽障碍才藤分级量表:1级。

2. 心理功能评定 汉密尔顿抑郁量表评分19分,提示患者处于抑郁状态。

三、康复目标制订

1. 恢复或提高患者的吞咽功能,改善身体的营养状况。

2. 增加进食的安全,减少食物误咽,减少误吸性肺炎等并发症发生的机会。

3. 消除因不能经口进食所产生的心理恐惧与抑郁。

案例延伸3：

康复目标制订

1. 短期目标　①改善患者吞咽功能，改善身体的营养状况。②增加进食的安全，减少食物误咽，减少误吸性肺炎等并发症发生。

2. 长期目标　①改善患者心理状态。②提高患者日常生活活动能力。③提高生活质量和适应社会的能力。

四、康复方法

（一）基础训练

基础训练是针对那些与摄食－吞咽活动有关的器官进行功能训练。

1. 感官刺激

（1）咽部冷刺激与空吞咽：冷刺激能有效强化吞咽反射，反复训练可使之易于诱发且吞咽有力，适用于口腔感觉差的患者。操作时，将冰冻棉棒蘸少许水，快速而短暂地轻轻刺激软腭、腭弓、舌根及咽后壁，然后嘱患者做空吞咽动作。患者如出现呕吐反射即应终止刺激。如患者流涎过多，可对患侧唾液腺行冷刺激，每次 10min，每天 3 次，至皮肤稍发红。

（2）触觉刺激：用手指、棉签、压舌板等刺激面颊部内外、唇周、舌等，以增加这些器官的敏感度。每次 10min，每天 3 次。

（3）味觉刺激：用棉棒蘸不同味道的汤汁，刺激舌面部味觉，增强食欲。每次 10min，每天 3 次。

2. 口、颜面功能训练

（1）口唇闭锁训练：可以改善食物或水从口中漏出的状况，从而提高进食吞咽功能。

1）让患者紧闭口唇，经鼻呼吸，面对镜子通过视觉反馈模仿这一动作。对无法主动闭锁口唇的患者，可将肥皂泡（无毒）在患者的嘴唇上爆破，也可用软毛牙刷快速刷口唇以引出患者主动闭合或皱起双唇的动作。

2）当患者可以主动闭锁口唇后，可让患者口内衔一颗系线的大纽扣，治疗师牵拉系线，患者紧闭口唇进行对抗，尽量不使纽扣脱出。

3）将压舌板放于嘴唇一侧，患者紧闭双唇用力夹紧，对抗治疗师拉出的阻力，然后换另一侧嘴唇做，再将压舌板放于双唇中间做，各重复 5~10 次。

4）压舌板横放于患者两唇之间，使患者双唇紧夹住压舌板，根据唇的力量在压舌板两端放置不同重量的硬币，维持 25s。

5）紧闭双唇,通过发"p、b"而快速实现唇的开启及闭合。

6）其他练习包括口唇向前噘起、嘴角上翘(微笑状)、抗阻鼓腮、吹哨子、抿起嘴唇发"嗯"音、隆起嘴唇发"呜"音等。

（2）下颌运动训练:可加强上下颌的运动控制、稳定性、力量及协调,从而促进咀嚼功能的提高。具体做法如下:

1）尽量张大口,维持5s,然后放松。

2）下颌向左右两侧移动,先移向一侧,维持5s,然后放松,同法练习另一侧。

3）让患者尽量夸张地做咀嚼动作,重复10次。

4）让患者尽量夸张地张口说"呀",然后迅速合上,重复10次。

5）让患者紧闭双唇之后鼓腮,维持5s,然后做将空气在左右脸颊快速转移的动作,重复5~10次。

6）对张口困难患者,可对痉挛肌肉进行长时间冷刺激或轻柔按摩,使咬肌放松;通过主动、被动运动让患者体会开合下颌的感觉。

7）为强化咬肌肌力,可让患者做以臼齿咬紧压舌板的练习,也可练习咀嚼口香糖。

（3）舌部运动训练:可以加强舌的运动控制、力量及协调,促进对食物的控制及向咽部输送的能力。具体方法如下:

1）向前及两侧尽力伸舌(患者动作完成很好后,可用压舌板压向舌尖,使舌对抗阻力训练)。

2）快速的做舌伸缩运动。

3）舌尽量贴近硬腭向后回缩到口腔内。

4）张开口,使舌尖抬到门牙后面。

5）张开口,使舌尖抬到门牙后面,舌面贴硬腭向后方卷。

6）练习发"t、d""k、g""da、ga、la"音进行舌部运动训练。

7）伸舌不充分时,可用纱布裹住舌尖轻轻牵拉,同时让患者仔细体会舌的运动,在治疗师牵拉的同时,患者舌主动参与运动,然后让患者用力伸舌,促使舌的前后运动。可用温度和压力刺激,促进上述舌的动作,每个动作均要求做到最大幅度后维持5s,之后放松,再重复进行,每个动作重复5~10次。

（4）声门闭锁训练:声门关闭是防止误吸的一种有效措施,此运动不仅可以训练声门的闭锁功能,强化软腭的肌力,防止食物进入气管,而且有助于除去残留在咽部的食物。

声门闭锁训练的具体方法如下:

1）患者训练发元音"i",音调由低音逐渐到高音,发音时间由短促逐渐延长,患者努力使发出的音质保持连贯一致,直至可使用各种音调进行持续性发声,以训练喉的上抬及促进声带最大限度地闭合。

2）患者坐在椅子上,深吸气后屏气,同时双手长撑向椅面,用力推压,闭唇,憋气

5s。此时胸廓固定、声门紧闭。然后,突然松手,声门打开,呼气发声,强化声门的闭锁训练。

（5）咳嗽训练:吞咽困难患者由于肌力和体力下降,声带麻痹,咳嗽会变得无力。强化咳嗽有利于排出吸入或误咽的食物,促进喉部闭锁,练习腹式呼吸,维持 5~10s,咳嗽一次。根据循序渐进的原则,按患者对动作的领悟能力及体力而决定练习的次数及强度。

（6）声门上吞咽训练:声门上吞咽又称"屏气吞咽",其作用是在吞咽前及吞咽时关闭呼吸道,防止误吸,吞咽后立即咳嗽,清除吞咽时残留在声带处的食物残渣。具体做法:由鼻腔深吸一口气,然后屏住气,将食团放在口腔内的吞咽位置,保持屏住气的状态做吞咽动作,吞咽之后、吸气之前立即咳嗽,然后进行下一次吞咽。

（7）促进吞咽反射训练:用手指上下摩擦甲状软骨至下颌下方的皮肤,可引起下颌的上下运动和舌部的前后运动,继而引发吞咽。此方法可用于口中含有食物却不能产生吞咽运动的患者。

（8）门德尔松训练法:是为了增加喉上抬的幅度与时间,并借此增加环咽肌开放的时间与宽度的手法,可改善整体吞咽的协调性。具体做法:喉部上抬无力的患者,治疗师用置于环状软骨下方的示指与拇指上推喉部来促进其吞咽,注意要先让患者感到喉部上抬,再给予助力,尽量让患者有意识地参与动作并保持喉上抬的高度。

（9）可应用低中频电刺激、电针、肌电生物反馈疗法等增强与吞咽相关的肌肉的肌力。

（二）摄食训练

经过基础训练以后,开始逐步进入摄食训练。摄食训练则是实际进食的调练。

1. 适应证　患者意识清醒、全身状态稳定、能产生吞咽反射、少量吸入或误咽能通过随意咳嗽咳出。

2. 体位　正确的进食体位为端坐位,双上肢置于前方桌面上,此体位易于放松喉周围肌肉,使口腔内咀嚼及舌推动食物的动作易于完成。对于口腔期及咽期同时存在功能障碍的患者,开始摄食训练时应选择既有代偿作用且又安全的体位。一般采用躯干抬高30°仰卧位,颈部前屈,偏瘫侧的肩膀用枕头垫起,喂食者应站在患者的健侧。此时进行的训练,食物不易从口中流出,还可减少误咽及鼻腔逆流的风险。舌运动特别差的患者采用长柄勺,尽可能将食物送入舌后部,严禁在平位下进食。

3. 食物的性状　食物的性状应根据吞咽障碍的程度及部位,本着先易后难的原则来选择,还要考虑不引起误咽等安全方面因素。容易吞咽的食物特征为:柔软、密度及性状均一,有适当的黏性,易于咀嚼,不易在黏膜上残留等。操作时应根据患者的具体情况及饮食习惯进行选择,一般先选择均质糊状食物或半流食,如米粉、蛋羹、面糊等,其次是固体食物,最后是流食,同时兼顾食物的色、香、味及温度等。

4. 一口量　一口量即摄食时最适合患者吞咽的每次入口量,正常人每次入口量,液体为 1~20ml，土豆泥为 3~5ml。对患者进行训练时，如果一口量过多，不是从口中漏出，就是引起咽部残留，导致误咽；反之，一口量过少，则会因刺激强度不够，难以诱发吞咽反射，一般先以小量试之（液体 3~4ml），然后酌情增加。为防止吞咽时误吸，可结合声门上吞咽法训练。

5. 进食速度　为减少误咽的风险，需以较常人缓慢的速度进行摄食、咀嚼和吞咽；前一口吞咽结束后再进行下一次吞咽，避免两次食物重叠入口吞咽的现象出现；一般每餐进食的时间控制在 45min 左右为宜。根据患者不同的吞咽功能情况，治疗师应指导患者适应和改变饮食习惯，提醒进食过快的患者放慢速度，以防止误咽。

6. 辅助吞咽动作　目的是去除残留在咽部的食物残渣，减少或避免误咽的发生。

（1）空吞咽：当咽部已有食物残留，如继续进食，残留积累增多，容易引起误咽。因此，每次进食吞咽后，应反复进行几次空吞咽，使食块全部咽下，然后再进食。

（2）交互吞咽：让患者交替吞咽固体食物和流质，或每次吞咽后饮极少量的水（1~2ml），这样既有利于刺激诱发吞咽反射，又能达到除去咽部残留食物的目的。

（3）侧方吞咽：主要适用于单侧咽功能减弱的患者，咽部两侧的梨状隐窝是吞咽后容易残留食物的地方，吞咽后让患者下颌分别左右转，同时做吞咽动作，可除去隐窝部的残留食物。

（4）点头样吞咽：是指下颌和胸骨柄接触的一种吞咽方式，会厌谷也是另一处容易残留食物的部位。当颈部后伸，会厌谷变得狭小，残留食物可被挤出，反复进行几次形似点头的动作，同时做空吞咽动作，便可除去残留食物。此方法不能用于吞咽功能较差的患者。

（三）针灸治疗

局部选穴常用天突、金津、玉液、水沟、廉泉、人迎、丰隆、合谷、翳风、风池、风府等；远端选穴常用列缺、内关、三阴交、足三里、照海、公孙等，手法为平补平泻。

（四）食管扩张术

主要用于各种原因引起的（如先天性、化学灼伤性、消化性、放疗后瘢痕性）食管狭窄、环咽肌或贲门失弛缓症等引起的吞咽障碍治疗。包括导管球囊扩张术、食管镜下直接扩张术和胃咽橡胶梭子扩张术。

（五）其他

包括呼吸训练、排痰法的指导、上肢进食功能训练、食物的调配选择、餐具的选择、辅助具的选择与使用、进食前后口腔卫生的保持等。

（六）心理治疗

治疗师不仅要重视患者的吞咽功能康复训练，同时也要针对患者及其家属的心理问题进行疏导解决。通过介绍成功案例，使患者及其家属树立战胜疾病的自信心，积极发挥家庭治疗吞咽障碍的潜能。

案例延伸4:

康复治疗方案

1. 基础训练　感官刺激、口、颜面功能训练
2. 摄食训练　适应证、体位、食物的性状、一口量、进食速度、辅助吞咽动作。
3. 针灸治疗　局部选取常用穴位。
4. 食管扩张术　导管球囊扩张术。
5. 呼吸训练　腹式呼吸训练、咳嗽训练、排痰训练。
6. 心理治疗　进行心理疏导,树立战胜疾病的信心。

五、健 康 教 育

1. 使患者清楚吞咽障碍并发症的危害,提高重视。
2. 鼓励患者积极主动配合康复治疗,树立自信心,提高生存质量的欲望。
3. 教会患者出院后的注意事项,如进食量及体位等,当出现呛咳时不要惊慌,可变换体位,并坚持练习吞咽体操以巩固疗效。

> **小结**　吞咽障碍不仅给患者造成痛苦,影响营养摄入,还可能导致吸入性肺炎、大量食物进入气管出现窒息死亡。合理选择评定方法,全面判断其功能障碍情况,选择有效的康复治疗方法。吞咽障碍的康复治疗应综合应用药物、基础训练、摄食训练、针灸及手术等措施。要特别注意的是吞咽障碍患者无论在评定还是治疗的过程中,一定要时刻备好吸痰器,防止食物误吸,造成吸入性肺炎甚至窒息死亡。

 思考与练习

1. 吞咽障碍的概念是什么? 一般应符合哪些标准? 常见病因有哪些?
2. 吞咽障碍各期的临床特点有哪些?
3. 吞咽障碍的基础训练有哪些?

（王　颖）

第六节　神经源性膀胱功能障碍康复

1. 具有良好的职业素质,关爱患者,保护患者隐私。
2. 掌握神经源性膀胱功能障碍分类及特点、康复治疗方法。
3. 熟悉膀胱的神经支配、神经源性膀胱的病因。
4. 了解神经源性膀胱的评定方法、神经源性膀胱的合并症。
5. 能根据神经源性膀胱功能障碍的情况选择适当的康复治疗方法;能与患者及家属进行良好沟通;能与相关医务人员进行专业交流与团结协作开展康复治疗工作。

 导入案例

案例情景

患者王某,男,52岁,1年前车祸致 T_{10} 椎体粉碎性骨折,行 T_{10} 椎体骨折钢板内固定术,术后双下肢功能无明显改善,小便失禁,大便便秘。经康复治疗,患者日常生活活动基本独立,小便不能控制,每天漏尿 10 余次,压腹时可排尿 150~200ml,每天排尿 5~6 次,尿液浑浊,呈乳白色,可见残渣;便秘严重,有时需用开塞露或用手指抠出,粪便硬块。主要专科查体:腹软,膨隆,左下腹可触及团块硬结。T_{11} 平面以下针刺觉及触觉完全丧失,肛门无主动收缩,球-肛门反射阳性,双下肢关键肌肌力 0 级,双侧踝跖屈、伸膝、髋内收肌群经改良 Ashworth 分级评定量表评定肌张力为 1~2 级。踝反射亢进,巴宾斯基征阳性。尿常规白细胞 +++,尿蛋白 +,菌尿;大便常规未见隐血,无脓细胞。膀胱 B 超未见肾盂积水,无膀胱结石,膀胱容量 250ml,排尿后复查 B 超残余尿量为 120ml。尿流动力学检查示膀胱容量 280ml,膀胱内最大压力 40ml,残余尿量 150ml。

工作任务:

1. 该患者目前的主要功能障碍有哪些?
2. 该患者需要做的膀胱功能评定有哪些?
3. 对于肠道功能障碍,该采取哪些康复治疗措施?

一、病史收集

（一）发病原因

神经源性膀胱可由先天性原因（如脊髓发育不良）或后天性原因（损伤或疾病）引起。

1. 颅内病变　脑血管意外、颅内肿块、多发性硬化和帕金森病既可以影响皮质中枢，也可以影响上节段的传导径路。轻症者通常引起无抑制性膀胱，重者往往导致反射性膀胱。

2. 脊髓损害　当所有至脊髓排尿中枢的传导径路均遭破坏时，可引起反射性神经源性膀胱，常见的导致脊髓损害的疾病是脊髓损伤、脊髓肿瘤、椎间盘疾病和多发性硬化。

3. 马尾损害　外伤和肿瘤使马尾受累时引起膀胱功能障碍，通常为自主性膀胱。

4. 后根和脊髓感觉传导通路损害　后根和脊髓感觉传导通路损害往往导致低反射或无反射性膀胱，造成大容量膀胱，常见原因为糖尿病、脊髓结核病。

5. 前角损害　这些损害引起非收缩性膀胱，多为脊髓灰质炎所致。

6. 药物不良反应　各种不同药物对自主神经系统作用不同，可导致膀胱功能障碍。三环类抗抑郁药、抗组胺药和苯妥英钠等均可引起膀胱排空不全。

（二）分类

1. 传统分类　传统分类包括感觉麻痹性膀胱、运动麻痹性膀胱、自主性膀胱、反射性膀胱、无抑制性膀胱。

2. 根据尿流动力学和功能分类（表 2-6-1）

表 2-6-1　尿流动力学和功能分类

失禁	由膀胱引起	潴留	由膀胱引起
	无抑制性收缩		逼尿肌反射消失
	容量减少		容量大/顺应性高
	顺应性低		正常（因认知、运动等问题引起）
	正常（因认知、运动等问题所引起）		由流出道引起
	由流出道引起		高排出压，低尿流率
	膀胱颈压下降		内括约肌协调不良
	外括约肌压下降		外括约肌协调不良
			括约肌过度活跃（括约肌或假性括约肌协调不良）
潴留和失禁	由膀胱引起，无抑制性收缩合并逼尿肌活动下降		

（三）临床症状

神经源性膀胱的主要症状为尿失禁、排尿困难、尿潴留，常见并发症为压疮等皮肤损害及膀胱感染等泌尿系统感染。

（四）辅助检查

1. 括约肌肌电图　可用表面电极置入肛门，测定肛门括约肌肌电活动，或用针式电极经会阴部直接插入尿道外括约肌，记录肌电活动，从而了解逼尿肌收缩时尿道外括约肌的协调性活动。

2. 尿流动力学和B超或X射线同步联合检查　用稀释的碘溶液代替生理盐水充盈膀胱，在做尿流动力学检测时，同步获得尿流动力学及膀胱尿道形态等各项资料，可收集较全面的资料。

（五）功能障碍

1. 生理功能障碍

（1）疼痛：尿失禁、尿潴留均会使患者有泌尿系感染症状，可引起患者疼痛不适。

（2）排尿障碍：不同的病因可造成不同的膀胱储尿、排尿功能障碍，最常见为尿失禁、尿潴留、排尿困难。

（3）肾功能障碍：尿潴留易诱发泌尿系感染、结石、肾积水等，最终影响肾脏功能。

（4）性功能障碍：部分尿失禁患者有性交痛，并在性交时出现尿失禁，影响性生活。

2. 心理功能障碍　对于大多数尿潴留患者来说，疾病会使其产生悲伤、痛苦、消沉压抑、丧失自信、无助和绝望的心理变化。对于尿失禁，有的患者会产生强烈的情绪变化，如羞怯、紧张、焦虑、悲伤、烦躁不安、孤独寂寞，并常感精神压抑、自卑、痛苦难忍。

3. 日常生活活动能力受限　尿潴留使患者行动不便，限制患者的各种日常活动。尿失禁患者常常不能胜任家务、不愿外出及性生活受到影响。

4. 社会参与能力受限　尿潴留患者常常伴有其他疾病同时发生，因而患者的工作、社交活动受到限制，有些患者甚至将终生不能再就业；尿失禁患者常常会对劳动、工作及社交活动产生影响，降低其生活质量。

 案例延伸1：

病史资料收集

1. 1年前车祸致 T_{10} 椎体粉碎性骨折，行骨折内固定术。经康复治疗，患者可独立进行日常生活活动，但双下肢功能障碍，小便失禁，大便便秘。

2. 症状 / 功能障碍：①小便不能控制、漏尿，膀胱容量小，有残余尿；②大便硬块，便秘；③脊髓 T_{11} 平面以下感觉障碍；④肛门无主动收缩，球 – 肛门反射阳性；⑤双下肢肌力 0 级，腱反射亢进，病理反射阳性；⑥尿常规白细胞 +++。

3. 膀胱 B 超未见肾盂积水，无膀胱结石，膀胱容量 250ml，排尿后 B 超复查残余尿 120ml。

4. 尿流动力学检查示膀胱容量 280ml，膀胱内最大压力 40ml，残余尿量 150ml。

二、康复评定

（一）生理功能评定

1. 尿流率测定　尿流率测定主要反映排尿过程中逼尿肌与尿道括约肌的相互作用，即下尿路的总体功能情况。主要参数有最大尿流率、尿流时间及尿量等。尿流率受性别、年龄和排尿量等因素的影响。

2. 膀胱压力容积测定　通过测定膀胱内压力与容积间的关系，反映膀胱功能。正常膀胱压力容积测定：①无残余尿；②膀胱充盈期内压维持在 0.49~1.47kPa，顺应性良好；③没有无抑制性收缩；④膀胱充盈过程中，最初出现排尿感觉时的容量为 100~200ml。

3. 尿道压力分布测定　沿尿道连续测定并记录压力，以了解尿道功能，主要参数有最大尿道闭合压、功能性尿道长度。

4. 简易膀胱容量与残余尿量测量法　在社区无法进行尿流动力学检测时，可进行简易膀胱容量与残余尿量测定，以粗略评估膀胱功能（图 2-6-1）。

（1）残余尿测定：患者自行排尿后，立即插入导尿管，所导出的尿液容积即为残余尿量。

（2）膀胱容量测定方法：排空膀胱后，缓慢注入生理盐水（温度为 37℃），直到生理盐水不再滴入时，所灌入盐水体积即为膀胱容积；然后开通膀胱与水柱的通路，所得水柱即为膀胱压力。

（二）心理功能评定

对于出现焦虑患者可使用焦虑自评量表或汉密尔顿焦虑量表进行评定，对于出现抑郁患者可使用抑郁自评量表或汉密尔顿抑郁量表等进行评定。

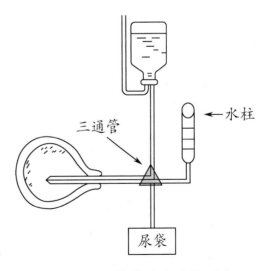

图 2-6-1　简易膀胱功能测定

（三）日常生活活动能力评定

可使用改良 Barthel 指数评定量表对患者日常生活活动能力进行评定。

（四）社会参与能力评定

可使用世界卫生组织生活质量 100（WHOQOL-100）量表对患者社会参与能力进行评定。

 案例延伸2：

康 复 评 定

1. 膀胱压力容积测定　膀胱容量 280ml，膀胱内最大压力 40ml。
2. 影像学检查　B超示膀胱容量 250ml，排尿后参与 120ml，未见肾盂积水。
3. 专科查体　腹部膨隆、腹软，左下腹触及团块硬结。
4. 运动功能评定　双下肢肌力 0 级，腱反射亢进。
5. 感觉功能评定　T_{11} 以下感觉功能障碍。

三、康复目标制订

1. 控制或消除尿路感染。
2. 膀胱在储尿期保持低压并能适当排空。
3. 具有适当控尿能力。
4. 尽量不使用导尿管或造瘘。
5. 能更好地适应社会生活并尽量满足职业需要。

 案例延伸3：

康复目标制订

　　患者于 1 年前车祸导致脊髓损伤而引起膀胱与直肠功能障碍，并有下肢的运动功能障碍和感觉功能障碍，目前属于脊髓损伤的恢复期，康复目标根据患者的残存能力确定为基本目标和自理能力目标：

　　1. **基本目标**　①将下肢关键肌肌力提高到 2~3 级水平；②减低下肢肌肉肌张力到正常水平；③减轻感觉功能障碍；④进一步提高转移能力。

　　2. **自理能力目标**　①减轻膀胱炎症，改善膀胱功能障碍；②缓解便秘，改善直肠功能障碍。

四、康 复 治 疗

（一）失禁型障碍的治疗

失禁型障碍的治疗原则为促进膀胱储尿。

1. 抑制膀胱收缩、减少感觉传入及增加膀胱容量

（1）药物治疗：抗胆碱能制剂可减少膀胱收缩能力，如羟丁酸，10~15mg/d，青光眼患者、肠梗阻患者和妊娠期妇女禁用此药物。

（2）神经阻滞：选择性骶神经根切断。

（3）行为治疗：用于认知障碍患者，制订排尿方案的同时进行必要排尿训练，即定时排尿，每隔 2~5d 排尿间隔时间增加 5~10min，直至合理的间隔时间为止。

2. 增加膀胱出口阻力

（1）药物治疗：α 肾上腺素能药物和 β 受体拮抗药可增加尿道压力。如麻黄碱，25~100mg/d；丙米嗪，儿童 25mg 睡前，成人 100~200mg/d，高血压、心绞痛、甲亢禁用。

（2）手术治疗：发病一年后确定括约肌功能不能恢复者可行人工括约肌置入。

（3）行为疗法：生物反馈、有规律排尿刺激。

（4）辅具应用：可使用外部集尿器、间歇性或持续性导尿及尿流改道。

3. 控制尿路感染

（1）及时进行导尿，注意无菌操作。

（2）进行膀胱训练，促进自行排尿的恢复。

（3）已发生感染时，应根据尿培养及药敏试验选用有效抗生素。

（4）及时排除膀胱结石等并发症。

（5）反复发作严重感染者，应考虑行耻骨上膀胱造瘘术。

（二）潴留型障碍的治疗

潴留型障碍的治疗原则为促进膀胱排空。

1. 增加膀胱内压与促进膀胱收缩

（1）行为疗法

1）Crede 手压法：用拳头由脐部深按压向耻骨方向滚动，以避免耻骨上加压尿液反流引起肾盂积水。

2）寻找触发点：促进或诱发反射性逼尿肌收缩，如牵张、叩击耻骨上和会阴区、挤压阴茎、肛门刺激后诱发排尿等。

（2）药物治疗：胆碱能制剂氯贝胆碱，40~100mg/d，可增加膀胱内压促进排尿。溃疡病、哮喘、甲亢、肠梗阻患者禁用。

（3）电刺激：直接作用于膀胱及骶神经运动支，可采用经皮电刺激或直肠内刺激。

2. 减低膀胱出口阻力

（1）手术治疗：根据实际情况，选择前列腺切除、尿道狭窄修复或扩张术以解除梗阻。

（2）药物治疗：α受体拮抗药可降低尿道阻力，如酚苄明。

3. 间歇性导尿　清洁间歇性导尿每4~6h导尿1次，或根据摄入量制订，每天2~3次，膀胱容量最好在400~500ml。残余尿少于80ml时，可停止导尿或每天1次导尿，以帮助清除残余尿沉渣。可教育患者或家属在医生示范指导下学习，方法为坐位下具备手功能患者，肥皂洗手后，直接用清洁的手接触导尿管，导尿管外部可涂润滑剂以便顺利插入。男性患者要注意尿道口朝腹部方向以避免损伤尿道峡部。导尿管可以浸泡在苯扎溴铵（新洁尔灭）等无黏膜刺激的消毒制剂中，也可使用一次性导尿管。

4. 保留导尿　为术后或疾病早期常用的方法，因持续放置导尿管，易引起感染，待病情稳定后应尽早去除导尿管。保留导尿时要注意导尿管方向应朝向腹部，防止出现耻骨前弯的压疮和突然的尿道拉伤。增加液体出入量保持足够的尿流，减少尿沉淀。集尿袋注意排空以避免尿液反流入膀胱，不能持续保持集尿袋开放使膀胱失去充盈机会而造成小膀胱。同时应注意导尿管质地和粗细，每周应更换导尿管。

5. 尿流改道　耻骨上造瘘或回肠代膀胱。

（三）心理治疗

治疗师应以心理安慰、支持疏导的方法为主，多疏导患者，向其介绍排尿障碍康复的成功案例，鼓励患者积极参加康复训练，掌握清洁间歇导尿方法，培养自信心，积极参加社会活动，融入社会生活。对于心理障碍严重者，可采用支持性心理治疗、行为疗法、生物反馈疗法。

（四）中医传统康复疗法

1. 中药治疗　辨证论治，以排尿无力或遗尿为主者，可用缩泉丸、金匮肾气丸；排尿困难用抵挡汤、大黄牡丹汤；尿潴留用五苓散、苓甘五味姜辛汤；尿路感染及结石者用萆薢分清饮、排石冲剂。亦可配合中药外敷。

2. 针灸按摩　可选曲骨、中极、复溜、三阴交、肾俞、命门、关元、气海等穴位，可针可灸，亦可按摩。

 案例延伸4：

康复治疗方案

患者老年男性，脊髓损伤术后出现慢性神经源性膀胱和直肠功能障碍，并有运动功能障碍和感觉功能障碍。

1. 膀胱训练　①定时定量饮水，每天饮水量不超过 2 000ml，定时排尿，每隔 2~5d 排尿间隔增加 5~10min，直至合理的时间间隔为止；②生物反馈电刺激，改善膀胱逼尿肌及内外括约肌的功能障碍；③有规律排尿刺激训练；④间歇性导尿训练。

2. 直肠训练　①手法刺激；②饮食控制及规律排便，多食粗纤维食物；③使用番泻叶等温和性缓泻剂，或使用乳果糖等渗透性轻泻剂；④栓剂和手指刺激无效时，可采用灌肠法。

3. 肌力训练　①进行下肢被动关节活动和神经肌肉电刺激等，提高患者肌力；②上肢肌力训练。

4. 肌肉与关节牵张训练　肌肉与关节牵张训练包括腘绳肌牵张、内收肌牵张和跟腱牵张，以降低肌肉张力，减轻痉挛。

5. 坐位训练　坐位训练包括长坐位和短坐位训练。

6. 转移训练　患者目前可进行独立转移训练，包括从卧位到坐位转移、床上转移、轮椅到凳和地的转移。

7. 轮椅训练。

8. 尿路感染治疗　应用抗菌药物治疗。

五、健 康 教 育

应让患者及家属了解合并泌尿系统感染时可出现疼痛不适、尿失禁、尿潴留等排尿障碍；合并肾积水时，可影响肾脏功能；部分尿失禁患者可出现性交时尿失禁，影响性生活，帮助患者树立自信心。长期尿失禁或尿潴留会使患者产生悲伤、痛苦、消沉压抑、丧失自信、无助和绝望的心理变化。患者不能很好地胜任家务，不愿外出而与社会隔离及性生活受到影响。同时使患者工作不便，影响其劳动、工作等社会活动。

让患者及家属了解详情，做好思想准备，主动参与康复，掌握清洁间歇导尿的方法，注意预防尿路感染，提高日常生活活动能力。

> **小结**　中枢或周围性神经系统损害造成的神经源性膀胱是影响患者生活质量的重要因素之一。因神经系统损害的水平不同，表现出的神经源性膀胱功能障碍的类型和特点也不相同。因此要求重点理解神经源性膀胱功能障碍的定义、临床表现，并掌握康复评定和治疗方法，重点掌握间歇性导尿的方法及注意事项。

思考与练习

1. 神经源性膀胱功能障碍的类型和特点是什么？
2. 不同障碍类型的神经源性膀胱的康复治疗包括哪些内容？

（邹燕齐）

第七节　神经源性直肠功能障碍康复

学习目标

1. 具有良好的职业素质，关爱患者，保护患者隐私。
2. 掌握神经源性直肠功能障碍的康复治疗方法。
3. 熟悉肠道的解剖、排便机制。
4. 了解神经源性直肠功能障碍的评定方法及肠道病变的表现。
5. 能根据神经源性直肠功能障碍的情况选择适当的康复治疗方法；能与患者及家属进行良好沟通；能与相关医务人员进行专业交流与团结协作开展康复治疗工作。

 导入案例

案例情景

患者唐某，男，55岁，半个月前因跌倒引起髋部疼痛。患者自诉每天都有大便，量不多，性状可，偶尔偏硬，味道无特殊。行CT检查示：腹部大量粪便堆积。胃肠外科会诊：不完全性肠梗阻。

工作任务：

1. 该患者目前的主要功能障碍有哪些？
2. 该患者需要做的直肠功能评定有哪些？
3. 对于肠道功能障碍，应采取哪些康复治疗措施？

一、病　史　收　集

（一）发病原因

神经源性直肠由先天原因（如脊髓发育不良）或后天原因（损伤或疾病）引起。

1. 颅内病变如血管病变（脑血管意外）、颅内占位性病变、多发性硬化和帕金森病等，影响皮质中枢或影响上行传导节段。

2. 脊髓排便中枢以上的病变，致脊髓排便中枢的传导径路受到破坏，最常见的脊髓损害是脊髓损伤、脊髓占位性病变、椎间盘疾病和多发性硬化。

3. 马尾损害，如外伤和占位性病变使马尾受累引起肠道功能障碍。

4. 后根和脊髓感觉传导径路损害，该损害往往导致低反射或无反射性肠道，常见原因为糖尿病、脊髓结核病等。

5. 药物不良反应，各种不同药物对自主神经系统作用不同，可导致肠道功能障碍。

（二）分类

1. 上运动神经元病变导致的直肠功能障碍　脊髓和结肠之间的反射弧没有中断，保留了神经反射调节功能，形成反射性结肠，主要表现为机械性刺激结肠或直肠可诱发脊髓排便反射，但患者感受便意的能力下降；肛门括约肌的静息张力增加，直肠肛门协调性运动受损，结肠通过时间延长，常导致患者便秘和腹胀。如脊髓 S_2~S_4 以上损伤，即排便反射弧及初级中枢未受损的患者，采用局部刺激法可排便；当病变位于 L_2~L_4 节段时，肛门抑制受损，肛门内、外括约肌均舒张，由结肠集团运动产生排便即大便失禁。

2. 下运动神经元病变导致的直肠功能障碍　由支配肛门括约肌的下运动神经元或外周神经病变引起，多见于圆锥或马尾神经损伤、盆腔手术等。主要表现为弛缓性结肠，脊髓排便反射消失、无便意，肛门括约肌静息张力降低，结肠运转时间显著延长，从而出现排便困难；直肠肛门协调运动受损，腹压增加时会出现"漏粪"现象。如脊髓 S_2~S_4 以下的损伤，破坏了排便反射弧，无排便反射，采用局部刺激法不能排便。

（三）临床症状

主要表现为便秘或大便失禁，长期失禁者可并发会阴、骶尾部皮肤炎症或压疮、感染，长期便秘者可伴腹痛、呕吐、食欲减退等。肛门指诊可以检查除外痔、肛门狭窄等器质性疾病。

（四）功能障碍

1. 生理功能障碍

（1）疼痛：便秘患者可有不同程度的腹痛。

（2）排便障碍：可有便秘或大便失禁。

2. 心理功能障碍　患者会有沮丧情绪，严重者出现焦虑和抑郁。

3. 日常生活活动能力受限　大便失禁使患者行动不便，限制患者的各种日常活动。

4. 社会参与能力受限　大便失禁患者常会出现社会活动减少，职业受限，生活质量降低。

 案例延伸1：

病史资料收集

1. 半个月前因跌倒引起髋部疼痛，大便无明显异常。

2. 症状为髋部疼痛。

3. CT 检查示腹部大量粪便堆积。

4. 胃肠外科会诊，诊断为不完全性肠梗阻。

二、康复评定

（一）生理功能评定

1. 肛门直肠测压　肛门直肠测压常用灌注式测压法，分别检测肛门括约肌静息压、肛门外括约肌的收缩压和排便时的松弛压、直肠内注气后有无直肠肛门抑制反射出现，还可以测定直肠的感知功能和直肠壁的顺应性等。肛门直肠测压有助于评估肛门括约肌和直肠有无动力并评估感觉功能是否有障碍。

2. 直肠动力学检查　在肛门内放置一根三腔管，记录肛门直肠内压力，同时在肛门外括约肌插入一根银电极，记录肌点活动。充盈直肠内气球，直肠内压间歇性上升伴肛门压力下降，当肠内压达到 1.96~2.94kPa 时，外括约肌肌电图出现静止，此时肛门内压力趋于 0，直肠压力上升至肠道容量 150~300ml 时，即产生排便，气球同时排出。EMG 和直肠、肛门内压力变化参数评估神经源性直肠排便障碍可作为临床参考。

（二）心理功能评定

对于出现焦虑患者可使用焦虑自评量表或汉密尔顿焦虑量表进行评定，对于出现抑郁患者可使用抑郁自评量表或汉密尔顿抑郁量表等进行评定。

（三）日常生活活动能力评定

可使用改良 Barthel 指数评定量表对患者日常生活活动能力进行评定。

（四）社会参与能力评定

可使用世界卫生组织生活质量100（WHOQOL-100）量表对患者社会参与能力进行评定。

案例延伸2：

康复评定

患者可进行3D肛门直肠测压以了解肛管最大收缩压、平均静息压、最大静息压，肛管有效长度，最大收缩持续时间等，以协助判断患者大便梗阻的病位。

三、康复目标制订

1. 目标　使大部分患者自己能在厕所便器上利用重力和自然排便的机制独立完成排便；具备在社会活动时间内能控制排便的"社会节律"功能。

2. 原则　急性期过后即应鼓励患者开始进行排便训练。

（1）尽量沿用伤前的排便习惯。

（2）避免长期使用缓泻剂，可使用大便软化剂，用量应个体化。

（3）当出现问题时，应该找出何种原因引起。

（4）如果患者有陪护，尽量安排在有陪护的时间进行训练。

（5）如果患者不是每天排便，不应该强迫患者每天进行。

（6）向患者讲解排便障碍的有关问题，取得患者的理解和配合，鼓励患者主动参与解决问题。

案例延伸3：

康复目标制订

患者于半个月前摔倒，出现髋部疼痛，CT检查示腹部大量粪便堆积，胃肠外科诊断为不完全性肠梗阻。

1. 近期目标　大便软化，以及有效促进排便，减轻腹部、髋部疼痛。

2. 长期目标　饮食控制、排便训练、改善肛门括约肌、盆底肌肌力等。

四、康复治疗

（一）排便训练

早期有效的肠道管理训练是神经源性直肠功能障碍患者重要的肠道康复手段。

1. 行为管理　养成每天定时排便的习惯，每天早餐后胃肠反射最强。

2. 排便体位　排便体位以蹲、坐位为佳，如不能蹲坐，则采用左侧卧位较好。

3. 肌肉训练　站立和步行可减少便秘。腹肌和骨盆肌肉的力量在排便动作中作用非常重要，应进行腹肌训练和吸气训练，如仰卧起坐，腹式深呼吸和提肛运动。

餐后 0.5h 进行腹部按摩，或用手指轻柔的按摩肛门周围，刺激排便反射产生。定时刺激使肛门括约肌和盆底肌收缩可促进排便中枢反射形成。如上述方法无效，可用手法清除大便，操作应轻柔，避免损伤肛门和直肠黏膜及肛门括约肌。

（二）饮食管理

患者应该进食高纤维素食物，如糙米，全麦食品，蔬菜，水果等；高容积和高营养食物。便秘时多吃桃、杨梅、樱桃等食物，腹泻时加茶、白米、苹果酱。每天应摄入适量的水，每天 2~2.5L 为宜，不包含酒精、咖啡和利尿药。

（三）药物治疗

针对便秘的治疗目的是软化粪便，促进肠道动力，刺激排便，而不是造成水泻。

1. 容积性泻药　容积性泻药又称膨松剂，如小麦麸皮、玉米麸皮、魔芋、琼脂、甲基纤维素、车前子制剂等。

2. 渗透性泻药　口服盐类渗透性泻药，如硫酸镁、硫酸钠等。过量或反复使用盐类渗透性泻药，可引起高镁血症、高钠血症等。糖类渗透性泻药如乳果糖。

3. 刺激性泻药　刺激性泻药又称接触性泻药，主要作用为刺激肠道蠕动，促进排便。蒽醌类植物性泻药，主要作用于大肠，包括大黄、番泻叶、芦荟。双苯甲烷类如酚酞，口服肠道分解后可刺激肠黏膜蠕动，产生排便。

4. 润滑性泻药　液体石蜡可软化粪便，适用于避免用力排便者。甘油制剂如开塞露可软化粪便，对肛门直肠产生刺激性作用，促进排便。多库酯钠宜短期使用，用于排便无力的患者。

（四）心理治疗

应多与患者交流，鼓励患者正确认识疾病，消除心理障碍，鼓励患者积极参加康复训练，培养自信心，积极参加社会活动，融入社会生活。

（五）电刺激治疗

电刺激治疗包括肛门外括约肌电极置入，促进或抑制排便功能。

（六）手术治疗

手术治疗包括神经移植或结肠、回肠造瘘术。

（七）中医传统康复疗法

1. 中药治疗　年老体弱、排便艰涩多属大肠传导失司,肾气无权,可用济川煎;腹胀胸闷、大便不畅多为食滞气阻,用五磨汤、大柴胡汤、枳实导滞丸;大便秘结为热结肠腑用麻仁丸;疲乏食少、排便无力多为气虚下陷用补中益气汤;面白眼花、大便干燥属血虚便秘选四物汤合增液汤。亦可用大承气汤煎煮药汁保留灌肠。

2. 针灸按摩　可选天枢、足三里、气海、大肠俞、支沟、长强、上巨虚等穴位,可针可灸,亦可点按、揉摩。

 案例延伸4:

康复治疗方案

患者老年男性,因摔倒引起不完全性肠梗阻、髋部疼痛,其康复治疗包括以下几点:

1. 饮食控制与规律排便。

2. 手法刺激。

3. 可酌情使用软化剂或缓泻剂。

4. 当栓剂或手指刺激无效时,可采用灌肠法。

五、健 康 教 育

1. 饮食中必须有适量的纤维素,可多食青菜、韭菜、芹菜等,主食不要过于精细,要适当吃些粗粮和杂粮,同时应注意每天摄入足够量的食物,以刺激肠道蠕动。

2. 足量饮水以预防大便干燥,早饭前或起床后喝一杯水有轻度通便作用,可适当食用一些含脂肪多的食品,如核桃仁、花生米、芝麻等,它们都有良好的通便作用。

3. 积极参加文体活动,如散步,跑步,做深呼吸运动,练气功,打太极拳,转腰抬腿等;进行腹部按摩,顺序为右下腹→右上腹→左上腹→左下腹;增强胃肠动力,多进行膈肌、腹肌、肛门肌锻炼,提高排便动力。

思考与练习

1. 神经源性直肠功能障碍的类型和特点是什么？
2. 不同障碍类型的神经源性直肠功能障碍的康复治疗包括哪些内容？

（邹燕齐）

第三章 常见神经系统疾病康复

03章 数字资源

第一节 脑卒中康复

学习目标

1. 认识脑卒中患者功能障碍,逐步养成尊重患者、关爱患者、保护患者隐私的职业习惯。
2. 掌握脑卒中的基本概念、康复评定内容、各期主要康复治疗技术。
3. 熟悉脑卒中康复治疗分期、各期康复治疗目标。
4. 了解脑卒中的病因、临床表现。
5. 能熟练应用各种评定、治疗技术对脑卒中患者进行康复评定、治疗及健康教育,并能对患者在治疗或训练过程中出现的简单问题进行处理;具有指导患者进行康复训练及评估康复疗效的能力。

 导入案例

案例情景

任大叔,40岁,教师,已婚育有一子。2个月前上厕所后出现左侧上肢抬起费力,左下肢沉重感,伴言语欠清,不伴头疼、黑矇、恶心、呕吐、耳鸣等症状,于当地医院就诊,急诊CT示右侧颞顶叶-基底节血肿,有占位效应,右侧侧脑室稍受压,诊断为"脑出血"收住神经内科,经临床治疗后病情逐渐好转。目前任大叔生命体征稳定,但存在左侧肢体乏力伴左侧肢体感觉减退,言语欠清,双侧眼睑下垂,进入康复科进行康复治疗。

工作任务：

1. 请正确收集任大叔的病史资料。

2. 请正确判断任大叔的功能状态，并进行规范、恰当的功能评定。

3. 请正确判断任大叔现阶段的康复分期。

4. 请对任大叔进行精准的康复治疗。

脑卒中又称脑血管意外，是指突然发生的、由脑血管病变所引起的局限性或全脑功能障碍，持续时间超过24h或引起死亡的临床综合征。在我国发病率达（120~180）/万，死亡率为136.64/10万，成为中国第一致死病因。存活者70%以上有不同程度的残疾，给社会发展和人民生活带来沉重负担。

 知识拓展

脑 卒 中

脑卒中可分为出血性脑卒中和缺血性脑卒中，临床表现为头痛、头晕、意识障碍等脑部症状和偏瘫、失语、认知障碍等功能障碍。

1. 出血性脑卒中　出血性脑卒中是指原发于脑实质内的非外伤性脑血管出血，血肿压迫脑组织造成脑损伤。通常因高血压性小动脉硬化和破裂所致，包括脑出血、蛛网膜下腔出血等。

2. 缺血性脑卒中　缺血性卒中又称为脑梗死，是指脑部血液供应障碍，缺血缺氧引起的局限性脑组织或全脑缺血性坏死或脑软化，通常因脑动脉血栓性或栓塞性闭塞所致，包括脑血栓形成、脑栓塞和腔隙性脑梗死。缺血性卒中占全部脑卒中的70%~80%。

一、病 史 收 集

（一）发病原因

各种病因如动脉硬化、血管炎、先天性血管病、外伤、药物、血液病及各种栓子和血流动力学改变都可引起脑卒中。脑卒中的常见危险因素如下：

1. 可调控的因素，如高血压、心脏病、糖尿病、高脂血症等。

2. 可改变的因素，如不良饮食习惯、大量饮酒、吸烟等。

3. 不可改变的因素，如年龄、性别、种族、家族史、年龄等。

（二）发病年龄与时间

1. 出血性脑卒中　临床上多发于50~70岁人群，冬春季发病较多，多有高血压病史。

常在用力活动或情绪激动时突然发生。脑出血发病急,出血量多者常在数分至数小时内达高峰。

2. 缺血性脑卒中　临床上多发于 60 岁以上,既往有高血压病或糖尿病等病史的人群,多在睡眠过程中或安静状态下发病。

(三)临床症状

1. 出血性脑卒中　因出血量及出血部位不同而异。基底节区、脑桥、小脑是出血的常见部位,其中基底节区最常见。多数病例病前无预兆,部分病例有头痛、头晕、肢体麻木等症状。重症患者发病时出现剧烈头痛,反复呕吐,血压增高,短时间内出现意识障碍,出现局灶体征、颅内高压、脑膜刺激征等。随着中枢神经的继发损伤可表现有偏瘫、感觉障碍、语言障碍、偏盲等症状。

2. 缺血性卒中　发病前多有前驱症状,起病较为缓慢,初起多以肢体麻木无力、语言不利、偏瘫、面瘫为主要表现,多无明显头痛、呕吐、意识障碍,典型者出现"三偏征":一侧肢体偏瘫、偏身感觉障碍、偏盲,随着病情发展加重而出现头晕、昏迷。

(四)功能障碍

1. 运动功能障碍　运动功能障碍是脑卒中后最突出的问题,脑卒中造成的运动障碍为中枢性瘫痪(多数为偏瘫)其本质是脑卒中造成上运动神经元损伤之后,高位中枢神经系统失去了对低位中枢的调节(整合)作用,低位中枢被抑制的各种原始反射再次出现,表现为典型的痉挛模式,同时伴随共同运动、联合反应等异常运动模式的出现。

 知识拓展

脑卒中常见的功能障碍

1. 典型的痉挛模式　痉挛是上运动神经元受损后自然恢复的过程中必然出现的阶段现象,是中枢性肢体瘫痪的特征之一。上肢表现为屈肌痉挛模式,下肢表现为伸肌痉挛模式。

2. 共同运动　共同运动是指脑卒中患者期望完成患侧肢体某一关节的活动时,不能做单个关节的运动,相邻的关节甚至整个肢体都出现一种不可控制的共同运动,形成特有的、定型的活动模式,在用力活动时表现更为突出。临床上主要表现为上肢屈曲共同运动模式,下肢为伸展共同运动模式。

3. 联合反应　偏瘫患者在进行健侧肢体的抗阻力收缩运动时,其兴奋可以波及患侧而引起患侧肢体相应部位的反射性肌张力增高,健侧抗阻运动强度越大,患侧联合反应越明显,肌张力增高程度越强,持续时间也越长。常表现为对称性和不对称性两种反应状态。

2. 感觉功能障碍　脑卒中后感觉功能障碍主要包括躯体感觉、视觉、听觉障碍。

3. 认知功能障碍　脑卒中后可出现多种认知功能障碍：①注意障碍；②记忆障碍；③思维障碍；④失认症；⑤失用症；⑥严重者表现为痴呆，给患者日常生活和康复治疗带来极大的困难。

4. 言语功能障碍　主要表现有失语症和构音障碍等。

5. 吞咽功能障碍　脑卒中患者急性期的吞咽障碍发生率为30%~50%，主要影响准备期和口腔期，出现流涎、进食呛咳、误咽、口腔失用等障碍。

6. 心理功能障碍　常表现为焦虑、抑郁等。抑郁症是脑卒中患者最多见的心理功能障碍，表现为情绪低落、对事物缺乏基本的兴趣、做事动作迟缓、长期失眠、体重下降、常伴有焦虑，各种症状常有夜晚较轻白天严重等特点。

7. 日常生活活动能力受限　由于运动、感觉障碍和体能下降，多数患者日常生活活动受到不同的限制，表现为日常生活活动能力减退。

8. 社会参与能力受限　常表现为社会交往、社区活动及休闲活动的参与常常受到部分或全部限制，大多数患者职业能力受到不同程度限制，许多患者甚至完全不能参加工作。

（五）辅助检查

1. 影像学检查　计算机体层成像（CT）检查显示均匀高密度影像，对脑出血有确诊价值；磁共振（MRI）和数字减影血管造影（DSA）检查能检出更细微的病变。

2. 腰椎穿刺　只在无CT检查条件且临床无明显颅内压升高时进行腰椎穿刺。脑脊液压力常升高，多为血性脑脊液。

 知识拓展

脑卒中在 CT 下的表现

1. 脑梗死　CT主要表现为低密度改变，低密度影一般于发病24h后方能显示出来，发病后2~15d可见均匀片状或楔形的明显低密度灶。

2. 脑出血　CT可以清楚地显示出血的部位、范围及形态，血肿周围有无水肿，脑室内或蛛网膜下腔是否有血液，中线结构是否向对侧移位。脑出血的急性期血肿呈高密度改变，血肿周围的水肿带呈低密度改变。

案例延伸1：

病史资料收集

任大叔的病史资料：

1. 一般资料　患者为中年男性，左侧肢体乏力2个月，伴言语不清。
2. 功能障碍　左侧上肢抬起无力2个月；左下肢沉重感2个月；言语欠清。
3. CT检查　右侧颞顶叶-基底节血肿，有占位效应，右侧侧脑室稍受压。
4. 社会史　教师职业，已婚，育有1子。

二、康复评定

（一）主观评定

1. 一般情况评定　一般情况包括患者的性别、年龄、职业、家庭成员，以及致病因素、发病时间、现病史与既往史、临床诊断、主要脏器功能状态。

2. 个人及环境因素评定　基于作业治疗，对患者所处环境进行评定，分析引起作业受限的个人和环境因素，从而可针对性地对个人和环境采取干预措施，促进患者的作业表现。

（二）客观评定

1. 运动功能评定

（1）Brunnstrom运动功能恢复评定：根据患者上肢、手和下肢肌张力与运动模式的变化，Brunnstrom将脑卒中偏瘫运动功能恢复分为6期来评定其运动功能恢复状况。Ⅰ期：为患者无随意运动。Ⅱ期：为患者开始出现随意运动，并能引出联合反应共同运动。Ⅲ期：为患者的异常肌张力明显增高可随意出现共同运动。Ⅳ期：为患者的异常肌张力开始下降，其共同运动模式被打破开始出现分离运动。Ⅴ期：为患者的肌张力逐渐恢复，并出现精细运动。Ⅵ期：为患者的运动能力接近正常水平，但其运动速度和准确性比健侧差。

（2）痉挛评定：常用的是改良Ashworth分级评定量表。

（3）平衡功能评定

1）三级平衡评定：通常需要对患者进行坐位、站立位两种体位下进行三级评定。Ⅰ级平衡是在静态下不借助外力，患者可以保持坐位或站立位平衡。Ⅱ级平衡是在支撑面不动（站位或坐位），身体的某个或几个部位主动运动时可以保持平衡。Ⅲ级平衡是患者在外力作用下仍可以保持坐位或站立平衡。

2）Berg平衡量表评定：按照14项评定内容逐一进行，得出分值并进行结果分析。最高分56分，最低分0分，分数越高平衡能力越强。0~20分，平衡功能差，患者需要乘坐轮椅；21~40分，有一定平衡能力，患者可在辅助下步行；41~56分平衡功能较好，患者可独立步行。<40分提示有跌倒的危险。

（4）步态评定：偏瘫患者多表现有划圈步态、长短步态、膝过伸步态。评定时可根据医疗机构的设备条件选择相应的评定方法。常用的方法有目测观察法、足迹分析法、步态分析仪评定法等。

2. 感觉功能评定

（1）躯体感觉功能评定：检查时，患者必须意识清醒，检查前要向患者说明检查的目的和方法以充分取得患者合作，检查时注意两侧对称部位进行比较，先检查浅感觉，然后检查深感觉和复合感觉，先检查整个部位，如果一旦找到感觉障碍的部位，就要仔细找出那个部位的范围，具体评价方法可以使用四肢感觉功能 Fugl-Meyer 评定量表。

（2）视觉、听觉：进行临床专科评估。

3. 言语功能评定　主要进行失语症和构音障碍的评定。

4. 吞咽功能评定　主要应用洼田饮水实验进行评定。

5. 认知功能评定　主要对患者认知能力和执行能力进行认知功能的成套测验。

6. 心理功能评定　先采用简易精神状态检查量表（MMSE）进行筛查，再用汉密尔顿焦虑量表及汉密尔顿抑郁量表进行评定。

7. 日常生活活动能力评定　采用改良 Barthel 指数评定量表进行评定：60~100 分：良，生活基本自理；41~60 分：中度残疾，日常生活需要帮助；21~40 分：重度残疾，日常生活明显依赖；≤20 分：完全残疾，日常生活完全依赖。

8. 社会参与能力评定　一般包括生活能力评定，即转移或移动能力、就业能力、独立能力、生活质量的评定。

 案例延伸2：

康 复 评 定

任大叔目前诊断为偏瘫、脑出血恢复期。经过早期康复评定分析得出以下结论：

1. 改良 Barthel 指数评定量表　23/100，穿衣、如厕、洗澡、床椅转移、步行和上下楼梯完全依赖；进食，个人卫生需大量帮助。

2. 工具性日常生活活动能力评定　1/27。

3. 简易精神状态检查量表评定　17/30，记忆力、定向力、执行能力存在问题。

4. 平衡功能评定　平衡功能评定为坐位平衡 1 级。

5. Brunnstrom 分期　Brunnstrom 分期为Ⅰ期。

6. 环境　家住 7 楼，无电梯，有楼梯，有马桶、淋浴，有辅助器具。

7. 兴趣爱好　围棋。

三、康复目标制订

脑卒中的康复治疗可根据发病时间和 Brunnstrom 偏瘫运动恢复六阶段特点分为急性期、恢复期和后遗症期。在临床康复工作中,治疗师可以从任意时期介入,但不管是从哪一个时期介入,都需要结合患者功能情况、个人期望及环境因素制订该时期的阶段性康复目标。

(一)急性期康复目标

脑卒中急性期通常是指发病后的 1~2 周,相当于 Brunnstrom 分期 Ⅰ~Ⅱ 期,是在神经科常规治疗的同时开展的康复治疗。此期患者多处于弛缓期(又称为软瘫期),因患者尚需安静卧床,可开始床边的训练。

1. 防止可能引发的各种并发症　肩痛、肩关节半脱位、肩手综合征、坠积性肺炎、肢体肿胀、下肢深静脉血栓形成会妨碍后期的康复进程。

知识拓展

1. 肩痛　原因可能是由于重力牵拉和不合理的外力牵拉而继发关节周围软组织和关节囊的紧张所致,表现为肩部疼痛、麻木感、烧灼样痛或难以忍受的感觉等,肩关节活动明显受限。

2. 肩关节半脱位　在弛缓性瘫痪期,因肌肉松弛、关节活动范围增大,肩关节失去正常的锁定机制,如果忽略了对肩关节的保护,很容易引发肩关节半脱位。其本身并无疼痛,但极易受损伤进而引起疼痛,故应高度重视。

3. 肩手综合征　偏瘫侧上肢肩、手疼痛、肿胀、皮肤潮红、皮温升高,手指屈曲受限,因疼痛较重且易并发挛缩,成为康复的阻碍因子,应高度重视。

2. 增加对患侧的各种感觉刺激　使患者体会到正确的运动感觉并使肌张力逐渐提高,及时引导出肢体的合理随意运动。

3. 在软瘫期即开始神经生理疗法运用　有助于预防和减轻痉挛模式的出现,缩短痉挛期和共同运动期,早日进入分离运动阶段。

(二)恢复期康复目标

1. 恢复早期康复目标　脑卒中恢复早期是指发病后的 3~4 周,相当于 Brunnstrom Ⅱ~Ⅲ 期患者,此阶段偏瘫侧逐渐进入典型的痉挛状态,上肢屈肌痉挛、下肢伸肌痉挛模式的出现将影响后期的康复效果。因此,当患者病情稳定,神经症状不再进展,可以耐受床边 90° 坐位,维持 30min 时,即可转入本阶段治疗,主要在训练室进行。

（1）抑制痉挛、联合反应，打破共同运动模式。

（2）易化正确的运动模式，促进分离运动尽早出现。

（3）指导患者用患侧肢体做主动活动并与日常生活活动相结合。

（4）配合心理疏导和对患侧各种感觉刺激，以及相关的康复治疗如吞咽功能训练、发音器官运动训练、呼吸功能训练等加快功能障碍的改善，为恢复期的进一步康复治疗奠定基础。

2. 恢复中期康复目标　脑卒中恢复中期一般是指发病后的 4~12 周，相当于 Brunntrom Ⅲ ~ Ⅳ 期。此期患者运动功能训练的重点应放在正常运动模式和运动控制能力的恢复上，相当一部分偏瘫患者的运动障碍，与其感觉缺失有关，因此改善各种感觉功能的康复训练对运动功能恢复十分重要。认知、言语、心理、吞咽、面瘫等障碍的康复也同期进行。

（1）抑制异常的肌张力，恢复正常的运动模式和运动控制能力。

（2）加强患者的协调性和选择性随意运动。

（3）结合日常生活活动进行上肢和下肢实用功能的强化训练。

（4）改善各种功能障碍。

3. 恢复后期康复目标　脑卒中恢复后期一般是指发病后的 4~6 个月，相当于 Brunntrom Ⅴ ~ Ⅵ 期的患者，本期患者的肌张力逐渐降低或趋于正常，运动由共同运动转向分离运动。

（1）提高患肢分离运动的控制和精细运动能力，提高运动的速度。

（2）提高步行能力。

（3）恢复基本日常生活活动能力和 / 或功能及独立水平能力。

 案例延伸3：

康复目标制订

结合前期对任大叔的评定结果，综合分析其功能、居家环境情况，结合患者及其家属的期望拟定出以下康复目标：

1. 短期目标　①进食和个人卫生大量参与；②穿衣，如厕能少量参与；③洗澡，床椅转移能少量参与。

2. 长期参与　①能在少量帮助下进行进食和个人卫生；②能在中量帮助下进行穿衣，如厕；③能在中量帮助下进行洗澡，步行；④逐步提高患者日常生活活动能力，促进患者回归工作岗位，回归社会。

四、康复治疗

（一）急性期康复治疗

1. 正确的体位摆放

（1）患侧卧位：是患侧在下健侧在上的侧卧位，是最有助于病情恢复的体位。该体位使患侧躯干处于伸展状态，可以减少痉挛的发生，并可增加对患侧的感觉刺激输入，又不影响健侧的正常使用。摆放方法：患侧在下，健侧在上，头部垫枕；患肢外展前伸肩关节向前拉出，以避免受压和后缩；前臂旋后，肘与腕均伸直，掌心向上。患侧下肢轻度屈曲位放在床上，足背伸90°；健腿屈髋屈膝向前放于长枕上，健侧上肢自然放松，置于舒适位。

（2）健侧卧位：是健侧在下患侧在上的侧卧位，是患者最舒适的体位。此体位避免了患侧肩关节直接受压可能造成的损伤，并且在这一体位下便于康复操作。摆放方法：健侧在下，患侧在上，头部垫枕；患侧上肢伸展位置于枕上，使患侧肩胛骨向前向外伸展，前臂旋前，手指伸展，掌心向下。患侧下肢取轻度屈曲位，放于长枕上，患足置于软枕上与小腿垂直，切忌悬在枕头边缘，防止足下垂。

（3）仰卧位：仰卧位往往作为一种过度体位在康复训练中被使用。摆放方法：头部垫枕；患侧肩胛下垫一个小薄枕，上肢放置于长枕上；前臂旋前，肘与腕均伸直，腕背伸，手指伸展位（也可以前臂旋后，肘关节伸直，掌心向上，手指打开伸展）。患侧髋下、臀部、大腿外侧放一长枕，防止下肢外展、外旋；膝下垫起保持伸展微屈；患足保持中立位。

（4）注意事项

1）体位摆放的同时需注意定时翻身，日间应每2h翻身一次，必要时1h翻身一次，要考虑到进食、排泄时间，决定体位变换的时间；夜间每3~4h一次，要使患者养成按时醒来的习惯。改变体位后，按摩受压的皮肤，帮助改善循环。若局部皮肤受压后持续发红，则禁止按摩。体位变换要求操作规范熟练，并注意协助患者翻身时应动作轻柔，避免拖拽，以免皮肤和床面摩擦形成摩擦力而损伤皮肤。翻身后注意体位的正确摆放。

2）应注意的是各种卧位在进入痉挛期后足底部避免直接接触任何支撑物，以防加重足下垂内翻。

3）仰卧位受紧张性颈反射和迷路反射的影响，容易强化患者的上肢屈肌和下肢伸肌的痉挛模式，患者进入 Brunnstrom Ⅱ 期以后应减少仰卧位的应用，以侧卧位为主，并适时进行体位转换。

2. 患肢关节活动度维持训练　患肢关节活动度维持训练可保持关节活动度，预防关节挛缩，促进患肢血液循环，刺激本体感觉器而完成对肌肉的再教育，诱发运动感觉，促进患肢主动运动的早日出现。同时，嘱患者头转向偏瘫侧，通过视觉反馈和治疗师言语刺激，有助于患者的主动参与。

在正常关节活动范围内,应由小逐渐增大至全范围,活动顺序从近端大关节到远端小关节;活动速度以上肢完成一个动作 3~5s,下肢 5~10s 为宜,每次每个关节活动 5~10 遍,每天 2~3 次,直至患肢主动运动恢复。

患肢关节活动度维持训练的注意事项包括以下几点:

(1)此期部分患者存在感觉障碍,所以治疗手法要轻柔、缓慢,避免用暴力。

(2)被动活动宜在无痛或少痛的范围内进行,以免造成软组织损伤。

(3)在被动活动肩关节时,偏瘫侧肱骨应呈外旋位,即手掌向上(仰卧位),各方位的训练范围从正常关节活动的中部 1/2 范围开始,不可用力过大或过度活动,以防肩部软组织损伤产生肩痛。

3. 改善软瘫 为促进肌张力出现、防止肌肉萎缩,在病情允许条件下,可用本体促进疗法进行治疗,对软瘫肌群应用鲁德技术(Rood technique)的多感觉刺激疗法牵拉肌肉法、轻叩肌腱或肌腹法及挤压法等。应用博巴斯技术的加压、负重放置和保持压迫性牵伸的治疗技术对软瘫肢体实施治疗。应用 Brunnstrom 技术的共同运动、联合反应、姿势反射等神经促通技术予以治疗,以提高肌张力,促进软瘫肢体肌肉的主动收缩。

4. 传统疗法 在弛缓性瘫痪阶段,肌肉失神经支配、肌肉泵作用消失、血管舒缩功能失调等原因都可引起肢体血液循环和淋巴循环减慢,易引发肢体水肿、深静脉血栓形成和失用性萎缩。针刺治疗通过深浅感觉刺激有利于局部肌肉的收缩和血液循环从而促进患侧肢体功能的改善。肌肉按摩可以有效地预防和减轻以上并发症的发生。

5. 物理因子治疗 功能性电刺激、肌电生物反馈、中频电疗法、药物离子导入法、中药熏蒸法和局部空气压力治疗,这些可使瘫痪肢体肌肉通过被动引发的收缩与放松逐步改善其张力。

6. 直立性低血压的适应性训练 对一般情况良好、症状较轻的患者,可以在医生的指导下尽早地进行从卧位到坐位的体位变化训练,以克服直立性低血压。利用角度可调节的病床,床头抬高从倾斜 30°、维持 5min 开始,每天增加床头倾斜的角度 10°~15°,维持时间 5~15min,增加角度不增加时间、增加时间不增加角度,逐渐增加到床头抬高 80°、可维持床上坐位 30min。在此基础上逐渐增加坐位训练的次数,并开始床边和轮椅坐位训练,争取尽早离开病房到训练室训练,进入训练室之后应用电动起立床依照上述方法继续训练,使患者重获直立的感觉,为后期康复做准备。注意事项:在训练过程中如患者出现头晕、心慌、出汗、面色苍白等直立性低血压症状,应立即将床头放平或调回原角度,待患者适应后再缓慢增加角度和时间。

(二)恢复期康复治疗

1. 恢复早期康复治疗

(1)抑制痉挛:Brunnstrom Ⅱ 期时,患侧肢体开始出现肌张力升高,此期进行抑制痉挛的治疗是防止 Brunnstrom Ⅲ 期痉挛加重导致共同运动模式形成的最佳时机。

1)抑制躯干的痉挛:使双肩与髋部相对旋转;患者主动向上抬起患侧骨盆,保持骨盆前倾以牵拉患侧躯干,即桥式运动;分别从健侧或患侧进行自仰卧位向俯卧位的主动翻身。

2)抑制上肢屈肌痉挛和下肢伸肌痉挛

①保持肩胛带前伸,肩关节外展外旋,肘关节伸展,前臂后旋,伸腕伸指,拇指外展。

②手部可用分指板将手维持在腕背伸、手指相对张开的位置。

③保持患侧下肢髋关节内收内旋屈曲,膝关节屈曲,踝关节90°背屈,趾伸展,可用软枕、沙袋或足踝矫形器维持以上姿势。

（2）床上活动:当患者生命体征稳定,体能有一定程度恢复后,宜尽早进行床上运动的治疗。

1)翻身训练:开始应以被动为主,待患者掌握翻身动作要领后,在治疗师帮助下由辅助翻身过渡到主动翻身,包括向健侧翻身和向患侧翻身。向患侧翻身:双手叉握、伸肘、肩前屈90°,健侧下肢屈膝屈髋、足踩在床面上,头转向偏瘫侧,健侧上肢带动偏瘫侧上肢向偏瘫侧转动,并带动躯干向偏瘫侧转,同时健侧足踏在床面用力使得骨盆和下肢转向偏瘫侧;向健侧翻身呈健侧卧,动作要领同前,只是偏瘫侧下肢的起始位需他人帮助,健侧卧位摆放同前。

2)患侧上肢训练:是防止肩胛骨的回缩、下降和肩关节半脱位、维持关节的活动度及抑制痉挛的治疗。神经促通技术训练包括以下几种:

①博巴斯（Bobath）握手,在健侧上肢的带动下,做双上肢伸肘,肩关节前屈、上举运动。

②保持肘关节充分伸展位,练习肩关节前屈、上举过头顶再还原运动。

③在健侧上肢的带动下使双肩前平举进行屈肘和伸肘活动。

④由健侧上肢带动使双肩前平举并伸肘然后双肩进行左右水平摆动以运动患侧的肩胛带。

3)患侧下肢训练:是早期防止异常步态出现的治疗。脑卒中后遗症患者步态异常的原因主要是在早期治疗中忽略了下肢异常肌张力的治疗所引发的肢体运动模式的改变。

为防范以上异常步态的发生可以做以下训练:

①屈髋屈膝训练:患者仰卧,治疗师站于患者的患侧,一手自腘窝下扶持患肢膝部,另一手握持患足跟部用前臂托住患足底,同步屈曲患侧髋关节和膝关节,同时保持其足背屈外翻,注意避免下肢外旋外展。

②伸髋位屈膝训练:患者俯卧,患侧下肢伸展,治疗师站于患者的患侧,治疗师一手稳定大腿远端腘窝部,另一手托起患侧足部向患者的头部方向推进,使患者在髋关节伸展状态下屈曲膝关节和踝关节。

③屈踝训练:患者仰卧,患肢屈髋屈膝,治疗师一手在踝关节前方向下向后用力推压,另一手将足前部提起,使足处于背屈位,防止足跖屈。

④患侧下肢控制训练:患者仰卧,双腿屈曲,足平放于床面,然后先固定健腿,活动患

腿,再固定患腿,活动健腿。

4）桥式运动:主要有双侧桥式运动和单侧桥式运动。训练方法:患者仰卧于床面,双下肢屈曲,双足平放在床面;双上肢伸展,双手交叉,健手握住患手,患手拇指在上,双肩屈曲90°;依靠背部及双足的支撑,腰部肌肉收缩将臀部抬离床面,保持稳定至少维持10s。

（3）卧坐转移:转移时要求在侧卧的基础上,逐步转为床边坐位。开始练习该动作时,应在治疗师的帮助指导下完成。包括从健侧坐起和从患侧坐起,一般从健侧卧位坐起较容易完成。健侧卧位坐起训练方法:患者从仰卧位先翻成健侧卧位,双腿交叉,用健腿帮助患腿置于床边;把健侧肩膀和上肢移到身体下,用健侧肘屈曲于体侧,前臂旋前,通过外展和伸直健侧上肢从卧位撑起;移动躯干到直立坐位,在直立坐位下保持平衡。患侧卧位坐起训练方法:患者从仰卧位先翻成患侧卧位,健腿帮助患腿将双小腿放于床边;健手支撑于患侧床面,伸直健侧上肢,用健手和上肢支撑坐起;移动躯干到直立坐位,在直立坐位下保持平衡。

（4）坐位训练:从床上有支撑坐位开始,待患者适应后,逐渐转至端坐位和床边坐位,坐起时间逐渐延长,并开始进行无支撑坐位训练。有效的坐姿要求骨盆提供稳定的支持躯干保持直立位,两侧对称,防止半卧位。

1）保持正确的坐姿:患者端坐,头颈保持端正直立,整个脊柱伸直,双肩水平放置,上肢可博巴斯(Bobath)握手,放置于身前的小桌上,避免因重力作用造成患侧肩关节半脱位。开始适宜床上坐位,逐渐转换为床边坐位,注意防止因痉挛引发的颈部侧屈、患侧肩胛后缩、躯干旋转侧弯、患髋关节外展及外旋、足内翻及下垂、两侧臀部负重不均等。

2）坐位平衡训练:患者具备坐位一级平衡后,可进行坐位姿势下躯干重心向前、后、左、右移动,用以改善坐位的平衡功能。治疗要循序渐进,由静态平衡过渡到自动态平衡,再训练他动态的平衡。在治疗师的辅助指导下,逐步由助力过渡到主动完成,进一步应用到日常生活活动中。

（5）坐站转移:在患者活动良好的坐位平衡功能后,进行从有帮助到无帮助的坐站转移能力训练。包括辅助性站起、主动性站起及由站立向坐位转换。训练方法:患者坐于床边,躯干挺直,双足平放,患足稍后,上肢伸直,博巴斯(Bobath)握手;躯干充分前倾,体重略移向患腿,使双肩超过双膝,将重心放至脚前掌;伸髋伸膝(治疗师可从前方抵住患侧膝关节,以防打软),抬臀离开床面;挺胸直立,双下肢对称负重,调整好站姿。

（6）站立训练:此项训练是为步行做充分的准备。正常的步行周期中,支撑相占60%,支撑相大部分时间是单足支撑,因此训练目的为患侧下肢具备单腿完全负重的能力,且在负重状态下能完成髋、膝关节的屈伸控制和重心转移。开始训练时应由治疗师在患侧给予髋、膝部的支持,酌情逐步减少支持。患者可先扶持站立或平行杠内站立,逐渐脱离支撑,重心移向患侧,训练患侧的负重能力。能独自站立后,再进行站立三级平衡训练。

1）正确站立姿势：站立时保持颈部直立，面向正前方，躯干端正，双肩水平放置，骨盆左右水平，伸髋伸膝、足跟着地，使重心均匀分布于双侧下肢。

2）双下肢负重站立训练：治疗师应站在患者的患侧，给予一定的帮助或辅助。要求患者站立姿势同上，治疗师给予患膝帮助，防止膝关节屈曲或膝过伸，要求双侧下肢同时负重或患侧为主，防止重心偏向健侧。

3）患侧下肢负重：健腿屈髋屈膝，足离地面，患腿伸直负重，其髋、膝部从有支持逐步过渡到无支持。

4）健腿支撑患腿活动训练：主动抬起患肢，分别做屈髋屈膝踝中立上抬、屈髋伸膝背屈踝关节、伸髋屈膝踝跖屈抬起等下肢训练。治疗师位于患者患侧，帮助控制髋关节防止外旋、保持膝关节中立位、防止足内翻。

5）站立平衡训练：患肢能单腿完全负重后即可进行站立平衡训练。重心分别做前、后、左、右向移动，移动幅度由小逐渐增大。治疗师位于患侧给以适当的辅助，使患者逐渐达到三级平衡。

（7）物理因子治疗：应用功能性电刺激肌、电生物反馈和低中频电刺激等治疗仪，改善上肢伸肌和下肢屈肌的张力，通过反射性交互抑制的作用以抑制上肢屈肌和下肢伸肌过高的肌张力。

2. 恢复中期康复治疗

（1）继续上期训练的同时，进行步态训练、上下楼梯训练和手的功能性活动训练等，重点加强分离运动的训练。

（2）坐位躯干控制训练：在坐位平衡训练的同时，通过对躯干、肢体各部位的分解训练，以抑制躯干肌和四肢相应肌群的痉挛。

1）脊柱屈伸运动：指患者在坐位姿势下做腰部的前屈和后伸运动。

2）躯干旋转运动：患者坐位，主动将头颈充分转向健侧以牵拉患侧躯干使其伸展；或使躯干主动充分向健侧旋转以抑制患侧躯干肌痉挛。

3）向偏瘫侧转移重心：患者端坐，双脚平放于地面，治疗者坐于患者患侧的侧后方，一手扶握患侧腋部，另一手放于患者健侧腰部，帮助患者将重心移到患侧臀部，使患者保持和控制，然后再帮助回到起始位。反复进行过渡到患者主动进行。

（3）平衡训练：在坐位平衡训练的同时，还应加强侧方肘支撑训练，膝手位平衡训练，三点支撑、两点支撑和跪位平衡训练，诱发调正反应，增加躯干的主动控制能力，为后期站立与步行训练做好准备。

（4）偏瘫上肢功能活动

1）患肢负重训练：能够促进肩胛上提、肘伸直、腕背伸和手指伸展。患侧上肢以抗痉挛模式伸展，手掌面放在体侧稍后床面上，手指朝向外后方伸展，健侧上肢抬起，重心向患侧偏移，用患肢支撑，治疗师位于偏瘫侧指导患者移动重心压向该侧手臂。

2）健臂带动患臂运动：采用博巴斯（Bobath）握手，伸肘伸腕，用健侧带动患侧举手过头,再屈肘触头顶,再伸肘到头顶上方,缓慢下落还原。

3)患侧上肢运动控制训练:使患者按照治疗者要求移动上肢并停止在一定的空间部位保持。

4)患肢独立运动训练:治疗师一手控制肘关节,一手控制远端关键点(拇指),辅助患侧上肢进行屈肘伸肘,上举、触头顶,触摸对侧耳朵、同侧耳朵、自己的腰后部等部位的练习,随着患者运动感觉的改善逐渐减少辅助量,直至患者可独立完成。

5)腕指关节训练:结合前臂的活动分别进行腕关节的伸屈、尺偏、桡偏和环转活动及指关节的屈伸抓握放松活动。

(5)偏瘫下肢功能活动

1)训练足跟着地踝背屈:患者端坐,双膝屈曲,双脚平放地面。治疗师手放在患膝上并用力向下压,使足跟着地,用另手握住患侧足趾使踝充分背屈。

2)患肢随意运动控制训练:患者坐姿如前,治疗师指导患者慢慢屈髋抬起患腿,抬起时防止外旋外展尽量保持踝关节背屈。

(6)步行训练

1)步行的分解动作训练:患者站立可扶持平行杠,患侧下肢分别练习髋、膝关节伸展位背屈踝关节,髋关节伸展位屈曲膝关节,髋后伸、膝屈曲位背屈踝关节,髋屈曲膝伸展位背屈踝关节等步行各期所需的动作训练,以防止划圈步态。

2)骨盆和肩胛带旋转训练:肩胛带的旋转可以带动上肢摆动,骨盆的旋转有助于抑制下肢痉挛,它们都对改善步行的协调性起重要作用。

①肩胛带旋转训练,指在立位下,指示患者双臂交替做前后摆动;步行时指导患者上下肢左右交叉用一侧手去触碰对侧迈出的下肢大腿部。

②骨盆旋转训练:治疗者位于患者后方,双手置于患者的骨盆处,在患者步行的同时,辅助骨盆旋转。

3)主动伸髋训练:患腿支撑期为避免患腿负重时因伸髋不充分而引起代偿性膝过伸,需要练习主动选择性伸髋。如患者无法完成,治疗师双手扶持骨盆两侧向前移动以帮助伸髋。

4)患腿摆动期训练:患腿在此期因下肢髋、膝踝协同性伸展易发生划圈步态。训练时,在指导患者放松髋、膝的同时,治疗师可站在患者后面用手沿股骨线向前向下挤压骨盆,帮助骨盆向前下运动。

5)平行杠内行走:患侧下肢能够适应单腿负重后,可以进行平行杠内行走,为避免患侧伸髋不充分、膝过伸或膝关节屈曲,治疗师应在患侧给予帮助指导;伴有足内翻的患者可在平行杠内加用足内翻矫正板;踝背屈不充分的患者可穿戴踝足矫形器,预防可能出现的偏瘫步态。

6)训练时要求:患侧下肢为单足支撑相时,应保持髋膝踝的稳定、全脚掌触地、躯干直立、双肩尽量保持水平。治疗师注意矫正此时易发生的骨盆后旋和膝过伸。患侧下肢为摆动相时,治疗师注意各时段髋膝关节的屈伸控制和踝关节选择性背屈、跖屈控制,防止划圈步态的出现。步行训练在临床上要视患者的具体综合情况灵活进行。

（7）上下阶梯训练:上下阶梯训练通过主动地屈伸髋、膝、踝关节及躯干配合的左右旋转和屈伸有利于患者整体协调运动的改善,更有利于步行能力的提高。训练方法:患者面对台阶,健手放在扶手上,健足在台阶下,偏瘫足踏在台阶上,用健腿上台阶,使健足与偏瘫足在同一台阶上,站稳后再将健腿下一台阶回到起始位,根据患者的体力和患侧股四头肌力量等情况,酌情增加运动次数和时间。

（8）减重步行训练:减重步行训练是近几年受到关注的康复治疗方法之一,它主要是用吊带将患者身体悬吊,使患者步行时下肢的负重减少,步行能力提高。用于体能较低、肌力相对低下的患者早期训练。

（9）其他功能训练:包括感觉、认知、言语、吞咽功能训练。

3. 恢复后期康复治疗

（1）上肢和手的训练:主要有前臂旋前和旋后、背伸腕关节训练、拇指功能训练及手指的精细活动训练。

（2）室内行走与户外活动:在患者能较平稳地进行双侧下肢交替运动的情况下,可先行室内步行训练,必要时可加用手杖,以增加行走时的稳定性。在患者体力和患侧下肢运动控制能力较好的情况下,可行户外活动,由治疗师陪同逐渐过渡到自行活动。

（3）作业治疗:在 Brunnstrom Ⅳ～Ⅵ期是对患者进行作业治疗的重要阶段。须分别进行日常生活活动训练、工作性和生产性活动训练及娱乐性活动训练。训练时应遵循从简到繁,从易到难,不能独立完成者可用辅助器具的原则。

（4）辅助器具的应用:主要有矫形器的使用训练;进食、穿衣、洗澡等自助具使用的训练;手杖和助行器的使用训练;轮椅的使用训练等。

 案例延伸4:

康复治疗方案

第一阶段康复治疗（床旁康复）

1. 良肢位摆放。

2. 坐位训练　长坐位、轮椅坐位训练。

3. 转移训练　从卧到坐的转移。

4. 坐位平衡功能训练　静态平衡功能、自动态平衡功能、他动态平衡功能。

5. 偏瘫肢体综合训练　博巴斯（Bobath）技术、鲁德（Rood）技术。

第二阶段康复治疗（治疗室内康复）

1. 站立位平衡功能训练　静态平衡功能、自动态平衡功能、他动态平衡功能。

2. 转移训练　从坐到站的转移、从坐到轮椅的转移。

3. 认知功能训练　记忆力训练,如卡牌、照片、老物件;执行能力训练。

4. 日常生活活动能力训练　穿衣、梳洗、如厕、进食、步行等。

5. 偏瘫肢体综合训练。

第三阶段康复治疗(出院前康复)

1. 社会参与能力训练。

2. 文体性作业活动训练。

(三)后遗症期康复治疗

脑卒中后遗症期一般是指脑卒中发病1年以后,仍存在各方面功能障碍的时期。其常见的后遗症主要表现为面瘫、失语构音障碍、营养不良、患侧上肢运动控制能力差和手功能障碍、下肢的偏瘫步态、患足下垂行走困难、大小便失禁、血管性痴呆等。

本期的康复治疗应加强残存能力和已有的功能训练,同时注意防止异常肌张力和挛缩的进一步加重,使患者更加自如地使用患侧,避免失用综合征和误用综合征及其他并发症的发生。进行家庭、社区的环境适应训练,并根据患者的需求,对家庭环境进行必要的、可能的改造。

五、健 康 教 育

伴随在对脑卒中患者的整个康复训练过程中,涉及患者被动的关节活动、主动参与的运动形式、空间位置的转变等,可能出现跌倒、吞咽障碍、直立性低血压等常见危险因素,故我们需要对患者及其家属进行健康教育。

1. 在治疗师训练时间之外,除了治疗师已确定可继续进行的正确训练外,不可想当然地自行对患者进行训练,否则容易造成二次损伤。

2. 患者肌力、肌张力、感觉、反应能力、反应时间、平衡能力、步态及协同运动能力降低,使跌倒的危险性增加,外出时需要注意预防跌倒。若不慎跌倒,不要急于扶起,要分情况进行跌倒后的现场处理并及时求助。

3. 对有吞咽障碍的患者,食物选择尽量做到密度均匀,有适当黏性,不易松散的食物要求。体位尽量采取坐位,如限制在床上则取仰卧位,将床头抬高30°,头前屈,膝关节放置软枕,偏瘫侧肩部垫枕,进食时将头转向患侧,提高咽对食团的推动力。进食后30min内应保持该体位,防止食物反流。一般一餐进食时间控制在45min左右为宜。

4. 为防止直立性低血压发生,如厕应采用坐位,尽量避免长时间蹲位,从蹲位、坐位到站立的速度要慢,久卧或久坐后应慢慢从床上或椅子上站起来,在站立前稍作一些活动。

5. 做好脑卒中的预防,主要分为三级预防。

（1）一级预防：一级预防主要针对无脑卒中病史但有脑卒中危险因素存在的人群。

1）防治高血压：低盐低脂饮食、禁烟限酒、适量运动、放松心态、控制血糖和体重、选择合适的降压药。

2）防治高血脂：控制饱和脂肪酸的摄入，尽量食用不饱和脂肪酸，血脂高者可加用降脂药或他汀类为主的降脂药。

3）防治高血糖：控制摄入体内的总热量，控制脂肪、蛋白、碳水化合物比例，调整心态，适量运动。有糖尿病家族史者定期检查血糖。

4）防治肥胖：增加纤维食物摄入，增加运动量，控制总热量。

5）预防性用药：口服肠溶阿司匹林，每天 75~100mg，18 岁以下禁用，有出血倾向者选用其他抗血小板聚集药。

6）抗抑郁症：口服抗抑郁药物和心理治疗。

7）其他：手术感染、止血药应用等，都有发生卒中的风险，需要积极预防。

（2）二级预防：二级预防针对的是已发生短暂性脑缺血和腔隙性脑梗死的人群。在上述两种疾病的发作期，应积极治疗；在缓解期，应查找病因，消除危险因素防止再发。药物运用上，要加强抗血小板聚集药的运用，配合使用脑保护剂，如自由基拮抗剂。对有心房颤动或心脏瓣膜病的患者，可选用华法林等抗凝药物进行预防。

（3）三级预防：三级预防是针对已发生过脑卒中的人群进行残疾、残障的预防。脑卒中发生后，应积极进行康复治疗。早期宜进行正确体位的摆放翻身训练、关节被动活动等，萎缩关节挛缩、压疮、坠积性肺炎等并发症；随着患者功能的逐步恢复，应尽早开始坐起训练、站立行走训练、平衡训练、认知语言训练等，以防出现失用综合征；通过正确的康复治疗，使患者最大限度地恢复健康，重返家庭，重返社会，实现自身价值，提高生活质量。

> **小结**　脑卒中是中老年高发病，也是高致残疾病。脑卒中的危险因素包括高血压、冠心病、糖尿病、高脂血症、吸烟、饮酒、肥胖等。发病后临床表现多样，如头晕、头痛、意识障碍、肢体活动不能、失语、偏盲等。有多种功能障碍，如运动、感觉、认知、言语等，评定和治疗要遵循全面康复的原则，不能只注重运动功能而忽略其他功能。

思考与练习

1. 脑卒中患者的中期康复训练内容主要有哪些？

2. 在为脑卒中患者制订治疗方案前需要收集哪些资料？

3. 患者，男，66 岁，因左侧肢体活动不利 4d 入院。既往有高血压病 10 年，冠心病 5 年。查体：血压 160/90mmHg，左鼻唇沟浅，左侧上肢－左手－左侧下肢：Ⅰ－Ⅰ－Ⅱ，左侧肢体肌张力低下,腱反射稍弱,左侧霍夫曼征阳性,巴宾斯基征阳性。患者不能保持坐位。头颅 CT 显示右侧基底节区脑梗死。

请问:

（1）患者存在哪些功能障碍?

（2）患者的康复训练项目包括哪些?

（3）患者能否进行主动性康复训练?

（彭斌莎）

第二节　颅脑损伤康复

学习目标

1. 养成尊重患者、关爱患者、保护患者隐私的职业习惯;培养基本临床思维与素养和团队协作精神。
2. 掌握颅脑损伤严重程度评定、认知功能评定;颅脑损伤不同时期的康复治疗方法。
3. 熟悉颅脑损伤的定义及常见功能障碍。
4. 了解颅脑损伤的病因、病理、临床表现、辅助检查。
5. 能与患者及家属进行良好沟通,开展健康宣教;能熟练对患者进行康复评定和康复治疗;学会正确处理在治疗过程中出现的相关问题。

 导入案例

案例情景

朱某,43 岁,送餐员。骑摩托车时与一辆小汽车相撞,发生严重车祸。车祸受伤后昏迷伴呕吐 1h,大小便失禁,时而烦躁不安,格拉斯哥昏迷量表（GCS）评分 8 分。查体:右侧瞳孔直径 2mm,左侧瞳孔直径 2mm,直接对光反射与间接对光反射迟钝、双侧肢巴宾斯基征阴性。头颅 CT 提示左右颞叶脑挫裂伤,右颞硬膜外血肿,环池与鞍上池显示不清,脑水肿明显,中线不偏。

工作任务:

1. 请正确收集朱某的病史资料。
2. 请正确判断朱某的严重程度,并进行规范的功能评定。
3. 请合理制订朱某的康复目标。
4. 请根据目前的情况,对朱某进行康复治疗。

颅脑损伤是指头颅部,特别是脑部受到外来暴力打击所造成的脑部损伤,又称脑外伤或脑损伤,可导致意识障碍、记忆缺失及神经功能障碍。颅脑损伤具有发病率高、病情急、病情变化快、导致的功能障碍多以及多发生于青壮年的特点,因此,一直以来都是临床康复的重点工作内容之一。按外伤后脑组织是否与外界相通,临床上可分为以下两类:

1. 闭合性颅脑损伤　闭合性颅脑损伤较常见,多为头部接触较钝物体或间接暴力所致,头皮、颅骨和硬脑膜三者中至少有一项保持完整,因而脑组织与外界不相沟通,无脑脊液漏。

2. 开放性颅脑损伤　开放性颅脑损伤多由锐器或火器直接造成,头皮、颅骨和硬脑膜三者均有破损,颅腔与外界沟通,有脑脊液漏。

一、病 史 收 集

(一)发病原因

交通事故、工伤事故、意外坠落、运动损伤、失足跌倒是平时产生颅脑损伤的常见原因,难产和手术产时引起的婴儿颅脑损伤也偶有所见;枪伤、炸伤等火器伤,以及车祸事故、工事和建筑物倒塌则是颅脑损伤的主要原因。

(二)临床表现

颅脑损伤的表现呈多样性与多变性,但其受伤后常见症状与体征仍有一定的共性,具体表现在以下方面:

1. 意识障碍　绝大多数颅脑损伤患者有不同程度的意识丧失。依伤情不同,意识障碍的程度可不等,意识障碍程度与脑损伤程度相一致,如昏迷程度深、持续时间长,提示重型颅脑损伤;意识障碍还提示脑损伤的病理类型,如伤后即发昏迷,多为原发性脑损伤所致,清醒后又昏迷,多为继发性脑损伤(如脑水肿、血肿等)所致。

2. 头痛、呕吐　头皮损伤及颅骨骨折可有伤处局部的疼痛。颅内高压时,头痛常呈持续性胀痛,呕吐常为频繁的、喷射状呕吐。

3. 生命体征的改变　可以反映脑损伤的程度。颅内血肿形成时,常出现呼吸深慢、脉压增大、心率减慢、血压升高;脑挫裂伤时,脉搏与呼吸加快;出现枕骨大孔疝时,早期即可出现呼吸节律紊乱,甚至呼吸骤停;脑干、下丘脑受损时,常伴有中枢性高热。

4. 眼部征象　眼部症状与体征对伤情判断和预后估计有重要意义,因此应特别注意观察瞳孔大小、光反射和眼球活动、眼底的改变。如一侧瞳孔先缩小,继而散大,光反射迟钝和消失,而另一侧瞳孔正常,提示脑疝(小脑幕切迹疝);一旦双侧瞳孔均散大,光反射消失,提示濒危状态。颅内高压时,常伴有视神经盘水肿或视神经萎缩。

5. 神经系统局灶症状与体征　依病变部位的不同可出现单肢瘫、偏瘫或四肢瘫、感觉障碍、失语、共济失调等。如一侧大脑半球损伤时,可出现对侧上肢或下肢或上下肢的中枢性瘫痪,伴感觉障碍;内囊损伤可出现对侧的"三偏"综合征,即偏瘫、偏盲与偏身感觉障碍。

6. 脑疝　颅内高压进一步发展致各腔室间压力不均,推压部分脑组织向解剖间隙移位,引起脑疝的发生。最常见的脑疝有小脑幕切迹疝和枕骨大孔疝。出现脑疝,若不及时抢救会导致死亡。

（三）辅助检查

1. X 射线片检查　X 射线片检查有助于诊断颅骨骨折、颅内积气、颅内骨片或颅内异物。

2. CT 检查　CT 可以反映损伤范围和病理,还可以动态观察病变的发展与转归。

3. MRI 检查　对于等密度的硬膜下血肿、轻度脑挫裂伤、小灶性出血、外伤性脑梗死初期及位于颅底、颅顶或后颅窝等处的薄层血肿,MRI 检查有明显优势,但 MRI 检查不适用于躁动、不合作或危急患者。

（四）功能障碍

1. 意识功能障碍　患者存在不同程度的意识障碍,并可能有中间好转期。

 知识拓展

意识障碍的分类及表现

临床上意识障碍的分类主要包括嗜睡、意识模糊、昏睡、昏迷。

1. 嗜睡　嗜睡是最轻的意识障碍,是一种病理性倦睡,患者陷入持续的睡眠状态,可被唤醒,并能正确回答和做出各种反应,但当刺激去除后很快又会再入睡。

2. 意识模糊　意识模糊是意识水平轻度下降、较嗜睡深的一种意识障碍,患者能保持简单的精神活动,但是对时间、地点、人物的定向能力发生障碍。

3. 昏睡　昏睡是接近于不省人事的意识状态,患者处于熟睡状态,不易唤醒,虽然在强烈刺激下可被唤醒,但是又很快再次入睡,醒时回答问题模糊或答非所问。

4. 昏迷　昏迷是严重的意识障碍,表现为意识持续的中断或完全丧失。

2. 认知功能障碍　意识改变,记忆障碍、注意力障碍、思维障碍、听力理解异常、空间辨认障碍、失认症、失用症。

3. 行为功能障碍　典型的行为功能障碍有发作性失控、额叶攻击行为、负性行为障碍。

4. 运动功能障碍　肢体瘫痪、痉挛、异常步态、平衡协调功能障碍。

5. 感觉功能障碍　部分患者有浅感觉、深感觉障碍和复合感觉障碍。

6. 言语功能障碍　有言语错乱、构音障碍、命名性失语。

7. 其他　情绪障碍、日常生活活动能力障碍、部分患者还会有吞咽障碍、脑神经损伤。

案例延伸1：

病史资料收集

1. 一般情况　车祸后昏迷伴呕吐1h,大小便失禁,时而烦躁不安。
2. 职业　送餐员。
3. 查体　右侧瞳孔2mm,左侧2mm,直、间接对光反射迟钝、双侧肢巴宾斯基征(－)。头颅CT示左右颞叶脑挫裂伤,右颞硬膜外血肿,环池与鞍上池显示不清,脑水肿明显,中线不偏。

二、康复评定

1. 严重程度评定　主要依据昏迷的程度与持续时间、创伤后遗忘(PTA)持续的时间来确定。其中昏迷程度常采用格拉斯哥昏迷量表(GCS)来评定,PTA常采用盖尔维斯顿定向遗忘试验(GOAT)评定。

(1)格拉斯哥昏迷量表(GCS):是颅脑损伤评定中最常用的一种定量表,国际上普遍用来判断急性损伤期患者的意识情况。表3-2-1通过检查颅脑损伤患者的睁眼反应、运动反应和言语反应三项指标,确定这三项反应的计分后,再累计得分,作为判断伤情轻重的依据。能简单、客观、定量评定昏迷及其深度,而且对预后也有估测意义。

表3-2-1　格拉斯哥昏迷量表(GCS)

项目(代号)	检查方法	患者反应	评分
睁眼反应(E)	观察患者	自动睁眼	4
	言语刺激	大声呼唤患者时睁眼	3
	疼痛刺激	捏痛时患者能睁眼	2
	疼痛刺激	无睁眼反应	1
运动反应(M)	口令刺激	能执行简单命令	6
	疼痛刺激	捏痛时患者推医生的手	5
	疼痛刺激	捏痛时患者撤出被捏的手	4
	疼痛刺激	患者呈去皮层强直状态:上肢屈曲、内收内旋、腕指屈曲;下肢伸直、内收内旋、踝跖屈	3
	疼痛刺激	患者呈去大脑强直状态:上肢伸直、内收内旋、腕指屈曲;下肢与去皮层强直相同	2
	疼痛刺激	无运动反应	1

项目(代号)	检查方法	患者反应	评分
言语反应(V)	言语交流	能正确回答时间、地点	5
	言语交流	能会话,但言语错乱,回答错误	4
	言语交流	无韵律地说一些不适当的词	3
	言语交流	患者发出声音但不能被理解	2
	言语交流	无语言反应	1

注:GCS评分=E分+M分+V分。

最高分为15分,属正常,评分≤8分为昏迷,评分≥9分表示无昏迷;格拉斯哥昏迷量表(GCS)得分越低,说明昏迷程度越深,颅脑损伤情况越重。根据GCS积分和昏迷时间长短可将颅脑损伤分为:轻度:GCS 13~15分,伤后昏迷时间为20min以内;中度:GCS 9~12分,伤后昏迷时间为20min~6h;重度:GCS≤8分,伤后昏迷时间在6h以上。

在重度颅脑损伤中,持续性植物状态(PVS)约占10%,是大脑广泛性损害而脑干功能仍然保留的结果。持续性植物状态的诊断标准:①无意识活动,认知功能丧失,不能执行指令;②能自动睁眼或刺激下睁眼;③有睡眠-觉醒周期;④可有无目的性的眼球跟踪活动;⑤不能理解和表达语言;⑥保持自主呼吸和血压;⑦下丘脑及脑功能基本保存。以上7个条件持续1个月以上。

(2)盖尔维斯顿定向遗忘试验(GOAT):主要通过向患者提问的方式,检查患者伤后遗忘的情况,确定患者的连续记忆是否恢复。该项检查满分为100分,患者回答错误时按规定扣分,将100减去总扣分为GOAT实际得分。75~100分为正常;66~74分为边缘;少于66分为异常(表3-2-2)。一般认为达到75分才可以认为脱离了创伤后遗忘(PTA)。

根据创伤后遗忘时间的长短,将颅脑损伤的严重程度分为四级:小于1h为轻度;1~24h为中度;1~7d为重度;大于7d为极重度。该项检查可作为判断受伤严重性的重要参考,还可用来推测颅脑损伤患者的预后。

2. 认知功能评定　主要涉及记忆、注意、思维及认知障碍的成套测验等。

(1)记忆功能的评定

1)韦氏记忆量表(WMS):韦氏记忆量表是应用较广的成套记忆测验,也是神经心理测验之一。该量表共分10项分测验,分别测量长时记忆、短日记忆和瞬时记忆。记忆商(MQ)表示记忆的总水平。该量表的特点是对各个方面的记忆功能都予以评定,结果也有助于鉴别器质性记忆障碍和功能性记忆障碍,为临床提供了一个很有用的客观检查方法。

表 3-2-2　盖尔维斯顿定向遗忘试验（GOAT）

姓名		性别：男　女	出生日期：	年	月	日

诊断：

检查时间：　　　　　　　　　　　　　　　受伤时间：

1. 你叫什么名字（姓和名）?（2分）

　你什么时候出生?（4分）

　你现在住在哪里?（4分）

2. 你现在在什么地方：城市名（5分）

　　　　　　　　　　在医院（不必陈述医院名称）（5分）

3. 你是哪一天进入这家医院的?（5分）

　你是怎么被送到医院里的?（5分）

4. 受伤后你记得的第一件事是什么（如苏醒过来等）?（5分）

　你能详细描述一下你受伤后记得的第一件事吗?（5分）

　（如时间、地点、伴随人等）

5. 受伤前你记得的最后一件事是什么?（5分）

　你能详细描述一下你受伤前记得的最后一件事吗?（5分）

　（如时间、地点、伴随情况等）

6. 现在是什么时间?（最高分5分，与当时时间相差0.5h扣1分）

7. 今天是星期几?（与正确的相差1d扣1分，直至5分扣完为止）

8. 现在是几号?（与正确的相差1d扣1分，直至5分扣完为止）

9. 现在是几月份?（与正确月份相差1个月扣5分，最多可扣15分）

10. 今年是公元多少年?（与正确年份相差1年扣10分，最多可扣30分）

2）临床记忆量表：我国学者根据国外单项测验编制的成套记忆量表，由于临床上以近事记忆障碍或学习新事物困难多见，故该量表各个分测验都是检查持续数分钟的一次性记忆或学习能力。本测试可以鉴别不同类型的记忆障碍，如词语记忆障碍或视觉记忆障碍，并对大脑功能障碍评定提供参考数据。

3）Rivermead行为记忆测试：是一个日常记忆能力测试，包括11个项目，主要检测患者对具体行为的记忆能力，患者在此项行为记忆能力测验中的表现，可帮助治疗师了解患者在日常生活中因记忆力受损带来的影响。

（2）注意评定

1）视跟踪、辨认测试和划消字母测试。

2）数或词的辨别注意测试，如听认字母测试、背诵数字测试、词辨认。

3）声辨认测试，如在杂音背景中辨认词。

（3）思维评定：可选自认知功能成套测验中的某些分测验，如韦氏成人智力量表中的相似性测验和图片排列测验。此外，还可用以下一些方法对颅脑损伤患者进行思维的评定：

1）从一个系列的图形或数字中找出其变化的规律。

2）将排列的字、词组成一个有意义的句子。

3）比拟填空或给出某些词语的反义词。

4）假设突发情况下的应变能力，如赴约路上遇到塞车，将要迟到该怎么办等。

3. 运动功能评定　颅脑损伤所致运动障碍的评定与脑卒中所致运动障碍评定相似，详见脑卒中康复相关内容。

4. 言语功能评定　言语障碍的筛查和评定，参照本套教材中的《言语疗法》。

5. 行为障碍评定　颅脑损伤常见的行为障碍评定，主要依据患者的临床症状（表3-2-3）。

表3-2-3　颅脑损伤常见的行为障碍

性质	表现
正性	攻击、冲动、幼稚、反社会性、持续动作
负性	丧失自知力、无积极性、自动性、迟缓
症状性	抑郁、类妄想狂、强迫观念、循环性情绪（躁狂－抑郁气质）、情绪不稳定、癔症

6. 日常生活活动（ADL）能力评定　日常生活活动能力评定可采用改良Barthel指数评定量表，但由于颅脑损伤患者多有认知障碍，故更宜选用含认知项目的功能独立性评定量表（FIM）。

7. 结局评定　结局评定可以使用格拉斯哥结局量表（GOS）。根据患者是否恢复工作、学习、生活自理，将颅脑损伤患者的恢复及其结局分为死亡、持续性植物状态、重度残疾、中度残疾、恢复良好5个等级（表3-2-4）。

表3-2-4　格拉斯哥结局量表（GOS）

分级	简写	特征
Ⅰ死亡	D	死亡
Ⅱ持续性植物状态	PVS	无意识但仍存活
Ⅲ重度残疾	SD	有意识但不能独立
Ⅳ中度残疾	MD	残疾，但能独立
Ⅴ恢复良好	GR	恢复良好，但仍有缺陷

案例延伸2：

康 复 评 定

1. **早期评定** 严重程度评定 GCS 评分为 8 分，昏迷。

2. **中期评定** ① GOAT 评分为 65 分；②肌力：双上肢肌力 4 级，双下肢肌力 4 级；③功能独立性评定量表（FIM）：65 分；④认知功能评定：记忆功能障碍、注意障碍、思维障碍。

三、康复目标制订

颅脑损伤的康复治疗分三个阶段：急性期康复、恢复期康复和后遗症期康复，每期各有其不同的康复目标。急性期康复目标为促醒治疗，预防并发症，促进功能恢复；恢复期康复目标主要是最大限度恢复患者的各种功能和生活自理能力，提高其生存质量；后遗症期康复目标是使患者学会应对功能不全状况，学会用新的方法来代偿功能缺陷，增强患者在各种环境中的适应能力，最终回归社会。

案例延伸3：

康复目标制订

根据前期对朱某的评定结果，结合其家属的期望，综合分析拟定以下康复目标：

1. **短期目标** ①促醒治疗；②预防并发症（如关节挛缩、压疮、肺部感染、尿路感染、静脉血栓等）。

2. **长期目标** ①恢复认知、感知能力；②逐步提高患者日常生活活动能力，促进患者回归工作岗位，回归社会。

四、康 复 治 疗

（一）康复治疗原则

1. **早期介入** 急性期即可介入，有利于预后。

2. **全面康复** 因功能障碍是多方面的，因而要兼顾多种障碍，全面康复。

3. **循序渐进** 时间上由短到长，难度由易到难，运动量由小到大。

4. **个体化原则** 患者年龄、体质、功能障碍等差异很大，应因人而异。

5. **持之以恒** 功能的恢复和提高是个漫长的过程，要持之以恒。

（二）急性期康复治疗

1. 康复介入时间　颅脑损伤患者的生命体征,即体温、呼吸、脉搏、血压稳定,颅内压稳定在 20mmHg、持续 24h 即可进行康复治疗。

2. 一般康复处理　包括床上良肢位摆放;定时翻身与拍背,并指导体位排痰引流;各关节被动活动;被动牵伸肌群与软组织,必要时应用矫形器固定关节于功能位;尽早开始床上活动和坐位、站位的练习。这些治疗措施有助于预防肢体关节挛缩、压疮、肺部感染、尿路感染、静脉血栓等并发症的发生,也有助于促进功能障碍的恢复。

3. 综合促醒治疗

（1）感觉刺激:用药物促进脑细胞代谢、改善脑的血液循环,必要时施行手术降低颅内压力以外,还可以给予各种感觉刺激,以帮助患者苏醒,恢复意识。

（2）穴位刺激:选用头针刺激感觉区、运动区、百会、四神聪、神庭、人中、合谷、内关、三阴交、劳宫、涌泉、十宣等穴位,采用提插泻法,并连接电针仪加用电刺激,有助于解除大脑皮质的抑制状态,起到开窍醒脑的作用。

（3）高压氧治疗:有利于昏迷患者的觉醒和生命活动的维持。每天 1 次,每次 90min,10 次为 1 个疗程,可连续数个疗程。

4. 创伤后行为恢复过程中的康复治疗

（1）创伤后遗忘症康复:常采用的方法有视觉记忆、地图作业、彩色积木排列等。在训练过程中要循序渐进,逐渐增加难度。

（2）躁动不安的康复处理

1）排除引起躁动不安的原因,应对躁动做具体分析,排除诱因。

2）环境处理:降低刺激的水平和患者周围认识的复杂性,减少或降低环境中的刺激水平;特定时间里,专门由一个人同患者谈话;诊治、护理患者的医务人员尽量固定专人,不要随意变动。

3）允许患者情感宣泄,允许患者在监护病房内走动,允许患者有错乱的不适当言语。

4）药物应用:在尽可能排除引起躁动不安的因素后,选用有助于控制或减轻症状的药物如卡马西平、普萘洛尔等。

（三）恢复期康复治疗

1. 认知障碍的康复治疗　早期对患者进行躯体感觉方面的刺激,提高觉醒能力,使其能认出环境中的人和物。中期减少患者的定向障碍和言语错乱,进行记忆、注意、思维的专项训练,训练其组织和学习能力。后期增强患者在各种环境中的独立和适应能力,提高在中期获得各种功能的技巧,并应用于日常生活中。

（1）改善患者自知力的康复训练:在颅脑损伤恢复早期,患者常缺乏自知力,否认疾病,拒绝治疗,或即使接受治疗但会确定不现实的目标,使康复治疗变得困难,严重影响治疗的效果。因此,在此阶段应首先恢复患者的自知力。

1）改善患者对自己缺陷的察觉:让患者面对镜子活动并在自己的实际活动中指出

自己的错误。

2）改善患者的感知功能：让患者观看一群颅脑损伤患者的集体活动,并让他观察和记录下其中某一患者的错误,和他一起分析错误的特征和原因。

3）改善患者判断行为是否成功的知觉：选出一些与患者康复目标有关的行为,用录像机分别播放该行为成功和不成功的录像带,和患者一起进行足够详尽的分析,使他认识到行为成功和不成功的特征和原因,并告诉患者克服不正确行为的方法。

4）改善患者对现存缺陷和远期目标之间差距的认识：具体地详尽地讨论患者的长期目标和期望,拟定一个为了达到这一目标所需技能的、详尽的一览表,和他讨论哪些已掌握、哪些尚不足。

（2）注意障碍的康复治疗：可以使用猜测作业、删除作业、实践作业、顺序作业等康复方法。

（3）记忆障碍的康复治疗

1）用环境影响行为：恒定保持常规环境,控制环境中信息的量和呈现条件。每次提供的信息量少要比多好；信息重复的次数多比少好；多个信息相继出现时间隔时间长比短好。充分利用环境中的记忆辅助物,要帮助患者学会充分利用记忆策略和内、外环境中的记忆辅助物,而不是单调、重复的训练。

2）充分利用内部记忆辅助和外部记忆辅助：教会患者以损伤较轻的部位来从事记忆工作,改变以往记忆方法,换一种新的方法记忆,如背诵、自身参照、视意象法等或使用工具辅助记忆,如日记本、时间表、闹钟、地图等。

3）药物治疗：胆碱酯酶抑制剂如多奈哌齐、卡巴拉汀、石杉碱甲等有助于促进记忆。

（4）思维障碍的康复治疗：通过训练患者解决问题的能力来改善思维障碍。简易有效的方法如下：

1）提取信息的训练：取一张报纸,让患者找出尽可能多的不同种类的信息。

2）排列顺序的训练：让患者进行数列排序。

3）物品分类的训练：将每类有5种共5大类物品的卡片,打乱后让患者重新分类,正确时给相应的得分。

4）从一般到特殊的推理训练：方法是向患者提供一类事物的名称,让患者通过向治疗师提问的方式,推导出究竟为何物。起初允许患者通过数次的提问猜出结果,逐渐限制提问次数。

5）问题及突发情况的处理训练：可让患者设想遇到的一些问题,训练患者处理问题的能力；进一步增加难度,可假设一些突发情况,训练其应变处理能力。

6）计算和预算能力的训练

①计算：可以先是笔算,每题限30s,以后可改为心算,最后即便心算也将规定的时间缩短。

②家庭预算：视其合理性如何，所需时间是多少，为增加难度，可假设某月因故有较大的预算外开支，将余下的钱让患者重新分配，视其处理问题的能力如何。

2. 感知障碍的康复治疗　采用反复多次的训练，通过给予患者特定的感觉刺激，使大脑对感觉输入产生较深影响，从而提高感知能力。

（1）失认症的康复训练

1）单侧忽略训练法：不断提醒患者集中注意其忽略的一侧。站在忽略侧与患者谈话和训练。对忽略侧给予触摸、拍打、挤压、擦刷、冰刺激等感觉刺激。将患者所需物品放置在忽略侧，要求其用健手越过中线去拿取。鼓励患侧上下肢主动参与翻身，必要时可用健手帮助患手向健侧翻身。在忽略侧放置色彩鲜艳的物品或灯光提醒其对患侧的注意。

2）视觉空间失认训练法

①颜色失认：用各种颜色的图片和拼板，先让患者进行辨认、学习，然后进行颜色匹配和拼出不同颜色的图案。

②面容失认：先用亲人的照片，让患者反复观看，然后把亲人的照片混放在几张无关的照片中，让患者辨认出亲人的照片。

3）触觉失认训练法：触觉失认也称之为体觉障碍，包括实体觉和体像觉。训练时可用人的轮廓图或小型人体模型让患者学习人体的各个部分及名称，再用人体拼板让患者自己拼配；同时刺激患者身体的某一部分，让其说出这一部分的名称；或者说出患者身体某一部分的名称，让其触摸自己身体的这一部分。

（2）失用症的康复训练：失用症的治疗要根据患者的损伤和相应功能障碍有针对性地进行。在训练时先选用分解动作，熟练后再逐步把分解动作组合起来，即通过活动分析法进行训练。先做粗大运动，再逐步练习精细运动。治疗师使用柔和、缓慢、简单的口令指导患者，也可用触觉、视觉和本体觉暗示患者。

3. 行为障碍的康复治疗　治疗目的在于设法消除患者不正常的、不为社会所接受的行为，促进其亲社会行为。

（1）创造适当的环境：指创造一种能减少异常行为出现和增加亲社会行为出现概率的环境。稳定的住所与结构化的环境，是改变不良行为的关键。

（2）药物治疗：药物对患者的运动控制、认知能力和情感都有一定疗效，尤其在颅脑损伤早期。

（3）行为治疗

遵循的原则：①对所有恰当的行为给予鼓励；②拒绝奖励目前仍在继续的不恰当行为；③在每次不恰当行为发生后的一个短时间内，杜绝一切鼓励与奖励；④在不恰当行为发生后应用预先声明的惩罚；⑤在极严重或顽固的不良行为发生之后，及时地给患者以他所厌恶的刺激，常用代币法或用优惠券法向患者提供他所需要的东西；⑥用氨气等提供厌恶性刺激，或用隔离室等给以惩罚。

（四）后遗症期康复治疗

1. 继续加强日常生活活动能力的训练　强化患者自我料理生活的能力,提高其生活质量,自理生活困难时,学会使用各种自助具。尤其注意强化其操作电脑的能力,以便既能训练手的功能与大脑的认知功能,同时方便患者通过电脑网络与外界交流。逐步加强与外界社会的直接接触,学习乘坐交通工具、购物、休闲、体育活动等,争取早日回归社会。

2. 矫形支具与轮椅的训练　当患者的功能无法恢复到理想状况时,有时需要矫形支具或轮椅的帮助,如足下垂、足内翻的患者可佩戴足托。当下肢行走非常困难时,应帮助患者学会操纵手动或电动轮椅。

3. 继续维持或强化认知、言语等障碍的功能训练　利用家庭或社区环境尽可能开展力所能及的认知与语言训练,如读报纸、看电视、发声与语言的理解、表达训练等,以维持或促进功能的进步,预防功能的退化。

4. 中医传统康复治疗　针灸、按摩等可有效地预防和减少并发症的发生;改善肢体运动功能;有助于颅脑神经恢复。可合理配合应用。

5. 复职前训练　当患者的运动功能、认知功能等基本恢复后,应同时进行就业前的专项技术技能的训练,包括驾车、电脑操作、汽车修理、机械装配和货物、搬运等。可在模拟情况下练习操作,也可把复杂过程分解成几个较为简单的动作,反复操练后,再综合练习。为满足某些工种的特殊需要,也可为患侧的上下肢装配一定的支具,以利于重返工作岗位。

 案例延伸4:

康复治疗方案

（一）第一阶段急性期康复治疗

1. 综合促醒治疗　①感觉刺激;②穴位刺激;③高压氧治疗。

2. 预防并发症　如床上良肢位摆放;定时翻身与拍背,并指导体位排痰引流;各关节被动活动;被动牵伸肌群与软组织。

3. 诱发主动运动。

（二）第二阶段恢复期康复治疗

1. 开始床上活动、坐位和站位的练习。

2. 认知功能训练,如记忆力训练（如卡牌／照片／老物件）、执行能力训练。

3. 感知功能训练。

4. 行为训练。

5. 日常生活活动能力训练,如穿衣、梳洗、如厕、进食、步行等。

6. 文体性作业活动训练。

（三）第三阶段后遗症期康复治疗

1. 加强日常生活活动能力训练。

2. 社会参与能力训练。

五、健 康 教 育

患者家属应尽早参与患者的康复计划,并应对颅脑损伤康复的长期性和艰巨性有清醒的认识。首先要使他们熟悉患者的功能障碍情况,并让家庭成员为患者康复作出贡献。为此需教会患者家属在家中能应付复杂局面和掌握为患者提供帮助的技能。

> **小结**
>
> 颅脑损伤是外界暴力直接或间接作用于头部所造成的损伤,多发生于青壮年男性。受伤后会引起多种功能障碍,如意识、认知、记忆、情绪、运动、行为障碍等。在学习的过程中要注意掌握各类型损伤的不同特点。在常规治疗原发病的基础上,病情稳定后尽早进行功能障碍的康复治疗,使其功能得到最大限度地恢复,使患者能重返家庭、重返社会,提高生活质量。

❓ 思考与练习

1. 颅脑损伤急性期康复目标和治疗项目有哪些?

2. 简述颅脑损伤后认知功能障碍的评定。

3. 颅脑损伤后认知功能障碍的康复训练方法有哪些?

（舒建华）

第三节　脊髓损伤康复

> **学习目标**
>
> 1. 逐步养成尊重患者、关爱患者、保护患者隐私的职业习惯。
> 2. 掌握脊髓损伤的定义、功能障碍的评定、康复治疗技术。
> 3. 熟悉脊髓损伤的分类、并发症、功能障碍,不同损伤平面患者的功能预后。
> 4. 了解脊髓损伤的病因,矫形器和自助具的选择和使用技术。
> 5. 能与患者及家属进行良好沟通,开展健康宣教;能熟练对患者进行康复评定和康复治疗;学会正确处理在治疗过程中出现的相关问题。

案例情景

马女士,43岁。因"外伤后四肢无力3个月"入院。患者3个月前遭遇车祸致四肢无力,C_5~C_6骨折,行减压清创植骨内固定术,术后常规给予康复治疗及其他营养神经药物。目前仍存在四肢功能障碍,大小便功能障碍,双上肢感觉过敏,胸部束带感。

工作任务:

1. 请正确收集马女士的病史资料。

2. 请对马女士进行规范的功能评定。

3. 请合理确定马女士的康复目标和康复计划。

4. 请为马女士制订精准的康复治疗方案。

脊髓损伤是因各种伤病因素引起的脊髓结构和功能的损伤,造成损害平面以下的脊髓功能障碍的一种临床综合征,主要表现为运动障碍、感觉障碍、自主神经功能障碍、大小便障碍及性功能障碍,部分患者有体温异常、肌张力异常。它是一种严重的致残性损伤,至今尚无有效方法治愈,不仅给患者及其家庭带来灾难性后果,也给社会带来沉重的经济负担,是临床康复的主要治疗对象之一。

一、病 史 收 集

(一)病因

脊髓损伤的原因主要由脊柱脊髓的外力性损伤及疾病因素造成。

1. 外伤性脊髓损伤 外伤性脊髓损伤指脊柱脊髓受到直接或间接的机械外力作用造成脊髓结构与功能的损害。如弹片贯穿、刀刃刺伤、重物撞击或打击等直接外力;交通事故、高处坠落及体育运动性损伤,虽然外力多未直接作用于脊髓,但可导致各种不同类型的脊柱骨折、脱位,从而间接导致脊髓的损伤。

在不同的社会发展时期,造成外伤性脊髓损伤的原因有所不同,过去以战伤、矿业事故居多,近年来交通事故、建筑业、工农业劳动等工伤事故逐年递增,并且运动外伤和日常生活中的损伤也频频发生。据统计,目前导致外伤性脊髓损伤的诸多原因中交通事故居于首位;位于交通事故之后居第二位的高空坠落多为建筑伤,与违反安全操作工作规程有关;体育外伤多发生于青少年,多为颈髓损伤;医源性脊髓损伤近年来在国内也不断发生,如错误颈椎推拿致患者四肢瘫。了解外伤性脊髓损伤的常见原因,对脊髓损伤的一级预防有重要的指导意义。

2. 非外伤性脊髓损伤 非外伤性脊髓损伤指脊柱脊髓受病理因素作用导致的损害。其病因很多,主要分为:

（1）发育性病因：包括脊椎滑脱、脊柱侧弯、脊椎裂。

（2）获得性病因：主要包括感染（脊柱结核、脊柱化脓性感染、吉兰－巴雷综合征等）、肿瘤（脊柱或脊髓的肿瘤）、血管性病变（动脉炎、脊髓血栓性静脉炎、动静脉畸形等）、退行性疾病（脊柱肌肉萎缩、肌萎缩性侧索硬化、脊髓空洞症等）、代谢性疾病及医源性疾病等。

 案例延伸1：

病史资料收集

1. 患者中年女性，外伤后四肢无力半年。行颈椎减压清创植骨内固定术。

2. 双上肢肌力均为1级；双下肢肌力均为0级；双侧 C_7 以下感觉减退；双侧 T_3 以下感觉消失；肛周区感觉无保留；双下肢肌张力低下；膝反射、踝反射（＋）、双侧巴宾斯基征（＋），双侧霍夫曼征（＋）、球肛门反射（＋）；双侧跟腱略紧张；无法独立维持坐位；导尿管留置。

3. 颈椎X射线片提示 $C_4 \sim C_7$ 内固定术后、颈椎术后改变。

4. 留置导尿，尿检见白细胞100个/视野。

（二）脊髓损伤的分类

了解脊髓损伤的分类诊断有助于指导采取正确的治疗、康复方法及预后判断。

1. 按脊髓损伤致病原因可分为外伤性和非外伤性脊髓损伤，如病因所述。

2. 按脊髓损伤部位可分为四肢瘫和截瘫。

（1）四肢瘫：指由椎管内颈段脊髓损伤而导致的四肢和躯干的完全或不完全性瘫痪。

（2）截瘫：指由椎管内胸段、腰段或骶段脊髓（ T_1 以下，包括马尾和圆锥）损伤导致的下肢及躯干的完全或不完全性瘫痪。

3. 按脊髓损伤严重程度　可分为完全性脊髓损伤和不完全性脊髓损伤。脊髓损伤后短时间内出现损伤平面以下的脊髓神经功能完全丧失，持续数小时至数周，偶有数月之久，此阶段称为脊髓休克期，此期无法对损伤程度做出正确的评估。当出现球（海绵体）－肛门反射（刺激男性龟头或女性阴蒂时引起肛门外括约肌反射性收缩）和肛门反射（直接刺激肛门引起肛门外括约肌收缩）时，提示脊髓休克期结束，可以开始进行脊髓损伤程度的评定。

（1）完全性脊髓损伤：是指脊髓损伤平面以下的最低位骶段（ $S_4 \sim S_5$ ）感觉和运动功能完全丧失。骶段（ $S_4 \sim S_5$ ）的感觉功能指肛门皮肤黏膜交界处感觉和深部肛门感觉，骶段（ $S_4 \sim S_5$ ）的运动功能表现为肛门指检时肛门外括约肌的随意收缩。

（2）不完全性脊髓损伤：指脊髓损伤平面以下的最低位骶段（ $S_4 \sim S_5$ ）感觉和运动

功能部分存留。特别注意的是横贯性脊髓损伤表现为损伤平面以下的感觉和运动功能障碍。

不完全性脊髓损伤由于损伤原因、损伤部位和严重程度的不同,可出现不同的症状和体征,常见的临床综合征包括脊髓半切综合征、脊髓中央综合征、脊髓前束综合征、脊髓后束综合征、脊髓圆锥综合征、马尾综合征、脊髓震荡。

1）脊髓半切综合征:脊髓只损伤半侧,因痛温觉神经在脊髓发生交叉,所以主要临床表现为损伤平面以下同侧出现运动功能障碍、深感觉丧失,运动功能障碍表现为肌张力增高、反射亢进及病理征阳性等上运动神经源性损害特征,肌肉无明显萎缩。同时对侧皮肤痛温觉消失,精细触觉正常。

2）脊髓中央综合征:此类综合征在颈髓损伤时多见,脊髓中央部分受损,由于局部前角细胞损伤及其周围支配上肢的锥体束受损,主要表现为上肢运动功能丧失,而下肢运动功能存在,或上肢运动功能丧失比下肢严重。患者往往具有良好的步行功能而上肢功能障碍严重。损伤平面以下的感觉功能可部分丧失,但不及运动功能障碍严重,且骶段感觉无异常。

3）脊髓前索综合征:脊髓前部的神经组织结构损伤,如皮质脊髓束、锥体外系的一些传导束以及脊髓灰质前角的运动神经细胞等结构损伤,临床主要表现为损伤平面以下不同程度的运动和痛温觉功能障碍,深感觉存在。

4）脊髓后索综合征:脊髓后部多为传导各种感觉的神经细胞及传导束,如薄束和楔束,其损伤临床主要表现为损伤平面以下深感觉丧失,而运动功能和痛温觉存在。

5）脊髓圆锥综合征:正常人脊髓终止于第1腰椎椎体的下缘,因此第1腰椎骨折可发生脊髓圆锥损伤,临床表现为会阴部皮肤感觉缺失,呈鞍状分布,括约肌功能丧失致大小便失禁和性功能障碍,下肢感觉功能和运动功能仍保留。

6）马尾综合征:马尾神经损伤多为不完全性损伤,表现为损伤平面以下弛缓性瘫痪,有感觉及运动功能障碍及括约肌功能丧失,肌张力降低,腱反射消失,锥体束征阴性。

7）脊髓震荡:是指暂时性、可逆的脊髓或马尾神经生理功能丧失,患者主要表现为反射亢进但无肌肉痉挛。可见于椎体单纯性压缩性骨折患者,以及部分放射线检查显示阴性的患者。

 知识拓展

脊髓休克期的判定

脊髓休克期多是指急性脊髓炎性疾病早期,表现为肢体瘫痪、肌张力减低、腱反射消失、病理反射阴性。一般持续2~4周进入恢复期,肌张力逐渐增高,腱反射活跃,出现病理反射,肢体肌力的恢复常始于下肢远端,然后逐步上移。

休克期的判定常用球海绵体肌反射——挤压龟头或者牵拉尿管所引起的肛门括约肌收缩反应；这一反射弧的传入和传出神经纤维均来自阴部神经，其反射中枢位于骶髓第1、2、3节段。球海绵体肌反射表现为球海绵体肌和肛门外括约肌的收缩，由于球海绵体肌收缩有时不易察觉，可用事先插入肛门的手指来感觉肛门外括约肌的收缩，此即为球海绵体肌反射。球海绵体肌反射出现是脊髓休克期结束的重要体征。

（三）功能障碍

1. 运动功能障碍　第四颈髓以上损伤，引起四肢瘫痪，即躯干和四肢瘫痪；第一胸髓以下损伤，引起下肢瘫痪，上肢神经支配完全，但躯干的稳定性较差；第六胸髓以下损伤，引起截瘫。完全性损伤表现为损伤平面以下的感觉功能和运动功能完全丧失，不完全性损伤表现为不同的临床综合征。

2. 感觉功能障碍　机体对各种形式的刺激（如痛、温度、触、压、振动等）无感知、感知减退或异常的一组综合征。如脊髓半侧损伤综合征为感觉分离，脊髓横贯性损伤为感觉缺失或减退等。

3. 自主神经功能紊乱　自主神经功能紊乱是一种急性交感神经兴奋综合征，常发生于 T_6 脊髓或 T_6 以上脊髓损伤患者。特点是严重的高血压、头痛、多汗、颜面潮红、恶心、呕吐、颤抖、视力模糊、心动过缓、皮肤充血等，一般发生在损伤 2 个月以后，主要由于脊髓损伤后，自主神经系统中交感与副交感调节功能失衡所引起，脊髓损伤水平以下的刺激一旦引起交感神经肾上腺素能递质突然释放就会发生。

4. 循环功能障碍　T_6 以上的脊髓损伤患者失去了对交感神经元的兴奋与抑制的控制，故影响到循环功能调节机制，产生心动过缓、直立性低血压、水肿、深静脉血栓形成或栓塞，栓塞最常发生于肺部。

5. 呼吸功能障碍　T_9 平面以下的脊髓损伤患者具有正常的呼吸功能，颈髓特别是高位脊髓损伤患者因呼吸肌神经支配出现障碍而瘫痪，正常呼吸功能无法维持。$C_1 \sim C_3$ 脊髓损伤患者由于肋间肌和膈肌均发生瘫痪可出现呼吸暂停；下颈或上胸段脊髓完全性损伤的患者膈肌功能虽得以保留，但肋间肌和上腹部肌肉常伴有麻痹而影响正常胸壁运动。同时气道内分泌物增多，咳嗽无力，也可造成患者通气功能障碍。

6. 疼痛　约有 40% 的脊髓损伤患者产生疼痛，疼痛常见为运动系统疼痛、神经痛、脊髓痛、自主反射障碍的头痛等。

7. 吞咽障碍　脊髓损伤早期，可有吞咽障碍。

8. 体温调节障碍　排汗障碍，高热。

9. 大小便功能障碍　脊髓休克期膀胱括约肌功能消失，膀胱无收缩功能引起尿潴留；脊髓休克期过后，损伤发生在颈、胸、腰髓，膀胱肌肉痉挛出现尿失禁；发生在骶髓及马尾神经损伤的患者，膀胱肌肉瘫痪出现尿潴留；排便功能障碍主要表现为便秘及大便失禁，或两者交替出现。

10. 性功能及生殖功能障碍　男性颈髓和胸髓损伤患者多数均可有勃起,具有勃起能力的患者大部分在伤后 6 个月~1 年内恢复性功能。女性脊髓损伤的患者,无论节段平面和受损程度如何,除生殖器器官的感觉丧失外,其卵巢功能很少发生长期紊乱,大部分患者伤后 6 个月即恢复月经,可正常怀孕和分娩。

11. 心理障碍　脊髓损伤患者面对突发横祸的冲击,初期感到茫然不知所措,对疾病或外伤所致的残疾缺少认知,处于心理反应休克期。此期过后,患者进入不相信残疾的来临及其严重后果,此为否认期。随着残疾状态的持续存在,患者逐渐认识到残疾将不可避免,性情变得粗暴,情绪处于焦虑和抑郁,此为焦虑抑郁期。此期过后会逐步承认现实,接受残疾状态,能比较正确地对待身边的人和事,进入承认适应期。

二、康 复 评 定

脊髓损伤急性期对患者进行详细的检查和评价是比较困难的,可以初步观察患者的呼吸功能、关节活动度、肌力、肌张力、大小便功能等情况,以此判断损伤的性质和严重程度,待病情稳定后再做系统详细的检查和评定。

(一)神经损伤平面的评定

神经平面是指身体双侧有正常的运动和感觉功能的最低脊髓节段。脊髓损伤水平主要以运动损伤平面为依据。但 T_2~L_1 损伤无法评定运动平面,所以主要依赖感觉平面来确定损伤平面。

1. 运动损伤平面评定　运动损伤平面是指最低的正常运动平面,在身体的两侧可以不同。根据神经支配的特点,选择 10 块关键性肌肉(表 3-3-1),按照徒手肌力检查法进行肌力测试和分级,以肌力至少为 3 级的关键肌来确定运动损伤平面,该平面以上节段支配的关键肌肌力必须≥4 级。同时检查身体两侧各自 10 对关键肌,采用徒手肌力检查法(MMT),将两侧各关键肌的分值相加,肌力评定分的总和即为运动功能评分,评分越高表示肌肉功能越佳,正常人两侧运动平面总分值为 100 分,据此可评估运动功能。若将治疗前后的运动指数进行比较,可以得到患者运动功能的恢复率。

表 3-3-1　运动关键肌

平面	关键肌	平面	关键肌
C_5	屈肘肌(肱二头肌、旋前圆肌)	L_2	屈髋肌(髂腰肌)
C_6	伸腕肌(桡侧伸腕长肌和短肌)	L_3	伸膝肌(股四头肌)
C_7	伸肘肌(肱三头肌)	L_4	踝背伸肌(胫前肌)
C_8	中指屈指肌(指深屈肌)	L_5	趾伸肌(踇长伸肌)
T_1	小指外展肌(小指外展肌)	S_1	踝跖屈肌(腓肠肌、比目鱼肌)

2. 感觉损伤平面评定　感觉损伤平面是脊髓损伤后保持正常感觉功能的最低脊髓节段,依据皮肤 28 个感觉位点的检查来确定。选择 C_2~S_5 共 28 个关键性感觉点(指标志感觉神经平面的皮肤标志性部位)(表 3-3-2),每个关键点要检查 2 种感觉,即痛觉和轻触觉,并按 3 个等级分别评定打分:0 分为感觉缺失;1 分为感觉异常(减退或过敏);2 分为感觉正常。分值越高表示感觉功能越接近正常,正常人每一个髓节一侧正常共 4 分,感觉总评分为 224 分。

表 3-3-2　感觉关键点

平面	部位	平面	部位
C_2	枕骨粗隆	T_8	第八肋间(T_7 与 T_9 之间)
C_3	锁骨上窝	T_9	第九肋间(T_8 与 T_{10} 之间)
C_4	肩锁关节的顶部	T_{10}	第十肋间(脐水平)
C_5	肘前窝的外侧面	T_{11}	第十一肋间(T_{10} 与 T_{12} 之间)
C_6	拇指	T_{12}	腹股沟韧带中部
C_7	中指	L_1	T_{12} 与 L_2 之间上 1/3 处
C_8	小指	L_2	大腿前中部
T_1	肘前窝的尺侧面	L_3	股骨内上髁
T_2	腋窝	L_4	内踝
T_3	第三肋间	L_5	足背第三跖趾关节
T_4	第四肋间(乳线)	S_1	足跟外侧
T_5	第五肋间(T_4 与 T_6 之间)	S_2	腘窝中点
T_6	第六肋间(剑突水平)	S_3	坐骨结节
T_7	第七肋间	S_{4-5}	会阴部

美国脊髓损伤学会(ASIA)和国际脊髓学会(ISCOS)根据神经支配的特点,选择 10 块关键性肌肉和 28 个关键性感觉点,通过对这些肌肉和感觉点的检查,可迅速确定脊髓损伤水平和感觉损伤平面(表 3-3-3)。

表 3-3-3　脊髓损伤水平的确定

平面	关键肌(10 块)	关键点(28 个)
C_2		枕骨粗隆
C_3		锁骨上窝
C_4		肩锁关节顶部
C_5	屈肘肌(肱二头肌,旋前圆肌)	肘前窝的外侧面

平面	关键肌（10 块）	关键点（28 个）
C$_6$	伸腕肌（桡侧伸腕肌）	拇指
C$_7$	伸肘肌	中指
C$_8$	中指屈指肌（中指指深屈肌）	小指
T$_1$	小指外展肌	肘前窝尺侧
T$_2$		腋窝顶部（胸骨角）
T$_3$~T$_{11}$		第 3 肋间至第 11 肋间
T$_{12}$		腹股沟水平
L$_1$		T$_{12}$ 与 L$_1$ 之间上 1/3 处
L$_2$	屈髋肌（髂腰肌）	大腿前中部
L$_3$	伸膝肌（股四头肌）	股骨内上髁
L$_4$	踝背伸肌（胫前肌）	内踝
L$_5$	趾伸肌（踇长伸肌）	足背第 3 跖趾关节处
S$_1$	踝跖屈肌（腓肠肌、比目鱼肌）	足跟外侧
S$_2$		腘窝中点
S$_3$		坐骨结节
S$_4$~S$_5$		会阴部

注：运动水平的关键性肌肉肌力为≥3 级；感觉水平的关键性点使用痛觉和轻触觉来确定。

（二）损伤严重程度评定

脊髓损伤程度评定通常采用的是美国脊髓损伤学会（ASIA）的损伤分级（表 3-3-4）。

表 3-3-4 美国脊髓损伤学会（ASIA）的损伤分级

损伤程度	临床表现
A. 完全性损伤	在骶段（S$_4$~S$_5$）无任何感觉或运动功能
B. 不完全性损伤	在受损平面以下包括骶段（S$_4$~S$_5$）有感觉功能，但无运动功能
C. 不完全性损伤	在受损平面以下，运动功能存在，大多数关键肌肌力 <3 级
D. 不完全性损伤	在受损平面以下，运动功能存在，大多数关键肌肌力≥3 级
E. 正常	感觉和运动功能正常，但可有病理反射

脊髓损伤后首先应判断是完全性还是不完全性脊髓损伤。在检查患者肢体和躯干的运动功能、感觉功能的同时，应重点检查肛门周围的运动和感觉，进一步确诊还需等到脱

离脊髓休克期后。完全性与不完全性脊髓损伤神经学诊断标准为:肛门周围有感觉存在、足趾可以完成跖屈、肛门括约肌有随意收缩。以上存在一项,即为不完全性脊髓损伤,患者存在脊髓功能恢复的可能性;否则为完全性损伤,几乎没有恢复的可能性。

（三）脊髓损伤平面与功能预后关系评定

患者的损伤水平与预后有一定关系,可根据脊髓损伤水平推断康复治疗效果和进行功能恢复的预测（表 3-3-5）。

表 3-3-5　脊髓损伤平面与功能预后的关系

损伤平面	最低位有功能肌群	活动能力	生活能力
$C_1 \sim C_4$	颈肌	必须依赖膈肌起搏维持呼吸,可用声控方式操纵某些活动	完全依赖
C_4	膈肌、斜方肌	需使用电动高靠背轮椅,有时需要辅助呼吸	高度依赖
C_5	三角肌、肱二头肌	可用手在平坦路面上驱动电动高靠背轮椅,需要上肢辅助具及特殊推轮	大部依赖
C_6	胸大肌、桡侧腕伸肌	可用手驱动轮椅,独立穿上衣,可基本独立完成转移,可自己独立开改装汽车	中度依赖
$C_7 \sim C_8$	肱三头肌、桡侧腕屈肌、指深屈肌、手肌	轮椅实用,独立完成床－轮椅、厕所、浴室间转移	大部自理
$T_1 \sim T_6$	上部肋间肌、上部背肌群	轮椅独立,可连腰带的支具扶拐短距离步行	大部自理
T_{12}	腹肌、胸肌、背肌	用长腿支具扶拐步行,长距离步行需要轮椅	基本自理
L_4	股四头肌	带短腿支具扶杖步行	基本自理

上表提示,依据生活能力方面可推测 C_4 以上损伤的患者完全不能自理, C_5、C_6 以上损伤的患者能部分自理, C_7 以上损伤的患者基本上能自理,可见 C_7 是个关键水平;从轮椅能否独立角度分析, C_8 是个关键水平, C_8 以下损伤的患者均能独立。损伤脊髓功能恢复的程度取决于其损伤平面,康复治疗的原则是强化残存功能,使其在日常生活中获得最大限度的代偿功能。因此要熟悉不同脊髓损伤水平患者功能恢复的限度及可以使用的助行器和自助具的类别,以代偿其丧失的功能,作为合理可行的康复目标。

（四）日常生活活动能力评定

1. 截瘫患者　可以采用改良 Barthel 指数评定量表（MBI）或功能独立性评估法（FIM）进行评定。

2. 四肢瘫患者　需采用四肢瘫功能指数法（QIF）进行评定。QIF 评定内容共

10项,前9项主要是与日常生活有关的各项动作,包括转移、梳洗、洗澡、进食、穿脱衣服、轮椅活动、床上活动、膀胱功能、直肠功能;第10项是护理知识测验;总分为100分。该方法内容全面,得分比例合理,能够科学、有效、准确地反映出四肢瘫患者日常生活活动能力。

（五）心理评定

脊髓损伤患者多为中青年男性,往往难以接受突如其来的横祸导致脊髓损伤造成的肢体瘫痪、感觉丧失及大小便失禁,心理遭受重大打击,感到绝望无助。如果不能及时给予心理疏导,易产生严重的心理障碍,需要进行焦虑、抑郁等方面的心理评定,评估有无抑郁症、焦虑、恐惧等心理障碍,评估患者的社会支持系统是否健全,以了解患者心理状况、人际关系与环境适应能力。

（六）社会活动参与能力评定

社会活动参与能力评定主要包括生活质量评定和职业评定。

（七）康复疗效评定

脊髓损伤疗效的评定难度比较大,可参考治疗前后 MBI 或 QIF 评分改变作出初步评估和判断(表 3-3-6)。显著有效是指治疗后患者日常生活活动能力评分比治疗前增加一整级者,即治疗前级别为差或中,但治疗后升为中或优者;有效是指治疗后患者日常生活活动能力评分虽较治疗前有所增加,但达不到升一整级的水平;无效是指治疗后患者日常生活活动能力评分与治疗前无差别;恶化是指治疗后患者的日常生活活动能力评分较治疗前减少。

表 3-3-6　脊髓损伤康复疗效评定

等级	改良 Barthel 指数评定量表 （MBI）	四肢瘫功能指数法 （QIF）
优	≥70 分	>50 分
中	25~69 分	25~50 分
差	<25 分	<25 分

 案例延伸2：

康 复 评 定

1. 脊髓损伤 ASIA 分级　A 级,感觉损伤平面 C_7,运动损伤平面 C_6。

2. 感觉评分　左侧 16 分,右侧 16 分。

3. 运动评分　左侧 9 分,右侧 9 分。

4. 日常生活活动能力评定　改良 Barthel 指数评定量表评分为 20 分。

三、康复目标制订

脊髓损伤水平的确定反映脊髓损伤的严重性,颈椎损伤(C_1~T_1)造成四肢瘫,胸腰椎损伤(T_1以下)造成截瘫。脊髓损伤水平是确定患者康复目标的主要依据。对于完全性脊髓损伤患者来说,脊髓损伤水平一旦确定,其康复目标基本确定(表3-3-7);对于不完全性脊髓损伤患者来说,应具体确定脊髓损伤水平以下的残存肌力评分,参考患者的年龄、体质、有无其他并发症等情况修正上述康复目标。脊髓损伤水平对选择康复治疗方法,制订护理方案和评价疗效有重要意义。

表3-3-7 脊髓损伤康复基本目标

脊髓损伤水平	基本康复目标	需用支具轮椅种类
C_5	桌上动作自理、其他依靠帮助	电动轮椅、平地可用手动轮椅
C_6	日常生活活动能力部分自理、需中等量帮助	手动电动轮椅、可用多种自助具
C_7	日常生活活动能力基本自理、移乘轮椅活动	手动轮椅、残疾人专用汽车
C_8~T_4	日常生活活动能力可以自理,轮椅活动支具站立	手动轮椅、残疾人专用汽车,骨盆长支具
T_5~T_8	日常生活活动能力可以自理,可应用支具治疗性步行	
T_9~T_{12}	日常生活活动能力可以自理,长下肢支具治疗性步行	轮椅,长下肢支具、双拐
L_1~L_2	日常生活活动能力可以自理,家庭内支具功能性步行	轮椅,长下肢支具、双拐
L_3	日常生活活动能力可以自理,用肘拐社区内支具功能步行	短下肢支具、洛夫斯特德拐
L_4	日常生活活动能力可以自理,可驾驶汽车,可不需轮椅	短下肢支具、洛夫斯特德拐
L_5~S_1	无拐、足托功能步行及驾驶汽车	足托或短下肢支具

四、康复治疗

(一)康复分期

1. 早期康复

(1)卧床期(急性不稳定期):此期为急性脊髓损伤后2~4周内。要注意脊柱骨折部位的制动和保护,主要进行床上关节活动训练、肌肉力量加强训练、呼吸功能训练、膀胱功能训练和床上翻身训练。为避免发生直立性低血压,可先将患者床头逐步抬高适应。床头抬高角度应从15°~30°起,根据患者适应情况,逐渐增加体位的倾斜度,逐步过渡到60°,直至90°。若患者的直立性低血压严重,可加用下肢弹力绷带、腹带,以减轻下肢及腹腔血液瘀滞。

（2）离床期（轮椅期）：此期为卧床期结束后,脊髓损伤的第4~8周。患者可逐步进行坐位平衡训练、轮椅转移训练、乘坐轮椅上下马路训练、轮椅与地面转移训练、使用支具和双拐步行上下台阶训练等。有条件者,还可进行减重步行训练和水中步行训练。

四肢瘫患者大都不具备手的抓握功能,需要借助自助具完成进餐动作。自助具还可用于完成刷牙、写字等动作,但患者至少要具备肘关节的屈曲功能方可进行。C_5损伤患者利用辅助具,可自己进食;C_6、C_7损伤患者经训练可独立完成。对于截瘫患者,重点进行排泄、更衣、穿脱裤子、入浴、做家务、外出购物等方面的训练。

 案例延伸3：

康复目标制订

1. 康复目标
（1）近期目标:上肢支撑下保持坐位;重建膀胱节律。
（2）远期目标:躯干稳定,能操控轮椅;间歇导尿。

2. 康复计划
（1）截瘫肢体功能训练促进神经肌肉恢复。
（2）关节松动训练保持关节活动。
（3）平衡训练改善平衡协调能力提高生活自理能力。
（4）手功能训练、作业训练关注精细动作,提高生活自理能力。
（5）气压治疗预防下肢深静脉血栓。
（6）神经肌肉电刺激预防肌肉萎缩,站立床改善本体感觉。
（7）针灸调节身体内环境。
（8）呼吸训练改善患者呼吸肌功能,预防肺功能减退。
（9）膀胱和肠道管理。

2. 中后期康复　一般应在伤后2~3个月以后,经早期康复训练,患者在轮椅上已基本能独立,并已学会一些生活自理方法之后,除巩固和加强这些训练之外,对有可能恢复步行的患者可开始进行以站立和步行为特点的训练,对于不能步行的患者,则训练其熟练地在轮椅上生活的多种技巧,并加强其残存肌的肌力和全身的耐力的训练。例如:T_1以上损伤患者可进行上肢支具、辅助具应用训练；T_2 以下损伤患者可进行下肢支具应用训练；T_2~T_{12} 损伤患者进行治疗性站立、步行训练；L_1~L_5 损伤患者进行功能性步行训练。

（二）运动治疗

1. 早期康复治疗　早期康复的目的主要是采取积极的手段防止并发症和制动综合征，如预防肌肉萎缩、骨质疏松、关节挛缩等，对残存肌力和受损平面以上肢体进行肌力和耐力的训练，为今后的康复治疗创造条件。康复训练包括以下几个方面：

（1）保持床上正确体位：患者正确的体位有助于保持骨折部位的稳定，促进肢体功能的恢复，预防压疮、关节挛缩，抑制痉挛的发生。原则上应将肢体安放在与挛缩方向相反的位置上。

1）仰卧位：双上肢置于身体两侧，双肩下垫枕头，以确保两肩不后缩，肘关节伸展，腕关节背屈约 45°，手指屈曲，拇指对掌。髋关节伸展，两腿之间放一枕头以保证髋关节轻度外展，膝关节伸直，踝关节自然背伸，脚趾伸展。

2）侧卧位：双肩均屈曲，近床上肢直接置于床上，远床上肢与胸壁之间垫一软枕，上肢肘伸展，前臂旋后，手指自然屈曲。屈髋、屈膝，两腿之间垫一个枕头，踝关节自然背伸，脚趾伸展。

（2）关节被动活动：一般在生命体征稳定时尽早开始肢体各关节的被动运动。由近端到远端做各个关节活动，每天至少两次，每个关节活动应在 10min 以上，直至恢复主动运动。尤其注意保持肩胛骨、肘、指、髋、膝、踝关节的活动度。防止肩内收挛缩、肘屈曲挛缩及足下垂，这对于乘轮椅及完成更衣动作均很重要。活动关节时要轻柔、缓慢，活动范围应达到最大生理范围，但不可超过，以免拉伤肌肉和韧带。

对于髋关节外展要限制在 45° 以内，避免损伤内收肌群；对于膝关节的内侧也应加以保护，防止损伤内侧副韧带。在下胸段或腰椎骨折时，进行屈髋屈膝运动时要注意在无痛范围内，不可造成腰椎活动。腰椎平面以上患者的髋关节屈曲及腘绳肌牵张运动尤其应注意，因为伸膝位屈髋达到或超过 90° 才可能独立坐于床上，进行各种转移的训练。

（3）早期坐起及起立床站立训练

1）早期坐起训练：当脊柱稳定性良好时即可进行早期训练坐起，每天 2 次，每次 30min，根据患者耐受程度逐渐增加坐起时间。床头从 30° 开始摇起，观察患者有无不良反应，如头晕、心慌、无力、恶心等，如无不良反应，则每 1~2d 升高 10°~15°，直到 90°，以无头晕等低血压症状为度。

2）起立床站立训练：当患者坐起训练无直立性低血压等不良反应时，即可进行起立床站立训练。起立床最初从 30° 开始，每天 2 次，每次 15min，可逐渐增加角度，以患者没有头晕、恶心等不适感为度。

（4）呼吸与排痰训练：高位脊髓损伤患者，由于损伤平面以下呼吸肌瘫痪，明显降低胸廓的活动能力，导致肺活量降低，痰不能咳出，易发生坠积性肺炎与肺不张，是早期致死的主要原因。为增强肺活量，清除呼吸道分泌物，以保证呼吸道通畅，应每天进行两次以上呼吸及排痰训练。如训练效果不理想,必要时行气管切开,连接人工呼吸机,严密观察呼吸功能。

1)呼吸训练方法:以呼吸操的形式辅导患者进行深呼吸训练,将腹式呼吸,缩唇呼吸及肢体运动相结合。根据患者不同的截瘫平面,采取不同的呼吸训练方法,一般训练时间为 15~20min,其中以腹式呼吸为重点辅导内容。单纯腹式呼吸训练每天可进行 3 次,每次 5~10min。

在呼吸训练的同时辅导进行咳嗽方法的练习,具体方法为:先做深呼吸 3~5 次,然后深吸气,憋气 1~3s,张口,腹肌用力,一口气呼 3 次,肩部尽量保持不动,根据病情也可坐起或床头抬高练习。

年老的患者长期卧床,易发生肺部并发症,应定时雾化吸入治疗,鼓励患者咳嗽,医护人员或陪护可压住胸廓或腹壁辅助咳嗽。此外可以通过吹气球锻炼肺活量,循序渐进地每天坚持不懈地锻炼,一般每天 3 次,每次 15min 或吹 3~5 个气球。

2)排痰训练方法

①拍击与振动法:患者取坐位,护士或家属单手轻叩患者背部,同时嘱患者咳嗽,每天需 2~4 次。本法适用于坐位平衡达到 2 级以上,可听懂指令的患者。

②深呼吸咳痰法:患者深呼吸 2 次,第 3 次吸入后屏气 2~3s 后深咳嗽 3 次。

③自助排痰法:患者双手稳压在胸部下方,缓缓地吸气,呼气开始后按压住胸部,继而挤压胸部,痰较易排出。

④胸部叩击:操作者手指与拇指并拢,手掌弓成杯形,以手腕力量,自肺底由下向上,由外向内,迅速有节律的空掌叩击胸壁,震动气道,边叩击边嘱患者咳嗽,每次叩击 3min,叩击音应为空而深的响声。

⑤体位引流:通过胸片拍摄显示病变位置选择体位,原则是病变部位位于高处,支气管开口向下,但此方法对于高血压,心脏病,年龄偏大者不适用。必要时可给予祛痰剂,帮助患者清除呼吸道分泌物,如糜蛋白酶加生理盐水。

2. 中后期康复治疗　当患者生命体征稳定、患者骨折部位稳定、神经损害或压迫症状稳定,并能够离床坐在轮椅上 2h 及以上时,即可开始中后期的康复治疗。此期的康复目标是最大限度地恢复患者功能,借助可能的康复手段提高患者日常生活活动能力,主要围绕功能改善、代偿和替代三方面进行。

(1)肌力训练:包括受损肌力训练和未受损肌力的维持。脊髓损伤患者为了使用轮椅、助行器,均要重视训练肩和肩胛带的肌肉,特别是肱三头肌、肱二头肌、腰背肌、腹肌的训练。对于下肢有残存肌力的患者,应鼓励其早期进行主动运动。

肌力 1 级时采用功能性电刺激和被动运动;肌力 2 级时采用助力运动;肌力 3 级以上采用渐进抗阻训练。早期在床上可采用拉力器、沙袋、哑铃、铅球、滑轮、吊环等进行训练;腰背肌训练,如仰卧位腰背训练及俯卧位上肢及头背后仰训练;离床时可采用电动自行车、支具、双拐、平行杠进行训练。

肌电反馈性电刺激是近年来的发展趋势,其优点是能够有效地训练微弱的肌肉,增强患者参与意识与主观能动性。此疗法目前已广泛应用于临床。

（2）关节活动度及肌肉牵拉训练:可防止关节挛缩,降低肌肉张力,抑制痉挛的发生。因此,一些特定关节的活动要超过正常范围,这种情况称为选择性牵拉或选择性紧张。如牵伸腘绳肌是为了使患者直腿抬高大于90°,以实现患者直腿长坐;牵伸胸前肌是为了使肩关节充分后伸,有利于进行床上运动、转移和轮椅上作业;牵伸内收肌是为了避免因内收肌痉挛而造成会阴部清洁困难和行走困难;牵伸跟腱是为了防止跟腱挛缩,以利于步行训练。

（3）翻身训练:一般每2h需要给患者翻身一次,一般需要2~3人共同帮患者翻身。翻身时必须稳妥地托住患者再移动,注意沿身体的轴线翻转,防止出现脊柱扭转。翻身后要仔细观察全身皮肤的颜色,保持皮肤干净,骨突出部位垫软垫,床单平整、柔软、干燥。

1）颈段脊髓损伤患者的翻身训练:C_6损伤患者缺乏伸肘和屈腕能力,手功能丧失,故只能利用上肢摆动的惯性翻身,如向左侧翻时,先将头肩向右前屈,双上肢向右摆动,左下肢置于右下肢下方,然后双上肢迅速从右侧摆至左侧,呈左侧卧位,向右侧翻身可按相反方向完成。C_7损伤患者可利用腕关节残存肌力进行翻身。

2）胸腰脊髓损伤患者的翻身训练:可直接利用肘部和手的支撑向一侧翻身。

（4）坐位训练:分为长坐位(膝关节伸直)和短坐位(膝关节屈曲90°)两种姿势。实现长坐位才能进行转移训练、穿裤、袜和鞋的训练。训练之初,每次5~10min,以后可逐渐延长至30min。一般颈段脊髓损伤需要进行不少于8周的训练,上胸段脊髓损伤需要进行6周以上的训练,下胸段脊髓损伤需要进行1~2周的训练。

1）坐位平衡训练:可分为静态坐位平衡训练、自动坐位平衡训练和他动动态坐位平衡训练。

①静态坐位平衡:是患者最早就能进行的相对容易完成的动作。训练时让患者坐于椅子上或床边,髋、膝、踝各关节均屈曲90°,双足自然分开,平放于地上,双手放于膝部,保持稳定,如有困难,治疗师可稍加帮助调整部位。

②坐位平衡训练:患者前面放一面镜子,以弥补位置觉障碍的影响,使患者能通过视觉不断调整自己的体位。静态平衡完成好后,可进行二级自动坐位平衡训练。患者双手指交叉握手,向各方向做不同摆幅的摆动活动,并有重心移动。当患者能够坐位维持15~30min以上便可根据患者具体情况进行动态平衡的训练。

③他动动态坐位平衡训练:是指患者取静坐位时,治疗师从前后左右各个不同方向给患者施加推拉力,打破静态平衡,患者尽快调整仍保持体位平衡。一般先训练患者的静态平衡能力,可给予患者少许推力,使之恢复平衡状态,也可让其做梳头、拍手等动作进行练习。

2）坐位支撑训练:让患者取长坐位,躯干前倾,保持重心在髋关节前方,双上肢靠近身体两侧,手支撑在髋关节稍前方,双肘关节伸直,用力下撑,双肩下降,将臀部抬起。

3)坐位移动训练:在坐位支撑训练基础之上,将头和躯干前倾,臀部向前移动;向右移动时,左手紧靠近臀部,右手距离臀部约30cm的位置,与左手同一水平,肘伸直,前臂中立位或旋后,躯干前倾,双手用力下撑抬臀,与头、躯干一起右移。向左移动与之方法相同,动作相反。

(5)转移训练:转移训练需要依据患者脊髓损伤平面、残存肌力、关节活动度等状况选择不同的转移方法。如 C_5 损伤患者可以利用屈肘功能,用上肢抱住治疗师的颈部,在其辅助下完成床与轮椅间的转移(图3-3-1、图3-3-2); C_6 损伤患者伸肘功能不良,需要借助辅助具完成转移; C_7 及以下脊髓损伤患者其坐位平衡能力较好、上肢肘关节屈伸活动自如,故可自由选择转移方式。四肢瘫患者只能完成相同高度的转移,而多数截瘫患者经过训练后能够转移到任一高度平面。做转移动作时,头、肩和躯干应保持前倾姿势从而维持躯体平衡。

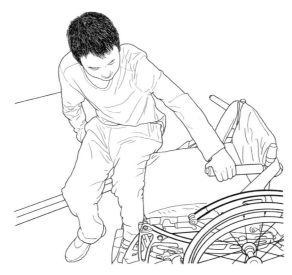

图 3-3-1　脊髓损伤患者侧方床 – 轮椅转移

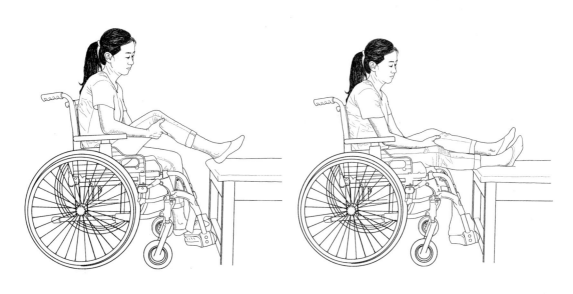

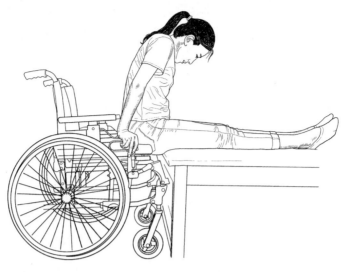

图 3-3-2　脊髓损伤患者正前方轮椅 - 床转移

（6）轮椅训练：伤后 2~3 个月损伤部位较低、上肢功能健全、脊柱稳定性良好的患者，可独立坐 15min 以上时,开始进行轮椅训练。

（7）站立及行走训练：经过坐起训练后,患者无直立性低血压等不良反应即可进行站立训练。

1）C_2~C_4 损伤：可进行起立床站立训练。

2）C_5~C_8 损伤：可在平行杠内站立训练。

3）T_1~T_5 损伤：应用骨盆带动下肢支具及腋杖站立训练。

4）T_6~T_{10} 损伤：应用骨盆带动下肢支具及腋杖进行治疗性步行训练。

5）T_{11}~T_{12} 损伤：应用长下肢支具及腋杖进行治疗性步行训练。

6）L_1~L_2 损伤：应用长下肢支具及腋杖进行家庭或社区功能步行训练。

7）L_3~L_4 损伤：应用短下肢支具及肘杖进行社区功能步行训练。

8）L_5~S_1 损伤：应用足托或手杖进行社区步行训练。

9）S_2 损伤：使用辅助用品可进行社区步行训练。

（8）安全跌倒和重新站立的训练：这是有家庭或社区功能性步行能力的患者必须训练的项目,以免跌倒时发生损伤和跌倒后不能自行站立。最初训练可在垫上进行,并需要治疗师辅助。安全跌倒训练时患者面向垫子站立,双下肢站立不动,双腋杖轮流向前移动,直至髋关节和躯干充分屈曲,伸手即可触及地面。用一侧腋杖保持平衡,另一手放开腋杖并支撑地面,再用支撑地面上的手保持平衡,另一手放开腋杖,支撑到地面上,两手交替向前移动,直到身体俯卧于地面。重新站立训练与安全跌倒方法相同、方向相反。

（9）悬挂减重训练：是指通过器械悬吊的方式,部分减轻患者体重对下肢的负担,以帮助脊髓损伤患者恢复独立或辅助步行的能力。患者身体因有减重吊带的保护,可以降低患者对跌倒的恐惧心理,从而有利于各种直立训练活动的早期进行。通常是在活动平板上利用减重装置减轻患者的体重,按照速度由辅助人员或机械左右交替使下肢步行。

早期训练减轻体重的40%,根据步行能力恢复而逐渐减轻悬挂减重量。

减重训练的注意事项如下:

1）悬吊固定带要适当,不能诱发患者痉挛,也要注意避免局部过度压迫而导致压疮。

2）减重程度要适量一般减重不超过体重的40%,过分减重将导致身体摆动幅度增大,下肢本体感觉反馈传入减少,而减重不足将导致患者步行困难。

3）训练过程中必须有医务人员在场进行指导和保护。

4）避免活动平板起始速度过快或加速过快,发生危险。

 案例延伸4：

康复治疗方案

1. 加强护理　使用气垫床,每2h翻身一次,防止压疮,做好会阴护理预防感染。监测血压,穿弹力袜改善直立性低血压及预防下肢深静脉血栓。进行健康宣教。

2. 药物治疗　营养神经药物（甲钴胺）与镇痛药物（加巴喷丁）改善上肢感觉过敏及胸部平面束带感。

3. 综合康复治疗

（1）截瘫肢体功能训练:主要包括肌力训练,肌耐力训练,协调训练及关节牵伸等促进神经肌肉恢复。

（2）关节松动训练保持关节活动。

（3）平衡训练改善平衡协调能力提高生活自理能力。

（4）手功能训练、作业训练关注精细动作,提高生活自理能力。

（5）气压治疗预防下肢深静脉血栓。

（6）神经肌肉电刺激预防肌肉萎缩。

（7）针灸调节身体内环境等康复治疗。

（8）呼吸训练:如扩胸训练、缩唇呼吸训练等,改善患者呼吸肌功能,预防肺功能减退等。

（9）排尿处理:留置导尿。无尿路感染的情况下每2h或患者诉腹胀时打开尿管一次,每次放尿量基本控制在400ml左右。每天饮水量需达到2 500~3 000ml,防止膀胱内细菌的滋生。

（三）作业治疗

主要是日常生活活动训练、辅助具和手部支具的制作和配备、职业性劳动训练、工艺劳动动作训练等,目的是使患者出院后能适应个人生活、家庭生活、社会生活和职业劳动的需要。

1. 日常生活动作的训练

（1）进食训练方法

1）摄食体位：体位的选择应根据不同的患者不同的病情而定，一般选择坐位或半坐位。协助患者身体靠近餐桌，坐不稳时可使用靠背架，患侧上肢放在桌子上，手臂正确的位置可以帮助患者进食时保持对称直立的坐姿，治疗师位于患者正面或健侧。卧床患者采取躯干 30° 仰卧位，头部前倾。

2）食物选择：食物应易于口腔移送和吞咽，不易导致误咽的。根据患者吞咽障碍程度和阶段，选择食物的顺序是胶冻状→糊状→普食。胶冻状食物密度均一、有一定黏性、不易松散且通过口腔时容易变形、不在黏膜上残留，如蛋羹、果冻等。利手功能缺损者应选择块状食物，更易拿起。

3）进食动作训练：主要是进食自助具的使用训练。将食物及餐具放在便于使用的位置，必要时碗、盘应用吸盘固定；不同损伤水平的进食自助具不同。

①C_8 水平不用自助具，可用勺子或叉子进食。

②C_7 水平使用装在支具上的勺子、叉子进食。

③C_6 水平在勺柄上装上硬铝的握把，勾在手部，亦可将勺子插入万能持物器上进食。

④C_5 水平在腕关节背伸支具上安装勺子，此时在支具手掌部安上插袋，叉子和勺子可替换使用。

⑤C_4 水平使用前臂平衡支具及可动性臂托支具进食。

4）训练注意事项：密切注意观察患者的咀嚼和吞咽能力，防止发生食物误咽，如发生咳嗽、误咽应及时拍背，促使患者咳出食物。误咽较多时，应迅速将气管内食物吸出，以防窒息。

（2）独立如厕训练：应使坐便器的高度与轮椅相当，高约 50cm，两侧安装扶手。对于宽大的卫生间，患者驱动轮椅进入后，先将轮椅从侧方靠近坐厕→刹住车闸，竖起脚踏板→身体前移至轮椅前缘→近坐便器侧上肢抓住扶手站起→转身到坐便器前缘→站稳，分腿→一手解开裤带→顺势把裤子褪到大腿中部→身体前倾，借助扶手慢慢蹲下→坐在坐便器上→便后自我清洁→一手拉住裤子、一手抓住扶手站起→系好腰带；对于空间狭小的卫生间可以采取直入式，患者从前方靠近坐便器，利用扶手转移到坐便器上。

（3）更衣训练：更衣训练是日常生活活动中必不可少的动作。脊髓损伤患者常因运动功能障碍而造成更衣困难，所以当患者可以保持坐位平衡，有一定的运动协调性和准确性时，就可以指导其利用残存的功能进行更衣训练，以尽快获得独立生活的能力，这样不仅减少护理负担亦可以提升患者的自信心。更衣训练包括穿脱上衣、穿脱裤子和穿脱鞋袜等。

1）套头类上衣穿脱训练

①穿衣时，患者取坐位→找到衣领并将衣领朝前、背面朝上平铺在双膝上，袖子垂放双腿间→一侧手臂伸入袖子并拉到肘以上→穿另一侧袖子→将套头衫背面举过头顶，套

入头部→整理衣服。

②脱衣时,患者取坐位→将衣服上卷至胸部以上→一侧手越过肩部拉起衣服背部钻出头部→脱出该侧衣袖→脱出另一侧手可辅助以口及牙齿穿袖。

2）穿脱裤子训练

①穿裤时,患者取坐位→右手放于左侧腿腘窝处将其抬起放在右侧腿上→抓住裤腰将左侧裤腿套在左腿上,拉至膝以上→放下左腿,同法穿右侧裤腿,拉至膝上→利用上肢支撑床面抬臀将裤向上拉至腰部→整理好并扣上纽扣。

②脱裤时,患者取仰卧位→松开腰带,将裤子褪至膝关节处→坐起抽出双腿→整理好裤子待用。平衡功能较好的患者取上述坐位穿脱裤子,平衡功能不良的患者取卧位穿脱裤子。

3）穿脱鞋袜:穿鞋或穿袜子时,患者取坐位→右手放于左腿腘窝处将其抬起放在右腿上→为左足穿鞋或穿袜子→放下患左腿,将右腿放左腿上→穿好右足鞋或袜子。脱鞋袜顺序与穿相反。

4）入浴训练:盆浴时,患者坐在紧靠浴盆且与浴盆相同高度的椅子上→脱去衣物→托住双侧下肢放入盆内→利用双手握住盆沿→撑起身体前倾→抬臀移至盆内,出浴盆顺序与前面步骤相反。淋浴时,患者可坐在淋浴凳或椅子上,此种方法较容易达到自理洗浴。

2. 辅助具和手部支具的制作和配备　除脊髓损伤部位极高者外,所有患者都应学习穿衣动作,而且四肢瘫患者还应学习进食、饮水、洗漱等日常生活自理动作。部分患者需要配备一些辅助具和手部支具。如 C_4 脊髓损伤患者需要借助带口柄的口棒学习翻书、打字、画画,或采用环境控制系统。C_5 损伤患者可用背屈支具固定其腕关节,可在支具上固定一些简单的辅助用具,进行进食、打字、翻书等练习。C_6 损伤者可用固定带把持餐叉或饭勺,同时使用带挡边的盘子,帮助患者完成进食动作。

（四）并发症的防治

脊髓损伤患者可出现多种并发症,这些并发症的发生不仅影响康复治疗的效果及进程,还严重影响患者的生活质量,甚至威胁到患者的生命。掌握防治并发症的方法不仅有助于提高患者的健康状况,而且是康复治疗的前提。

1. 压疮　压疮是脊髓损伤的主要并发症,60% 左右的完全性脊髓损伤和 40% 左右的不完全性脊髓损伤患者常合并发生压疮。

（1）预防:处理压疮的关键是预防。特别要强调的是,如果已经发生压疮,应预防其他部位发生新的压疮,以及预防已愈合的压疮复发。减除压迫是预防压疮的关键,又是治疗压疮的先决条件。

（2）治疗:解除压疮区域所受压迫;改善全身营养状况,保证蛋白质、糖、脂肪及微量元素的摄入;非手术治疗主要是抗感染治疗,全身或局部炎症症状明显时要应用抗生素。

2. 泌尿系统并发症　脊髓损伤患者通常存在排尿功能障碍、尿道解剖结构及泌尿系统病理生理的改变,进而引起尿动力学的变化,若处理不当很容易出现反复泌尿系感染、泌尿系结石,甚至引起肾积水及肾功能损害。因此,尽早评估泌尿系统的功能障碍,确定正确的阶段性膀胱管理模式并进行恰当防治至关重要。

（1）预防

1）尽早停止留置尿管,实行间歇导尿;

2）根据尿动力学的结果应用恰当的排尿方式和药物使膀胱保持低压储尿及低压排尿的状态;

3）定期检查泌尿系统超声、尿常规、中段尿培养、尿流动力学;

4）培养良好的个人卫生习惯、注意保持会阴部的清洁;

5）可口服预防结石形成的药物;

6）对于长期无症状菌尿者无需应用抗生素,以避免引起多种耐药菌繁殖与感染的风险。

（2）治疗

1）尿路感染的治疗：留置尿管直至不适症状消失,尿常规正常,同时应用敏感抗生素。

2）结石的处理：可采用溶石疗法、内腔镜技术或体外冲击波碎石、激光碎石等方法。

3）肾积水的处理：对轻中度肾积水可予以留置尿管或间歇导尿加药物治疗;对重度或反复发作的肾积水可采用膀胱造瘘、括约肌切开术、肉毒素膀胱壁注射、网状尿道支架植入、抗逆流手术或尿流改道术等方法治疗。

3. 呼吸系统并发症　呼吸系统并发症是外伤性脊髓损伤患者早期死亡的主要原因。据统计以通气障碍、肺不张和肺炎最常见。呼吸系统并发症与脊髓损伤水平有关,损伤水平越高对呼吸系统及功能的影响越大。此外,外伤性胸髓损伤还常合并有胸膜炎、血气胸、肺挫裂伤等损伤,这也是引起肺部感染及肺不张的重要因素。

（1）预防

1）定时翻身叩背,在保持脊柱稳定的前提下进行体位引流。

2）湿化气道、稀释气道分泌物：可行雾化吸入,并应用稀释痰液药物。

3）呼吸功能训练,手法辅助排痰。

4）监测肺部体征,进行血气分析及痰培养。

5）注意输液速度,避免诱发或加重肺水肿。

（2）治疗：在上述预防措施的基础上进行。

1）对意识障碍或颈髓损伤伴呼吸道不通畅或已有通气障碍者需要行气管切开术,已经发生或将要发生呼吸衰竭者应使用机械通气。

2）发生感染时可应用敏感抗生素治疗。

3）肺不张时可应用纤维支气管镜进行灌洗和药物滴注,使局部肺泡膨胀。

4）对于肺水肿,在应用利尿药的同时,可采用呼气末正压通气,扩张塌陷的肺叶。

4. 深静脉血栓及肺栓塞 深静脉血栓形成是急性脊髓损伤后的一种主要并发症。在脊髓损伤中,截瘫、四肢瘫患者较多,深静脉血栓发生率明显高于正常人,常见症状为患者一侧下肢突发肿胀,伴有胀痛,体温升高,肢体局部温度升高。未发现或未处理的深静脉可能引起血栓脱落经血流导致肺栓塞和突发死亡。故其在脊髓损伤中的处理原则尤为重要。下肢血管超声检查能有助于确诊。

(1)预防:脊髓损伤患者如无特别的禁忌,应在伤后48h就开始进行肢体被动或主动活动预防深静脉血栓形成。

1)机械预防法:可用足底静脉泵、穿梯度压力弹力袜,行双下肢气压助动治疗,利用机械性原理促使下肢静脉血流加速,避免血液滞留。

2)药物预防:低分子肝素、维生素K拮抗剂等。有出血风险的患者应权衡降低深静脉血栓形成的发生率与增加出血危险的关系。

(2)治疗:出现深静脉血栓症状,需要及时进行凝血全套检查和下肢血管超声检查,尽早确诊、尽早治疗。出现股青肿时应立即手术取栓;急性深静脉血栓可行导管溶栓或手术取栓清除血栓;具有深静脉血栓高危因素者可采取下腔静脉滤器置入术。

(3)继发性肺栓塞:如治疗期间发现患者出现胸闷不适,氧饱和度降低,下肢静脉超声提示血栓消失,强烈怀疑血栓脱落造成肺栓塞的可能性,在吸氧、监护情况下,需要尽快行肺部CTA检查明确有无肺栓塞。如病情需要转血管外科行导管溶栓术、导管碎栓术、或导管吸栓术。

5. 疼痛 疼痛是脊髓损伤的主要并发症之一,可能是由于感染、痉挛、压疮、膀胱和肠道问题、情绪等因素诱发。疼痛的类型有运动系统疼痛、神经痛、脊髓痛、内脏痛、自主反射障碍性头痛等,因此要积极处理和治疗才能有效预防疼痛的发生。

(1)预防:保持良好的营养和卫生状态,适当的关节运动以及调整正确的体位有助于预防疼痛的发生。

(2)治疗:首先去除诱因,或积极处理诱因可有效防治疼痛,在此基础上使用药物治疗,药物是疼痛治疗中最基本、最常用的方法。其他治疗方法介绍如下:

1)物理因子:热疗、冷疗、电疗法、光疗法,此外还可采取超声波疗法、生物反馈疗法、石蜡疗法、磁疗等。

2)局部神经阻滞:通过药物的麻醉和消炎作用,达到消除肿胀、消除炎症、松解粘连、缓解疼痛的目的。常用药物可选用镇痛药、麻醉药、激素、B族维生素等。

3)音乐治疗、关节牵伸、针灸、推拿等,能提高痛阈,适当减轻疼痛。

6. 痉挛 脊髓损伤患者肌肉痉挛一般在损伤后3~6周开始发生,6~12个月左右达到高峰,痉挛可引起疼痛,阻碍肌肉的随意运动,使身体处于不舒适或不需要的体位,是临床常见问题之一,痉挛的康复治疗主要包括以下内容:

(1)去除诱因:预防感染、疼痛、深静脉血栓等;防止过度用力,防止过度疲劳等;去除精神紧张等。

（2）药物治疗：药物治疗是缓解痉挛的最主要方法之一，常用药物有巴氯芬、盐酸替扎尼定等。

（3）运动疗法

1）神经肌肉促通技术：鲁德技术（Rood technique）、博巴斯技术（Bobath technique）、布伦斯特伦技术（Brunnstrom technique）、本体感神经肌肉易化法（PNF）。

2）被动活动和按摩：应用缓慢、持续的牵张手法牵拉患肢，还可配合使用按摩手法，可有效缓解痉挛，降低肌张力。

（4）物理因子

1）热疗和冷疗：常用的热疗有温水浴、中药热敷、红外线等；常用的冷疗是冰水浴。

2）功能电刺激法：对痉挛肌的拮抗肌群进行电刺激，以降低痉挛肌的肌张力。

（5）局部神经阻滞：常在局部注射肉毒杆菌素、苯酚等药物，阻断神经传导，抑制肌痉挛，降低肌张力。

（6）手术：对于保守治疗不佳且痉挛严重的患者，可采用手术治疗，如肌腱切断术、周围神经切断术、后根切断术等。

 知识拓展

临床常用降低肌张力药物

1. 巴氯芬　口服，起始剂量每次5mg，每天3次，一般可加量至每次20mg，每天3次。

2. 乙哌立松　常规剂量为每次50mg，每天2~3次，患者出现肝功能异常、嗜睡等不良反应时建议减量。

3. 替扎尼丁　开始剂量每次2~4mg，6~8h一次，最大剂量36mg/d。

4. A型肉毒毒素肌内注射　最大剂量不超过600IU，每个注射点注射剂量不超过50IU，常通过电刺激或者肌电图引导下进行肌内注射。

7. 骨质疏松　截瘫1个月即可出现腰椎及下肢骨密度降低，卧床时间越长，骨质疏松越严重。早期干预措施包括物理疗法（如被动站立训练、功能性电刺激及脉冲电磁场等）；药物治疗（如二膦酸盐类）。应定期检查骨密度，积极防治骨质疏松、预防病理性骨折。

8. 自主神经过反射　自主神经过反射是脊髓损伤最严重的并发症，由机体交感神经系统过度激活乃至失控所引起。在T_6或其以上节段损伤较为常见。脊髓损伤段以下的许多刺激都可诱发。最常见的是下尿路受激，如尿潴留、感染、尿道扩张、结石和睾丸扭转等，其次是大便滞留。临床表现为面部潮红，损伤平面以上皮肤出汗，血压升高（比平时血压升高 40mmHg 以上），心动过缓或过速。处理原则是一旦发现首先使患者坐起，寻找和消除诱因，再予以短效抗高血压药如硝苯地平。

9. 异位骨化　异位骨化指在通常无骨的部位形成骨组织，多见于软组织中。脊髓损伤后异位骨化的发生率约为 16%~53%，常发生于髋关节，其次是膝、肩、肘关节及脊柱。一般发生在损伤后 1~4 个月，在伤后 2 周左右或伤后数年也可以发生。通常发生在损伤水平以下，局部多有炎症反应，伴全身不明原因的低热。异位骨化病理改变先发生在肌肉周围，以后逐渐与肌肉分开，可包裹部分萎缩的肌肉纤维。一般不累及关节囊。发展过程分为四期：

（1）Ⅰ期：软组织炎性反应，肢体肿胀、发热，局部触及较硬的肿块、疼痛、关节活动受限，碱性磷酸酶增高。出现症状的最初 7~10d 常规 X 射线摄影检查阴性，骨扫描有助于早期诊断。

（2）Ⅱ期：临床表现与Ⅰ期相似，但 X 射线摄影检查为阳性。

（3）Ⅲ期：疼痛逐步减轻，但关节活动仍然明显受限。

（4）Ⅳ期：疼痛基本消失，病变组织硬化，骨扫描可为阴性，X 射线可见病变部位骨性改变。

为防止发生异位骨化，对脊髓损伤患者进行关节被动活动时动作应轻柔，不可用暴力，尤其是发生异位骨化后康复训练不可造成明显疼痛，否则会加重病情，预防药物常选用帕米膦酸二钠。治疗包括药物、手术、理疗。早期（Ⅰ~Ⅱ期）常用局部冷疗。中后期（Ⅲ~Ⅳ期）可以采用温热疗法。异位骨化后运动训练不可以造成明显疼痛，否则可加重病情。

（五）其他康复方法

1. 物理因子疗法　可运用功能性电刺激预防肌萎缩和控制肌痉挛，促使肢体产生功能性活动；外周电刺激可以抑制脊髓损伤后慢性中枢性疼痛；应用超短波、药物离子导入等疗法可减轻损伤部位的炎症反应、改善神经功能；应用脉管仪调节肢体血液循环；此外可以应用高压氧综合治疗脊髓损伤。

2. 文体疗法　文体疗法被当作脊髓损伤功能训练中运动疗法的一项重要补充，可以选择脊髓损伤患者力所能及的一些文娱体育活动，如轮椅篮球、排球、台球、乒乓球、射箭、游泳等。文体疗法可辅助提高患者的反应速度、力量、耐力、运动的灵敏性和协调性，从心理上增强患者的自信心和自尊心。参加文体活动可以分散患者对自身残疾的注意。

3. 心理康复　脊髓损伤的患者常出现抑郁、焦虑、愤怒、悲观等不良情绪，影响康复效果，故在整个康复治疗计划实施中，不可忽视患者的精神因素，更不能忽视患者心理上的安慰和支持。

4. 职业康复　职业康复是全面康复中的最后一个环节，脊髓损伤患者多为青壮年，劳动就业是他们的基本要求和基本权利。职业康复主要包括职业康复咨询、职业能力评定、职业康复训练等。

五、健 康 教 育

向患者宣教脊髓损伤康复锻炼的意义和原则。一般情况下,脊髓完全损伤且不可逆的患者其康复治疗应是以强化残存功能、预防继发病变以及对生活环境、生活用具进行调整和改造为主。而脊髓不全损伤或能够恢复部分功能的患者,在一定时间内,都具有功能改善的可能性,但通常开始恢复的时间越长,恢复的可能性越小。

脊髓损伤患者的功能预后在很大的程度上依赖于神经损害状况、神经水平与早期干预和后期的康复,随着脊髓损伤急救治疗技术的发展,继发性损伤的程度已不断降低。由于不完全性损伤的功能性结局受到诸如不完全损伤的程度、恢复功能的时限、痉挛程度等因素的影响,故其结局也因人而异。这些患者的康复程序须保持灵活性以便在神经功能变化发生时使潜能发挥到极大,更好地改变其功能性独立能力并获得较高的生活质量。

> **小结**　　脊髓损伤术后有效持久的康复训练有助于提高手术疗效,最大程序地恢复患者运动功能和日常生活活动能力,但常常因患者和家属对康复知识不了解、信心不足等问题而不能坚持,要正确指导患者参与教育与学习过程,通过专题讲座及培训,使患者主动配合治疗师训练,采用各种康复教育措施为脊髓损伤患者服务,提高了康复疗效,改善了生活质量,促进患者尽快回归家庭和社会。

❓ 思考与练习

1. 如何判定脊髓休克期,如何为脊髓损伤分级?
2. 脊髓损伤后如何预防下肢静脉血栓?
3. 留置导尿的不良反应及间歇导尿的禁忌证是什么?
4. 患者,男性,67岁,因摔伤后双下肢活动不利伴感觉和大小便障碍3个月余入院。既往体健。患者3个月前不慎跌倒致腰部疼痛、双下肢无力、无法站立。附近医院就诊查腰椎CT示"L_1椎体爆裂性骨折",行"腰椎骨折切开减压内固定术"。术后康复医院行康复治疗。现患者双下肢活动障碍,大小便障碍。查体:神志清楚,下腰部见手术瘢痕。双下肢肌力4级。双下肢肌张力对称正常存在,双侧L_1以下感觉减退,肛周区感觉减退。膝反射(++),踝反射(++)。双侧巴宾斯基征(+)。双侧跟腱紧张。脊髓损伤ASIA分级:D级,截瘫。神经源性膀胱、神经源性直肠。改良Barthel指数评定量表评分为60分。立位平衡2级。间歇导尿。辅助检查:腰椎X射线片:T_{12}~L_2内固定术后改变。

请问：

（1）请为患者进行康复功能评定。

（2）请为该患者制订康复目标。

（3）患者的康复训练项目包括哪些？

（王丽岩）

第四节　周围神经损伤康复

学习目标

1. 掌握周围神经损伤的基本概念、康复评定和康复治疗。
2. 熟悉周围神经损伤的临床表现、功能障碍和康复目标。
3. 了解康复治疗在周围神经损伤疾病中的作用。
4. 能够熟练操作神经损伤的评定并制订康复治疗计划，指导患者进行康复治疗，能对处理患者在治疗过程中出现的简单问题；能与患者及家属进行良好沟通，开展健康教育；能与相关医务人员进行专业交流与团结协作开展康复治疗工作。

导入案例

案例情景

小李，14岁，学生。主因"左下肢疼痛伴活动障碍2个多月"入院。2个月前患者在踢足球时被他人踢中左膝外侧，当时自觉局部剧痛，活动受限，左小腿外侧及足背部麻木明显，急诊120急救车就诊于当地医院，完善相关检查，提示"左侧腓骨小头骨折，腓总神经损伤"，予以石膏固定。患者昨日拆除石膏，出现左下肢活动受限，伴疼痛，为求进一步诊治，就诊于我院门诊，诊断为"左侧腓骨小头骨折"，以"左侧腓骨小头骨折"收入院。入院查体：左膝关节疼痛，疼痛视觉模拟评分：5分，左侧踝关节及膝关节活动受限，左下肢肌力下降，左下肢浅感觉减退。

工作任务：

1. 请正确收集小李的病史资料。
2. 请正确判断患者的功能状态，并进行规范、恰当的功能评定。
3. 请说出患者的康复治疗目标。
4. 请对患者制订出合理的康复治疗方案。

周围神经损伤是指神经丛、神经干或其分支受外力作用而发生的损伤,如挤压伤、牵拉伤、挫伤、撕裂伤、锐器伤、火器伤、医源性损伤等,主要病理变化是损伤使轴突断裂后,断端远侧的轴浆运输发生障碍,轴突由于得不到必需的营养,由近端向远端发生变性、解体而发生瓦勒变性。

一、病 史 收 集

(一)发病原因

周围神经损伤的原因很多,开放伤、牵拉伤和骨折脱位造成的损伤是临床最常见的原因,常见原因有以下几个方面:

1. 切割伤　如刀割伤、电锯伤、玻璃割伤等。

2. 牵拉伤　如产伤等引起的臂丛损伤。

3. 压迫性损伤　如骨折脱位等造成的神经受压。

4. 火器伤　如枪弹伤和弹片伤。

5. 缺血性损伤　如肢体缺血挛缩,神经亦受损。

6. 其他　如电烧伤、医源性损伤(药物注射性损伤、手术误伤等)、肿瘤的放射性治疗、代谢性或结缔组织疾病。

(二)分类

英国学者 Seddon 将周围神经损伤分为三类:轻度损伤为神经震荡,中度损伤为神经轴索断裂,重度损伤为神经断裂。

澳大利亚学者 Sunderland 根据神经损伤的不同程度分为五度:Ⅰ度同 Seddon 分类中的神经失用,仅传导功能丧失,轴索完整;Ⅱ度同 Seddon 分类中的轴索断裂,轴突与髓鞘受损,神经内膜组织未受损,可完全恢复;Ⅲ度神经纤维横断,神经束内神经纤维损伤而神经束膜完整。有自行恢复的可能,但多为不完全恢复;Ⅳ度神经束损伤断裂,仅神经外膜保持完整,神经干的连续性仅靠神经外膜维持,功能难以恢复;Ⅴ度神经干完全断裂,失去其连续性,神经功能无法恢复。

(三)临床症状

1. 臂丛神经损伤　由于解剖特点,臂丛神经损伤表现多种多样。上臂丛神经损伤时,上肢外侧感觉大部分缺失,出现上肢近端肌肉瘫痪,即冈上肌、冈下肌、三角肌、肱二头肌等,肩关节外展与外旋障碍,肘关节屈曲障碍,但伸肘及手指活动尚可。下臂丛神经损伤时表现手部小肌肉全部萎缩而呈"爪形手",手部尺侧及前臂内侧有感觉缺失。全臂丛神经损伤时,可引起整个上肢迟缓性瘫痪,同时合并肌肉萎缩、感觉障碍、腱反射消失、自主神经功能障碍及 Horner 征。

2. 正中神经损伤　正中神经损伤多见于前臂下部和腕部,高位损伤(肘部及以上)表现为前臂不能旋前,屈肌群萎缩,屈腕力下降;拇指、示指和中指不能屈曲握拳,拇指不能作对掌、对指动作,不能捏物,示指和中指的第二、三节不能伸展;鱼际肌明显萎缩,手掌变平,拇指紧靠示指,呈"猿手"畸形。低位损伤(前臂下部和腕部)临床主要表现是拇指不能对掌、鱼际肌萎缩,手掌的桡侧三个半指感觉障碍,特别示、中指远节感觉消失。正中神经富有交感神经纤维,患者常表现为烧灼性疼痛。

3. 桡神经损伤　桡神经是全身最易受损伤的神经,常并发于肱骨中段骨折。高位(上臂上部)损伤表现为上肢各伸肌完全瘫痪,肘关节不能伸直、"垂腕",前臂伸直时不能旋后,掌指关节不能伸直,指关节屈曲,拇指不能背伸和外展处于内收位;肘关节、上臂、前臂后面、手背桡侧部位感觉障碍,以"虎口处"皮肤最明显。上臂中、下部损伤表现为肱三头肌功能完好,可伸肘,肱三头肌腱反射存在,臂部感觉无异常,其他运动、感觉同高位损伤。前臂上部损伤无垂腕症,运动障碍主要为伸指肌瘫痪,感觉障碍仅为手背部。前臂下部损伤主要表现为拇指及示指伸指障碍,无感觉障碍。桡骨膜反射、肱三头肌腱反射减弱或消失。

4. 尺神经损伤　尺神经损伤表现为屈腕能力减弱,第四和第五指的末节不能屈曲,小鱼际肌、骨间肌、小指内收肌萎缩,手指分开、合拢受限,拇指不能内收,呈"爪形手"畸形。第四和第五指感觉完全消失。

5. 腋神经损伤　腋神经损伤主要表现为三角肌瘫痪、萎缩,肩部失去圆形隆起的外观,肩峰突出,形成"方形肩"。肩外展功能丧失,外旋无力,肩部变平;肩部、臂外上部感觉障碍。

6. 坐骨神经损伤　坐骨神经完全断裂时,临床表现与胫腓神经联合损伤时相似。踝关节与趾关节无自主活动,足下垂而呈马蹄样畸形,踝关节可随患肢移动呈摇摆样运动。小腿肌肉萎缩,跟腱反射消失,膝关节屈曲力弱,伸膝正常。小腿皮肤感觉除内侧外,常因压迫皮神经代偿而仅表现为感觉减退。坐骨神经部分受伤时,股二头肌常麻痹,而半腱肌和半膜肌则很少受累。另外,小腿或足底常伴有跳痛、麻痛或灼痛。

7. 腓总神经损伤　腓总神经损伤时,导致胫骨前肌、小腿前外侧肌麻痹,垂足畸形,患者为了防止足趾拖于地面,步行时脚步高举,呈"跨阈步态";足和趾不能背伸,也不能外展外翻;足背及小趾前外侧感觉丧失。

8. 面神经损伤　病变多为单侧性,出现的面肌瘫痪系周围性面瘫,主要表现为病侧面部表情肌瘫痪,额纹消失,不能皱额蹙眉,睑裂不能闭合或闭合不全;鼻唇沟变浅,口角下垂,露齿时口角偏向健侧,口角流涎,鼓气或吹口哨时漏气,食物易滞留于病侧齿颊间。面部感觉迟钝或麻木,鼓索以上面神经病变出现同侧舌前 2/3 味觉缺失;发出镫骨肌支以上受损时出现同侧舌前 2/3 味觉缺失和听觉过敏;膝状神经节病变除周围性面瘫、舌前 2/3 味觉障碍和听觉过敏外,还可伴有患侧乳突部疼痛,耳郭和外耳道感觉减退、外耳道或鼓膜疱疹,称 Hunt 综合征。

(四)功能障碍

1. 感觉功能障碍　周围神经损伤客观感觉障碍表现为感觉减退或消失、感觉过敏;主观感觉障碍包括麻木感、感觉异常、自发疼痛和幻痛。

2. 运动功能障碍　运动功能障碍主要表现为该神经支配的肌肉或肌群瘫痪、肌张力低下、肌肉萎缩、肢体姿势异常。因肢体运动功能丧失,导致关节无自主运动,继发肌肉、韧带及关节囊挛缩导致关节活动受限或关节僵硬。

3. 自主神经功能障碍　即神经营养性改变。表现为早期皮肤潮红或发绀、皮温升高,干燥无汗;后期皮肤苍白、皮温降低、指(趾)甲粗糙变脆。

4. 日常生活活动障碍　因运动、感觉障碍,导致日常生活活动能力减弱或丧失。

5. 心理功能障碍　主要表现为焦虑、抑郁、躁狂等。担心神经损伤后不能恢复或承受不了长期的训练及医疗费用,影响与他人的正常交往,严重时可产生家庭和工作等方面的问题。

（五）辅助检查

神经传导速度测定和肌电图提示失神经支配,如传导速度减慢、节段传导阻滞、动作电位波幅降低、肌肉失神经支配电位,支持周围神经损伤的诊断;影像学示神经结构完整性破坏。

 案例延伸1:

病史资料资料

1. 一般情况　性别(男)、年龄(14岁)、学生。

2. 主诉　左下肢活动障碍伴疼痛2个月余。

3. 现病史　2个月前患者在踢足球时被他人踢中左膝外侧,当时自觉局部剧痛,活动受限,左小腿外侧及足背部麻木明显,急诊120急救车就诊于当地医院,完善相关检查,提示"左侧腓骨小头骨折,腓总神经损伤",给予石膏固定。患者昨日拆除石膏,出现左下肢活动受限,伴疼痛,诊断为"左侧腓骨小头骨折",以"左侧腓骨小头骨折"收入院。

4. 查体　左膝关节疼痛,疼痛视觉模拟评分:5分。左侧踝关节及膝关节活动受限,左下肢肌力下降,左下肢浅感觉减退。

5. 临床诊断　①左腓骨小头骨折术后;②左侧腓总神经损伤。

二、康复评定

（一）主观评定

1. 一般情况评定　一般情况包括患者的性别、年龄、职业、家庭成员,以及致病因素、发病时间、现病史与既往史、临床诊断、主要脏器功能状态。

2. 个人及环境因素评定　基于作业治疗,对患者所处环境进行评定,分析引起作业受限的个人和环境因素,从而可针对性地对个人和环境采取干预措施,促进患者的作业表现。个人及环境因素包括患者的爱好、职业、所受教育、经济条件、家庭环境。

（二）客观评定

1. 感觉功能评定　感觉功能评定包括浅感觉检查（痛觉、温度觉、触觉）、深感觉检查（位置觉、运动觉、振动觉）、复合感觉检查（皮肤定位觉、两点辨别觉、实体觉、图形觉）。周围神经病损后可出现感觉消失、感觉减退和感觉过敏，感觉减退区常处于感觉消失区的边缘，且感觉消失区往往较实际损伤小。周围神经损伤后感觉功能恢复的评定可参考表 3-4-1。

表 3-4-1　周围神经损伤后感觉功能恢复评定表

恢复等级	评定标准
0 级（S_0）	感觉无恢复
1 级（S_1）	支配区内皮肤深感觉恢复
2 级（S_2）	支配区内皮肤痛觉和触觉部分恢复
3 级（S_3）	支配区内皮肤痛觉和触觉恢复，感觉过敏消失
4 级（S_3^+）	感觉达到 S_3 水平外，两点辨别觉部分恢复
5 级（S_4）	完全恢复

2. 运动功能评定

（1）肌力评定：常用徒手肌力检查法，按 0~5 级的肌力检查记录，并要求与健侧对比。当肌力达到 3 级以上时，也可用器械测试法，包括握力测试、捏力测试、背肌力测试、四肢肌群的肌力测试。

（2）关节活动范围测定：测量患肢各关节、各轴位的关节活动范围，包括主动、被动关节活动范围测定，并与健侧对比。

（3）患肢周径的测量：用尺或容积仪测量并与健侧对比。

（4）运动功能恢复等级评定：由英国医学研究会提出，将神经损伤后的运动功能恢复情况分为 6 级。此法简单易行，是评定运动功能恢复最常用的方法，对高位神经损伤者较实用（表 3-4-2）。

表 3-4-2　周围神经损伤后运动功能恢复评定表

恢复等级	评定标准
0 级（M_0）	肌肉无收缩
1 级（M_1）	近端肌肉可见收缩
2 级（M_2）	近、远端肌肉均可见收缩
3 级（M_3）	所有重要肌肉能抗阻力收缩
4 级（M_4）	能进行所有运动，包括独立的或协同的运动
5 级（M_5）	完全正常

3. 反射检查　常用的反射有肱二头肌反射、肱三头肌反射、桡骨骨膜反射、膝腱反射、踝反射等。进行反射检查时,必须双侧对比,需要在患者充分合作下进行。

4. 自主神经功能检查　常用发汗试验。无汗表示神经损伤,从无汗到有汗则表示神经功能恢复,而且恢复早期为多汗。常用的方法有 Minor 淀粉 – 碘试验和茚三酮试验,前者是在患肢检查部位涂抹 2.5% 碘酒,待其干燥后再扑以淀粉,若有出汗则局部变为蓝色,后者是将患手指腹印压在涂有茚三酮的试纸上,出现蓝紫色指纹,则表示有汗。

5. 神经干叩击试验　周围神经损伤后,近侧断端可出现再生,再生的神经纤维开始无髓鞘,外界的叩击和加压可诱发其分布区疼痛、放射痛和过电感等过敏现象,即 Tinel 征阳性。检查时按压或叩击神经干,局部出现针刺性疼痛,并有麻痛感向该神经支配区放射为阳性,表示为神经损伤部位。若从神经修复处向远端沿神经干叩击,Tinel 征阳性则是神经恢复的表现。神经干叩击试验既可帮助判断神经损伤的部位,亦可检查神经修复后再生神经纤维的生长情况。

6. 周围神经电生理评定　周围神经电生理评定能较好地反映出神经肌肉所处的功能状态,具有诊断和功能评定的价值,对判断周围神经病损的部位、范围、性质、程度和预后等均有重要价值。定期进行评定,可监测病损神经的再生与功能恢复的情况。

（1）直流感应电测定:应用间断直流电和感应电刺激神经、肌肉,根据阈值的变化和肌肉收缩反应状况来判断神经肌肉的功能状态。

（2）强度 – 时间曲线:强度 – 时间曲线是反映神经肌肉兴奋性的电诊断方法。通过时值测定和曲线描记,观察曲线有无折线或光滑、上移或下移,判断肌肉有无失神经支配,是完全性或是部分性失神经支配,并可反映神经是否再生。

（3）肌电图检查:肌电图检查对周围神经病损有重要的评定价值,可判断失神经的范围与程度以及神经再生的情况。由于神经损伤后,受累神经出现变性和坏死多在 3 周左右才出现,故最好在损伤后 3 周进行肌电图检查。

（4）神经传导速度测定:神经传导速度测定对周围神经病损是最为有用的,既可用于感觉神经也可用于运动神经的功能评定,有助于确定受损部位。

（5）体感诱发电位:体感诱发电位灵敏度高、重复性好,可以对受损神经进行定量、定位。

7. 日常生活活动能力评定　日常生活活动能力评定包括躯体的日常生活活动能力和工具性日常生活活动能力。常用的标准化躯体日常生活活动能力评定有改良 Barthel 指数评定量表、Katz 指数。常用的工具性日常生活活动能力评定有功能活动问卷、快速残疾评定量表等。

8. 心理功能评定　如抑郁和焦虑自评量表。

康 复 评 定

经过康复评定分析得出以下结论：

1. 感觉功能评定　左侧足背轻触觉减弱，痛觉及深感觉未见明显异常，右侧足背深浅感觉均未见明显异常。

2. 运动功能评定　左侧踝背屈肌、蹬长伸肌、趾长伸肌的肌力均为 1 级，股四头肌、腘绳肌均为 3^+ 级，其余肌肉肌力未见明显异常；双下肢各大关键肌群肌张力未见明显异常；左侧膝关节主动屈曲 20°，被动 30°，伸直尚可，被动屈伸膝关节可诱发疼痛，左侧踝关节主动背屈 0°、跖屈 35°，被动背屈 25°、跖屈 45°，其余关节活动无明显异常；双侧小腿肌围度：左侧 27cm，右侧 31cm。

3. 日常生活活动能力评定　80/100 分，生活大部分自理。

4. 心理功能评定　抑郁自评量表 50 分，尚无明显影响。

评定诊断：①左下肢运动功能障碍；②左下肢感觉功能障碍。

三、康复目标制订

1. 早期康复目标　尽早消除炎症、水肿，促进神经再生，防止肌肉萎缩、关节僵硬、肌腱挛缩，增强肌力，恢复运动与感觉功能，矫正畸形。

2. 恢复期康复目标　消除心理障碍，改善情绪，增强患者恢复的信心和希望，积极主动的参与康复治疗，最大限度地恢复原有功能，使患者恢复正常的日常生活和社会活动，重返工作岗位或从事力所能及的工作，提高生活质量。

案例延伸3：

康复目标制订

1. 早期康复目标　尽早消除疼痛，增加左膝、左踝的关节活动度，增强左下肢肌力与耐力，防止肌肉萎缩、关节僵硬、肌腱挛缩，促进左下肢浅感觉恢复，改善步态。

2. 恢复期康复目标　此期的重点是促进神经再生，保持肌肉质量，增强肌力和促进感觉功能恢复，防止肢体发生挛缩畸形。消除心理障碍，改善情绪，增强患者恢复的信心和希望，促进患者功能恢复，回归学校，回归社会。

四、康复治疗

（一）康复原则

1. 急性期或损伤早期　尽早去除病因或减轻神经损伤程度，保持肢体功能位，预防关节挛缩，被动运动和按摩，促进血液循环，维持关节活动度，鼓励患者积极进行主动运动。

2. 恢复期　急性期炎症水肿消退后进入恢复期，此期的重点是促进神经再生、保持肌肉质量、增强肌力和促进感觉功能恢复，防止肢体发生挛缩畸形，最大限度地恢复肢体功能，改善患者的日常生活和工作能力，提高患者的生活质量。

（二）康复治疗方法

1. 早期康复治疗　一般为发病后 5~10d。首先要针对病因，及早消除炎症、水肿，减轻对神经的损害，预防发生关节挛缩，为神经再生作好准备。

（1）受累关节保持功能位：应用矫形器、石膏托、三角巾、夹板等将受累肢体各关节保持在功能位，防止挛缩等畸形发生。如腓总神经损伤足下垂时，可用足托或穿矫形鞋将踝关节保持在 90°功能位，以预防跟腱挛缩；桡神经损伤时，将腕关节固定于背伸 20°~30°的功能位，以预防垂腕所致的腕屈肌腱挛缩。

（2）运动疗法：早期被动运动可有效防止肌肉萎缩和关节僵硬，防止周围神经损伤后关节出现挛缩和畸形，故受累肢体早期应在无痛范围内做各关节全范围的被动运动，每天至少 3~5 遍，每个关节各轴向活动由 5~10 次/遍，逐渐递增到 10~20 次/遍。运动功能部分恢复后的主动活动可刺激相应运动皮质及脊髓前角细胞，促进轴突再生，若受损程度较轻，出现主动运动时则尽早进行主动运动。周围神经和肌腱吻合术后，要在充分固定后才能开始运动疗法。

（3）肢体按摩：肢体按摩可改善血液循环，减轻肢体肿胀，防止软组织粘连，改善关节活动度，预防下肢深静脉栓塞，延缓肌肉萎缩。

（4）物理因子的应用：早期可应用超短波、微波、激光等疗法，通过扩张血管，改善神经及周围组织的血液循环和营养代谢，提高免疫细胞吞噬功能，既有利于消除炎症、促进水肿吸收，又有利于促进神经再生。

（5）肢体出现肿胀的处理：周围神经损伤后肢体出现肿胀与病损后，血液与淋巴回流受阻，组织液渗出增多。一般采用抬高患肢、弹力绷带包扎、轻柔的向心性按摩患肢，同时被固定的肢体做等长肌肉收缩运动与受累肢体的被动活动等措施。此外，蜡疗、超短波等均可改善局部血液循环，促进组织积液的吸收。

（6）受累部位的保护：受累肢体因感觉障碍易发生继发性损伤，如烫伤，且由于局部营养障碍，一旦发生损伤不易恢复，故应注意对受累部位多加保护，如戴手套、穿袜子；针对足部的损伤，建议穿柔软适度、防滑且略宽松的鞋子，穿鞋前一定仔细检查，保证鞋内无异物,以免磨破足部皮肤。若出现外伤,可选择适当的物理因子进行治疗,如紫外线、超短波、激光等,促进伤口早期愈合。

（7）药物治疗:肌内注射或静脉滴注神经生长因子可促进神经再生;维生素 B_1、B_6、B_{12}、复合辅酶等神经营养药物亦有促进神经再生的作用。如病情需要还可选用适当的抗生素以控制外伤后感染,减少对神经的损伤。

2. 恢复期康复治疗

（1）促进神经再生:可选用神经营养药物以及超短波、微波、直流电离子导入、红外线、蜡疗等物理因子治疗,有条件也可行高压氧治疗,均有利于损伤神经的再生。

（2）神经肌肉电刺激疗法:神经肌肉电刺激疗法可使病变的神经肌肉兴奋性和生物电活性升高,利于损伤神经的修复再生,防止和延缓肌肉萎缩,保持和恢复肌肉质量,迎接神经再支配。失神经支配后的第一个月,肌肉萎缩最快,故宜及早进行神经肌肉电刺激,且失神经后数月仍有必要施用神经肌肉电刺激治疗。通常选用三角波电流进行电刺激,还可选择调制中频治疗。

（3）运动疗法:目的是增强肌力和耐力,改善和维持关节活动范围,以肌力训练为主。采用主动－助力运动、主动运动、抗阻运动等训练。肌电图检查出现较多动作电位时应开始增强肌力训练,以促进运动功能恢复。根据肌力检查结果,受累神经支配肌肉肌力为0~1级时,采用电刺激、电针、针灸、中枢冲动传递训练、被动运动、肌电生物反馈、等长收缩等治疗;受累神经支配肌肉肌力为2~3级时,进行主动－助力运动、主动运动及器械性运动,随着肌力的增强,助力逐渐减少,但应注意运动量不宜过大,以免肌肉疲劳;受累神经支配肌肉肌力为3级以上时,可以进行抗阻力运动,以争取肌力的最大恢复,同时进行速度、耐力、灵活性、协调性与平衡性的专门训练。

此期针对关节活动障碍主要采用被动牵伸及关节松动技术,同时配合主动运动,主动运动时至少每小时活动20min,才能使牵伸获得的关节活动度最大限度地维持。运动中的痛觉对患者需达到的运动程度有很好的提示,而且痛觉是预防肌肉萎缩的最有效的刺激,所以疼痛不是终止运动的指征,但最佳的疼痛程度是以患者能耐受为度,如果次日局部的肿痛完全消失,则所采取的运动量对患者最适合。

（4）作业治疗:根据功能障碍的部位和程度、肌力和耐力的检测结果,进行有关的作业治疗。上肢周围神经损伤患者可进行木工、编织、泥塑、打字、修配仪器、套圈、雕刻、缝纫、刺绣、拧螺丝等操作,下肢周围神经损伤患者可进行踏自行车、缝纫机等练习。也可选择文艺和娱乐活动以改善心理状态。治疗中不断增加训练的难度与时间,以增强肌肉的灵活性和耐力,应注意防止由于感觉障碍而引起机械摩擦性损伤。

（5）日常生活活动能力训练:上肢练习进食、洗脸、梳头、穿衣、洗澡等动作,下肢练习踢球动作、踏自行车等,提高生活自理能力,为独立行走做准备。

（6）感觉训练:感觉训练需采用循序渐进的训练原则,即由大物体到小物体、由简单物体到复杂物体、由粗糙质地到纤细质地、由单一类物体到混合物体。先进行触觉训练,后期涉及对多种物体大小、形状、质地和材料的鉴别。感觉训练程序分为早期和后期两个阶段，早期主要是痛、温觉、触觉和定位觉的训练，后期主要是辨别觉训练。局部麻木、刺痛、灼痛者，同时可采用药物治疗、交感神经节封闭治疗、物理因子治疗等。

（7）矫形器的应用：矫形器对周围神经损伤患者可预防、矫正挛缩畸形，动力性矫形器可帮助瘫痪肢体完成某些功能性活动，下肢的某些矫形器还有承重作用。对于功能恢复不完全或不能恢复的功能，应根据患者的具体情况选择合适的矫形器进行代偿。注意矫形器重量宜轻，尺寸要合适，避免对感觉丧失部位的压迫。如足部肌力不平衡所致足内翻、外翻、足下垂，可用踝足矫形器矫正；大腿肌群无力致膝关节支撑不稳、小腿外翻、屈曲挛缩，可用膝踝足矫形器矫正。

（8）心理治疗：周围神经损伤患者常伴有不同程度的心理问题，表现为情感脆弱、焦虑、抑郁等。通过医学宣教、心理疏导等方式，让患者了解疾病的性质、程度和康复治疗方法，消除或减轻患者的心理障碍，使其发挥主观能动性，积极地进行康复治疗。也可通过剪纸、跳交谊舞等作业疗法来改善患者的心理状态。

（9）手术治疗：对保守治疗无效而又有手术指征的周围神经损伤患者应及时进行手术治疗。闭合性神经节后损伤一般先保守治疗3个月，如没有神经再生及好转的迹象，需进行手术干预。损伤的周围神经断裂后一般做神经缝合术，若损伤的神经无法做原位缝合时或神经根性撕脱损伤时，需做神经移位或肌腱移位手术，对卡压或粘连较重的可行神经松解术等。

1）神经减压松解术后：为防止松解后的神经再次粘连，术后48h即应开始缓慢柔和的主动和被动运动，同时配合超短波、干扰电等改善手术区血液循环，减少瘢痕形成，还可用超声、音频疗法以及直流电碘离子导入等治疗软化瘢痕。术后4~6周创伤基本愈合后，继续进行关节活动度训练，及主动运动、抗阻运动以增强肌力。

2）神经缝合术后：一般需做局部肢体外固定4~6周，术后神经轴突以每天1~1.5mm的速度自缝合处向下生长，可能需数月能使失神经的肌肉重新获得神经支配，在此期间，靶肌肉常严重萎缩，甚至纤维化而无法逆转。因此，神经缝合术后受累肌肉的神经电刺激在肢体固定期间即应开始，必要时在石膏或夹板内放置电极，对瘫痪肌肉进行电刺激，1次/d，每次15~20min。每天进行未受损或部分瘫痪肌肉的动力性或静力性主动收缩练习，非固定关节每天保持关节全范围活动，每天1~2遍，每个轴向活动15~20次。神经愈合、外固定去除后，继续做改善关节活动度及增强肌力训练。如瘢痕增生严重，可配合超声波等物理因子治疗。

3）神经移位术后：周围神经损伤后无法进行原位缝接时，为尽可能恢复患肢功能，需做神经移位术，即将影响功能不大的神经移位，以修复受损的神经。但术后神经功能恢复时，必然出现不协调的运动，需进行专门的协调训练。

4）肌腱移位术后：某些不能恢复的周围神经损伤时，常采用肌肉肌腱移位重建某些重要的功能。术前需强化被移位肌腱肌肉的力量练习，术后需防止粘连，还需进行重建运动协调的训练。

（三）常见周围神经损伤的康复治疗

1. 臂丛神经损伤康复

（1）早期康复

1）保持关节功能位：上臂丛神经损伤时，采用外展支架或腋下垫棉纱卷支撑，手部用拇外展支具以预防肩关节内收、内旋及拇指内收挛缩，三角巾悬吊患肢，肘关节屈曲90°；下臂丛神经损伤时，采用支具使腕关节保持功能位，手呈半握拳状。

2）肢体按摩和主动、被动运动：可促进淋巴、血液循环，维持肌张力及关节活动范围。先以被动运动为主，当患肢出现主动运动时，应积极进行主动活动。

3）物理因子治疗：根据具体情况选择 2~3 种治疗方法。

①电疗法：超短波疗法 – 板状电极对置法，无热量，每次 10~12min，1 次 /d，15~20 次为 1 个疗程；直流电碘离子导入疗法，对置法或并置法，每次 15~20min，1 次 /d，15~20 次为 1 个疗程。

②光疗法：紫外线疗法，上肢隔 1~2d 照射一次，6~10 次为 1 个疗程；氦 – 氖激光或半导体激光沿神经走行之表浅部位选穴位照射，每次 3~5min，1 次 /d，5~10 次为 1 个疗程。

③超声波疗法：声头置于损伤上肢部位或手术伤口周围，采用移动法，强度为 0.5~1.5W/cm²，每次 5~10min，1 次 /d，10~15 次为 1 个疗程。

（2）恢复期康复

1）运动疗法：臂丛神经上部损伤时，进行肩关节和肩胛带肌肉的被动运动、主动 – 助力运动和主动运动、渐进抗阻、短暂最大负荷训练、等长收缩训练等；臂丛神经下部损伤时，进行拇指、示指屈伸运动，拇指与小指对掌运动，分指运动，肩胛带肌肉运动训练等；全臂丛神经损伤治疗时进行患肢各关节的被动运动，若有神经断裂者需外科处理。

2）作业治疗：可编排一些有目的、有选择的活动，如木工、编织、泥塑、雕刻、缝纫、刺绣、拧螺丝等操作，增强患者的肌力、耐力和协调性。同时进行日常生活活动训练，如练习洗脸、梳头、穿衣、伸手取物等动作。

3）促进感觉功能恢复

①局部麻木、疼痛可采用冷疗、热疗、超短波疗法、激光疗法、经皮神经电刺激疗法、干扰电疗法、直流电药物离子导入疗法等物理因子治疗；亦可服用非皮质类固醇类消炎镇痛药来治疗；严重者可采用交感神经节封闭治疗。

②感觉过敏采用脱敏疗法，感觉丧失时采用感觉重建的方法，进行感觉训练。

4）物理因子治疗：根据具体情况选择 2~3 种治疗方法。

①电疗法：神经肌肉电刺激疗法，以能输出指数曲线波或三角波的低频脉冲电刺激疗法为首选。一般以阴极为刺激电极，将点状刺激电极置于患肌或患肌的运动点上，另一个较大的辅极置于肢体近端或躯干。电流的强度以能引起肌肉明显可见收缩而无疼

痛为度,避免波及邻近肌肉或引起过强的收缩,肌肉收缩的次数以不引起过度疲劳为宜,1次/d;超短波疗法-板状电极对置法,微热量,10~15min/次,1次/d,15~20次为1个疗程;还可选用音频电疗法、直流电碘离子导入疗法、调制中频电疗法等。

②光疗法:如激光、红外线疗法。此外还有超声波药物导入疗法、磁疗法、石蜡疗法、水疗法等。

5)心理治疗:周围神经损伤患者常伴有急躁、焦虑、抑郁等情绪,让患者了解神经损伤的性质、程度和康复治疗方法,从而增强战胜疾病的信心,使其发挥主观能动性,积极地进行康复治疗。

6)神经吻合术后的患者,术后2~3周内避免进行牵拉神经的运动,必要时可采用夹板限制过度活动。

2. 腋神经损伤　可用外展支架或腋下垫棉纱卷支撑肩关节以预防内收、内旋挛缩。

3. 正中神经损伤　可用夹板固定掌指关节及指关节呈半屈状位置,应用拇外展夹板。同时进行屈腕运动、屈手指运动、拇指对掌运动及整个手臂的被动运动和主动运动。

4. 桡神经损伤　可用伸腕关节固定夹板或动力型伸腕伸指夹板,维持腕关节呈背屈、掌指关节伸直、拇指外展位。同时进行腕关节背伸、前臂伸直旋后和手指被动运动、主动-助力运动和主动运动,重点训练伸腕、伸指功能。

5. 尺神经损伤　可用掌指关节阻挡夹板,使掌指关节屈曲到半握拳状,以预防小指、环指掌指关节过伸畸形。进行手指的分合运动、伸直运动,第5指对掌被动运动和主动运动。

6. 坐骨神经损伤　对损伤所致运动障碍、肌肉瘫痪者,宜戴支具或穿矫形鞋,以防止膝、踝关节挛缩及足内、外翻畸形,维持踝足稳定。每天需要进行跟腱牵伸,足背屈及跖屈被动运动、主动-助力运动和主动运动,足趾伸展运动。足跟着地,足尖提起练习或足尖着地,足跟提起练习并进行穿矫形鞋的步态训练。作业治疗可选择骑自行车、踏缝纫机。

7. 腓总神经损伤　可穿戴足托或矫形鞋使踝关节保持90°位,每天进行跟腱牵伸、踝背屈的被动运动、足趾伸展运动,逐渐过渡到主动-助力和主动运动及穿矫形鞋的步态训练。

 知识链接

周围神经损伤矫形器的应用

1. 上肢周围神经损伤矫形器的应用　桡神经损伤后上肢伸肌瘫痪,肘关节、腕关节、掌指关节不能主动伸,拇指不能主动伸直和外展,症状因损伤部位不同而异,以垂腕和垂指最常见。可应用夹板使腕关节处于略伸展位以保证抓握的训练和操作。正中神经损伤后表现为拇指对展,示指、中指可受累而握拳无力,可应用夹板使拇指处于外展位,以帮助日常活动的完成、防止虎口的挛缩。尺神经损伤后主要表现为手部小肌肉运动丧失,影响手的精细动作,呈爪形手畸形。可使用夹板防止小指和环指的掌指关节过伸,使手指呈屈曲位而不影响抓握。

2. 下肢周围神经损伤矫形器的应用　踝足矫形器目的是防止足背伸肌麻痹以及足下垂、足内外翻的发生。膝踝足矫形器主要用于下肢不能站直的患者,防止膝屈曲、膝内外翻和膝不稳定的发生。髋膝踝足矫形器目的是支持体重,防止股四头肌瘫痪和肌力下降引起的膝屈曲,防止膝反张、屈曲挛缩。

 案例延伸4:

康复治疗方案

1. 早期　①可用足托或穿矫形鞋将踝关节保持在 90° 功能位,以预防跟腱挛缩;②关节活动技术;③强化相应肌肉力量及耐力训练;④局部热敷、红外线线局部照射、蜡疗等理疗;⑤中医推拿按摩等。

2. 恢复期　①超短波、微波、直流电离子导入、红外线、蜡疗等物理因子治疗;②神经肌肉电刺激疗法;③增强肌肉力量及耐力训练;④关节松动术;⑤作业疗法;⑥日常生活活动训练;⑦必要时辅以心理治疗等。

8. 面神经损伤　治疗原则是改善局部血液循环,减轻面神经水肿,缓解神经受压,促进神经功能恢复。急性期应用激素配合抗病毒及神经营养药。眼部用药及眼罩防护以避免角膜长期暴露引发感染。在茎乳孔周围以超短波、红外线理疗及局部热敷。感觉和运动功能有所改善后,应尽早开始功能训练和康复治疗,对着镜子皱眉、闭眼、露齿、鼓腮和吹口哨、做各种表情等,配合面部肌肉按摩,每天数次,每次 10~15min。可用碘离子导入疗法、针刺或电针治疗,常用穴位有风池、下关、颊车、地仓、迎香等。

五、健　康　教　育

周围神经损伤为急性发病,创伤居多,积极治疗局部病灶,尽早康复介入可以取得比较好的功能恢复、尽可能减少残疾。有针对性地告知患者治疗的相关知识,教育并鼓励患者保持良好的心理状态,培养其战胜疾病的信心,树立正确的康复理念,积极主动地参与康复治疗。针对不同人群还应该加强骨折预防知识的宣教,如教育中老年人及儿童注意交通安全、行动安全,避免跌倒等意外情况。防寒避风保暖,科学合理补充营养。

小结

　　周围神经损伤是以外力作用于机体为主所致,也可以是全身性疾患如结缔组织病引发,准确定位最为重要,关键是早期保持功能位,后期结合全面的康复包括传统康复手段,从局部和整体促进神经功能的恢复,保守治疗效果不满意可采用手术神经缝合、减压松解、移位等方法以期更好地改善功能。

思考与练习

1. 周围神经损伤的临床表现有哪些?
2. 周围神经损伤的患者如何进行康复评定?
3. 周围神经损伤的患者,在恢复期如何进行康复治疗?

(李向楠)

第五节　帕金森病康复

学习目标

1. 养成尊重患者、关爱患者、保护患者隐私的职业习惯。
2. 掌握帕金森病的基本概念、康复评定及康复治疗方法。
3. 熟悉帕金森病的主要功能障碍及康复治疗目标。
4. 了解帕金森病的病因、病理。
5. 能对帕金森病患者进行康复评定,能制订并执行康复治疗方案;能处理患者在治疗过程中出现的简单问题;能与患者及家属进行良好沟通,开展健康教育;能与相关医务人员进行专业交流;能与团结一起开展康复治疗工作。

 导入案例

案例情景

　　杨大妈,62岁,退休教师。主因"渐进性双上肢震颤3年余,加重半年"入院,患者3年前在静止时先出现左手震颤,后蔓延至右上肢。行走时起步困难,转弯时动作迟缓,给予营养神经、口服多巴胺等药物治疗,曾做头颅 MRI 检查未见明显异常。近半年双上肢震颤加重,独自进食费力而就诊。为求进一步治疗,以"帕金森病"收入康复医学科。入院查体：患者神志清，精神可，问答正确，吐字尚清晰但语速较慢、语调平；表情刻板，睡眠差。双手存在静止性震颤和"搓丸样"动作；双上肢肌张力 1⁺级，双下肢肌张力正常；双上肢肌力 4⁻级，双下肢肌力 3⁺级；行走时呈慌张步态，左上肢无摆臂动作，转弯慢。

工作任务：

1. 请正确收集杨大妈的病史资料。
2. 请正确为杨大妈进行康复功能评定。
3. 请正确为杨大妈制订康复治疗目标。
4. 请为杨大妈进行精准的康复治疗。

帕金森病亦称震颤麻痹，是中老年常见的神经系统变性疾病，以黑质多巴胺能神经元变性缺失和路易小体形成为特征。临床特征为静止性震颤、运动迟缓、肌强直和姿势步态异常。1817 年英国医生詹姆斯·帕金森首先对此病进行了详细的描述。

一、病 史 收 集

（一）发病原因

本病根据病因不同分为原发性帕金森病和继发性帕金森病，后者又称为帕金森综合征，多由脑血管病、感染、药物、中毒及其他神经系统变性疾病引起。原发性帕金森病目前认为与年龄老化、遗传易感性和接触环境毒素等综合因素有关。只有遗传、环境因素及衰老等多种因素相互作用，通过氧化应激、钙超载、兴奋性氨基酸毒性作用、细胞凋亡、免疫异常等机制，才导致黑质多巴胺能神经元大量变性而发病。

（二）流行病学

一般在 58~62 岁开始发病，发病率随年龄增长而逐渐增加，50~79 岁占绝大多数，男女比为 4∶3。此病致残率高，发病 1~5 年后，致残率为 25%；5~9 年达 66%；10~14 年时可超过 80%。

主要病理改变为脑部含色素神经元变性丢失，如黑质的多巴胺神经元、蓝斑的去甲肾上腺素神经元等，病变部位神经细胞变性、空泡形成和黑色素缺失，其中黑质破坏最严重，残留神经元胞质中出现嗜酸性包涵体，伴不同程度的胶质增生，蓝斑、中缝核、迷走神经背核等部位程度较轻。

（三）临床症状

帕金森病起病缓慢，逐渐加重，主要症状有静止性震颤、肌张力增高、运动迟缓、姿势步态异常等。症状常自一侧上肢开始，逐渐发展至同侧下肢、对侧上肢及下肢。

1. 静止性震颤　静止性震颤常为首发症状，从一侧上肢远端（手指）开始，逐渐发展至同侧下肢肌、对侧肢体、下颌、口唇、舌及头部。典型表现为拇指与屈曲的示指间"搓丸样"动作,以粗大震颤为多,安静或休息时明显,精神紧张时加剧,随意运动时减轻,睡眠时消失。

2. 肌强直　肌强直的表现特点是伸肌张力和屈肌张力同时增高,被动活动关节时,检查者感受到的阻力增高是均匀一致的,并且阻力大小不受被动运动的速度和力量的影响,类似弯曲软铅管的感觉,称为"铅管样强直";若患者合并有震颤,在屈伸关节时可感受到均匀阻力上出现断续的停顿,如同转动齿轮一样,称为"齿轮样强直"。

3. 运动迟缓　表现为随意运动减少,动作开始时为甚,如坐位和卧位时起立困难、翻身、起床、系纽扣或鞋带、穿鞋袜或衣裤、洗脸或刷牙等日常生活活动均发生障碍。由于上肢肌肉强直,患者上肢不能做精细动作,可表现书写困难,写字越写越小,呈现"写字过小症"。面部表情肌少动,表现为面无表情、眨眼少、双眼凝视,称之为"面具脸"。因口、舌、咽和腭肌运动障碍,使讲话缓慢,语调变低,严重时发音单调,吐字不清,使人难以听懂,还可有流涎和吞咽困难。

4. 姿势步态异常　平衡功能减退、姿势反射消失而出现姿势步态不稳,容易跌倒,严重影响生活质量,是病情进展的重要标志,也是致残的重要原因之一。疾病早期患者行走时患侧上肢自然摆臂动作减少,走路时患侧下肢拖曳。行走过程中双脚突然不能抬起好像被粘在地上一样,称为"冻结"现象,病情逐渐加重时双上肢伴随动作消失,双足拖地行走,步幅变小,步速变慢,遇障碍物不敢跨越,走下坡路更为恐惧,称为"慌张步态",这是帕金森病患者的特有体征,表现为迈步时以极小的步伐前冲,越走越快,不能立刻停下脚步。

5. 其他　自主神经症状常见,如便秘、出汗异常、性功能减退、直立性低血压和皮脂腺分泌亢进、吞咽活动减少,可导致口水过多、流涎。精神方面有抑郁、焦虑、认知障碍、幻觉、淡漠、睡眠障碍。疾病晚期可出现智力衰退现象,15%~30%的患者可发生痴呆。

(四)功能障碍

1. 运动功能障碍　本病主要累及运动功能,主要表现为肌张力增高造成的肌强直、静止性震颤、运动迟缓等。

2. 语言功能障碍　表现为构音障碍,说话缓慢,语调变低,发音单调,吐字不清。

3. 吞咽障碍　吞咽活动减少,口水过多、流涎。

4. 精神障碍　抑郁、焦虑、认知障碍,晚期可能出现智力衰退甚至痴呆。

5. 继发性功能障碍　肌肉萎缩、无力、关节僵硬及挛缩、骨质疏松、压疮。

6. 其他　自主神经功能障碍如便秘、体温及出汗异常、直立性低血压。

(五)辅助检查

帕金森病患者血液、脑脊液常规检查无明显异常,脑 CT 扫描或头颅 MRI,可排除其他能导致帕金森病症状的疾病。病理检查可在脑组织的切片中找到路易小体,这是帕金森病的特征性病理改变。

病史资料收集

1. **一般情况** 女、62岁、退休教师。

2. **主诉** 渐进性双上肢震颤3年余,加重半年。

3. **现病史** 患者3年前在静止时先出现左手震颤,后蔓延至右上肢。行走时起步困难,转弯时动作迟缓,给予营养神经、口服多巴胺等药物治疗,曾做头颅MRI检查未见明显异常。近半年双上肢震颤加重,独自进食费力而就诊。为求进一步治疗,以"帕金森病"收入康复医学科。入院查体:患者神志清,精神可,问答正确,吐字尚清晰但语速较慢、语调平;表情刻板,睡眠差。双手静止性震颤,"搓丸样"动作。

4. **查体** 患者神志清,精神可,问答正确,吐字尚清晰但语速较慢、语调平;表情刻板,睡眠差。双手静止性震颤,"搓丸样"动作;双上肢肌张力1$^+$级,双下肢肌张力正常;双上肢肌力4$^-$级,双下肢肌力3$^+$级;行走时呈慌张步态,左上肢无摆臂动作,转弯慢。

5. **临床诊断** 帕金森病。

二、康复评定

（一）主观评定

1. **一般情况评定** 一般情况包括患者的性别、年龄、职业、家庭成员,以及致病因素、发病时间、现病史与既往史、临床诊断、主要脏器功能状态等。

2. **个人及环境因素评定** 基于作业治疗,对患者所处环境进行评定,分析引起作业受限的个人和环境因素,从而针对性地对个人和环境采取干预措施,促进患者的作业表现。

（二）客观评定

1. 躯体功能评定

（1）关节活动范围评定:可用关节量角器分别测定主动关节活动度和被动关节活动度。

（2）肌力评定:多采用徒手肌力检查评定,早期患者肌力下降不明显,可采用等速测试发现帕金森患者的肌力减退。

（3）肌张力评定:常采用改良Ashworth分级评定量表进行评估。

（4）平衡试验:不扶持下采用单足站立、双足站立、双足站立且重心转移、双膝跪立、手足支撑,若上述姿势保持3s为正常,否则为异常。

（5）协调试验:分别进行上肢和下肢的协调试验测定。

（6）呼吸功能测定:可进行肺功能评定。

（7）构音评定:与发音有关的唇、舌、颜面、咽喉的运动评定。

（8）吞咽评定：可通过唾液吞咽测试或吞咽造影录像检查来完成。

2. 日常生活活动能力评定　日常生活活动能力主要包括生活自理（进食、更衣、如厕、洗澡等）、转移、家务劳动及交流等方面，常采用功能独立性评定量表。

3. 认知与心理功能评定　主要对患者进行记忆力、注意力、焦虑与抑郁等评定。

4. 帕金森病专用量表评定　帕金森病专用量表评定包括韦氏帕金森病评定法和Yahr分级评定法。

（1）韦氏帕金森病评定法：韦氏综合评定量表是对手动作、强直、姿势、上肢协调、步态、震颤、面容、言语和生活自理能力九个方面评分，采用4级3分制，0为正常，1为轻度，2为中度，3为重度。每项累加总分为27分，1~9分为早期残损，10~18分为中度残损，19~27分为严重进展阶段（表3-5-1）。

表3-5-1　韦氏综合评定量表

临床表现	生活能力	记分
1. 手动作	不受影响	0
	精细动作减慢，取物、扣扣、书写不灵活	1
	动作中度减慢，单侧或双侧各动作中度障碍，书写明显受影响，有小写征	2
	动作严重缓慢，不能书写，扣扣、取物显著困难	3
2. 强直	未出现	0
	颈、肩部有强直，激发症阳性，单或双侧腿有静止性强直	1
	颈、肩部中度强直，不服药时有静止性强直	2
	颈、肩部严重强直，服药仍有静止性强直	3
3. 姿势	正常、头部前屈<10cm	0
	脊柱开始出现强直，头屈达12cm	1
	臀部开始屈曲，头前屈达15cm，双侧手上抬，但低于腰部	2
	头前屈>15cm，单双侧手上抬高于腰部，手显著屈曲、指关节伸直、膝开始屈曲	3
4. 上肢协调	双侧摆动自如	0
	一侧摆动幅度减小	1
	一侧不能摆动	2
	双侧不能摆动	3
5. 步态	跨步正常	0
	步幅44~75cm，转弯慢，分几步才能完成，一侧足跟开始重踏	1
	步幅15~30cm，两侧足跟开始重踏	2
	步幅<7.5cm，出现顿挫部，靠足尖走路转弯很慢	3

临床表现	生活能力	记分
6. 震颤	未见	0
	震颤幅度 <2.5cm,见于静止时的头部、肢体、行走或指鼻时手有震颤	1
	震颤幅度 <10cm,明显不固定,手仍能保持一定控制能力	2
	震颤幅度 >10cm,经常存在,醒时即有,不能自己进食和书写	3
7. 面容	表情丰富,无瞪眼	0
	表情有些刻板,口常闭,开始有焦虑、抑郁	1
	表情中度刻板,情绪动作时现,激动阈值显著增高,流涎,口唇有时分开,张开 >0.6cm	2
	面具脸,口唇张开 >0.6cm,有严重流涎	3
8. 言语	清晰、易懂、响亮	0
	轻度嘶哑,音调平、音量可,能听懂	1
	中度嘶哑,单调、音量小,乏力,口吃不易听懂	2
	重度嘶哑,音量小,口吃严重,很难听懂	3
9. 生活自理能力	能完全自理	0
	能独立自理,但穿衣速度明显减慢	1
	能部分自理,需要部分帮助	2
	完全依赖照顾,不能自己穿衣进食、洗刷、起立行走,只能卧床或坐轮椅	3

（2）帕金森病病情程度分期评定法:帕金森病病情程度分期评定法是目前国际上较通用的分级评定法,是对功能障碍水平和能力障碍水平的综合评定。日本学者在 Yahr 分级评定的基础上将日常生活活动能力分为三期,一期日常生活无需要帮助;二期日常生活需要部分帮助;三期日常生活需要全面帮助(表 3-5-2)。

表 3-5-2　帕金森病病情程度分期评定法

分期	日常生活活动能力	分级	临床表现
一期	日常生活不需要帮助	Ⅰ级	仅一侧障碍,障碍不明显,相当于韦氏表总评 0 分
		Ⅱ级	两侧肢体或躯干障碍,但无平衡障碍,相当于韦氏量表总评 1~9 分

分期	日常生活活动能力	分级	临床表现
二期	日常生活需要部分帮助	Ⅲ级	出现姿势反射障碍的早期症状,身体功能稍受限,仍能从事某种程度工作,日常生活有轻重度障碍,相当于量表总评10~19分
		Ⅳ级	病情全面发展,功能障碍严重,虽能勉强行走、站立,但日常生活有严重障碍,相当于量表总评20~28分
三期	需要全面帮助	Ⅴ级	障碍严重,不能穿衣、进食、站立、行走,无人帮助则卧床,或在轮椅上生活,相当于量表总评29~30分

 案例延伸2:

康 复 评 定

经过康复评定分析得出以下结论:

1. 肌力评定　双上肢4⁻级,双下肢3⁺级。

2. 肌张力评定　双上肢、双手、双下肢均为1⁺级。

3. 平衡功能评定　坐位平衡3级,站位平衡2级。

4. 日常生活活动能力评分　50/100分,日常生活中度依赖。

5. 构音器官评定　唇、舌僵硬、运动差、力量差,喉上抬略差。

6. 吞咽功能　洼田饮水试验2级。

7. 韦氏帕金森病量表评定　12分,早期残损。

评定诊断:①双侧肢体运动功能障碍;②平衡功能障碍;③吞咽功能障碍;④言语功能障碍。

三、康复目标制订

1. 短期目标　通过合理选用运动疗法、作业疗法和理疗,减轻和控制症状,延缓病情的发展;改善关节活动度,扩大和维持关节活动范围,保持主被动关节活动度满足功能性活动的需要,预防挛缩的发生;加强躯干旋转、重心转移和平衡训练,增强姿势稳定性,平衡反应,安全意识;改善运动幅度、速度和灵活性,促进运动的启动过程及协调功能;进行扩胸训练,维持或增加肺活量及说话能力;纠正不正常姿势,改善步态;维持或改善耐力,预防或减轻失用性萎缩及肌肉无力等。

2. 长期目标　通过康复治疗,预防和减少继发性功能障碍的发生,如肌肉萎缩、骨质疏松、心肺功能下降、肺炎、周围血液循环障碍、压疮等并发症的发生,维持或提高患者的日常生活活动能力,改善生活质量,延长寿命,回归家庭和社会;教会代偿策略,指导患者掌握独立安全的生活技巧,防止和减少继发性损伤;帮助患者和家属调整心理状态。

 案例延伸3：

康复目标制订

1. 短期目标　通过药物治疗及运动疗法、作业疗法等康复治疗手段,减轻和控制症状,延缓病情的发展;改善关节活动度,扩大和维持关节活动范围;加强躯干旋转、重心转移和平衡训练,增强姿势稳定性;改善步态,维持或改善耐力,预防或减轻失用性萎缩及肌肉无力。

2. 长期目标　预防肌肉萎缩、骨质疏松、心肺功能下降等并发症,提高日常生活活动能力,掌握独立的生活技巧,做好患者与家属的心理康复。

四、康复治疗

（一）康复原则

1. 综合治疗原则　目前尚无有效方法阻止帕金森病病理过程的进展,需合理、综合应用各种治疗措施。尤其继发性患者应积极治疗原发病,药物治疗结合各种功能训练,消除焦虑不安、恐惧、抑郁、消极的不良情绪,才能获得较满意和长期的疗效。

2. 节约能量原则　帕金森病患者容易产生疲劳,应采用多种代偿策略,避免抗阻运动,掌握松弛方法,减少疲劳发生。

3. 维持治疗原则　帕金森病是进行性疾病,药物及康复治疗只能改善症状、提高生活质量,但不能改变最终结局,故需给予长期维持治疗。患者及家属需同时参与训练,学会正确的躯干及四肢运动、颜面运动、行走,才能尽可能地延缓病情发展,延长病程。

（二）康复治疗方法

1. 运动训练

（1）松弛训练:肌强直和肢体僵硬、姿势异常为帕金森病的典型症状,通过缓慢而有节奏的前庭刺激,或有节奏的技术,尤其是本体感觉神经肌肉促进法,可使全身肌肉松弛。具体方法如下:

1）振动或转动法：患者坐在振动的椅子上，或坐在转动的椅子上，或在垫上支持位置完成缓慢节奏的转动，可以降低肌张力，改善肌强直。

2）本体感神经肌肉易化法（PNF）：要求由被动到主动、由小范围到全范围进行有节奏的运动。

①患者仰卧位，双上肢交叉抱在胸前或伸直，双髋、膝关节屈曲位，头、肩部缓慢转向左侧，屈曲的双下肢转向右侧，然后再做相反动作，此动作可使肩、躯干、下肢的肌肉松弛。

②患者仰卧位，双侧肩外展约45°，屈肘90°，一侧肩外旋，头转向该侧，对侧肩内旋，然后再做相反动作，如此反复数次，此动作可使颈、肩、上肢的肌肉松弛。

③患者俯卧位，伸髋下被动练习反复屈伸膝关节，可使下肢的肌肉松弛。

3）深呼吸法：可采用腹式呼吸的方法，细呼深吸，并可配合呼吸动作默念"吸、呼"。

4）意念放松法：在安静的环境中，反复默念"静、松"，促进身体放松。

（2）姿势矫正练习：帕金森患者常呈屈曲姿势，表现为头部躯干前倾，肩关节内收，肘和膝半屈位，脊柱后凸，应重点训练伸肌，可通过照镜子让患者通过视觉进行自我矫正，同时应加强颈部和背部伸肌、臀部及腹部肌肉力量的训练。矫正颈部姿势时嘱患者最大幅度的仰头、低头，低头时下颌尽量触及胸部，仰头至双眼垂直注视天花板；左右转头、摆头时，头部缓慢地向左右肩部侧靠，尽量用耳朵去触到肩膀，或用下颌触及肩部。矫正脊柱后凸时嘱患者双肩屈曲上举、外展、外旋，结合扩胸运动，同时配合呼吸，可促进上肢及躯干伸展。矫正下肢屈曲、内收挛缩时应重点训练髋外展、内旋以及膝伸展。

 知识拓展

悬 吊 训 练

悬吊训练是应用主动治疗和训练的概念集合，是一种运动感觉的综合训练系统，强调在不平稳状态下进行运动，可加强中央躯干肌肉、髋部深层肌肉力量，提高身体在运动中的平衡、控制能力和稳定状态。悬吊训练可以松弛肌肉，增加关节活动度，训练患者核心肌肉力量。

（3）关节活动度训练：目的是维持或增加患者主动与被动的关节活动度，尤其是伸展性关节活动度。主要关节部位是颈、肩、肘、腕、指、髋、膝关节，训练每天都要进行，一般采取主动或被动的方法，可配合作业疗法进行，如坐位下推磨砂板。重点是牵拉缩短的、绷紧僵直的屈肌，要注意避免牵拉引起疼痛，防止因骨质疏松造成的骨折，避免用力过大或活动过度造成软组织损伤。

（4）平衡协调训练：训练时有意识地完成跪、坐、站三种体位下的前后、左右重心转移训练，鼓励患者在力所能及的情况下，逐渐增加训练的复杂性，如跪位下重心前后、左右移动；坐位下双侧交叉伸腿、击掌；坐位下上下肢反向运动；坐在巴氏球上晃动躯干；立位下沿直线行走；立位下双足分开与肩同宽站立，重心缓慢向左右、前后移动，尽量配合躯干和骨盆的旋转，同时双上肢也随之大幅度的摆动，这样不仅能训练平衡，同时还有助于放松紧张的上肢和躯干肌肉。

（5）步态训练：训练的重点是加快启动速度和步行速度，加大步幅训练，确保躯干和上肢摆动之间的相互交替的协调，确保重心的顺利转移及步态中足跟－足趾的顺序触地运动。行走时可通过在地板上加设标记来控制步幅及宽度，让患者行走时跨步，避免小碎步。用口令、节拍或节奏感明显的音乐来配合启动速度和步行速度的训练，有利于改善和预防冻结现象。转弯训练时治疗师应及时给予提醒、帮助矫正，并专门给予练习，如将两把椅子相距 2m，让患者按照治疗师的指令，绕椅子做"8"字行走，指导患者双足分开至肩宽，不交叉双足来改变方向。

2. 日常生活活动训练

（1）穿脱衣服：要鼓励患者自己完成穿衣、系鞋带、系纽扣、拉拉链等日常活动，应选择重量轻、舒适、保暖耐寒、容易穿脱的衣服，以提高患者穿脱衣服的能力。要选择穿脱方便、舒适、支撑好、鞋底摩擦力大、有弹性的鞋子，增加步行的稳定性。治疗中要指导患者选择安全省力舒适的体位和技巧完成穿脱衣服。

（2）个人卫生：选择舒适安全的体位洗澡，握牙刷梳子困难时可以增加把柄直径，或使用电动牙刷。可以选择一些辅助具帮助患者洗澡、梳头、剪指甲、剃胡须，为防止洗澡时地滑摔倒，可以铺防滑地毯，在浴室周围安装扶手。

（3）移动和转移

1）坐、站转移：选择最适合患者身体放松、进食、伏案工作高度的椅子，椅背牢靠可以支撑头部，有支撑前臂、方便撑起的扶手，从椅子上转移困难者，可以适当升高椅子后腿高度。训练坐下时，患者背对椅子，大腿后部触及椅子前缘，双手扶住椅子扶手支撑身体向后坐下；训练站起时，将臀部移至椅子前缘，头向前移，双足稍分开，膝屈曲向前，双手支撑推压扶手站起。

2）床上转移：床的高度要适当，床垫硬度适中，睡衣要轻便。先向翻身的方向移动头部，然后屈膝屈腿，用足支撑床面，转向侧的对侧手跨过躯干，用力抓住转向侧床边，随着骨盆的转动完成翻身。

3. 其他训练

（1）面肌训练：一般使用按摩、牵拉及语言指令。如果进食困难，应做下颌、面部及面颊部运动训练，从而提高进食咀嚼功能，注意与颈部控制训练结合。具体动作有皱眉、闭眼、鼓腮、露齿、吹口哨、微笑、噘嘴等。吞咽训练要求患者咀嚼面包、饼干等固体食物，均有助于改善面容僵硬现象。

（2）呼吸训练：教会患者深呼吸训练，强调用腹式呼吸。训练时为患者穿着宽松衣服，在环境安静的地点，仰卧位，双手放在胸壁上，闭上眼睛，深而缓慢地呼吸，并将注意力集中在呼吸声上，放松胸壁紧张的肌肉，用鼻吸气，减轻手部的力量，用口呼气，呼气后期双手逐渐压迫胸壁，随后放松，连续做此训练5~15min。

（3）言语训练：帕金森病患者的言语障碍主要表现声音低沉、说话缓慢，语音短促、缺乏韵律，重音减弱等问题。可进行发音启动训练、持续发声训练、音量音韵控制训练及唇舌、软腭的训练，如交替下颌张闭嘴，噘唇及后缩唇；舌前伸、后缩、上抬、下压、环绕等动作；也可用细毛刷等物直接刺激软腭，或用冰块、冰棒快速擦软腭。

4. 中国传统康复治疗　中药、针灸等治疗方法对改善症状能起到一定的积极作用，另外针对帕金森病设计的体操是有益的，瑜伽、太极拳、舞蹈都可应用于维持锻炼。为了提高帕金森患者的生活质量，延缓病情发展，需长期维持治疗。

 知识拓展

帕金森病的临床治疗手段

1. 药物治疗　帕金森病的药物治疗是临床首选的，也是最主要的治疗手段。药物治疗的原则是从小剂量开始，逐渐增加剂量至获得满意疗效而尽量少出现副作用；治疗方案个体化，根据年龄、症状类型、严重程度、经济承受能力等选择药物。常用药物有左旋多巴及复方左旋多巴，至今仍是治疗帕金森病患者最基本的药物，对震颤、强直、运动迟缓等均有较好疗效。抗胆碱能药物主要是通过抑制脑内乙酰胆碱的活性，相应提高多巴胺效应。临床常用药物是盐酸苯海索、丙环定等。金刚烷胺可促进多巴胺在神经末梢合成和释放。

2. 手术治疗　对于药物难以控制的中晚期或出现药物治疗产生副作用的帕金森病患者，外科手术是一种治疗选择。脑深部电刺激术因其具有可逆性、可调节性、微创、安全而作为手术治疗的主要选择。此外，目前正在研究的干细胞移植治疗帕金森病也为帕金森的治疗与康复带来了希望。

 案例延伸4：

康复治疗方案

1. 近期　①松弛训练，通过本体感神经肌肉易化法使全身肌肉松弛；②强调姿势训练和旋转运动；③关节活动训练；④下肢肌力及耐力训练，强化核心肌群训练，改善躯干活动能力；⑤平衡协调训练，翻身、坐起、坐－站转移训练，步行训练；⑥腹式呼吸训练；

⑦日常生活活动能力训练。

2. 远期 ①放松训练,如意念放松法、呼吸训练;②日常生活活动能力训练;③关节活动训练;④肌力与耐力的训练;⑤医疗体操;⑥中药、针灸等中国传统康复治疗;⑦心理康复。

五、健 康 教 育

当前临床上对于帕金森病尚无根本性治疗方法,无法治愈,生存期5~20年。初期若能得到及时诊断和正确治疗,多数患者在疾病的前几年可继续工作,生活质量较好,中期后逐渐丧失工作能力,疾病晚期,由于严重的肌强直、全身僵硬、活动困难,最终导致卧床不起,常死于肺炎、压疮等各种并发症,因此帕金森病的致残率相对偏高,给患者的日常活动能力以及生活质量带来非常不利的影响。

对于高危人群需要密切监护随访,定期检查,并加强健康教育,重视自我防护。帕金森病患者的饮食无特殊要求,便秘的患者应多饮水、多进食富含纤维的食物。为了减轻症状和障碍,提高生活质量,延缓病情发展,最好每天进行有规律的训练,避免长期不活动。太极拳、有氧体操、舞蹈等均可应用于帕金森患者进行维持性锻炼。早期患者日常生活可自理,中期多数患者需要一定程度的帮助,晚期患者日常生活需要照料。吞咽困难、饮水呛咳的患者可给予鼻饲饮食;长期卧床患者应定期翻身拍背,以避免发生压疮和坠积性肺炎;老年人应注意增强体质,延缓衰老。

小结 ┃ 帕金森病是一种慢性进展性疾病,属于中枢神经系统的锥体外系疾病,早期以肌张力增高引起的强直和震颤为主要表现,逐渐出现特征性表现:面具脸、慌张步态、写字过小征、冻结足,以及各种自主神经功能障碍,在学习过程中要注意掌握这些标志性特征,康复过程中以松弛训练为主,同时兼顾日常生活活动能力的训练,保持患者的日常生活活动能力,延缓残疾的发生。

? 思考与练习

1. 简述帕金森患者的短期康复治疗目标。
2. 帕金森患者会出现哪些功能障碍? 如何进行评定?
3. 帕金森患者的运动功能障碍如何进行康复治疗?

(李向楠)

第六节　阿尔茨海默病康复

1. 认识阿尔茨海默病患者功能障碍,逐步养成尊重患者、关爱患者的职业习惯。
2. 掌握阿尔茨海默病的定义、认知功能评定及训练方法。
3. 熟悉阿尔茨海默病的主要功能障碍、临床表现。
4. 了解阿尔茨海默病的病因、病理。
5. 熟练应用各种评定、治疗技术对阿尔茨海默病患者进行康复评定、治疗及健康教育;具有指导患者进行康复训练及评估康复疗效的能力。能与患者及家属进行良好沟通,开展健康教育。

 导入案例

案例情景

男,75岁,于1年前开始出现记忆力减退,经常失落物品,记不住新认识人的姓名、电话,忘记承诺的事,缺乏主动性,主动活动减少,情绪不稳、易激惹,对人冷淡,甚至对亲人漠不关心。生活基本自理。饮食、睡眠差,定向力、记忆力、判断力、计算力明显减退。CT提示脑萎缩。

工作任务:

1. 请正确收集该患者的病史。
2. 请正确评定该患者的功能障碍。
3. 请对该患者采取合适的康复治疗措施和健康教育。

阿尔茨海默病即老年性痴呆,是一种进行性发展的神经退行性疾病,临床表现为认知和记忆功能不断恶化,日常生活活动能力进行性减退,并有各种神经精神症状和行为障碍。阿尔海默病发病年龄为40~90岁,大部分在65岁以后,女性高于男性。我国发病率在1/10 000左右。平均年龄每增加5岁,阿尔茨海默病患病的百分数将上升2倍,85岁人群的患病率为30%。

一、病　史　收　集

(一)发病原因及病理改变

本病病因及其发病机制目前尚不完全清楚,但年龄增高是重要的危险因素;遗传因素方面发现,本病在某些家族中有遗传倾向,为常染色体显性遗传;另外,神经因子缺乏、机体自身免疫异常等亦可能导致阿尔茨海默病。病理改变主要为大脑皮质弥漫性萎缩，脑沟回增宽，脑回变窄，脑室扩大，神经元细胞大量减少，并可见老年斑等病变。胆碱乙酰化酶及乙酰胆碱显著减少。

（二）临床表现

阿尔茨海默病的临床症状分为两方面，即认知功能减退和非认知性精神症状。认知功能障碍主要表现为记忆力减退、定向力下降，还常伴有高级皮层功能受损如失语、失认或失用；非认知性精神症状包括焦虑、抑郁。根据疾病的发展和认知功能缺损的严重程度，可分为早期、中期、晚期。

1. 早期 发病1~2年，突出症状为记忆力逐渐减退，其中近期记忆力障碍明显，而远期记忆力可保留，注意力下降，运动系统正常。患者表现为经常失落物品，记不住新认识人的姓名、电话，忘记承诺的事及重要的约会；接受新事物困难，对熟悉的工作能做，常感力不从心；看书读报后不能回忆其中的内容，但对往事常能清晰地回忆，且喜欢反复重复。常有定向障碍，突出表现为记不清具体的年、月、日；在陌生的环境可迷路。计算能力减退，100减7、再减7的连续运算很难完成。反应迟钝，思考问题困难。此期患者对自身记忆减退有一定的自知力，力求弥补和掩饰，如主动帮家人做家务，尚能完成熟悉的日常事务，个人生活基本可以自理。

疾病的早期有的患者可出现人格改变，多表现为缺乏主动性、活动减少、孤独、多疑、自私，情绪不稳、易激惹，对人冷淡，甚至对亲人漠不关心。

2. 中期 发病3~10年，远近记忆均明显减退，继而出现智力下降，表现为判断力及理解力下降、计算力丧失、重复语言及无意义的重复动作，出现独立生活困难，主要表现为日常用品丢三落四，甚至遗失贵重物品；忘记自己的家庭住址及亲友的姓名，但尚能记住自己的名字；有时因记忆减退而出现错构和虚构。远期记忆力也受损，不能回忆自己的工作经历，甚至忘记自己生日。定向障碍加重，在熟悉的环境也常迷失方向，找不到自己的房间、床铺。言语功能障碍明显，讲话无序，内容空洞，找词费力；继之，出现理解障碍、命名不能。约30%患者存在失认，以面容失认最常见，不认识自己的亲人和朋友甚至不认识镜子中自己的影像。失用表现为不能正确地完成熟悉的连续动作，如刷牙、洗毛巾。此期已不能工作，难以完成家务劳动，甚至洗漱、穿衣等日常生活也需家人督促或帮助。

患者可有情绪障碍和人格衰退。表现为易于激动、淡漠、抑郁、焦虑和欣快等，可出现妄想、错觉甚至幻觉，找不到物品时怀疑被他人偷窃，或怀疑配偶不贞。多伴有睡眠障碍，部分患者白天思睡、夜间到处走。生活习惯改变、行为紊乱，常捡拾破烂、乱拿他人之物；亦可表现为本能活动亢进，有时出现攻击行为。

3. 晚期 发病10年以上，记忆力、思维及其他认知功能皆严重受损。忘记自己的姓名和年龄，不认识亲人。语言表达能力进一步退化，患者只有自发言语或机械模仿他人语言，内容单调或反复发出不可理解的声音，最终丧失语言功能。患者活动逐渐减少，并逐渐丧失行走能力，甚至不能站立，最终长期卧床，大、小便失禁，发展为淡漠性痴呆。

阿尔茨海默病神经系统检查早期常无定位体征,晚期出现强握、吸吮反射、缄默、步态不稳、共济失调,不伴瘫痪,腱反射正常。部分患者出现帕金森症候群,表现为慌张步态、姿势僵硬,肌张力增高引起四肢屈曲或强直,甚至难以站立和行走。

（三）功能障碍

1. 认知功能减退主要表现为记忆力减退、定向力下降,还常伴有高级皮层功能受损如失语、失认或失用。

2. 非认知性精神症状包括抑郁、焦虑、情感淡漠、冷漠等情感障碍;并可能伴有幻听、视幻觉、合并猜疑或妄想等,表现出语言攻击、身体攻击、行为怪异等活动异常。

3. 社会生活功能减退,由于认知、情感等障碍引起的社交功能障碍会严重影响到患者参与社会的能力。

（四）辅助检查

1. 影像学检查　头CT或MRI可见皮质性脑萎缩和脑室扩大,海马和杏仁核萎缩为特征性改变;PET可显示病变区葡萄糖代谢明显下降。

2. 脑电图　检查脑电图呈非特异性改变,仅见慢波活动增多,以双侧额颞区明显。

 案例延伸1:

病史资料收集

1. 基本情况　75岁男性,记忆力减退1年。

2. 功能障碍　记忆力减退（遗失物品、新近人名及事情遗忘）,存在非认知性精神症状（情绪易变、人格改变）,生活能力下降。

3. 辅助检查　CT提示脑萎缩。

二、康复评定

（一）痴呆程度筛查评定

1. 简易精神状态检查（MMSE）　简易精神状态检查是国内外应用最广泛的认知筛查量表,具有良好的信度和效度,对痴呆敏感度和特异性较高,对识别正常老人和痴呆有较高的价值。

2. 画钟表试验（CDT）　画钟表试验是一个简单、敏感、易行的认知筛查量表,对痴呆筛查确诊率约为75%。

（1）方法:要求患者画一个表盘面,并把表示时间的数目字标在正确的位置,再令患者画上分时针,将指针指到某一时间。

（2）记分:画一个封闭的圆1分;数字位置正确1分;12个数字无遗漏1分;分时针

位置正确 1 分。4 分为认知功能正常，3~0 分为轻、中和重度的认知功能障碍。

（二）记忆功能评定

记忆功能评定常使用的有韦氏记忆量表（WMS）、简易精神状态检查（MMSE）和波士顿命名测验，其中韦氏记忆量表是应用较广的成套记忆测验，共有 10 项分测验，可以对长时记忆、短时记忆和瞬时记忆进行评定。

（三）日常生活活动能力评定

日常生活活动能力评定主要包括基本日常生活活动能力（BADL）和工具性日常生活活动能力（IADL）两部分，国内多采用日常生活活动量表进行评估，该量表是常用的评价老年人日常生活活动能力的工具，共含 20 项测验内容，其中前 8 项检测 BADL 功能，后 12 项评估 IADL 能力（表 3-6-1）。

表 3-6-1　日常生活活动能力量表

项　目	评分
吃饭	1　2　3　4
穿脱衣服	1　2　3　4
洗漱	1　2　3　4
上下床、坐下或站起	1　2　3　4
室内走动	1　2　3　4
上厕所	1　2　3　4
大小便控制	1　2　3　4
洗澡	1　2　3　4
自己搭乘公共汽车（知道乘哪一路车，并能独自去）	1　2　3　4
在住地附近活动	1　2　3　4
自己做饭（包括生火）	1　2　3　4
吃药（能记住按时服药，并能正确服药）	1　2　3　4
一般轻松家务（扫地，擦桌）	1　2　3　4
较重家务（擦地擦窗，搬东西等）	1　2　3　4
洗自己的衣服	1　2　3　4
剪脚趾甲	1　2　3　4
购物	1　2　3　4
使用电话	1　2　3　4
管理个人钱财	1　2　3　4
独自在家（能独自在家待一天）	1　2　3　4

注：每项 4 级，1 分 = 能独自完成；2 分 = 尚能自己完成，但有些困难；3 分 = 需要他人帮助才能完成；4 分 = 无法完成。总分 20~80 分，分数越高，能力越差。

（四）社会参与能力评定

评价患者参与各种社会活动的情况,包括工作、社交以及参与各种娱乐活动等,临床上常使用社会生活能力概况评定量表(RSSA)(表3-6-2)和社会功能调查表(FAQ)。

表3-6-2　社会生活能力概况评定量表(RSSA)

评定内容	评分	
1. 上班或上学情况:与伤病前相同	是 20	否 0
2. 参加社交活动(探访亲友等)	从不参加 0;极少参加 5;正常参加 10	
3. 参加社团活动(工会、联谊会、学会等)	从不参加 0;极少参加 5;正常参加 10	
4. 与别人进行文体活动(打扑克、下棋、参观旅行等)	从不参加 0;极少参加 5;正常参加 10	
5. 与别人进行业余消遣活动(看电视、谈话、上公园、购物等)	从不参加 0;极少参加 5;正常参加 10	

评分标准:根据总分评定,0分:社会生活能力重度障碍;≤20分:社会生活能力中度障碍;20~40分:社会生活能力轻度障碍;60分:社会生活能力正常。

（五）心理功能评定

使用汉密尔顿抑郁量表(HAMD)对焦虑躯体化、体重、认知障碍、日夜变化、迟缓、睡眠障碍、绝望感等7个因子进行评估,以便了解患者的抑郁症状。

 案例延伸2:

康 复 评 定

目前该患者诊断为阿尔茨海默病。

1. 生理功能评定　①简易精神状态检查(MMSE)17分;②画钟表试验(CDT)3分,轻度异常;③韦氏记忆量表(WMS),记忆商(MQ)为58分。

2. 心理功能评定　汉密尔顿抑郁量表(HAMD)评分19分,提示抑郁状态。

3. 日常生活活动能力评定　日常生活活动能力评定得分36分,提示日常生活基本能自理。

4. 社会参与能力评定　社会生活能力概况评定量表(RSSA)33分,提示社会生活能力轻度障碍。

三、康复治疗目标制订

1. 通过综合治疗,维持或改善记忆力、认知、言语功能,尽量保持或提高日常生活活动能力。

2. 预防和减少继发性损伤、意外的发生。

3. 帮助患者和家属调整心理状态,促进患者回归家庭和社会。

 案例延伸3:

康复目标制订

1. **短期目标** 改善患者记忆力、认知能力。

2. **长期目标** ①提高患者日常生活活动能力;②防止跌倒和压疮发生;③保持心理健康,提高生活质量和适应社会的能力。

四、康 复 治 疗

（一）康复治疗原则

阿尔茨海默病为进展性疾病,综合康复训练,实施个体化治疗,应遵循以下原则:

1. 早发现、早治疗。

2. 综合治疗利用各种有效的手段配合药物对患者进行全面、多样化的综合治疗,最大限度发挥残存的功能和技巧,改善记忆力、认知、语言言语等功能。

3. 家庭训练和医生指导相结合,提高生活自理能力。

4. 改造和帮助患者适应环境,减少痴呆的影响。

5. 及时掌握患者的心理需求,给予更多的心理和精神支持,鼓励患者增加社会活动,减少独自活动。

（二）康复治疗方法

阿尔茨海默病患者以进行性认知功能缺陷为主要特征,记忆障碍尤为突出。此后,由于不能回忆以前学到的信息,思维和判断受到影响。由于认知功能障碍和活动减少,阿尔茨海默病患者中晚期后常出现运动功能障碍,影响日常生活活动能力。因此,阿尔茨海默病的康复包括认知康复和运动康复。

1. **认知康复** 认知康复是提高智商的训练,通过训练使患者重获较有效的信息加工和执行行动的能力,以减轻其解决问题的困难和改善其日常生活活动能力。

（1）记忆功能训练:常用记忆功能训练方法包括联想法、背诵法、分解－联合法、提示法。具体操作如下：

1）视觉记忆：先将3~5张绘有日常生活中熟悉物品的图片卡放在患者面前，每卡可注视5s，看后将卡收回，让患者用笔写下所看到的物品名称，反复数次，成功后增加卡的数目。

2）地图作业：在患者面前放一张大的、标有街道和建筑物而无文字的城市地图，先由治疗师用手指从某处出发，沿其中街道走到某一点停住，让患者将手指放在治疗师手指停住处，从该处返回到出发点，反复10次，连续两日无错误，再增加难度。

3）彩色积木排列：用品为6块不同颜色的积木和一块秒表，以每3s一块的速度向患者展示木块，展示完毕，让患者按治疗师所展示次序展示积木块，正确的记"+"；不正确的记"−"，反复10次，连续两日均完全正确时，加大难度进行。

（2）注意力训练：包括注意广度训练、注意的维持与警觉训练、注意的选择性训练、注意的转移性训练、注意的分配训练、对策训练等。在治疗性训练中，要对注意的各个成分进行从易到难的分级训练。由于注意训练需要严格、精确地把握时间，因此计算机辅助的训练是注意障碍训练的有效手段。

1）注意广度训练：在同一时间内给患者快速呈现一定数量的数字、字母、图片或木块等，让患者说出呈现物品的数目，进而说出具体是什么，数量是多少。

2）注意的维持与警觉训练

①视觉：划删训练，要求将图纸上的某个数字、字母划去，可适量增加训练的时间与量。如在纸上连续打印成组的字母或数字如KBLZBOY，让患者用铅笔删去治疗师指定的字母如"B"。反复进行数次，成功后可通过缩小字体、增加字符行数、区分大小写等增加难度，从而提高患者注意力。

②听觉：播放一串数字，治疗师示范给患者在听到数字"3"时按键或敲桌子，然后要求患者每听到"3"或"7"时做出上述反应。

③反应时训练：反应时是指刺激作用于机体后到明显的反应开始所需的时间。治疗师预先向患者说明刺激是什么以及他要做的反应是什么。计时器记录从刺激呈现到受试者的反应开始的时间间隔。例如训练患者对手指的认知，治疗师说"左手示指"后要求患者迅速出示左手示指，记录下患者出现反应的时间。通过不断训练，可使其反应时间明显缩短。

3）注意的选择性训练

①视觉注意选择：在划删训练中加入干扰，将有错误码选择的作业放在其中。例如：将下列字母中的相邻的EH划去，注意要求E在前H在后。FJIWKEOSHDJKRM-CHELWKXBKEDHNOJTEHSXUHWAE。

②听觉注意选择：从有背景声音（可以是乐音或噪声）的录音中听出指定的数字、字母或声音。

4）注意的转移性训练：为患者准备两种不同的作业，如拼图及画画，当治疗人员发出指令"转换"的时候,患者要停止拼图而改画画。

5)注意的分配训练:技能训练以及多种技能的协调性训练是注意分配的主要内容。某种任务达到一定的熟练程度后,加入另一种活动同时进行。任务形式可以是听觉－听觉任务、视觉－视觉任务、听觉－视觉任务。如要求患者一边听录音机,一边画画。

6)对策训练:对策是指调动患者自身主动因素,以学会自己控制注意障碍的一些方法。针对注意分散、有离题倾向或过分注意细节的患者进行自我指导,重点强调患者提高自身主动性。

(3)思维训练:思维是最复杂的心理活动,包括推理、分析、综合、比较、抽象、概括等过程。

1)读取报纸信息:取一张纸,让患者阅读后,首先问患者有关报纸首页的信息,如大标题、报纸的名称等,如回答无误,再请他指出报纸中的专栏如体育、证券、天气预报等;每次回答正确后再训练他寻找其他消息,对真正了解的项目给予相应的分,每次训练均进行比较,分数增加提示进步。

2)排列顺序:给患者三张数字卡或字母卡,让他按由低到高或由先到后的顺序排列,然后每次给他一张数字卡或字母卡,让他根据其数值大小或字母顺序插入已排好的三张卡片之间,正确无误后,再给他几个数字卡或字母卡,寻找其中共同之处(有些都是奇数或偶数,有些都是辅音等)。

3)分类:给患者一张列有30项物品名称的单子,并告诉他30项物品都属于三类(如交通工具、家具、植物)物品中的一类,让他进行分类,若不能进行,可帮助患者。训练成功后,仍给他上面列有30项物品的清单,让他进行更细的分类,如初步分为家具类后,再细分为床、沙发、椅子等,找出不同类之间的关联。

4)解决问题能力训练:由浅入深地让患者解决设想中的问题,如丢钱包该怎么? 提示他先找,找不到可以求助周围的人帮助找。

(4)感知觉功能训练

1)失认的治疗:失认是感知障碍的表现,主要有视觉失认、空间失认。

①视觉失认训练:颜色失认患者可用各种不同颜色的图片和拼图,让患者辨认后进行匹配或拼图形,不正确时治疗师及时纠正,反复训练;面容失认者可先让患者记住身边熟悉的亲人容貌,然后用亲人的照片反复给患者看,把这些照片混入其他照片中,让患者辨认出来。

②空间位置失认的治疗:取一个球及一个盒子,分别将球置于盒子上下、左右、里外等,反复训练,直至患者能正确辨认,然后让患者将球按指令置于盒子不同方位,帮患者恢复空间位置关系。

③空间关系失认的治疗:通过分级活动训练可以帮助患者恢复掌握空间关系的能力。如出示一幅画,可先把其他部分遮住,只给患者看其中一个内容,看懂后再把出示的画面

扩大到两个内容,帮助患者搞懂两者之间的空间关系,再继续扩大画面,直至患者对整幅画的空间关系充分理解。

2)失用的治疗:训练时治疗师通过缓慢、简单的指令,按照先粗大再精细、先分解再连贯、先简单后困难的原则训练。

①结构性失用训练:可采取让患者进行简单抄写或模仿的课题练习,如抄写图形或文字,对文化层次低者可选择有实用价值的训练如叠放衣服。由治疗师先示范患者模仿,直至患者掌握;还可模仿他人搭积木、拼图。

②运动性失用训练:重点加强精细动作训练,治疗师可事先把要做的动作如倒水按步骤分解,先示范给患者看,然后反复训练患者至能独立完成。

③意念性失用训练:此类患者不能按顺序完成指定动作,如刷牙,训练时可通过视觉暗示,将动作逐步分解,演示给患者看,让患者分步练习,在上一个动作要结束时,提醒下一个动作,启发患者有意识活动,直至患者完全掌握。

④意念运动性失用训练:此类患者常缺乏有意识的主动活动,训练前需向患者说明活动目的、方法、要领,设法触动其无意识自发运动。如当患者手握牙刷时,通过触觉提示可自动做出刷牙动作。

3)行为障碍的训练:其目的是积极消除患者的不正常行为,促进亲社会行为,可采用行为治疗配合药物治疗。进行行为治疗时需给患者提供一个安静、安全、布局合理的空间,减少不必要的刺激;最大限度减少与不熟悉人员的接触,对不安情绪提供恰当的宣泄方式;对所有的恰当行为及时给予鼓励;在每次不恰当行为出现后的一段短时间内,如1d,拒绝一切奖励性刺激;在不恰当行为发生后应用预先声明的惩罚;在极严重或顽固的不良行为发生后,给他以厌恶的刺激,如闻樟脑丸。

2. 运动康复　由于认知功能障碍和活动减少,阿尔茨海默病患者中晚期后常出现运动功能障碍,导致肢体运用障碍,而后运动减少或制动造成了运动耐力和体质下降,最终继发性出现肌力下降、运动协调性障碍、步行能力及日常生活活动能力减退或丧失。根据阿尔茨海默病患者运动障碍特点,康复治疗的常用技术包括以下几点:

(1)运动疗法:可以起到扩大关节活动度、增强肌力和活动耐力、提高平衡和协调功能以及提高日常生活活动能力的作用。

(2)作业疗法:包括功能性作业疗法和心理性作业疗法。帮助患者最大限度地改善生活自理、工作及休闲娱乐等日常生活活动能力,提高患者生存质量,帮助患者回归家庭与社会。

(3)日常生活活动能力训练:对生活尚能自理的早期患者,通过选择性"家庭作业"疗法,督促和提醒他们主动完成日常事务劳动。中期除采用上述家庭作业疗法外,还可通过训练来恢复患者丧失的部分生活能力。晚期患者的日常生活活动能力受损严重,训练有一定的难度,应从基本的生活功能开始训练。

（4）其他：包括有氧耐力训练、体育运动、太极拳、单侧健脑操、不对称运动游戏。治疗过程中适时让患者感受到治疗效果和自己的进步，提高其治疗的信心和主动性；也可小组指导，在治疗过程中发挥竞争意识，互帮互学，提高训练效果。

 案例延伸4：

康复治疗方案

1. 认知康复　记忆功能训练、注意力训练、思维训练、感知觉功能训练。
2. 运动康复　运动疗法、作业疗法、日常生活活动能力训练、有氧耐力训练、体育运动等。
3. 心理治疗　进行心理疏导，树立战胜疾病的信心。

五、健　康　教　育

给予老年人调整饮食结构、改变生活方式、加强适度有规律的体育锻炼、进行良好的人际间交流等一系列健康教育措施，以期控制痴呆的进展。

> **小结**　阿尔茨海默病即老年性痴呆是一种进展性疾病，发病原因不明确，没有有效的预防措施，所以本病的健康教育尤为重要，要让老年人和家属都了解本病早期发现、早诊断、早治疗的积极意义。本病引起的功能障碍有多种，本节的阐述以脑的高级功能为主，如认知、感知、言语、记忆、情绪等，在治疗和评定时还要兼顾患者本身的其他功能障碍，并且注意延缓社会功能的衰退。

？ 思考与练习

1. 阿尔茨海默病的概念是什么？常见病因有哪些？
2. 阿尔茨海默病患者康复治疗原则有哪些？
3. 简述阿尔茨海默病患者注意力训练的方法。

（王　颖）

第七节　脑性瘫痪康复

学习目标

1. 认识脑性瘫痪患者功能障碍,养成尊重患者、关爱患者、保护患者隐私的职业习惯。养成刻苦钻研、精益求精的职业精神,救死扶伤的使命。
2. 掌握脑性瘫痪的基本概念、康复评定内容及主要康复治疗技术。
3. 熟悉脑性瘫痪康复治疗常见类型及主要表现。
4. 了解脑性瘫痪的病因、临床表现。
5. 具备开展康复评定、治疗及健康教育的能力。能与患者及家属进行良好沟通;能与相关医务人员团结协作。

导入案例

案例情景

患儿,男,2岁10个月,因"不能独站"来院就诊。患儿系第一胎第一产,母孕期间无感染及其他疾病史,孕34周生产,产钳分娩,出生体重2 700g,产后窒息约1min,生后无黄疸及癫痫史。运动发育落后,10个月会翻身,13个月会坐,15个月会爬行,在1岁6个月时曾在当地被诊断为脑瘫,未经治疗,现2岁9个月,仍然不会站立及行走而来我院门诊以"脑性瘫痪"收入院治疗。

工作任务:

1. 请正确收集患儿的病史资料。
2. 请正确分析患儿的脑瘫分型。
3. 请对患儿进行康复评定。

一、病史收集

脑性瘫痪是指在出生前至出生后1个月内,由于大脑尚未发育成熟,而受到各种损害或损伤所引起的非进行性、永久性、中枢性运动功能障碍和姿势异常综合征。同时往往伴有精神发育迟滞、癫痫、视听觉、语言、摄食等障碍。尽管脑性瘫痪的临床症状可随着年龄的增长和脑的发育成熟而改变,但其中枢神经系统的病变却是固定不变的。

（一）发病原因

1. 妊娠期因素　①子宫内感染:巨细胞病毒、弓形虫病毒、风疹病毒等;②胚胎期中毒:如一氧化碳中毒、汞中毒等;③妊娠期疾病:如糖尿病、高血压等;④母亲与胎儿 Rh 血型不相容;⑤遗传因素;⑥其他:前置胎盘和先兆流产等以及放射线、有机汞等物理、化学因素的影响。

2. 围生期因素　①难产导致的窒息、缺氧;②早产、过期产、剖宫产;③多胎、巨大儿、低体重儿;④颅内出血、核黄疸、低血糖。

3. 新生儿期因素　①新生儿期脑炎、脑膜炎等直接造成脑损伤的疾病;②新生儿溶血、新生儿呼吸窘迫综合征、败血症、重度肺炎等;③脑外伤、一氧化碳中毒等。

(二)临床分型

1. 根据运动障碍性质分类

(1)痉挛型:痉挛型为脑性瘫痪患儿中比例最高的一型,占 60%~70%,主要损伤部位是大脑皮质运动区的锥体系统。其主要特点为肌张力增高,腱反射亢进,关节活动范围变小等导致的姿势异常和运动障碍,主要是屈肌张力增高。上肢典型的表现为肩关节内收,肘关节屈曲,前臂旋前,腕关节屈曲,掌指关节屈曲,拇指内收,其他指间关节掌屈。下肢典型的表现为髋关节屈曲内收内旋,膝关节屈曲,足跖屈,行走时由于大腿内收,足尖着地,呈剪刀样步态。躯干的典型表现为头、颈侧屈,背部扭曲可致脊柱畸形。

(2)不随意运动型:不随意运动型约占脑瘫患儿的 20%,病变部位在大脑深部基底核锥体外系,核黄疸为隐匿病因。

1)手足徐动:主要损伤部位是锥体外系统。主要表现为肢体或面部难以控制的不自主、不协调运动。不自主动作在紧张或激动的情绪状态下加重,安静状态下减少,入睡后则消失。常伴有流涎、咀嚼吞咽困难、言语障碍,通常还会导致平衡障碍。

2)舞蹈动作:表现为肢体快速、不规则、无目的、不对称的运动。肌力减弱,肌张力普遍降低,各关节可过度伸直,膝腱反射常消失,感觉无障碍,时而改变的肌张力影响肢体动作的稳定性。

3)震颤:主要是四肢的震颤,表现为在一个平面内不随意的、节律性颤动,可伴眼球震颤。静止时出现,自主运动时则消失。

(3)弛缓型:弛缓型主要表现为肌张力的低下,难以保持正常的体位。多见于脑性瘫痪的早期。幼儿期以后往往会发展为其他型,尤以手足徐动多见。

(4)共济失调型:共济失调型少见,主要损伤部位为小脑,主要表现为平衡功能障碍,上下肢的不协调,辨距不良,步态不稳,多呈醉酒步态,容易跌倒。另可见头、手部的轻度震颤,眼球震颤最常见。言语缺少抑扬声调,而且徐缓。

(5)强直型:强直型较少见,由锥体外系损伤所致,主要表现为肢体僵硬,活动减少。被动运动时,伸肌和屈肌都有持续抵抗,因此肌张力呈现铅管状或齿轮状增高。无腱反射亢进,常伴有智力落后、情绪异常、言语障碍、癫痫、斜视和流涎等。

(6)混合型:指脑瘫某两种类型或某几种类型存在于一个患儿的身上。如痉挛型脑性瘫痪的患儿同时伴有手足徐动的表现。

2. 根据瘫痪部分分类

（1）单瘫：较少见，指一个肢体的瘫痪。

（2）偏瘫：占20%~30%，指一侧上下肢的截瘫，尤其是上肢的障碍较重，另一侧则正常。

（3）截瘫：占20%~30%，指双下肢的截瘫。临床上指双瘫的轻症，其躯干和上肢也存在一定问题，只是相对下肢而言症状不重。

（4）双瘫：占10%~15%，四肢均受累，但双下肢受累明显重于双上肢。

（5）双重瘫：占30%~40%，四肢均受累，但双上肢受累明显重于双下肢。

（6）三肢瘫：指三个肢体的瘫痪或四肢瘫的不完全型。

（7）四肢瘫：指四肢均受累，四肢瘫痪程度无明显差别，或双下肢受累略重于上肢。

3. 根据病情严重程度分类

（1）轻度：生活能够自理。

（2）中度：生活能够部分自理。

（3）重度：生活完全不能自理。

（三）临床表现

1. 出生后1~6个月内

（1）身体发软及自发运动减少：这是肌张力低下的症状表现，在出生后1个月内即可见到。如果持续4个月以上，则为重症脑损伤，智力低下或肌肉系统疾病的表现。

（2）身体发硬：这是肌张力亢进的症状表现，在1个月时即可见到。如果持续4个月以上，则具有重要的诊断意义。

（3）对外界刺激反应迟钝及无反应：这是智力低下的早期表现。

（4）头围异常：头围是脑的形态发育的客观指标，脑损伤儿往往有头围异常。

（5）体重增加不良、吸吮无力。

（6）固定姿势：往往是由于脑损伤使肌张力异常所致，如角弓反张、蛙位、倒U形姿势等。在出生后一个月就可见到。

（7）手握拳：如果4个月还不能张开，或拇指内收，尤其是一侧上肢存在，有重要诊断意义。

（8）身体扭曲：3~4个月的婴儿如有身体扭曲，往往提示锥体外系统损伤。

（9）头部控制不良：如4个月俯卧不能抬头或坐位时头不能竖直，往往是脑损伤的重要标志。

（10）斜视：3~4个月的婴儿存在斜视及眼球运动不良时，提示有脑损伤的存在。

（11）不能伸手抓物：如4~5个月不能伸手抓物，可诊断为智力低下或脑瘫。

2. 出生后6~12个月

（1）不能翻身：6个月以后还不能翻身，有诊断意义。

（2）不能使用下肢：6~7个月不能使用下肢短暂地支撑体重。

（3）不能使用单手：7~10个月不能使用单手抓玩。

（4）指对指的精细动作不灵活：如捏小东西时指对指不协调，在7~10个月出现有诊断意义。

（5）不能独坐：7个月不能独坐。

（6）不能独站：10个月不能独站。

（7）尖足站立：10个月存在尖足站立。

（8）不能迈步：13~15个月以后，还不会迈步。

（四）辅助检查

1. 影像学检查 CT及MRI能了解颅脑结构有无异常，对探讨脑性瘫痪的病因及判断预后可能有所帮助，但不能据此肯定或否定诊断，脑电图可以了解是否合并癫痫，对治疗有参考价值。

2. 电生理检查 体感诱发电位、运动诱发电位等，对治疗有参考价值。

（五）功能障碍

1. 运动功能障碍

（1）运动发育落后或异常：主要表现在粗大运动和精细运动两方面。运动发育不能按照正常规律达到同一年龄段儿童运动发育的水平。

（2）肌张力异常：是脑瘫最常见的运动功能障碍。主要表现为肌张力过高、肌张力过低，肌张力波动，忽高忽低，肌张力不协调。

（3）反射及运动反应异常：主要表现为原始反应持续存在、病理反射的出现、复杂的运动反应迟钝或缺如。

（4）姿势异常：脑瘫患儿异常姿势多种多样，与肌张力异常、统一用原始反射延迟消失有关。

2. 感觉功能障碍 感觉功能障碍通常比运动障碍轻。

（1）视力缺损：主要见于患儿发生斜视，视力缺损等，患儿发生全盲的情况极其少见。

（2）听觉障碍：约有20%的脑性瘫痪儿童伴有听力受损。

（3）触觉障碍：见于某些偏瘫型患儿。

3. 言语障碍 30%~70%的患儿有口吃、发音不清、失语等。

4. 认知障碍 脑瘫患儿在记忆、学习、集中精力方面多存在困难。约有50%以上的患儿伴有不同程度的智力障碍。

5. 心理功能障碍 心理功能障碍主要表现为性格改变，如固执、反抗、多动、强迫行为、攻击行为甚至自我伤害。强迫行为常在患儿2岁时表现出来，主要表现为反复固有动作，同时有害怕情绪、遗尿甚至尿便失禁。

6. 日常生活活动能力受限

（1）进食困难：脑性瘫痪儿童由于吸吮反射受损，坐位平衡能力低下，上肢运动障碍以及口腔运动与吞咽不协调，出现进食困难与饮水呛咳等问题。

（2）如厕困难：因运动量少，脑性瘫痪儿童可能出现便秘现象。同时，其进出厕所和保持蹲位或坐位平衡亦可出现困难。

（3）跌伤：由于患儿平衡能力差，较正常儿童容易跌倒受伤。

7. 社会参与能力受限　由于社交活动较少，多有退缩和孤独，不善于主动与人交往。

 案例延伸1：

病史资料收集

1. 基本情况　2岁男性患儿，早产，难产。

2. 功能情况　一般情况良好，双手精细动作稍差，生活自理需小部分帮助。双下肢肌张力高，关节活动度差，外展受限，独立站立个步行不能，需大部分帮助。语言发育迟缓，构音障碍，语言表达能力约16个月。

3. 辅助检查　脑电图未见异常；头部CT检查，双侧侧脑室轻度扩大，其余未见异常。

二、康 复 评 定

（一）主观评定

1. 一般情况评定　一般情况包括患儿性别、年龄、受教育经历、家庭成员，以及致病因素、发病时间、现病史与既往史、临床诊断、主要脏器功能状态。

2. 个人及环境因素评定　基于作业治疗，对患儿所处环境进行评定，分析引起作业受限的个人和环境因素，从而可针对性地对个人和环境采取干预措施，促进患儿的作业表现。包括询问家长患儿爱好、所受教育、经济条件、家庭环境。

（二）客观评定

1. 运动功能评定

（1）粗大运动发育：对粗大运动发育的评定，可选择Peabody运动发育量表和脑瘫儿童粗大运动功能评估量表。其中脑瘫儿童粗大运动功能评估量表是用来评价脑瘫患儿在康复治疗中大运动功能状态改变的一种极有价值的评价法。它较敏感，能说明康复治疗的效果，不仅适用于脑瘫患儿，也适用于其他瘫痪患儿在康复治疗中的疗效评价。

（2）精细运动的发育：上肢的精细运动主要表现在手指方面的功能发育。上肢运动中主要的动作是把手伸向物体和放开物体。4个月时一直握拳的手松开；6个月时能用单手向目的物伸抓，能使物体在两手之间传递；8~9个月时，传递更协调熟练，能分别用左右手同时拿着东西。一般在10~12个月完成拇指示指的捏抓动作。手指的独立使用或分离运动需要2岁后才能实现。目前国内评价手功能常采用的是九孔柱测试，该评定方法能反映手的灵活性,具有可靠、有效、简便、省时和价廉的特点。主要器具为九孔柱板、小柱、容器、秒表。从拿起第一根小柱到拔出最后一根小柱放回到容器为止,记录每次操作的时间。先测利手,再测非利手,分别计时。

（3）肌力评定:临床上多采用徒手肌力检查,肌力分为6级（0~5级）。

（4）肌张力评定:1岁以上患儿目前多采用改良Ashworth分级评定量表。但是年龄较小的患儿（1岁以下）,其肌张力评定指标量化比较困难,可参考肌张力评定分类法（表3-7-1）。

表3-7-1　肌张力评定分类表

检查方法		评定	
		肌张力亢进	肌张力低下
安静时	肌肉形态——望诊:肌肉的外观	丰满	平坦
	肌肉硬度——触诊:肌肉的硬度	硬	软
	伸张性——过伸展检查,被动检查	活动受限	关节过展
		抗阻力增加	抗阻力降低
活动时	摆动度——摆动运动检查	振幅减少	振幅增加
	姿势变化——姿势性肌张力检查	肌紧张	无肌紧张变化
	主动运动——主动运动检查	过度抵抗	关节过度伸展

（5）关节活动度评定:1岁以内小儿可通过检查关节活动度了解肌张力情况。主要进行如下检查:

1）内收肌角:小儿仰卧,检查者握住其双膝关节使下肢保持伸直位,然后缓慢向两侧展开双下肢至尽可能大的程度,测量两大腿之间的角度（图3-7-1）。1~3个月小儿为40°~80°,4~6个月小儿为80°~110°,7~9个月小儿为100°~140°,10~12个月小儿为130°~150°。

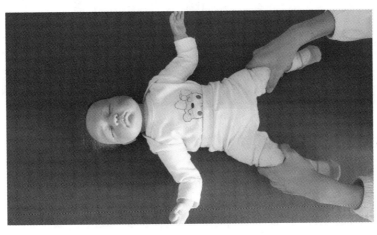

图3-7-1　内收肌角（股角）

2）腘窝角：小儿仰卧，屈曲大腿呈膝胸位，然后展开小腿使其尽量伸直，骨盆不离开床面，测量小腿与大腿之间的角度（图 3-7-2）。1~3 个月小儿为 80°~100°，4~6 个月小儿为 90°~120°，7~9 个月小儿为 110°~160°，10~12 个月小儿为 150°~170°。

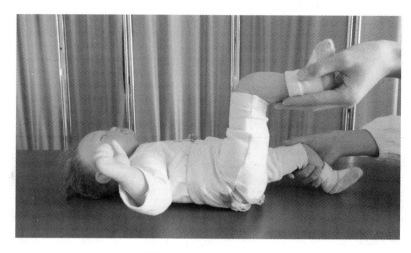

图 3-7-2　腘窝角

3）足跟碰耳试验：小儿仰卧，扶小儿足部向同侧耳方向尽量牵拉，骨盆不离开桌面，测量足跟与髋关节的连线与桌面的角度。

4）足背屈角：检查者拇指抵住小儿足底，其他手握住小腿及足跟，将足向小腿方向背屈，观察足背与小腿前面的角度（图 3-7-3），正常 1 岁以内小儿 60°~70°。小于此角说明肌张力偏低，大于此角说明肌张力偏高。

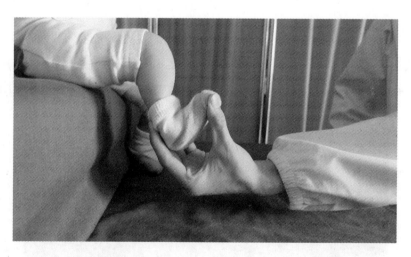

图 3-7-3　足背屈角

（6）平衡功能评定

1）传统的观察法，如 Romberg 检查法。

2）量表评定法，如 Berg 平衡量表、Tinnetti 量表及"站立 - 走"计时测试。

3）定量姿势图即平衡测试仪评定。

（7）步态分析：综合分析步态周期、关节角度变化的数据，能够比较客观地评价髋关节、膝关节、踝关节和骨盆的功能，对患儿的步行姿势得出正确的判断，从而指导康复训练。

2. 神经发育综合评定　神经发育综合评定主要针对各类反射和反应出现与消失的时机，以及反射和反应的表现。

（1）原始反射：在小儿出生时已存在，1岁内相继消失，反射中枢在脊髓和脑干水平。持续阳性会造成异常的姿势、肌张力、和运动模式，阻碍正常的运动发育。原始反射的本质属于姿势反射。

1）紧张性迷路反射：小儿头部在空间位置改变时，经迷路感受器传入脑干反射中枢而诱发。分别检查小儿仰卧位和俯卧位时的表现。头正中位，上下肢伸展。仰卧位阳性反射表现为小儿头后仰，肩关节回缩，躯干呈弓状反张，若小儿全身伸肌张力增高，则呈完全的"伸展模式"。俯卧位阳性反射表现为头前屈，四肢屈曲，肩内收，双臂被压于胸部下面而不易被拉直，两手握拳，髋关节屈曲抬高，耻骨无法贴近检查台，全身屈肌张力增高时，呈现完全的"屈曲模式"，正常2个月内呈阳性，3~4个月仍不消失属于异常，持续阳性阻碍运动发育，如抬头、翻身、坐、站和上肢活动等。阳性反射不仅出现在卧位，坐、站时也可表现出来。

2）紧张性颈反射：小儿颈部关节和肌肉受到牵拉而引起的本体感受反射，反射中枢在脑干。

①非对称性紧张性颈反射：检查时小儿仰卧，头居中，上下肢拉直，然后将小儿头转向一侧，阳性表现为小儿面朝向上侧的上下肢伸展，对侧上下肢屈曲，犹如"击剑"姿势。正常3~4个月消失，持续阳性阻碍小儿头和四肢运动发育。

②对称性紧张性颈反射：将小儿从俯卧位抱起，将其头颈尽量前屈和背伸。阳性反射为：当将小儿头屈曲时，其上肢屈曲、下肢伸展；当将小儿头伸展时，其上肢伸展，下肢屈曲。正常5个月左右消失，持续阳性影响小儿抬头、四肢运动发育，头和躯干的平衡能力。

3）躯干侧弯反射：用手轻划背部脊柱旁2cm处的皮肤，从肩胛下角划至同侧髂嵴，阳性反射表现为小儿躯干迅速弯向刺激侧。4个月后消失，最迟6~8个月消失。持续阳性不易取得坐位平衡。

4）足跖屈反射：按压足底趾球部，足趾跖屈。9~10个月后消失，持续阳性阻碍小儿站立和行走发育。

（2）自动反应（保护性反射）：脑瘫患儿各种保护性反射延迟出现或不出现。早期纠正的重要环节是调正反应，可以通过几个基本步骤实现。

1）翻正反应：又称调正反应，除视觉调正反应中枢在大脑皮质外，其余均在中脑。调正反应是小儿头和身体位置在空间发生变化时，小儿头颈、躯干和肢体立即恢复到正常姿势和体位的反应。

①颈旋转调正反应:仰卧位,头居中,上下肢伸展,将小儿头转向一侧,小儿整个身体随即向头旋转的方向侧转,正常在 4 个月内呈阳性,4 个月后消失。

②头偏斜调正反应:小儿背向检查者,检查者双手扶持小儿两侧腋下,使小儿垂直悬空,然后慢慢将小儿身体向两侧倾斜至 45°,正常 6 个月婴儿能在身体倾斜过程中不断调正头部位置,使头部竖正,两眼保持在同一水平。先蒙住小儿双眼进行测试,为迷路立直反应。去除蒙布测试为视性立直反应。

③拉坐头调正反应:小儿仰卧,头居中,检查者双手握住小儿两侧手腕,慢慢将其拉起到坐位,正常 3 个月婴儿拉坐起时头抬起与躯干在同一平面,4 个月后能主动屈颈,头抬起,6 个月时有良好的头部调正能力。

2)抬躯反应:检查者用手托起小儿胸腹部,使呈俯卧悬空位。4~5 个月婴儿能抬头,躯干充分伸展,6~8 个月小儿髋部也能充分伸展,头、躯干和双下肢大致处于悬空水平俯卧位。肌张力低下者,头、躯干、下肢不能伸展而呈倒 U 形。痉挛型患儿则表现为抬头困难,上肢屈曲,下肢内收、交叉、僵直、踝跖屈。

3)保护性伸展反应:反射中枢在大脑皮质。当小儿头、上身快速向前后、左右方向倾斜时,小儿上肢迅速伸展,呈现保护反应。一旦出现,持续终身。

①降落伞反应:检查者扶起小儿两侧腋下将其抱起,然后突然将其头和上身快速送向前下方,使其头和上身呈悬空倒位,阳性表现为小儿立即伸展两臂和手指,双手臂似做向下的保护身体的动作。正常 6 个月呈阳性。

②上肢侧方保护反应:置小儿坐位或扶坐位(扶持髋部),检查者轻推其一侧肩部或将其坐位一侧抬高,使小儿身体倾斜而失去平衡,观察小儿上肢能否作出相应的保护反应,分别测试小儿上身向前后、左右四方位时的反应。正常 6 个月小儿有向前方的上肢保护伸展动作,8 个月时两上肢能向两侧作保护反应,10~12 个月后两上肢能作出向后的保护反应。

4)平衡反应:平衡反应中枢在大脑,正常小儿在卧、坐、站、走等活动中的平衡反应于 1 岁前后相继出现,持续终身。脑瘫患儿往往不能作出恰当的平衡反应。

①倾斜反应:小儿仰卧或俯卧于平板上,慢慢抬高一侧平板,使小儿身体倾斜失去平衡,小儿出现迅速使自己头和上身偏移至抬高侧,且抬高侧上下肢出现向外伸展的平衡反应。

②坐位平衡反应:小儿坐位或扶坐,抬高一侧平板或平台,或轻推小儿一侧身体,使其身体倾斜失去平衡,正常 10 个月立即作出坐位平衡反应,头和上身弯向抬高侧,且该侧上下肢同时外展、伸展,从而恢复坐位平衡。

③立位平衡反应:小儿站立或扶站于平板上,分别使小儿身体向前、后、左、右方位失去平衡,前后倾斜时主动前后迈步,左右倾斜时一侧下肢向另一侧伸出,以支撑体重保持

不倒。(当身体向右倾斜时,其右下肢立即跨移至左侧,向左时相反。当身体向前倾斜时,一侧下肢迅速后移一步,后仰时动作相反。)正常15个月时能作出向前方的平衡反应,18个月时能作出向左右方向的反应,24个月时能作出向后方的反应。

3. 功能独立性评定　功能独立检查包括18个项目并组成6个维度,功能独立性评定能反映脑瘫儿童功能状态及残疾水平。

4. 日常生活活动能力评定　目前儿童使用的日常生活活动评价量表是由胡莹媛修定的,该量表包括9个部分:个人卫生动作、进食动作、更衣动作、排便动作、电器使用、认识交流动作、床上运动、移动动作、步行动作,共50项,评分按完成的程度每项有2分、1.5分、1分、0.5分、0分共5个评定级别,满分100分。

5. 智能精神行为评定

(1)智能损伤:评定方法主要有丹佛发育筛选测验、韦氏儿童智力量表和中国－韦氏幼儿智力量表、图片词汇测验、格赛尔筛查和诊断方法、适应行为测验等。对伴有严重视听觉、语言障碍和运动姿势异常的脑瘫患儿,可用临床观察判断等方法。

(2)精神行为评定:儿童神经心理量表测量,国际上被人们广泛应用的成套儿童神经心理量表有两种,即哈斯坦－瑞德儿童量表和鲁尼利亚－尼布拉丝卡儿童神经心理量表。评定认知功能障碍的方法主要有认知评定成套检测、认知偏差问卷。儿童适应行为量表能有效地评价患儿的功能水平;适应商数采用量化形式,排除年龄因素的影响,有利于更客观地进行横向对比和康复前后纵向比较。

6. 言语功能评定

(1)语言发育评定:采用中国康复研究中心拟定的S-S法进行语言发育迟缓检查,测查内容包括符号形式与指示内容关系,促进学习有关的基础性过程和交流态度三个方面。

(2)构音能力评定:采用中国康复研究中心拟定的构音障碍检查法进行评定,包括构音器官运动检查和构音评定两部分。痉挛型双瘫患儿语言听理解与口语表达一致,痉挛型四肢瘫和手足徐动型脑瘫患儿听理解与口语表达发育分离,理解明显好于表达。手足徐动型、共济失调型和痉挛型四肢瘫患儿构音障碍突出。偏瘫患儿较少发生语言问题。

痉挛型双瘫主要有语音偏低、语流稍短、轻度歪曲或置换性发音。口语表达发育不受阻等问题。痉挛型四肢瘫主要有发音费力、语音低、语流短、较重的歪曲或错误性发音,口语表达发育受阻。手足徐动型主要有发声困难、语流短促、断续、语调异常、严重歪曲和错误性发音。口语表达发育明显受阻。共济失调型主要有语调单一、语速缓慢、发音费力和不准,口语表达发育轻度受阻。

7. 感觉功能评定　感觉功能评定包括视觉和听觉的测试,以及深、浅感觉的测定。

案例延伸2：

康 复 评 定

1. 精神发育评定　精神状态良好，智力正常，无异常行为表现。

2. 肌力评定　双上肢肌力 5 级，双下肢肌力 4 级，腰腹肌肌力 3 级。

3. 肌张力评定　全身肌张力增高以双下肢为主，双上肢各屈肌肌群肌张力轻度增高，双下肢大腿内收肌群、腘绳肌及小腿三头肌肌张力明显增高。

4. 关节活动度评定　下肢各大关节活动范围变小，股角 70°，足背屈角双侧 −10°，腘窝角双侧均 70°。

5. 反射发育评定　原始反射（−），卧位、坐位立直反射（＋），坐位平衡反应（＋），立位立直反射及平衡反应（−）。双侧膝腱反射亢进、跟腱反射亢进。

6. 姿势与运动发育评定　①仰卧位姿势对称，可两侧翻身，呈圆滚样，但较灵活；②俯卧位可四爬，骨盆分离动作差，呈兔跳样四爬；③坐位呈弓背坐，骨盆后倾，坐位支持点在骶髂关节；④扶站立位，髋关节屈曲，尖足，下肢内收内旋，膝关节伸展不充分，双足外翻，稳定性差，不能独站及行走；⑤手指抓握、抓捏动作不灵活，手眼协调性差。

7. 言语发育评定　能说 2 个字的词，说话吐字不清，发音不准。

8. 辅助检查　脑电图未见异常；头部 CT 检查，双侧侧脑室轻度扩大，其余未见异常。

三、康复目标制订

康复的主要目标是使脑瘫患儿在运动功能、精神功能上获得最大限度的康复，达到生活自理，为将来上学、参加社会活动、劳动和工作奠定基础。

（一）总体目标

1. 防治畸形。

2. 纠正肌张力使其趋于正常化。

3. 鼓励对称性活动和双手的活动。

4. 促进接近正常和正常的运动和技能。

5. 早期限制较轻侧肢体对较重侧肢体的代偿。

6. 努力改善较重的一侧肢体功能。

7. 鼓励儿童学做与日常生活有关的活动。

（二）痉挛型脑瘫康复目标

1. 减轻痉挛。

2. 阻止异常姿势和运动模式。

3. 促进总体运动模式的分离。

4. 尽量避免诱发异常反射活动,尤其注意不可让患儿头持续地转向一侧。

5. 应用反射性抑制技术。

6. 预防肢体变形。

（三）不随意运动型脑瘫康复目标

1. 增强头、肩胛带、躯干和髋关节的稳定性。

2. 鼓励保持在不自主运动最少的位置上。

3. 促进分段运动。

4. 学会双手抓握以控制不随意运动。

（四）共济失调型脑瘫康复目标

1. 提高膝立、站立和步行的平衡能力。

2. 学会稳定的站立和步行。

3. 控制不稳定地摇晃身体,尤其是双手。

（五）迟缓型脑瘫康复目标

1. 促进自发运动出现。

2. 提高肌力、肌张力,增加肌肉容积。

 案例延伸3:

康复目标制订

1. **近期目标** ①实现独站及扶走;②可将小物品放入瓶中,能搭 2~3 层积木;③能够说出由 3 个字组合起来的词。

2. **远期目标** ①独走;②实现生活自理,满足上学及工作需求;③可以进行一般交流。

四、康复治疗

（一）原则

1. "三早"原则 早发现、早确诊和早治疗。

2. 综合治疗原则 利用各种有效的手段对患儿进行全面、多样化的综合治疗,除了针对运动障碍进行治疗外,对合并的语言障碍、智力低下、癫痫、行为异常也需进行干预。

3. 个体化原则 应在遵循各型脑性瘫痪训练总目标的前提下,根据每个儿童的具体问题采取相应的措施,要遵循个体化的训练原则。

4. 促进适应原则　要了解患儿的心理特点,使儿童对治疗感兴趣,活动项目要多变,促进其主动参与活动的动机及适应性。

5. 持之以恒原则　脑性瘫痪的康复是个长期的过程,短期住院治疗不能取得良好的效果,许多治疗需要在家庭完成,家长和医生需要密切配合,共同制订训练计划,评估训练效果,在医生指导下纠正不合理的训练方法,持之以恒,循序渐进。

(二)方法

1. 运动治疗

(1)控制关键点:控制关键点是指治疗师在患儿身上的特定部位进行调节,使患儿痉挛减轻,同时可促通正常姿势和运动的手法,博巴斯技术(Bobath technique)将这个特定部位称为关键点。关键点多选择在身体的近端,随治疗进展渐渐以被动保持来减少操作,并移向肘、手、手指、膝关节、踝关节、足趾远端部位,增加脑瘫患儿自己的意图性运动。

1)头部关键点的控制

①头部前屈(伴有肩胛带的屈曲)(图3-7-4):使患儿头部前屈,可以使全身屈曲模式占优势,抑制伸展模式,促进屈曲姿势。

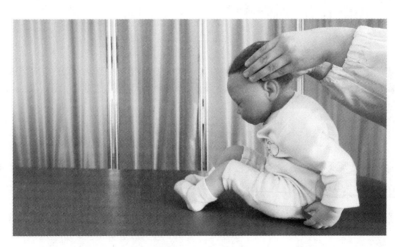

图 3-7-4　头部前屈

②头部后伸(伴有肩胛带的伸展)(图3-7-5):通过患儿头部后伸,可以使全身伸展占优势,抑制全身屈曲模式,促进伸展运动。

③头部回旋:患儿头部向左或向右回旋,可抑制或破坏全身性伸展模式和全身性屈曲模式,诱导出体轴回旋,四肢的外展、外旋模式和内收、内旋模式。

2)肩胛带关键点的控制

①肩胛带前突:治疗师双手握持患儿两肩胛带处并向前方推,或者向前方牵拉患儿的双上肢,使两肩胛带向前方突出。使全身屈曲模式占优势,能抑制头向后方过伸展的全身伸展模式状态,同时可促进上肢的伸展和各方向伸展的动作能力。

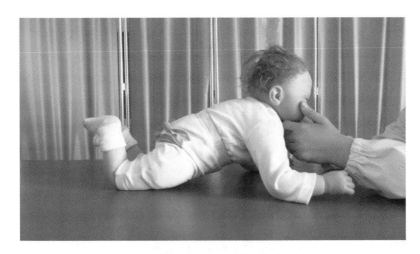

图 3-7-5 头部后伸

②肩胛带后退（图 3-7-6）：治疗师双手握持患儿两肩胛带处并向后方牵拉，使两肩胛带退向后方。这样可使全身伸展模式占优势，可以抑制因头部前屈形成的全身性屈曲状态，促进抗重力伸展活动。注意操作时，保持或操作双肩胛带，不要操作上肢，否则会使肩胛带的肢位发生变化。

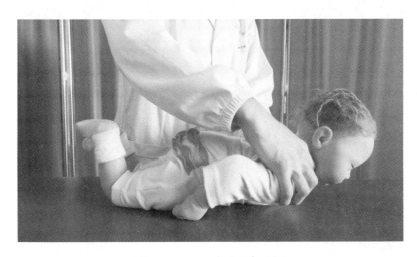

图 3-7-6 肩胛带后退

3）肩关节关键点的控制

①肩关节内旋：使患儿前臂处于旋前状态，然后使两侧肩关节完全内旋，主要用于手足徐动等不随意运动型脑瘫，可抑制其全身伸肌的痉挛。不可用于痉挛型脑瘫患儿。

②肩关节外旋：使患儿前臂处于旋后状态，然后使两侧肩关节完全外旋，主要用于痉挛型脑瘫，可抑制其全身屈曲模式，促进全身伸展。不可用于不随意运动型脑瘫患儿。

4）躯干（脊柱）关键点的控制

①躯干前屈（图 3-7-7）：脑瘫患儿若在仰卧位上呈现非常明显的全身性伸展模式

时,可应用强制使躯干屈曲的手法,达到减少全身过度紧张的目的,这就是所谓的"抱球姿势"。

②躯干后伸(图3-7-8):通过手法使患儿躯干后伸,形成全身伸展模式,能抑制全身性模式,达到促进伸展姿势和伸展运动的目的。

③躯干回旋:通过手法使患儿躯干回旋,以破坏全身性屈曲、伸展模式,促进体轴回旋运动和四肢回旋运动。

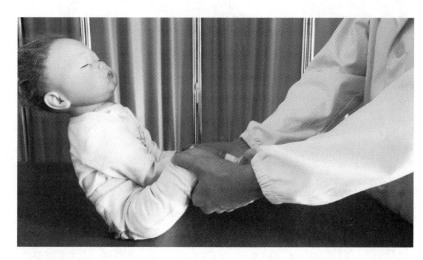

图3-7-7 躯干前屈

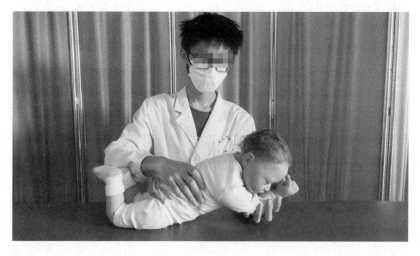

图3-7-8 躯干后伸

5)骨盆带及下肢关键点的控制

①骨盆带前倾(图3-7-9):坐位训练时,使患儿骨盆带前倾,可使患儿上半身以伸展模式占优势,下半身以屈曲模式占优势;立位时,使患儿骨盆带前倾促进全身屈曲模式。

②骨盆带后倾(图3-7-10):坐位训练时,使患儿骨盆带后倾,可使患儿上半身以屈曲模式占优势,下半身以伸展模式占优势;立位时,使患儿骨盆带后倾促进全身伸展模式。

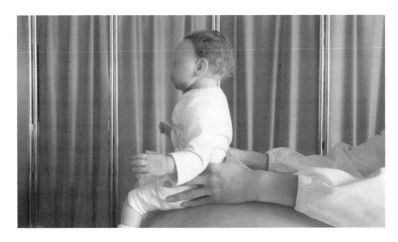

图 3-7-9　骨盆带前倾

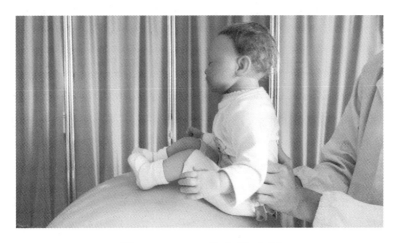

图 3-7-10　骨盆带后倾

③下肢屈曲：使患儿下肢屈曲时，促进下肢外旋、外展及踝关节的背屈。

④足趾背伸：使患儿足趾，特别是外侧的第3~4趾背伸时，可抑制下肢的肌肉痉挛，促进踝关节背伸及下肢的外旋、外展。

（2）头颈部控制

1）对痉挛型患儿操作：患儿仰卧位，治疗师双前臂轻压患儿双肩，双手托住患儿头两侧，使颈部伸展，再用双手轻轻向上抬起患儿头部。然后双手拉住患儿肘部，抬高上臂并外旋，拉起患儿。

2）对弛缓性患儿操作：将患儿俯卧位置于床上，利用声响等刺激，诱使患儿抬头，对症状严重患儿，可帮其抬头。

（3）躯干旋转训练：患儿取得较好的头部控制能力后应立即进行躯干旋转训练。

1）上肢带动旋转：患儿仰卧位，下肢屈曲立位，固定下肢，双手交叉握住患儿上肢，使其上举，用力带动患儿从仰卧位旋转至侧卧位，同时，协助其完成头、躯干、骨盆和下肢的旋转。

2）下肢带动旋转：患儿仰卧位，双手分别握住患儿踝关节，左右交叉，用力带动患儿身体旋转至侧卧位,同时协助头、躯干和骨盆的旋转。

（4）爬行训练

1）骨盆控制：患儿仰卧位,双下肢屈曲,治疗师协助其骨盆抬起。

2）支撑训练：使患儿俯卧于楔形垫上,逐渐训练肘支撑－前臂支撑－手支撑－手膝跪立位。

3）爬行训练：初期,进行单肢训练,左手－右膝－右手－左膝,动作熟练后可逐步过渡到正常爬行动作与速度。

（5）坐位训练

1）痉挛型：患儿坐位,脊背伸展,治疗师坐于患儿身后,双上肢从患儿腋下穿过,双臂顶住患儿双肩,两手分开患儿大腿,并使其外旋,按压患儿双膝,使下肢伸直。

2）弛缓型：为使患儿能坐位抬头挺胸,一手扶患儿胸部,另一手扶腰,相向用力,协助患儿保持坐位。

（6）站立训练：双手扶住患儿的髋部,让双腿分开站立,当患儿站立训练较好时,可向侧方轻推患儿,使其学会重心的左右转移。也可以向前后方向轻推患儿,以训练站立平衡的能力。随着患儿站立平衡能力的改善,可将扶住患儿的肩部,增加其站立训练的难度。

（7）行走训练：可以让患儿在平行杠中练习行走。也可提供学步车练习行走。当患儿行走能力改善,但仍然害怕跌倒时,可以用一条宽布带交叉系于其胸前,治疗师牵着布带,跟在患儿后面予以保护。

（8）抓握和伸手取物训练

1）患儿的手常常紧握呈拳状,可以采用博巴斯（Bobath）技术,用手轻轻敲击患儿手的外缘而使之松开。叩击的顺序是从小指到腕部。

2）患儿可以张开手但抓握有困难时,可将物体放入其手中,帮助其屈曲手指抓握物体。

3）患儿能较好地抓握置于手中的物体后,应鼓励其伸出手去抓握物体。

2. 作业治疗　主要针对进食、穿衣、如厕等功能的训练。

（1）进食训练：进食是孩子最先发展的、满足自身需要的能力之一。

1）体位：进食时,患儿头部略向前倾,背部伸直、双侧肩内收、髋关节屈曲,双下肢略分开,膝关节屈曲略高于髋,双足底有所支撑。

2）口腔、舌及下颌的控制：控制口部功能,纠正流涎,增加唇、舌力量,增加咀嚼能力,控制伸舌、饮水等。

3）吞咽、咀嚼功能的训练：将食物放在口腔侧面,训练其咀嚼功能。训练中出现咬合反射时,不能将勺强行拉出,应等待患儿自动松开,或轻轻将舌向下压,患儿则会松口。

（2）穿衣训练：选择宽大、简单的，能够容易分清左右、前后的衣服进行训练。可在保持坐位平衡的情况下进行训练。

1）若患儿为偏瘫型，宜先穿偏瘫侧。

2）如上肢有屈曲痉挛，应先对上肢进行缓慢的牵伸，然后再将其带入衣袖内。

3）如下肢伸直痉挛，可将双手置于患儿的下腰部并轻轻用力，使其上身前倾，髋、膝屈曲，然后再进行衣物穿着。

4）对于经常将衣服穿倒或穿错左右鞋的患儿，应在衣服和鞋子上做其能够识别的提醒标记。

（3）如厕训练：具备膀胱、直肠的控制能力是保证如厕训练取得成功的先决条件，患儿必须具备头部和躯干控制，采取臀部坐位，膝部弯曲并分开，两脚平贴于地面，独立坐于坐便器上。适当的排便体位将有助于如厕训练取得成功。

3. 言语治疗　对脑瘫患儿的言语治疗主要包括控制全身的异常动作，构音器官训练（舌的训练、呼吸训练、吸吮训练和咀嚼训练），发声训练和言语沟通训练。

4. 物理因子治疗　常可采用水疗、蜡疗、红外线治疗等，改善患儿感觉功能，减低肌张力，缓解痉挛。亦可配合生物反馈疗法、功能性电刺激和痉挛肌电刺激等治疗。

5. 矫形器及辅助器具的应用

（1）矫形器的选用

1）手部矫形器：矫正拇指内收、腕关节掌屈。

2）踝足矫形器：防止和矫正足的变形。

3）短下肢矫形器：矫正尖足、足内翻、足外翻。

4）长下肢矫形器：支持体重，防止膝关节屈曲、挛缩，抑制膝关节过伸展，促进膝关节稳定。

5）髋关节矫形器：固定腰椎，限制腰椎的屈伸。

6）骨盆矫形器，防止髋关节过度伸展，限制髋关节内、外旋和过度内收或外展，防止髋关节屈曲挛缩，抑制髋关节不随意运动。

7）脊柱矫形器：体重的支撑，限制脊柱运动，脊柱对线的维持及矫正，缓解疼痛，防止进一步损伤，协助无力的肌肉，并预防和矫正畸形。

（2）辅助器具：包括坐位、立位、步行、移动、日常生活等不同用途的器具。

6. 心理治疗

（1）与患儿建立良好的医患关系，固定治疗师，不要轻易更换。

（2）多与患儿沟通交流，鼓励多与他人交往，消除恐惧心理，锻炼社交能力。

（3）指导家长帮助患儿克服依赖心理，鼓励患儿自己动手做事，培养独立意识。

7. 其他

（1）药物治疗，如脑神经营养药、肌肉松弛药、活血药等。

（2）选择性脊神经后根切断手术是治疗痉挛性脑瘫的一种非常有效的方法；

（3）中医传统康复治疗。

（三）以痉挛型双瘫患儿的训练为例

1. 俯卧位两肘、手支撑训练

（1）患儿俯卧位，治疗师双手控制患儿的双肩，使患儿用前臂支撑。然后，双手再向上、向后方旋转，再往下压，使患儿双手支撑，并使患儿躯体缓慢地前后移动，增强其上肢关节负重能力，提高躯体在手支撑位的稳定性（图3-7-11）。

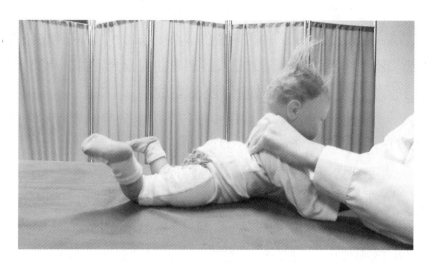

图 3-7-11　前臂支撑负重训练

（2）患儿俯卧位，以肘支撑将上身抬起，治疗师可扶持肘关节使其保持伸展，并用玩具诱导患儿头部左右回旋或诱导患儿在单肘支撑下另一手取物（图3-7-12）。

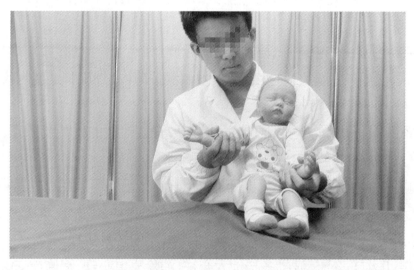

图 3-7-12　单手支撑取物训练

（3）患儿俯卧于三角垫高的一端，使其脊柱与下肢伸展，治疗师于患儿肩关节处加压，并使患儿躯体缓慢的向左右方向移动，增加其双上肢支撑负荷体重（图3-7-13）。

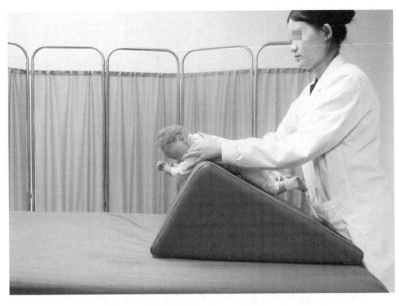

图 3-7-13　双上肢支撑训练

（4）患儿俯卧于三角垫进行手支撑训练时，可由家长或其他治疗师予以玩具逗引，诱导患儿主动抬头及头部的左右回旋，同时促通躯体在手支撑位的稳定性。

2. 从两手支撑到四爬位的转换、平衡训练

（1）患儿俯卧位，治疗师位于患儿身后，使患儿从俯卧位到前臂支撑，治疗师控制患儿两下肢使其成为爬行动作，当患儿由前臂支撑转换成手支撑时，两下肢自然支撑（图 3-7-14）。

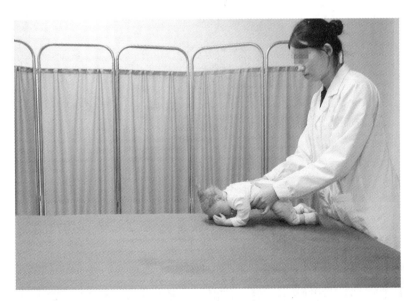

图 3-7-14　四点支撑训练

（2）患儿俯卧于滚筒上，双手支撑，治疗师双手抓住患儿的双足使之背屈 0°，同时注意骨盆是否抬起，如抬起，则将之压平。治疗师双手给予踝关节一些压力，当足背屈 0°时，对下肢而言，就是抑制，同时给予压力改善肌张力，为承重做准备（图 3-7-15）。

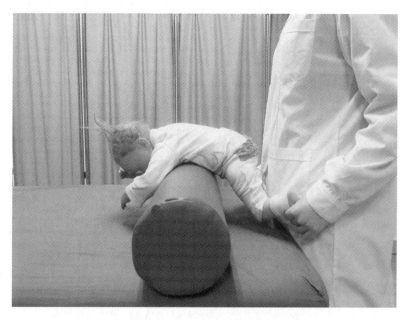

图 3-7-15　圆滚筒改善肌张力训练

（3）患儿取滚筒上四爬位,治疗师在前方、后方（或用玩具）诱导其抬起一侧上肢,举过肩峰高度,训练其双下肢及对侧上肢负重能力;或诱导其后伸抬起一侧下肢,训练双上肢及对侧下肢负重能力。双侧交替进行,可提高上下肢负重能力（图 3-7-16）。

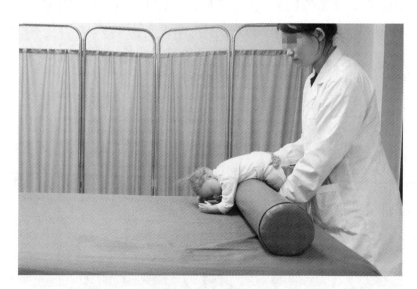

图 3-7-16　上下肢负重能力训练

3. 坐位平衡训练

（1）患儿用手抓脚,半盘腿坐。治疗师位于患儿身后,轻轻摇动患儿的两侧臂部,产生紧张。然后用一只手向前推患儿躯干,使之回旋的同时坐位平衡促通。

（2）患儿跪立位,治疗师位于患儿后方,双手控制其骨盆处,使患儿双膝与肩同宽,使关节充分伸展。可以提高下肢支撑能力,同时进行体重的左右移动、体轴回旋等运动,也可以增加腰腹肌的协同收缩（图 3-7-17）。

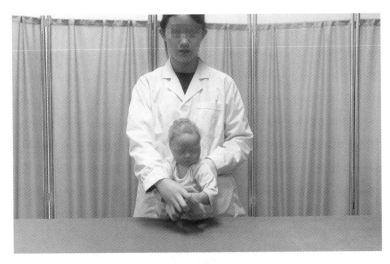

图 3-7-17　坐位平衡训练

（3）患儿骑坐在滚筒上，治疗师控制患儿肩部，促通患儿的头部控制、上举、回旋及坐位平衡反应。若患儿获得了平衡，在患儿膝关节屈曲 90°、全足掌着地的情况下，轻轻摆动滚筒，使其重心移动。

（4）患儿立位，治疗师位于患儿前方，双手控制患儿的膝关节，防止出现下肢的内收、内旋，诱导患儿反复由坐位到立位的姿势转换（图 3-7-18）。

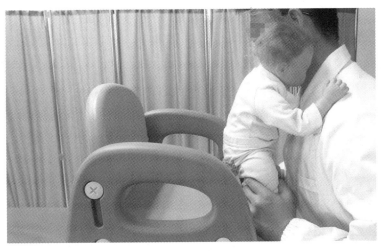

图 3-7-18　坐位到立位姿势转换训练

4. 被动立位姿势的保持

（1）患儿单足立位，治疗师位于患儿的前面，患儿双手可扶住治疗师的双肩，治疗师用手压住患儿的右膝关节，协助站立动作及促通骨盆的分离运动。

（2）患儿立位，在患儿身后放一适当高度的桌子，让患儿两手向后支撑于桌面上，治疗师在其后控制患儿两肩部，使其手支撑。

（3）患儿俯卧于大球上，治疗师缓慢移动大球，使患儿练习从球上下来站立动作（图 3-7-19）。

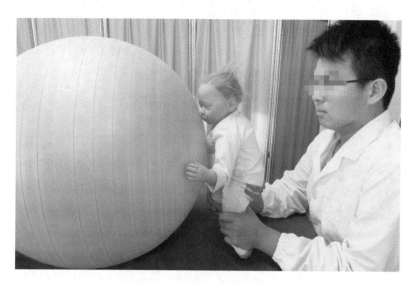

图 3-7-19　球辅助站立训练

（4）患儿立位,将滚筒一头垫高,患儿两下肢位于滚筒两侧站立,治疗师位于患儿后方,双手控制患儿的膝关节,使其下肢呈外旋位,同时用一侧肩部支持患儿的臀部,促通脊柱伸展及髋关节的可动性(图 3-7-20)。

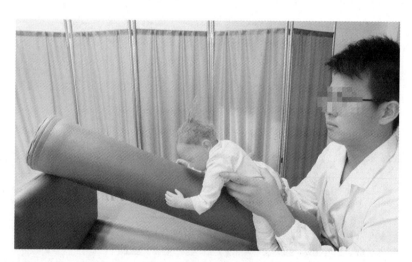

图 3-7-20　髋关节可动性训练

（5）患儿站立,利用辅助器具将患儿腰部适当固定。用垫子分开患儿双腿,与肩同宽,双脚平放,保持站立位。在患儿胸前放一桌子,可让患儿在桌上玩玩具,提高双下肢的负重、站立平衡能力,促通髋关节发育,为行走做好准备。

5. 立位平衡的促通

（1）患儿立位,治疗师位于患儿的背后面,双手控制患儿的双肩(骨盆),帮助他将重心转移到一侧,再换另一侧,也可控制骨盆处,帮助其躯干回旋,并施加适当的阻力,令髋部抗阻力运动(图 3-7-21)。

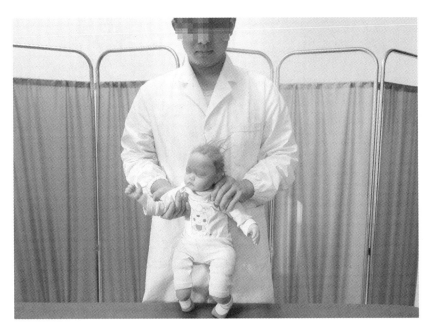

图 3-7-21　髋部抗阻训练

（2）患儿一侧下肢放于小凳上，髋关节屈曲，另一侧下肢着地承重。治疗师控制足外展外旋，越是外展就越能抑制承重足内收内旋，同时促通立位平衡的发育（图 3-7-22）。

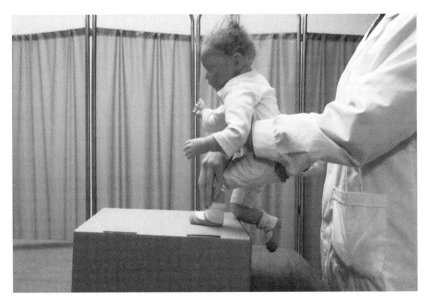

图 3-7-22　抑制足内收内旋训练

（3）患儿面对墙或镜子站立，可令患儿双手做一些运动，如洗墙壁或印手印。治疗师位于患儿后方，双手控制患儿的下肢做重心转移动作或单脚站立动作。

（4）患儿立位，治疗师位于患儿后面，用双手控制患儿的两侧上肢，使患儿尽可能站直，使骨盆保持在中立位，然后诱导患儿进行身体重心向前、后移动而双脚不离开地面。提高髋关节控制及下肢负重，为步行做准备（图 3-7-23）。

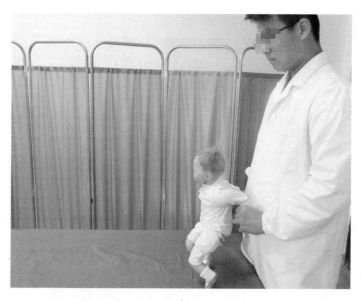

图 3-7-23 髋关节控制及负重训练

（5）患儿立位，令其双上肢水平外展握住木棍，可同时促通脊柱的伸展及立位平衡。

6. 步行训练

（1）患儿立位，治疗师位于患儿的前面或后面，令患儿向前跨步，左脚向前，右手向前。必要时，治疗师可控制患儿的双肩或骨盆帮助患儿，将重心转移到前面的下肢。

（2）立位，治疗师位于患儿的前面，患儿的左手顶住治疗师的一只手，并往前推，同时右脚跨出，再换右手顶、推，左下肢迈出，步行练习的同时，提高协调运动。

（3）患儿立位，治疗师在患儿前方控制，当患儿向前方迈出一侧下肢时，治疗师可向上方牵拉患儿双手，使患儿两上肢抬高举起，在持续的全身伸展活动的同时，用一侧下肢负荷体重，使另一侧下肢松弛迈向前方（图 3-7-24）。

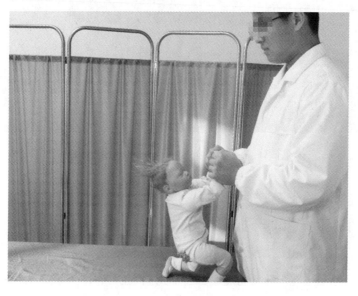

图 3-7-24 全身伸展活动训练

（4）患儿立位,治疗师站在其后,抓住患儿的双上肢,使患儿全身呈伸展状态,在确认髋关节呈伸展、外展、外旋姿势后牵引患儿的手使之反复地向前迈步、向后退步（图3-7-25）。

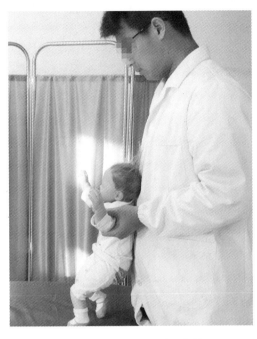

图 3-7-25　迈步训练

（5）患儿立位,治疗师位于患儿身后,双手控制其骨盆,用手的力量帮助患儿骨盆回旋及身体重心移动,以带动双下肢随着骨盆的旋转向前迈出,从而让患儿体会到交替步行和交替负重的感觉。

7. 缓解髋关节周围和下肢的肌肉痉挛,扩大关节活动范围训练

（1）患儿仰卧位,治疗师握住患儿的双膝关节向上屈曲,当髋关节达到一定的屈曲角度时,双下肢就会被轻轻分开,然后固定牵拉数分钟,每天训练4~5次,能缓解内收肌痉挛,扩大关节活动范围（图3-7-26）。

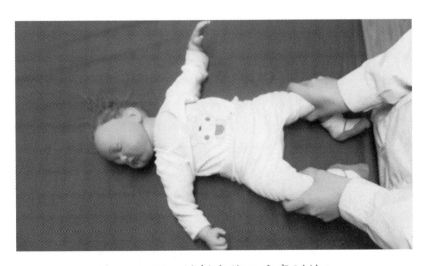

图 3-7-26　缓解内收肌痉挛训练1

（2）患儿三角垫上仰卧位,治疗师分开其双下肢,并保持双下肢充分外展、伸展,治疗师轻轻使患儿屈曲的膝关节牵拉呈伸展位并固定数分钟。使痉挛的内收肌得到有效的缓解,同时对腘绳肌起到牵拉的作用（图3-7-27）。

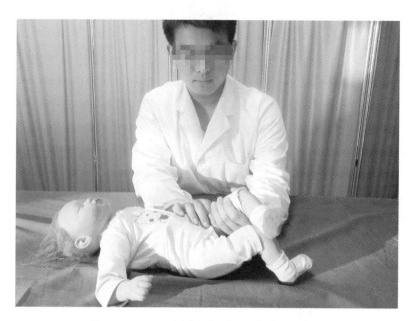

图 3-7-27　缓解内收肌痉挛训练 2

（3）患儿仰卧位,治疗师握持患儿的双足部,使两下肢呈外展、外旋的状态,然后诱导患儿反复地进行两下肢交替地屈、伸运动。在这一反复的运动中,可以缓解腘绳肌的痉挛,获得骨盆的运动（图3-7-28）。

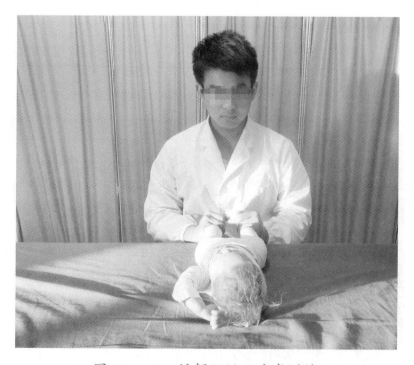

图 3-7-28　缓解腘绳肌痉挛训练

（4）患儿俯卧位，两下肢外展、外旋位，治疗师跪坐于患儿的两下肢之间。患儿在俯卧位上将两上肢伸向前方，治疗师诱导患儿自己进行一侧下肢的屈曲运动，两侧下肢交替，促通下肢的运动（图3-7-29）。

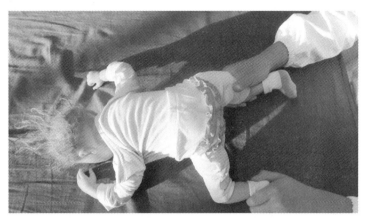

图3-7-29　双下肢交替训练

（5）患儿仰卧位，两下肢外展、外旋位，治疗师跪坐于患儿的两下肢之间。治疗师一手控制患儿踝关节处，另一手牵拉足跟部，使患儿足背屈角逐渐缩小，跟腱延长，在抑制尖足的同时缓解小腿三头肌痉挛。每天4次，每次10~30min。

8. 增强肌力训练

（1）患儿仰卧位，治疗师跪坐于下肢侧，握持患儿的双足后分开，膝屈曲位，足底着床，使踝关节保持背屈位。用两手控制患儿膝关节处，让患儿主动抬起臀部，做搭桥样动作，促通腰、腹部肌肉的同时收缩，为立位做准备。

（2）患儿长坐位，将毛巾卷垫于患儿膝关节下面，使膝关节与地面保持一定的距离。治疗师嘱其把膝关节用力向下压，然后，在踝关节背屈、膝关节伸展位上作等长收缩，持续6~10s，可提高股四头肌肌力。

（3）患儿俯卧位，治疗师一手固定患儿骨盆，另一手握住踝关节上方，令其完成膝关节屈曲运动。当患儿能完成抗重力伸展运动后，在踝关节上方施加阻力，可提高髋关节伸肌群的肌力（图3-7-30）。

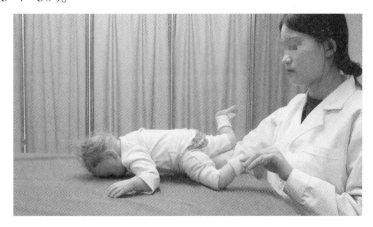

图3-7-30　髋关节伸肌群训练

（4）患儿仰卧位，治疗师用手协助患儿在仰卧位上做屈、伸膝关节的同时进行踝关节的背屈运动，可提高足背屈肌肌力（图3-7-31）。

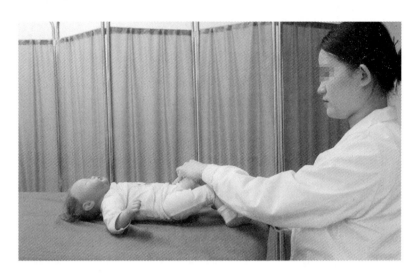

图 3-7-31　足背屈肌肌力训练

（5）患儿两腿骑跨坐于治疗师膝上，两上肢上举。治疗师交替地抬起一侧患儿膝部，使患儿的骨盆向侧方活动，增加骨盆的活动性，同时可以提高躯干、腹部和臀部肌肉的协同收缩（图3-7-32）。

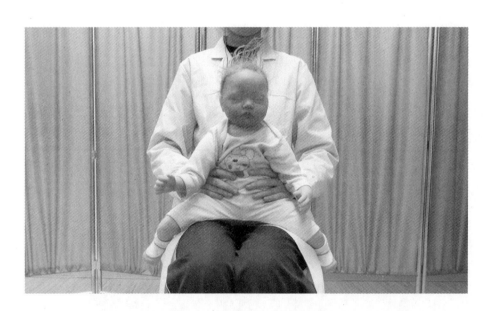

图 3-7-32　提高协同收缩训练

（6）患儿仰卧位，双肘关节支撑，治疗师位于侧方，一手控制非抬起侧臀部（防止代偿），另一手扶持抬起侧膝关节，令患儿在膝关节伸展状态下轮换向上踢腿，每一次腿踢到最高时，应维持10~15s后再放下。此动作，也可在立位时进行（图3-7-33）。

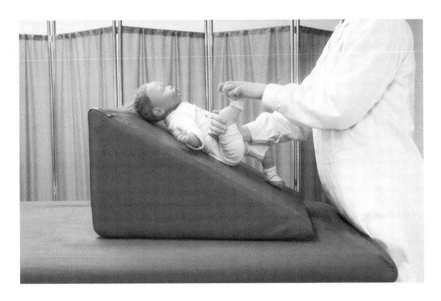

图 3-7-33　踢腿训练

 案例延伸4：

康复治疗方案

1. 疗程　2个月。

2. 康复治疗原则

（1）按照儿童运动发育顺序和规律促通运动功能发育。

（2）抑制异常运动模式，诱发和强化所希望的固定运动模式和协调运动。

（3）使患儿获得保持正常姿势运动的能力。

（4）促通与建立支持性与躯干的回旋运动。

（5）康复训练前对肌张力的缓解。

（6）促通精细运动。

（7）促通和改善语言功能。

（8）综合康复治疗。

3. 康复治疗措施

（1）作业治疗：患儿取坐位，双手交替抓握、抓捏木棍放在小盒子内，促通手眼协调和精细运动能力，每次30min。

（2）言语治疗：口腔按摩、呼吸训练、构音训练，同时拓展认知，每次30min。

（3）感觉统合训练：横抱桶秋千，改善儿童下肢肌张力，提高腰腹肌力，促通前庭平衡感觉输入，每次40min。

五、健康教育

1. 预防宣教　坚持优生优育,积极开展早期产检。

2. "三早"原则　婴儿出生后,定期检查,如发现运动迟缓症状,应给予高度重视,充分做到早发现、早诊断、早治疗。

3. 家庭治疗　脑瘫患儿的治疗、护理,父母作用非常重要,父母不仅给予患儿正确指导和训练,还应帮助其树立康复信心。

4. 安全保障　在日常生活活动中,加强安全保护。

（1）病床要求:对于脑瘫患儿的病床最好设有高护栏,以防止患儿坠床摔伤。

（2）轮椅要求:轮椅性能良好,要经常检查,患儿坐在轮椅上需加安全约束带。

（3）场所要求:训练场所要有扶手及软地毯,确保患儿安全。

> **小结**
>
> 　　脑瘫诊断早晚直接影响到对脑瘫强化训练的开始时间,而开始时间不同预后相差甚远,1 岁后开始训练的脑瘫,只能减轻残疾;6 个月前开始应用正确的程序和方法进行功能训练,可使多数孩子康复到基本正常,重症也能最大限度减轻残疾,对发生脑瘫等严重疾病概率更大的高危新生儿进行早期干预,还可明显降低脑瘫发生率、减轻脑瘫程度。

❓ 思考与练习

1. 脑性瘫痪的常见类型有哪些?
2. 脑性瘫痪的神经发育评定包括哪些?
3. 脑性瘫痪的康复治疗原则是什么?

（刘　昕）

第四章 | 常见运动系统疾病康复

第一节 骨 折 康 复

学习目标

1. 认识骨折患者功能障碍情况,逐步养成尊重患者、关爱患者和保护患者隐私的职业习惯。
2. 掌握骨折的定义、康复评定方法、康复目标制订和常见骨折的康复治疗。
3. 熟悉骨折的病因、临床表现、功能障碍和骨折的愈合。
4. 了解骨折的并发症、康复治疗的适应证、禁忌证和注意事项。
5. 能熟练应用各种评定、治疗技术对骨折患者进行康复评定、治疗,并能对患者在治疗或训练过程中出现的简单问题进行处理;培养基本康复临床思维与素养,具有指导患者进行康复训练及评估康复疗效的能力;能与患者及家属进行良好沟通,开展健康教育。

 导入案例

案例情景

刘女士,62 岁,退休教师。半个月前在家打扫卫生时不慎滑倒,左臀部着地,即感左髋部疼痛、肿胀。入院后经影像学检查提示左股骨颈骨折,行"空心螺钉内固定术"后入康复科进行康复治疗。查体:左髋局部稍肿胀,活动受限,周围压痛及叩痛阳性,左大腿外侧有长约 30cm 纵行手术切口,左膝屈曲活动受限,足背动脉搏动正常。

受伤以来,患者担心以后左腿残疾,不能行走和跑跳。

工作任务：

1. 请正确收集刘女士的病史资料。

2. 请正确判断刘女士的功能状态，并进行规范、恰当的功能评定。

3. 请根据刘女士的情况，确定其康复目标。

4. 请为刘女士制订康复治疗方案，并给予合理的康复治疗。

骨或骨小梁的完整性和连续性发生断裂，称为骨折。骨折是临床常见的创伤，在平时和战时都很常见，骨折发生后如处理不当，则功能障碍发生率高，致残率也高。当前，骨折的年龄标准化发病率呈下降趋势，老年人发病率呈升高趋势，以女性表现尤为明显。骨折不仅影响了患者的健康状况和生活质量，也给家庭甚至社会带来了沉重的经济负担。

一、病史收集

（一）发病原因和分类

1. 发病原因

（1）直接暴力：暴力直接作用于受伤部位造成的骨折，常伴有不同程度的软组织损伤。

（2）间接暴力：力量通过传导、杠杆、旋转和肌收缩使肢体远端因作用力和反作用力的关系发生骨折。

（3）肌肉拉力：肌肉过度强烈收缩和牵拉造成的骨折。

（4）积累性劳损：长期、反复的直接或间接损伤积累可致肢体某一特定部位造成骨折。

（5）病理性骨折。

 知识拓展

病理性骨折

病理性骨折是指由骨骼疾病如骨肿瘤等所引起骨骼本身病变，使失去正常骨结构的骨受轻微外力即发生的骨折，称为病理性骨折。常见的原发性骨肿瘤有多发性骨髓瘤、骨巨细胞瘤及溶骨性成骨肉瘤等；转移性骨肿瘤包括转移性肾癌、乳腺癌、肺癌、甲状腺癌及神经母细胞瘤。

病理性骨折的常见病因还有骨质疏松、内分泌紊乱和骨的发育障碍。

2. 分类

（1）按骨折与外界相通与否：开放性骨折和闭合性骨折。

（2）按骨折损伤程度及形态：完全性骨折（横行骨折、斜形骨折、螺旋形骨折、压缩性骨折、嵌插骨折和粉碎性骨折）和不完全性骨折（裂缝骨折、青枝骨折）。

（3）按骨折的稳定性：稳定性骨折（裂缝骨折、青枝骨折、横行骨折和嵌插骨折）和不稳定性骨折（斜形骨折、螺旋形骨折和粉碎性骨折）。

（二）临床表现

1. 全身表现

（1）休克：骨折可因大量出血、剧烈疼痛导致休克。严重的开放性骨折或并发胸部、腹部、骨盆内重要脏器损伤也会引起休克甚至死亡。

（2）体温改变：骨折后体温一般正常，开放性骨折合并感染时多出现高热，出血量较大的骨折在血肿吸收时可出现低热，若骨折后出现休克现象则会引起体温降低。

2. 局部表现

（1）一般表现

1）肿胀和瘀斑：骨折发生时，骨髓、骨膜及周围软组织内的血管破裂出血，在骨折周围形成血肿，同时软组织受伤也会发生水肿，导致患肢出现明显肿胀。甚至会出现皮下瘀斑，由于血红蛋白的分解，瘀斑可呈紫色、青色或黄色。肿胀持续2个星期以上，易形成纤维化，不利于运动功能的恢复。

2）疼痛和压痛：骨折部位有明显疼痛，移动时疼痛可加剧，固定时疼痛会减轻。触诊时，在骨折处可有局限性压痛，沿骨干纵轴方向叩击或由远处向骨折处挤压，骨折处可出现轴向叩击痛或间接压痛。

3）功能障碍：骨折后由于肢体疼痛、肿胀等，使肢体丧失部分或全部运动/感觉功能。骨折畸形愈合、肢体长期制动而缺乏功能锻炼可导致关节挛缩僵硬、肌肉萎缩、肌力下降，骨折损伤周围神经或形成创伤性关节炎等，均可引起肢体运动或感觉功能障碍。

（2）特有体征

1）畸形：骨折断端移位可使肢体形状改变，而产生如成角、缩短、旋转等畸形。

2）骨擦音及骨擦感：骨折断端相互接触、摩擦时可产生骨擦音及骨擦感。

3）异常活动：又称假关节。骨折后的肢体可出现异常的屈曲改变或关节样活动。

（三）并发症

1. 早期并发症　①感染；②内脏及重要动脉损伤；③周围神经损伤；④脊髓损伤。

2. 晚期并发症　①压疮；②骨化性肌炎；③创伤性关节炎；④关节僵硬；⑤缺血性肌痉挛；⑥缺血性骨坏死；⑦坠积性肺炎；⑧下肢深静脉血栓形成。

（四）功能障碍

1. 生理功能障碍

（1）肿胀和疼痛：骨折后由于组织损伤引起无菌性炎症反应，体液渗出，同时伴有出血，导致局部肿胀疼痛。骨折愈合过程中由于血管壁弹性减弱，运动减少致肌肉的"唧筒作用"减弱，血液回流障碍也会引起肢体肿胀。

（2）关节活动障碍：骨折断端周围软组织损伤后局部血肿和渗出物吸收不完全，造成纤维化和瘢痕粘连，导致活动受限；骨折固定后因为制动，关节囊、肌腱、韧带和疏松结缔组织缺乏必要的牵拉而逐渐挛缩，导致活动受限；制动时关节内滑膜纤维、脂肪组织增生，软骨表面有血管翳增生，侵蚀软骨，导致关节内粘连、关节内骨折等，继发创伤性关节炎，影响关节活动；非外伤部位的关节也可因长期不活动导致关节僵硬等，均可使关节活动障碍。

（3）肌肉萎缩和肌力下降：肢体制动后肌肉收缩减少，局部组织血流减少，神经对肌肉的营养作用减少，均会导致肌肉萎缩和肌力下降。此外肌肉对失用十分敏感，肢体制动后肌肉的失用性萎缩会很快发生。

（4）骨质疏松：制动使骨丧失了应力负荷刺激，同时使骨组织血液循环受到影响，导致骨代谢障碍，骨内无机盐流失引起骨质疏松。在肌腱、韧带附着处骨质疏松更为明显，粗暴的被动活动有可能造成撕脱性骨折。

（5）关节稳定性下降：制动使关节韧带强度降低，同时部分肌肉萎缩、肌力下降，导致关节失稳。并且因吸收及缓冲应力的能力减弱，致使韧带失去支持和保护，而容易损伤。

（6）整体功能下降：因长期卧床，全身各系统功能均可受到明显影响，如心肺功能水平降低，并发坠积性肺炎、压疮、尿路感染、血栓性静脉炎及便秘等。

2. 心理功能障碍　因患者易出现上述的各种问题，特别是经过治疗后仍存在较明显的功能障碍且短期内不能改善时，患者可能出现如焦虑、忧郁等心理问题。如果功能障碍严重影响到患者的生活质量和工作要求时，更应注意其心理的异常变化。

3. 日常生活活动能力受限　局部制动、长期卧床、肌力下降、关节活动受限及整体功能下降，均可使骨折患者日常生活活动能力受到明显影响。

4. 社会参与能力受限　骨折患者都会有疼痛、活动受限以及日常生活活动能力下降等问题，部分患者还会出现焦虑等心理功能障碍，都会不同程度地影响患者的社会参与及社会交往，降低了患者的生活质量。

（五）辅助检查

1. X射线摄影检查　X射线摄影检查是骨折的常规和重要检查，能显示临床检查难以发现的损伤和移位，如不完全骨折、体内深部骨折、脱位时伴有小骨片撕脱等，对于诊断及治疗均有重要价值。X射线摄影检查一般包括正、侧位和邻近关节，有时还需要加摄特定位置或健侧相应部位的对比X射线片。

2. 神经电生理检查　神经电生理检查是骨科康复中不可缺少的检查与评定方法，常用检查方法有肌电图和神经传导检查。肌电图可以定位诊断神经肌肉疾病，预测神经损伤的恢复程度，为康复治疗师提供信息以帮助评定或确定治疗方案。神经传导检查能够定量测定神经损害程度，确定反射弧损害的存在和部位，是康复治疗中客观、可靠、灵敏的指标。

（六）骨折的愈合

1. **骨折的愈合过程** 骨折愈合是一个复杂而连续的过程,通常将其分为血肿炎症机化期、原始骨痂形成期、骨痂改造塑形期三个阶段,但三者之间并非截然分开,而是相互交织逐渐演进的过程。

2. **影响骨折愈合的因素** ①年龄;②健康状况如机体营养情况、钙磷代谢紊乱、并发疾病;③骨折的类型;④骨折部位的血供情况;⑤软组织损伤程度;⑥骨折处有无感染;⑦施加的治疗方法。

3. **骨折临床愈合标准**

（1）局部无压痛及纵向叩击痛。

（2）局部无异常活动(主动或被动)。

（3）X射线片显示骨折处有连续性骨痂,骨折线已模糊。

（4）拆除外固定后,上肢能向前平举1kg重物持续1min;下肢不扶拐杖的情况下能在平地上连续行走3min,并且不少于30步,连续观察2周骨折处不变形。

临床愈合时间为最后一次复位之日起至达到临床愈合之日所需的时间。检查肢体异常活动和负重情况时不宜在解除固定后立即进行。

4. **常见骨折愈合时间** 骨折愈合的时间因患者的年龄、体质不同而异,并与骨折的部位和类型密切相关(表4-1-1)。

表4-1-1　成人常见骨折临床愈合时间

上肢	平均时间/周	下肢及躯干	平均时间/周
掌指骨骨折	3~4	股骨颈骨折	12~24
桡骨远端骨折	8~12	股骨粗隆间骨折	8~12
尺桡骨干骨折	8~12	股骨干骨折	12~14
肱骨髁上骨折	8~10	胫腓骨骨折	10~12
肱骨干骨折	10~12	踝部骨折	6~10
肱骨外科颈骨折	6~8	距骨骨折	4~6
锁骨骨折	4~8	脊柱椎体压缩骨折	6~10

注:所列的各部位骨折愈合时间,为临床观察后经统计分析所得,仅供参考。

 案例延伸1:

病史资料收集

1. **病因** 摔倒。

2. **临床表现** 左髋局部稍肿胀,周围压痛及叩痛阳性,左大腿外侧有长约30cm纵行手术切口。

3. X射线摄影检查　左侧股骨颈部见骨皮质不连,骨小梁连续性中断,骨折复位及内固定良好。

4. 并发症　无。

5. 功能障碍　左髋各向主/被动活动受限,左膝屈曲活动受限。

6. 临床诊断　左股骨颈骨折术后。

二、康　复　评　定

（一）生理功能评定

1. 一般情况评定

（1）肢体长度和周径测量:两侧肢体进行对比,判断骨折后肢体长度及围度有无改变及改变程度。

（2）神经功能评定:包括感觉功能评估、反射检查、肌张力评估等。

（3）疼痛评定:通常可采用视觉模拟评分法评定疼痛的程度。

（4）心肺功能评定:对于长期卧床患者,特别是老年患者,应注意对心、肺等功能的检查评定。

2. 运动功能评定

（1）肌力评定:了解患肢肌群的肌力和健康肌群的肌力情况,多通过徒手肌力检查法了解患肢肌群肌力情况,应注意与健侧肢体进行对比。

（2）关节活动范围评定:骨折累及关节面时,应重点了解关节活动有无受限及受限程度,通过量角器测量,应与健侧肢体进行对比。

（3）步态分析:下肢骨折易影响步行功能,通过步态分析可了解下肢功能障碍程度。

（4）平衡功能评定:下肢骨折患者常需进行平衡功能评定,常用的评定方法包括Berg量表、"站起-走"计时测试等。

（5）下肢功能评定:重点评估步行、负重功能,可采用Hoffer步行能力分级、Holden功能步行分类等方法。

（二）心理功能评定

骨折患者常出现的心理问题主要有焦虑、抑郁等,可采用汉密尔顿焦虑量表、抑郁量表等进行评定。

（三）日常生活活动能力评定

绝大部分的骨折患者,其日常生活活动能力均受到不同程度的影响,应对其进行评定。通常使用改良Barthel指数评定量表。

（四）社会参与能力评定

主要通过各种问卷形式进行,常用的有生存质量问卷、简明健康调查问卷、社会参与评估量表等,骨折患者可合理选择相关问卷进行评定。

 案例延伸2:

康 复 评 定

1. 一般情况评定

(1)左下肢长度 70.5cm,右下肢长度 71cm。

(2)左侧大腿腿围 40cm,小腿腿围 20cm,右侧大腿腿围 42cm,小腿腿围 21.5cm。

(3)双下肢感觉无差别,左侧膝踝反射正常,对称引出。

(4)患处疼痛评定视觉模拟评分 7 分。

(5)右下肢肌力 IV^+ 级,左下肢肌力 III^- 级。

(6)左侧:主动屈髋 25°,被动屈髋 55°,主动屈膝 25°,被动屈膝 50°,伸膝 0°;右侧:主动屈髋 85°,被动屈髋 95°,主动屈膝 125°,被动屈膝 130°,伸膝 0°

2. 心理功能评定　汉密尔顿焦虑量表评分为 14 分,评定为焦虑。

3. 日常生活活动能力评定　改良 Barthel 指数评定量表评分为 45 分,评定为中度依赖。

4. 社会活动参与能力评定　社会参与评估量表评分为 5 分,评定为轻度受损。

评定诊断:左髋关节运动功能障碍、左膝关节运动功能障碍、焦虑。

三、康复目标制订

在骨折愈合的前两个阶段,断端尚未达到坚固稳定,局部肢体尚需固定制动,可进行第一期的康复治疗,因此期骨折处于愈合过程中,又称愈合期康复。在骨折愈合的第三阶段,断端已达稳固,外固定已去除,可进行第二期的康复治疗,因此期骨折已基本愈合,康复治疗着重于功能恢复,又称恢复期康复。

(一)愈合期康复目标

骨折经复位、固定到临床愈合,一般需要 1 个月至数月时间。在骨折复位并进行固定或牵引 2~3d 后,生命体征平稳,内外固定稳定时可尽早开始康复治疗。此期的康复目标:①改善血液循环,促进血肿吸收和炎性渗出物吸收,消除肿胀;②强化肌肉力量,防止失用性萎缩;③预防关节周围软组织挛缩,防止并发症的发生;④促进骨折愈合,防止骨质疏松等。

(二)恢复期康复目标

骨折临床愈合,去除外固定后,患侧肢体存有不同程度的关节活动受限和肌肉萎缩。此期的康复目标:①消除残余肿胀;②最大限度地恢复关节活动范围;③软化和牵伸挛缩的纤维组织;④增强肌肉力量;⑤提高患者的日常生活活动能力和工作能力。

1. 上肢恢复期目标　恢复上肢关节的活动范围,增强肌力和恢复手的正常功能,从而重新获得日常生活和工作能力。当关节功能无法得到完全恢复时,则必须保证其最有效的、起码的活动范围,即以各关节功能位为中心而扩大的活动范围(表4-1-2)。

表4-1-2　上肢各关节的功能位

部位	功能位
肩关节	外展50°、前屈20°、内旋25°
肘关节	屈曲90°,其最实用的活动范围在60°~120°
前臂	旋前、旋后的中立位,最实用活动范围是旋前、旋后各45°
腕关节	背伸20°,但有时需要根据患者的要求而定
手	手应有抓握和对指功能,其次是手的伸直

手功能活动较复杂,一般情况下,手各部位功能的重要程度应该是桡尺关节旋前 > 旋后;腕关节伸腕 > 屈腕,尺偏 > 桡偏;手指依次是掌指关节屈曲 > 指间关节伸展 > 掌指关节伸展 > 指间关节屈曲;拇指是腕掌关节外展 > 内旋,掌指关节屈曲 > 指间关节屈伸。

2. 下肢恢复期目标　要求各关节保持充分稳定,能够负重,而且要有一定的活动度。行走时各主要关节活动范围见表4-1-3。

表4-1-3　下肢各关节的功能位

部位	活动范围
髋关节	行走时要求髋关节伸直达0°,屈曲达60°
膝关节	步行时膝关节有效活动范围为5°~60°,骑自行车时屈膝要大于105°
踝关节	足跟着地时背屈20°,足趾着地时跖屈20°

从下肢功能考虑,下肢重要性伸展 > 屈曲,稳定 > 灵活。在下肢肌肉中,为了保证正常行走,功能训练的重点是臀大肌(伸髋)、股四头肌(伸膝)、小腿三头肌(足跖屈)。

 案例延伸3:

康复目标制订

1. 愈合期目标

(1)消除肿胀及明显疼痛。

（2）左侧髋、膝关节活动度恢复正常。

（3）左下肢肌力达到Ⅳ级。

（4）恢复心理功能。

2. 恢复期目标

（1）视骨折愈合情况，可从用双杖而后单杖作部分负重的步行训练，至大部分负重行走，在X射线摄影检查显示骨折已愈合，无股骨头坏死时，完成弃杖行走。

（2）恢复日常生活活动能力。

（3）恢复社会活动的参与能力。

（4）改善生活质量。

四、康复治疗

早期、及时、科学的康复治疗不仅可以预防或减少骨折并发症的发生，更能够促进骨折临床愈合以及肢体功能的最大限度恢复，使患者能尽早回归正常生活与工作。

（一）适应证及禁忌证

1. 适应证

（1）各种骨折经妥善复位、固定处理后均应及时开始康复治疗。

（2）骨折愈合延迟时，也应加强康复治疗。但需针对原因进行必要的骨科处理，再给予骨骼一定的应力刺激，以改善肢体血液循环，促进愈合。

（3）骨折后由于严重的关节周围粘连行关节松动术后的患者，应尽早开始康复治疗。

2. 禁忌证

（1）骨折与脱位尚未妥善处理，骨折部位出现骨化性肌炎时，应暂缓功能锻炼。

（2）骨折部位有炎症、关节内血肿、伤口局部有异物，或存在病理性骨折时，禁止进行功能锻炼。

（二）治疗方法

1. 愈合期康复治疗方法

（1）持续被动关节活动练习：可以缓解疼痛，防止粘连和关节僵硬，改善关节活动范围，消除手术和固定制动带来的并发症等。对关节内骨折术后、骨折内固定术后等无需外固定者，早期可进行持续被动关节活动练习。

（2）患肢肌肉等长收缩训练：肌肉主动收缩能使肌腹和肌腱滑移，防止或减轻粘连；等长收缩训练可预防失用性萎缩及增强肌力，又能促进骨折断端的接触，有利于骨折愈合。一般在骨折复位固定后，即可开始缓慢、有节奏的等长收缩运动，尽量大力收缩，然后放松，反复训练，每天2~3次，每次不少于5~10min。注意运动时骨折部位邻近的上、下关节应固定不动。如前臂骨折可进行握拳、伸直和提肩等动作训练，而腕、肘关节应固定不动，更不能做前臂旋转运动；股骨骨折可进行股四头肌的等长收缩训练和踝关节跖屈、背屈活动,而髋、膝关节应固定不动。

（3）患肢抬高：患肢抬高有助于减轻或消除肿胀,患侧肢体应放置在高于心脏且低于头的体位。

（4）患肢主动运动：未固定关节的主动运动可起到改善血液循环,消除肿胀,防止关节挛缩等作用。关节活动在各个活动平面上都要进行,每天2~3次,每次各个活动轴位10~20次,注意避免影响骨折断端的稳定性,并应逐渐增加活动范围和运动量；关节面骨折者,在固定2~3周后,若有可能应每天取下外固定,在保护下进行短时间的关节不负重主动运动,并逐渐增加活动范围,短暂运动后继续维持外固定,这样可促进关节软骨的修复,减少关节内粘连,减轻功能障碍程度。

（5）物理因子治疗：有改善肢体血液循环、促进肿胀消退、减少瘢痕粘连、减轻疼痛、促进骨痂生长、加速骨折愈合的作用。常用方法有温热疗法、低频磁疗、直流电钙磷离子导入疗法、超声波疗法等。合并周围神经损伤者可进行电刺激疗法。

（6）健肢与躯干正常活动训练：可改善全身状况,防止因长期制动和卧床引起失用综合征。训练内容包括健侧肢体和躯干的正常活动,鼓励患者早期起床活动。对于必须卧床的患者,则应该每天做床上保健体操,例如深呼吸和咳嗽训练、腹背肌训练、健肢的正常活动等。

2. 恢复期康复治疗方法

（1）关节活动范围恢复训练：以主动运动为主,根据病情可辅以助力运动、被动运动、关节松动术、关节功能牵引、间歇性固定等。

1）关节被动和主动运动：被动运动主要针对有组织挛缩或严重粘连的患者,训练动作应柔和、平稳、有节奏,以不引起明显疼痛为度,运动范围与方向应符合解剖和生理功能；刚去除外固定的肢体难以完全主动运动,可先采用助力运动,并逐渐减少辅助力量；每天对每个受累关节做各方向的主动运动,运动幅度逐渐增加,以不引起明显疼痛为度,每个动作可重复多遍,每天数次。

2）关节松动术：对骨折愈合良好但较僵硬的关节,可进行手法松动,以改善关节活动范围。手法松动前一般应配合温热疗法进行。

3）关节功能牵引：对比较僵硬的关节可进行牵引,将受累关节的近端固定,远端按正常的关节活动方向施加适当力量,到达最大范围时要维持数分钟,以松解粘连,每天2~3次,每次15min左右。牵引重量以患者感到可耐受的酸痛又不产生肌肉痉挛为宜。

4）间歇性固定：对比较严重的关节挛缩,可以进行间歇性固定,即在各种关节活动范围训练的间隙,用石膏托、夹板、矫形器等固定患肢于一定位置,以减少纤维组织的回缩,增强治疗效果。随着关节活动度的增加,固定的位置和角度也要做相应调整。

（2）肌力增强训练：循序渐进,逐步增加肌肉的训练强度,肌肉的疲劳要适度。训练前要进行肌力评定,根据肌力水平选择不同的训练方法。肌力训练应和关节活动度训练同时进行。

1）肌力 0~1 级：可选用神经肌肉电刺激、被动运动、助力运动等。

2）肌力 2~3 级：训练以主动运动为主，辅以助力运动或水中运动。

3）肌力 4 级：进行渐进式抗阻运动训练，争取最大限度地恢复肌力。

肌力训练可选用等长训练、等张训练或等速训练。对有关节损伤者，应以等长收缩训练为主，以免加重关节损伤。

（3）物理因子治疗：如温热疗法在功能训练前应用，可促进血液循环，软化纤维瘢痕组织，有助于训练，提高疗效；局部紫外线照射可促进钙质沉积与镇痛；超声波、音频电疗可软化瘢痕、松解粘连等。

（4）日常生活活动能力训练：上肢骨折者可选择相应的作业治疗，以提升上肢的功能，改善动作技巧及熟练程度；下肢主要进行行走和步态训练，以恢复正常运动功能。目的是提高日常生活活动能力及工作能力，使患者早日回归家庭和社会。

（三）注意事项

1. 要掌握骨折的愈合过程，定期摄 X 射线片检查骨痂生长情况，随时调整康复治疗方法，循序渐进，逐渐加量。

2. 肢体的功能锻炼，上肢以增强手功能为主，下肢以增加负重、步行能力为主。

3. 严格控制不利于骨折端稳定的活动，如增加重力和旋转的活动。

4. 进行被动活动时，不应急于施行强力的牵拉和对骨折部位的按摩，任何功能练习以不引起疼痛为度。

5. 若骨折延期愈合，关节内有骨折、损伤性关节炎等，不宜进行体疗性功能锻炼。

6. 加强沟通，争取患者最大限度的理解与支持，积极主动、科学地进行功能锻炼。

（四）常见骨折的康复治疗

1. 锁骨骨折　按照骨折部位可分为外 1/3 骨折、中 1/3 骨折及内 1/3 骨折，中 1/3 骨折占全部锁骨骨折的 75% 以上。儿童青枝骨折或成人无移位骨折常采用三角巾或颈腕带悬吊固定，有移位的骨折常需手法闭合复位后再用"8"字绷带固定 4 周。固定后即可开始功能锻炼。

伤后 1~3 周，肩部固定，主要进行肘、腕、手的屈伸及前臂的内外旋功能练习，可逐渐进行抗阻训练。伤后 3d 内，局部用冷疗。3d 后可用物理因子治疗：

（1）超声波治疗：局部接触移动法，每次 15~20min，每天 1 次，10 次为 1 个疗程，注意若有金属固定物（如钢针、钢板），应慎用电疗法治疗。

（2）超短波治疗：双极对置，无热或微热，10~15min，每天 1 次，10 次为 1 个疗程。

（3）红外线光治疗：垂直照射患部，以有舒适温热感为准，每次 20~30min，每天 1 次，10 次为 1 个疗程。

伤后 4~7 周，可配合一些器械进行训练，进行肩部的全方位主动功能练习，逐渐增加抗阻训练。

伤后 8 周及以后可以增加训练强度，应用关节松动术改善关节周围软组织关节囊的紧张度,以恢复其伸张度、柔韧性、恢复正常的关节活动范围。在关节松动术治疗前,可用蜡疗等温热疗法先做肩部热敷,以改善局部血液循环和缓解肌肉紧张性,增加关节松动术效果。

2. 肱骨骨折

（1）肱骨干骨折

1）手法复位外固定者:一般在手法复位后采用石膏或夹板外固定10~12周,外固定应维持屈肘90°,前臂中立位,用颈横吊带悬挂于胸前。非手术治疗者制动时间相对较长,其稳定性也不如内固定。一般在2周后可做手、腕的主动屈伸训练,配合作业治疗,增强手指的灵活性;4~8周,可做肩周肌群以及肱二头肌、肱三头肌的不抗阻自主活动训练,手、腕可做抗阻训练;8~12周,进行全方位的上肢肌力训练。由于制动时间长,往往易发生肩、肘关节活动障碍,虽经康复治疗,肩、肘关节活动范围恢复到正常的时间也相对要长。

2）钢板或髓内针等内固定术者:手术治疗1周内主要是休息、制动,利于组织修复。在此期间可以进行上臂、前臂肌群的等长收缩练习;腕关节的背伸、屈曲练习;手指的屈伸练习;局部可做红外线或紫外线光疗,加快局部血液循环,达到消肿、消炎、促进切口愈合的作用。

伤后2~3周,取站立位,练习主动耸肩10~20次,肩部放松自然下垂后尽力耸肩,10次/组,持续30s,每天可做2~3组;肩部摆动练习,10次/组,每天可做2~3组;前臂内外旋练习,10次/组,每天可做2~3组;肘关节的屈伸练习,以不加阻力的主动运动为主,以患者感觉疲劳为度;背阔肌群及胸上肌收缩练习,三角肌在保护下主动无阻力收缩练习,练习时间及次数可灵活掌握,以无疼痛为度。

伤后4~6周,在上述练习基础之上,继续强化前臂的内外旋功能训练,并逐渐增加肩、肘、腕的抗阻训练。

伤后6~8周,患侧上肢可以肩关节为轴心做主动全范围旋转训练,可借助高吊滑轮、墙拉力器、肋木、橡皮带、体操棒等器械进行相应功能训练。

若有肩、肘关节的活动障碍,应先采用关节松动术进行康复治疗。对于肱骨内有金属内固定物者,一般不适宜进行电疗,可采用红外线、紫外线等光疗局部照射以及石蜡疗法等改善循环、促进骨折愈合。对于手法复位的患者,可酌情采用干扰电等中低频电疗法和超短波、超声波等方法促进骨折愈合和肢体功能恢复。

3）肱骨干骨折合并桡神经损伤者:应该重点加强伸指肌和伸腕肌的功能训练,辅助腕、手功能位支具佩戴,并可采用经皮神经电刺激或神经肌肉电刺激疗法等低频电疗,每天1次,10次为1个疗程,每2~3个月复查肌电图,评估神经生长速度和肌肉功能恢复的情况。神经损伤患者行温热治疗时应注意防止烫伤。

（2）肱骨颈骨折

1）无移位骨折手法复位者,采用三角巾悬吊固定。

伤后 1~2 周以休息、制动为主,有利于组织修复和骨再生。运动锻炼以腕关节背伸、屈曲训练为主,上臂肌群可做等长收缩练习。物理因子治疗包括以下方法:

①红外线局部照射,每次 15~20min,每天 1 次,10~15d 为 1 个疗程,热度应适宜,防止烫伤。

②超短波治疗,电极对置于患处,无热量,每次 10~12min,每天 1 次,10~15d 为 1 个疗程。

以上治疗可起到消除肿胀、缓解疼痛的作用。

伤后 3~4 周,此期间以上肢主动辅助运动为主,结合肌力训练和关节活动度训练,应防止过度外展、外旋及内收。可采用以下训练方法:

①手指阶梯:主动训练为主,每天逐渐增加高度。

②弯腰划弧线:利用上肢自然下垂的重力,辅助健侧手臂,屈肘做顺、逆时针弧线运动,每组 20 个动作,每天 2 组。

③肘、腕、手的抗阻训练,训练时间及强度可每天缓慢递增。

伤后 5~8 周,此期间以肩关节功能训练为主,主动运动训练结合手法辅助,练习肩关节前屈、后伸、外展、内收及外旋,可借助训练器械如高吊滑轮、肋木、手指阶梯、墙拉力器、橡皮带、体操棒等练习。物理因子治疗可采用以下训练方法:

①光疗:红外线局部照射。

②蜡疗:盘蜡置于肩关节处,每次放置 20~30min,每天 1~2 次,15d 为 1 个疗程。

③干扰电治疗或超声波、超短波治疗(适用于无内固定的手法复位患者)。

2)有移位骨折经手术复位并有金属内固定物者,早期以制动为主,运动训练时间可较手法复位者提前 1 周,有利于肩关节功能恢复。治疗和训练方式同前,局部应慎用电疗。

3)合并有神经损伤者,除采用相应的手法进行康复训练外,还可以辅助神经肌肉电刺激疗法,每次 15~20min,每天 1~2 次,10~15 次为 1 个疗程,每 2~3 个月复查肌电图 1 次,评估神经生长速度和肌肉功能恢复的情况。

(3)肱骨髁上骨折:骨折经手法复位外固定或手术内固定后 1~2 周,要注意肘关节的固定和制动,此期间可做手指屈伸和腕关节屈伸训练。屈曲型骨折应多做肱三头肌等长收缩训练,伸直型骨折应加强肱二头肌训练,旋前圆肌、旋后肌的等长训练视具体情况而定。物理因子治疗可行蜡疗、紫外线疗法等,无内固定者可做超短波治疗。

伤后 3~4 周,此期间可做肩关节的前屈、后伸、外展、内收等训练,主动为主,辅以部分抗阻训练;肱二头肌、肱三头肌的等长收缩训练;手及腕的伸展训练、抗阻训练和旋前圆肌、旋后肌的抗阻训练;可辅以光疗和作业治疗。

伤后 4~8 周,此期间行手术内固定者及小儿骨折可去除外固定,除继续进行上述功能训练外,应多强化肱二头肌、肱三头肌的等长收缩训练,促进肘关节的功能恢复。手法复位的小儿患者可在 4 周后去除外固定进行功能训练,成人至少在 6 周后方可进行功能训练。训练前应复查X射线片以检查骨折愈合情况,防止骨愈合不良而产生骨移位或骨不连。可以辅助蜡疗、电疗(无金属固定物处或手法复位的骨折)、光疗、作业治疗等。

伤后8~12周,此期间可开展患肢的全方位功能训练,辅助吊轮、肋木、墙拉力器、肩腕关节训练器、橡皮带等器械进行训练。屈曲型骨折着重恢复肘关节伸直功能,伸直型骨折侧重恢复肘关节屈曲功能,物理治疗可同时进行。伤后未经功能康复的患者,会出现程度不同的肩、肘、腕关节的功能障碍,部分自我锻炼方法不恰当的患者甚至会出现骨化性肌炎。肘关节X射线摄影检查时在骨折周围组织内见到白色云雾状阴影,密度较深或有骨样密度,局部肿胀,触之硬韧感,关节运动障碍明显,即可提示骨化性肌炎已经发生。此时需将肘关节制动,用三角巾或石膏托固定于胸前,不可做肘关节功能训练。待局部疼痛消失后再复查X射线片,待见到骨化缩小,边缘影像清晰后方可行无痛范围内的关节功能训练与主动运动训练,但也必须是在关节运动限制范围内进行,不可过度牵伸。

3. 前臂骨折

(1)桡骨远端骨折:手法复位或内固定术后1周内应局部制动,辅以光、电治疗(无金属固定物者可行),肩、肘关节进行无阻力主动运动训练。

伤后2~4周,增加肩、肘关节抗阻训练,手指屈伸训练,局部物理因子治疗。

伤后4~6周,去除外固定,加强肩、肘关节抗阻训练,开始做腕关节屈伸训练,局部配合蜡疗、光疗、电疗,并可进行作业治疗。

伤后6~8周,除上述治疗外,增加前臂旋转训练,可采用渐进式抗阻训练。有严重腕关节功能障碍者应先行关节松动术治疗。

(2)尺、桡骨干双骨折:手法复位或手术内固定术后1周内以休息、制动为主,手法复位患者要注意检查外固定情况,防止松动,导致畸形愈合。手、腕可做主动屈伸活动训练,禁止做旋转训练,局部光疗或超短波治疗(无金属固定物者可行),注意手指血液循环及感觉变化,防止骨筋膜间室综合征发生。

伤后2~3周,肩关节可做屈伸、外展、内收训练,肘及腕手关节行主动运动训练,(手法复位者的功能练习可视情况适当延后进行)前臂旋内、旋外训练,训练应轻柔。

伤后4~6周,增加肩、腕、手的抗阻训练,前臂内外旋无阻力主动运动训练,内固定手术者可去除外固定物,应用辅助器械进行训练,可适当进行作业治疗,增加日常生活活动能力训练。

伤后7~9周,去除外固定后进行肩、肘、腕、手的关节活动度训练,着重训练前臂的内外旋功能,可辅助器械和抗阻训练,增加作业治疗,提高日常生活活动能力。未经早期系统化康复训练而出现肩、肘、腕、手功能障碍者,可辅助关节松动术治疗、作业治疗和物理因子治疗。

4. 股骨颈骨折 好发于老年人,由于局部血供不佳、复位固定较困难,因而不易愈合。股骨颈骨折中大部分属于错位型骨折,复位和内固定是治疗错位型股骨颈骨折的基本原则,除少数极高龄或有手术治疗禁忌证的患者外,一般均能适应。无错位型股骨颈骨折患者多采用卧床休息辅以患肢牵引的传统治疗方法。

（1）牵引治疗患者的康复

1）利用床上吊环,屈曲健侧膝关节,用健足蹬床,保持患肢在牵引下,做抬高臀部运动,每组5次,要求整个臀部保持平衡,不能歪斜,抬离床面15°~30°。

2）利用床上吊环,抬高上身并进行扩胸运动,要求胸背部抬离床面角度大于30°,10次/组,每天训练3~4次,应由治疗师演示、指导、协助完成。

（2）内固定术后患者的康复:内固定术后,患肢应穿丁字鞋,目的是防止患肢旋转,也可用长沙袋固定于患侧下肢两侧,或用外展夹板或者枕头放在两腿之间以防止患肢内收。如果手术切口周围伴有明显肿胀时可在髋关节周围进行冷敷,每次20min,每天2次,水肿减轻后可停用。

1）术后第1天,应开始进行深呼吸和咳嗽训练,每组3~5min,每天2~3组;患肢股四头肌等长收缩训练,保持10s,放松5s,10次/组,每天3组,逐渐增加;足趾屈伸及踝关节跖屈、背伸运动训练,10次/组,每天3组,逐渐增加,踝背伸运动尤应重视;健侧下肢和双上肢各关节主动运动及抗阻运动训练,每次10~15min,每天3~4次,或以患者有轻度疲劳感为度。

2）术后第2天,重复第1天内容。并鼓励患者做患肢膝、踝、足各关节主动运动,可用下肢康复训练仪器做髋、膝关节的被动功能锻炼,一般从30°开始逐渐增加到90°,每次1~2h,每天2次;腘绳肌、臀大肌的伸髋、伸膝位等长收缩训练,15~20次/组,每天2~3组;亦可进行抬高臀部运动、扩胸运动等。同时开始定时给患者进行患肢按摩,患者半卧位,治疗师或家属由足趾向上轻柔按摩。

3）术后第3~5天,继续第2天动作。继续抬高臀部运动,要求保持10s,放松5s;仰卧位主动屈伸髋、膝关节,膝关节在0°~30°做等张伸直训练,末端保持10s,放松5s,忌屈髋大于90°,10~20次/组,每天2~3组;悬吊髋外展位,髋内收肌及外展肌等长收缩,保持10s,放松5s,以上动作15~20次/组,每天2~3组;患者保持半卧位或端坐位,每次20~30min,每天2~3次,以防发生坠积性肺炎及心肺功能障碍,注意监测血压和心率;坐位水平移动,向患侧移动时先患肢外展,再用手及健足支撑移动臀部向患侧,向健侧移动时相反,治疗师注意协助患者保持外展位时屈髋小于90°,5~10次/组,每天2~3组。

4）术后第6~7天,屈髋、屈膝训练,注意身体直立(患侧不负重),屈髋小于90°,不可内旋;髋外展训练,先被动运动,再助力运动,随后完全主动运动;髋后伸训练,注意身体直立(患侧不负重),不可内旋,末端保持10s。

5）术后第8~14天,给予助行器步行训练。鼓励患者使用助行器,患侧不负重行走,应循序渐进,早期不易久站,下肢使用弹力绷带包扎。若内固定患者使用双拐,则采用四点步训练,用足尖点地步行,50~100m/ 次,每天 2~3 次;情况良好者可单拐三点步训练和上、下楼梯训练(上楼梯顺序为健肢→患肢→拐杖,下楼梯顺序为患肢→拐杖→健肢)。使用辅助器具训练如穿袜器及拾物器的训练,给予家庭环境改造的建议。

6)2 周后改以主动训练为主,并逐渐增大活动范围,术后 4 周时关节活动范围可接近正常。床上坐起训练,可逐渐让患者取坐位和缓慢翻身;继续增加髋与膝的主动屈伸运动,但应避免引起明显疼痛;继续肌力及步行训练;日常生活活动能力训练及辅具使用训练。

7)4 周后,开始练习屈髋,进行髋关节周围肌群的肌力训练、关节活动度训练、步态训练及日常生活自理能力训练。继续髋外展训练,但应做到三不: 不过度负重、不盘腿、不内收腿。髋内收内旋和外展外旋的训练方法是患者直腰坐于椅上,双手放置膝上,两足间距与肩等宽,双膝关节靠拢后再分开,反复进行。

8)第 6 周,可进行渐进抗阻运动训练,做双小腿下垂坐姿练习。

9)术后 3 个月,逐渐负重;逐渐增加下肢内收、外展的主动训练;增加股四头肌抗阻训练;增加下蹲→站起训练、马步训练;恢复膝关节屈伸活动训练;本体感觉训练和功率自行车训练。

10)3 个月至半年后视骨折愈合情况,可从用双杖而后单杖进行部分负重的步行训练,再到大部分负重行走。一定在 X 射线摄片显示骨折已愈合,无股骨头坏死时,方可弃杖行走。

11)注意事项

①不要坐较低的马桶和低沙发、椅子。睡觉时应采用仰卧、患肢外展位,避免侧卧。坐位时,不要双腿或双足交叉。起立时脚尖避免朝内。弯腰拾物时尽量避免过度屈髋。洗浴时应保持站立位,并避免跌倒。

②日常生活中不宜进行激烈性运动或劳损性较高的运动,如跳绳,跑步等,若发现手术后髋关节有红肿、疼痛现象,应主动求诊。

5. 胫腓骨双骨折　小腿骨折中以胫腓骨双骨折最常见,且多为开放性,并发症多。康复治疗的目的是促进骨折愈合,恢复胫腓骨负重、行走的功能。原则是早期进行功能训练,防止肌肉萎缩、肌腱挛缩、骨质疏松、关节僵硬。康复治疗必须在康复医师的指导下进行,避免康复动作不规范造成整复不良、成角畸形以及骨不连增加。

(1)局部抗炎、止痛、促进伤口愈合

1)紫外线疗法:适用于治疗浅层炎症,用于开放性损伤术后,根据时期不同选择不同的剂量。炎症浸润期,采用红斑量 2~3MED(紫外线照射生物剂量);化脓期,强红斑量 4~5MED;肉芽生长期,亚红斑量 1~2MED;愈合期,无红斑量或亚红斑量 0.5~1MED。止痛可用 5~10MED。促进伤口愈合时可用小剂量,照射时间可略长,但感染伤口不可使用。在骨折局部或伤口照射,每天或隔天 1 次,3~5 次为 1 个疗程。

2)超短波疗法:适用于治疗深层组织炎症,采用患部对置法,骨折 1 周内无热量,

1 周以上微热量,每次 10~15min,每天 1 次,15~30 次为 1 个疗程。

3）经皮神经肌肉电刺激疗法：起镇痛作用并能预防失用性萎缩。

4）干扰电疗法：对疼痛、骨折延迟愈合、失用性萎缩等均有较好疗效。分固定法和抽吸法,两种方法治疗剂量、时间、差频相同,但应根据病情选择不同的差额。每次治疗选择 1~3 种差频,每种 10~15min,总时间 20~30min,电流强度以患者能耐受为准。

（2）促进骨折愈合、维持肌力和关节活动度

1）功能训练：应选取有促进骨折愈合作用的动作,避免不利于骨折愈合的动作。要注意臀肌、股四头肌和腓肠肌的肌力改善和保持踝关节活动度。功能锻炼可采用被动运动、助力运动、主动运动、抗阻运动等,以主动运动为主,其他方式为辅。伤后早期疼痛减轻就应开始练习臀肌、股四头肌和腓肠肌的等长收缩、膝关节和踝关节的被动运动和足部跖趾关节和趾间关节的运动,为步行做准备。在骨折后 2 周至骨折临床愈合期间,训练除继续进行患侧肢体的等长收缩和未固定关节的屈伸活动外,可在内、外固定稳妥保护下扶拐下床适当负重训练。

石膏外固定患者,术后第 1~2 周行股四头肌和小腿三头肌的等长收缩训练,足趾主动跖屈和背伸。术后第 4~6 周时,除有长腿石膏固定者外,患者可作膝、踝关节全范围的主动活动；横形骨折当负重自身可耐受重量；骨痂可见时,斜形或螺旋形骨折可部分负重甚至全负重。

跟骨连续牵引患者,注意避免牵引过度造成愈合延迟。要适当配合进行双手支撑臀部抬起法进行肌肉等长收缩训练,方法是双手支撑起臀部并将健肢蹬起,患者用力绷紧受伤腿部肌肉,踝关节背屈,空蹬足跟,然后放松,一蹬一松反复练习,每天可做 300 次左右,直至牵引拆除。注意患肢不要单独用力伸膝,以免牵拉骨折部位,造成成角畸形。

切开复位内固定或夹板固定的患者,可早期练习膝关节屈伸和踝关节内外摆动动作。可利用自身重量进行膝关节屈伸训练,当下肢肌力可支撑身体时,可做蹲、起运动训练,可扶椅子或床头,逐渐增大训练强度,既可增强肌力又可加强膝关节的稳定性。可早期扶拐不负重行走,逐渐增加至完全负重行走,但是禁止膝关节伸直时旋转大腿。

2）物理因子治疗：超短波疗法（有金属内固定者应禁用）,用温热剂量,可改善骨和骨膜及其下方的血液循环,从而促进骨折愈合；直流电刺激,阴极引起的低氧、高碱和高钙离子浓度环境,能增加细胞膜通透性和物质交换,扩张局部血管,起到改善局部血液循环的作用。

（3）步态训练：胫腓骨骨折后因为下肢肌力不足、平衡受影响等会导致一些异常步态,常见的异常步态有急促步态、倾斜步态,在训练前应对步态进行仔细评定。步态训练应从患肢不负重训练开始,逐步过渡到患肢部分负重,至完全负重。训练时躯干应正直,髋、膝、踝关节伸展和屈曲运动协调；当身体重心落在一侧肢体时,该侧肢体的髋关节和膝关节必须完全伸直；当重心转移到另一侧肢体后,膝关节再屈曲；足尖指向正前方,重

力由足跟转移至足趾上；步速规律，步幅均匀。

（4）康复辅具：根据患者需要可选用手杖、臂杖和腋杖。所有下肢骨折患者在骨痂形成期后开始离床下地锻炼时均应扶双拐，进行不负重或轻负重行走；步速不宜过快，每分钟不超过25步，步幅不宜过大。对于一般稳定性胫腓骨骨折患者，根据骨折愈合情况，复位固定3周后可用双拐下地（患足着地不负重，不能悬起），最早4周可改用单拐（去除健侧），5周弃拐，6周时解除外固定。弃拐的原则是骨折处达到骨性愈合，弃拐过早容易导致肢体畸形，影响患者康复，甚至需要再次手术。

 案例延伸4：

康复治疗方案

1. 愈合期康复治疗

（1）持续被动关节活动练习：髋、膝关节。

（2）患肢肌肉等长收缩训练：股四头肌、腘绳肌、小腿三头肌。

（3）物理因子治疗：磁疗、空气波、蜡疗。

（4）患肢主动运动：髋、膝、踝关节。

（5）健肢与躯干正常活动训练。

（6）心理治疗。

2. 恢复期康复治疗

（1）关节松动术及运动疗法。

（2）肌力增强训练。

（3）物理因子治疗、针灸。

（4）步态训练。

（5）日常生活活动能力训练：作业疗法。

五、健 康 教 育

1. 根据不同部位的骨折，有针对性地告知患者治疗的相关知识，教育并鼓励患者保持良好的心理状态，培养其战胜疾病的信心，树立正确的康复理念，引导其积极主动地参与康复治疗。

2. 针对不同人群还应该加强骨折预防知识的宣教，如教育中老年人及儿童注意交通安全、行动安全，避免跌倒等意外情况。

3. 科学合理补充营养，预防骨质疏松等危险因素。

4. 科学运动，增强体质，预防发生骨折。

骨折是康复医学科最常见的病种之一,骨折治疗不仅要求愈合坚固,恢复原有的解剖形态和力学性能,更要求患者能早日恢复功能,重返社会,所以康复治疗是患者恢复功能的保证。早期正确的康复治疗可促进骨折的愈合,缩短疗程,减少粘连,避免肌肉萎缩,增进关节活动范围,促进伤肢运动功能的恢复。骨折康复是在骨折整复和固定的基础上,针对骨关节功能障碍的因素如粘连、关节僵硬、肌肉萎缩等采取相应的物理治疗、作业治疗及矫形器等手段,使骨关节损伤部位最大恢复功能,以适应日常生活、工作和学习的需要。

思考与练习

1. 骨折的病因主要有哪些?
2. 在为骨折患者制订治疗方案前需要收集哪些资料?
3. 针对骨折患者局部出现炎症肿胀、疼痛,伤口愈合慢,应采用哪些物理因子治疗?

（刘　凌）

第二节　手外伤康复

1. 具备良好的职业素质,能与患者及家属进行良好沟通,开展健康教育;能与相关医务人员进行专业交流与团结协作开展康复治疗工作。
2. 掌握手外伤康复的定义、功能评定和康复治疗。
3. 熟悉手的姿势、不同类型手外伤的康复治疗,手外伤康复治疗中的常见问题处理。
4. 了解屈指肌腱修复术后、伸肌腱修复术后、屈肌腱松解术后、周围神经修复术后的康复治疗。
5. 能够正确掌握手的夹板和石膏外固定方法,能够指导患者进行手部损伤后的康复训练,能够评估康复训练的疗效并根据评估结果调整康复治疗方案,能够处理康复治疗过程中遇到的问题。

 导入案例

案例情景

患者李某,男,40岁,在上班工作时被电锯锯伤及左手示指,疼痛、流血30min。患者入院后在骨科急诊行手外伤清创、示指指伸肌腱吻合术。术后石膏外固定3周,拆除石膏后,于术后23d转康复科行康复治疗。查体:左手示指背面掌指关节处见一斜形走向、长约3cm的陈旧性切口瘢痕,周围组织轻微肿胀,有压痛,左示指掌指关节屈曲70°,背伸5°,指端血运可,无感觉异常。

工作任务:

1. 该患者属于康复分期的哪一期?

2. 该患者存在的主要功能障碍包括哪些方面?

3. 如何制订康复治疗方案?

手外伤是临床常见损伤之一,常导致手的运动和感觉功能障碍,日常生活活动能力下降。手外伤康复是在手外科的诊断和处理的基础上,针对手功能障碍的各种因素,如瘢痕、挛缩、粘连、肿胀、关节僵硬、肌肉萎缩、感觉丧失或异常等,采用相应的物理因子治疗、运动疗法、作业疗法以及手夹板、辅助器具等手段,使手恢复最大限度的功能,以适应日常生活活动、工作和学习。

一、病史收集

(一)病因

手外伤是骨科的常见损伤,右手受损为主,男性多于女性,多数发生在机器制造业、木工、建筑业等体力劳动者,人为因素(违规操作)居多。在损伤类型上,切割伤和压砸伤最为多见。手外伤所带来的功能障碍是因瘢痕挛缩、肌腱粘连、肿胀、关节僵硬、肌肉萎缩、组织缺损、伤口长期不愈合等造成的运动和感觉功能障碍,给工作和生活带来严重的不便。手外伤常为复合性损伤,涉及手部皮肤、皮下组织、肌肉、肌腱、骨、关节、神经、血管等。通常分为骨折、肌腱损伤、周围神经损伤、烧伤、断指再植等。

(二)病理

1. 炎症期　组织充血、水肿,白细胞浸润。

2. 细胞反应期(破坏期或清创期)　白细胞、巨噬细胞浸润、坏死组织脱落,水肿加剧。

3. 增生期(纤维化期)　伤后3~5d开始,2~3周达到高峰。纤维细胞增生,毛细血管增生,上皮细胞增生(皮肤损伤),伤口收缩,胶原纤维增多。

4. 重塑成熟期　伤后3~6周开始,细胞减少,胶原增加,持续达伤后一年时间,组织抗张力慢慢恢复。

(三)临床表现

1. 症状　有外伤史,表现为手部疼痛、局部肿胀、畸形(如成角、缺如)。

2. 体征　手部压痛或叩击痛,有异常活动或骨擦音,运动障碍或感觉异常,出现肌肉萎缩、关节僵硬。

（四）功能障碍

1. 运动功能障碍　手外伤后可出现各种并发症,如水肿、粘连、瘢痕、挛缩、慢性疼痛等,导致肌肉萎缩无力、关节僵硬,从而产生运动功能障碍。

2. 感觉障碍　若伤及周围神经可出现感觉功能障碍。

3. 心理障碍　由于手损伤后外观改变及功能障碍,常导致患者自信心下降,产生自卑感,不能适应社会等。

4. 日常生活活动能力降低　运动、感觉、心理障碍等均可导致日常生活活动能力下降。

5. 职业能力和社会生活能力下降。

（五）辅助检查

1. 骨关节损伤做 X 射线摄片检查。

2. 肌肉麻痹做电生理检查。

 案例延伸1:

病史资料收集

1. 一般情况　患者被电锯伤及左手示指,术后 23d。

2. 功能障碍　①伤口处陈旧性瘢痕;②周围组织轻微肿胀,有压痛;③左手示指掌指关节屈曲 70°,背伸 5°。

二、康复评定

（一）一般评定

1. 望诊　望诊包括查看手的完整性,皮肤的色泽、纹理、有无伤口、有无瘢痕,有无红肿、溃疡及窦道,手的姿势及有无畸形。

2. 触诊　触诊可以感觉皮肤的温度、弹性、软组织质地,检查皮肤毛细血管反应,判断手指的血液循环情况。

3. 叩诊　在骨骼病变处用手指叩击,可初步判断骨折、骨病情况。叩击神经损伤部位,其支配皮肤区域出现放电样麻痛感。

4. 动诊　动诊是检查手部关节的活动度。

5. 量诊　量诊包括肢体周径、肢体长度、肢体体积的测量。

（二）运动功能评定

1. 关节活动度评定　手由 27 块骨构成,关节虽然小但由于这些骨和复杂的肌腱,手的活动也远比其他关节复杂。所以要得到客观正确的关节活动范围,需要熟悉手部解剖和关节的运动生理。手部关节范围的测定可以发现活动障碍的因素、程度,提示治疗方法和评价治疗效果。使用量角器分别测量手指的掌指关节(MP)、近侧指间关节(PIP)和远侧指间关节(DIP)的主动活动度及被动活动度。测量原则是中立位定位0°,从中立位起至关节弯曲的度数为屈,从屈曲位向中立位方向活动的度数为伸,用负值表示,超过中立位为过伸,用正值表示。拇指对掌活动度评定是其与2、3、4、5指指腹及第五指指基部相触时评为1、2、3、4、5分。手关节正常活动度见表4-2-1。

表 4-2-1 手关节正常活动度

关节	活动方向	正常活动度	量角器放置法			注意事项
			固定臂	活动臂	轴心	
拇指	桡侧外展	0°~60°	示指	拇指	腕掌关节	活动方向在掌面上
	尺侧内收	0°	示指	拇指	腕掌关节	
	掌侧外展	0°~90°	示指	拇指	腕掌关节	活动方向与掌面呈直角
	掌侧内收	0°	示指	拇指	腕掌关节	
	屈曲(掌指关节)	0°~60°	第1掌骨	拇指基节	掌指关节	
	伸展(掌指关节)	0°~10°	第1掌骨	拇指基节	掌指关节	
	屈曲(指间关节)	0°~80°	拇指基节	拇指末节	指间关节	
	伸展(指间关节)	0°~10°	拇指基节	拇指末节	指间关节	
指	对掌		由外展、旋转、屈曲3种动作构成,用量角器测量困难。常用测量法:测拇指端和小指掌指关节间距离。			
	屈曲(掌指关节)	0°~90°	0°~90°	2~5掌骨	2~5基节	掌指关节
	伸展(指间关节)	0°~45°	0°~45°	2~6掌骨	2~6基节	掌指关节

Eaton 首先提出将关节总主动活动度(total active movement, TAM)作为一种肌腱功能评定的方法,优点是较全面地反映手指肌腱功能情况,还可以对比手术前后的主动、被动活动情况,实用价值大;缺点是测量及计算方法稍烦琐。

测量方法是用掌指关节、近侧指间关节、远侧指间关节的主动屈曲度数之和减去各关节主动伸直受限度数之和。主动运动测出用 TAM 表示,被动运动测出用 TPM 表示,公式:TAM= 关节屈曲度数(MP +PIP +DIP)- 关节伸直受限度数(MP+PIP+DIP),正常 TAM=(80°+110°+70°)-(0°+0°+0°)≈260°。功能分级:①优——正常,TAM 约 260°;②良——TAM> 健侧的 75%;③中——TAM> 健侧的 50%;④差——TAM< 健侧的 50%。

2. 肌力评定　利用握力计和徒手检查法评价前臂伸屈肌群、拇指对掌及四指的长短屈伸肌群、握力。需指出的是常用握力计测出的是等长收缩的肌力而不是等张收缩的肌力。握力的正常值一般用握力指数来表示：握力指数 = 健手握力（kg）/ 重（kg）×100。常握力指数应大于50。另外，利手握力常比非利手大5%~10%；女性握力常只有男性的1/3~1/2；男性在50岁以后，女性在40岁以后常比年轻时的握力减少10%~20%。

（三）感觉功能评定

1. Semmes-Weinstein 单纤维感觉测定器检查　这是一种精细的触觉检查方法，可以测定从轻触觉到深压的感觉。测定器是由20根不同编号的尼龙丝组成，编号最小的是1.65号，最大的是6.65号。检查时患者闭眼，用不同的编号尼龙单丝触碰检查部位，让患者回答是否有感觉，以最小的有感觉的尼龙丝编号为评定结果。评定标准：①正常为1.65~2.83；②轻触觉减退为3.22~3.61；③保护性感觉减退为4.31~4.56；④保护性感觉丧失为4.56~6.65；⑤感觉完全丧失时 >6.65。

2. 移动触觉　铅笔橡皮头在感觉再训练区域由近到远触及患者。直至患者能够较准确地判断刺激部位。

3. 恒定触觉　铅笔橡皮头在感觉再训练区域施加作用力，当刺激强度改变时注意患者反应。

4. 振动觉　首先使用30cps音叉检查振动，音叉应置于室温，患者面对治疗师，为了避免桌子的影响，医师轻轻举起患手。进行其他感觉检查时，首先测试健手以便参考，当患者理解如何配合检查后，医师将音叉轻轻放置在手掌近端，逐渐向远端移动，直到患者不能分辨振动感为止。应该强调的是患者一定要区分压力和振动。当患者指尖能探测移动触觉和恒定触觉后，按相同方式检查256cps振动觉。通过对振动觉评定，反映周围神经损伤后功能丧失和恢复程度。

5. 两点分辨试验　人体任何部位皮肤都有分辨两个点的能力，但不同的部位，两点之间的距离不一样，当两点之间的距离小到一定程度时便难以分辨两点。两点分辨试验是对周围神经损伤修复后，感觉功能恢复的一种定量检查，只有指尖能感受恒定触觉才能测试两点分辨觉，两点分辨试验可以反映手功能是否完好。临床上将两点分辨试验分为静态两点分辨试验和动态两点分辨试验。静态两点分辨试验主要测定慢反应纤维密度，检查患者能否辨别一点触觉还是两点触觉，以及两点触觉的最小距离。动态两点分辨试验检查时，沿手指动态刺激，同时测快、慢两种反应纤维，较静态两点分辨试验更优越。手指末端动态两点分辨试验距离正常为2mm。在静态两点分辨试验建立前先检查动态两点分辨试验。两点分辨器轻触远端指尖，逐渐向近端移动。如果无反应，增加两点之间距离，至少在3s之后重新测试。对上肢而言，手指尖两点分辨试验的距离最小，因此也最敏感。神经损伤修复后，在感觉恢复的初期阶段，两点分辨试验的距离较大，随着再生神经纤维数目的增加及质量的提高，两点分辨试验的距离逐渐缩小。两点之间距离越小,越接近正常值,说明该神经感觉纤维恢复越佳。

(四)整体功能评定

1. Jebsen 手功能评定　Jebsen 手功能评定主要用于评估手部日常生活活动能力,操作简便,仅需 15min 便可完成双手的测试。由 8 个小测验组成:①书写文字;②翻书本大小的卡片(模仿翻书);③拾起细小件物品;④模仿进食;⑤摆放物品;⑥挪动空的盛物罐;⑦挪动重的盛物罐;⑧移动重而大的罐头筒。每项测试为优势和非优势手提供评定标准,对性别和年龄也区别对待。

2. 简易上肢功能检查法　简易上肢功能检查法通过手的取物过程,包括手指屈、伸、手抓、握,拇指对掌、捏、夹等各种动作来完成全套检查测试。全套检测共分 10 项活动,依次为:拿大球、拿中球、拿大方块、拿中方块、拿木圆片、拿小方块、拿人造革片、拿金属片、拿小球、拿金属小棍,检查要采取标准动作,物品从一处拿起,经过标准距离,放在指定位置。从动作开始到结束,同时记录时间,根据完成动作的时间长短来获取分数,每项分数为 0~10 分,最高为 10 分。花费时间越短,得分越高。每项检查限定时间为 30s,即在 30s 内不能完成该动作得 0 分。检测完毕,得出总分后可与不同年龄组正常人的分值进行比较以判定正常与否,也可患侧与健侧对比判定结果。患者自身在治疗前后及不同阶段的评定结果互相比较,在临床上更有实际意义,有助判定康复效果,指导进一步的治疗。正常人各年龄组参考得分(总分)如下:18~39 岁得 99 分;40~54 岁得 96 分,55~64 岁得 94 分,65~74 岁得 83 分,75~84 岁得 75 分。

3. 9 孔插板试验　用一块 13cm×13cm 的木板,木板上有 9 个孔,孔的深度为 1.3cm,孔与孔之间距离为 3.2cm,每孔直径为 0.71cm,插棒为 9 根长 3.2cm,直径 0.64cm 的圆柱体。评定方法是患者取坐位,将插板置于身体前方桌上,9 根木棒放于测试手一侧的浅皿中。嘱患者一次一根地分别将 9 根木棒插入 9 个孔中,然后再一次一根地将 9 根木棒拔出放回浅皿中。先测定健手再测定患手,记录完成该项活动的总时间。

(五)神经电生理检查

相关的电生理检查,如肌电图、诱发电位检查等。

 案例延伸2:

康 复 评 定

患者左手示指电锯伤术后 23d,已拆除外固定,目前功能障碍的评定情况如下:

1. 望诊　可见陈旧性切口瘢痕,周围组织轻微肿胀,指端血运可。

2. 触诊　伤手有压痛,无叩痛,无感觉异常。

3. 动诊　左示指掌指关节屈曲 70°,背伸 5°。

三、康复目标制订

康复治疗目标是恢复手的运动和感觉功能,同时保护受损的结构并预防关节僵硬。为了适应每天的活动需要,首先手应有抓握和对指功能,其次是手的伸直功能。假如手指屈曲活动受限,则可以增加掌指关节屈曲来补偿。具体的康复治疗目标包括促进伤口良好愈合,减轻和消除疼痛;减少肌腱、肌肉等组织粘连,改善和恢复手部关节的运动功能;避免肌肉肌腱的误用、失用和过度锻炼导致的损伤,预防畸形;锻炼手的感觉功能,恢复手的灵巧性和协调性,增强日常活动能力。

 案例延伸3:

康复目标制订

患者术后23d,已拆除外固定,陈旧性瘢痕,确定患者短期目标和长期目标如下:
1. **短期目标**　预防粘连,改善感觉功能,提高肌力。
2. **长期目标**　矫正畸形,恢复手功能,提高生活质量。

四、康 复 治 疗

(一)手外伤康复分期治疗原则

Ⅰ期:伤后或术后3周内。损伤部位充血、水肿,坏死细胞脱落,纤维细胞、胶原细胞增多。康复目的:消炎、消肿、镇痛,促进损伤愈合。可行理疗、功能位固定,轻柔的主动和辅助主动活动等。注意:严重损伤(3~4d内),神经和肌腱修复术后(3周内),急性关节炎,不稳定骨折,术后需要严格制动者属于运动疗法禁忌。

Ⅱ期:伤后或术后3~6周。胶原增加,组织抗张力开始恢复,肌腱和骨折逐步牢固,易发生粘连。康复目的:预防粘连,提高肌腱的抗张力和骨折的牢固性,改善感觉功能。应尽早活动,并进行感觉训练。因组织还未恢复正常的强度,不宜抗阻活动。

Ⅲ期:伤后或术后6~12周。伤口愈合成熟,胶原纤维逐渐增多,表层(瘢痕)与深层(粘连)纤维组织增多。康复目标:减少纤维组织的影响,增加关节活动度、肌力、手的灵敏性和协调性。可循序渐进地进行抗阻活动,继续进行感觉训练。

Ⅳ期:伤后或术后12周后。大部分功能已恢复,组织炎症反应基本消退,神经损伤初步恢复。康复目标:矫正畸形,恢复手功能,提高生活质量。较严重的畸形和功能障碍可考虑重建或二期修补术。如恢复效果良好,可进入功能训练和职能训练。

（二）运动治疗

运动治疗是利用功能锻炼促进功能恢复或功能代偿来促进机体康复的方法。对手外伤而言,基本康复内容包括关节活动度练习、肌肉功能练习、感觉训练等。

1. 关节活动度练习　关节活动度受限是需要解决的首要问题,可用主动或被动运动,或两者结合的助力运动,逐步牵伸挛缩粘连的纤维组织,逐步地恢复关节活动范围。

（1）连续被动运动:主要用于防治制动引起的关节挛缩以及用于关节内损伤或炎症引起的关节粘连,促进关节软骨、韧带和肌腱的修复,并可促进消肿。关节活动幅度、运动速度和持续时间可酌情设定。一般活动幅度从无痛的活动范围开始,酌情逐步扩大;运动速度一般选择每分钟1个周期,早期可更慢;运动连续时间每天2~8h。

（2）关节功能牵引:关节挛缩或粘连已经形成者需通过关节活动度练习,逐步牵伸挛缩及粘连的纤维组织来恢复关节活动范围。纤维组织是一种黏弹性材料,在适度的外力牵伸下发生延长。其中大部分为一时性的弹性延长,在外力去除后将回缩;小部分为持久性的塑性延长,是关节活动度改善的基础。纤维组织在牵伸力量较大、持续时间较长以及组织温度较高时作牵伸可获得较大的塑性延长。故无论用主动、被动运动或助力运动进行关节活动度练习,均需要用一定的力量,持续较长时间,或多次反复进行,可获较好效果,在热疗后或温水浴中进行也可获较好效果。但是用力过大,引起明显疼痛提示有组织损伤,可能引起修复反应,增加瘢痕形成。如果疼痛引起保护性肌痉挛,保护纤维组织免受牵伸,治疗反而不能起效。故操作时用力程度应考虑患者局部感觉,以有一定的紧张、酸胀感觉,不引起明显疼痛及肌痉挛为宜。关节活动度练习时依每一关节所有受限的活动方向依次进行主动、助力或被动运动,可由治疗师或患者的健肢进行被动运动或施加助力。

2. 肌肉功能训练　除肌肉直接受损或其神经支配受损外,创伤后制动及邻近关节停止运动可迅速引起失用性萎缩。肢体制动,神经运动减少等都可影响肌肉代谢,引起肌肉萎缩。早期预防萎缩特别重要。肌肉失用性萎缩一般是可逆的,但长期严重的肌萎缩时肌肉有变性,最后肌肉纤维化不可逆转,特别在正中神经及尺神经损伤后,肌萎缩通常不能恢复。肌肉收缩通常分为等张收缩和等长收缩,可作为训练方法以防治肌肉萎缩。

近年来有利用专门器械进行的等速练习。等速练习可同时对一组拮抗肌进行训练,使其平衡发展。此外肌肉疲劳致肌力下降时,阻力也随之下降,肌肉停止收缩时阻力即消失,不易引起肌肉过度疲劳或拉伤,故较安全。当设定的运动速度较低时,最大收缩产生的肌肉力矩较大,有利于锻炼肌力;设定的运动速度较高时,产生较低的力矩,但可多次重复进行,有利于增强肌肉耐力。

适用于手内部肌肌力训练的器械及抗阻练习方法较少,可设计一组皮球及橡皮筋网对指屈、伸肌进行训练,也可对所有手内部肌进行训练。练习时应按肌力练习原则,尽量用力捏皮球或挑动橡皮筋网,维持数秒,然后放松。要求肌肉经10~20次收缩即感到肌肉疲劳时为完成一次练习。各种动作依次进行,每天练习1次。

（三）手夹板应用

使用夹板的目的主要是保持肢体某个位置，或限制部分运动，或预防、矫正畸形。手夹板主要用于保持不稳定的肢体于功能位，提供牵引力以防止挛缩，预防或矫正肢体畸形以及补偿失去的肌力，帮助无力的肢体运动等，从而达到减少残疾程度，增进功能的目的。夹板按其功能可分为固定性（静止性）和功能性（动力性）两类。固定性手夹板没有可动的组成部分，主要用于固定肢体于功能位，限制异常运动，故常用于治疗手部骨折脱位、关节炎、手术后暂时性止动等。功能性夹板允许肢体有一定程度的活动，从而达到治疗目的。手夹板是手外科治疗的重要组成部分，被广泛应用于临床。

（四）物理因子治疗

1. 超声波疗法　超声可以使胶原纤维束分离，对瘢痕组织有软化和消散作用。治疗时选用连续式，$1\sim1.5W/cm^2$，移动于瘢痕局部 $5\sim10min$，每天 1 次。瘢痕如果在肢端，适宜水下法治疗。

2. 音频电疗法　音频电用条状电极，并置法，每次 $20\sim30min$，每天 1 次，1 个月为疗程。在控制瘢痕痒痛或软化瘢痕组织上有良好的作用。

（五）作业治疗

作业治疗是将脑力和体力综合运用于日常生活活动、游戏、运动和手工艺等活动中，针对手功能障碍进行治疗。大致分为生活自理能力、创造价值的职业工作能力和消遣娱乐活动的能力。作业疗法主要进行下列素质训练：

1. 运动技能素质　运动技能素质包括调整肌力、关节活动范围，调节肌张力，改善运动的协调性和稳定性，学习粗大动作及精细动作技巧。

2. 感觉技能素质　感觉技能素质包括视觉、听觉、触觉、本体感觉、实体觉、平衡觉训练。

3. 智能素质　智能素质包括理解力、记忆力、集中注意力、判断能力、推理能力、创造力、想象力、组织安排能力等。

4. 心理素质　心理素质包括独立不依赖、积极性和主动性、顺应性、现实性、自制力及自尊心。

5. 社交素质　社交素质包括集体精神、合群性、合作共事精神等。

（六）心理治疗

心理治疗是针对情绪问题的一种治疗方法，由经过专门训练的人员进行。了解患者的心理状态，进行针对性治疗，促进患者适应现实情况，鼓励和增强维护患者的自尊心和自我价值。

（七）常见手外伤康复

1. 手部骨折后

（1）类型与制动

1）舟骨骨折需要制动 $8\sim32$ 周。

2）Bennett 骨折（第一掌骨基底部骨折合并第一腕掌关节脱位或半脱位）需要制动6周，8~12周可活动关节。

3）指骨骨折内固定后2周。

4）掌骨骨折需要绷带固定1周，夹板固定3周。

（2）康复程序

Ⅰ期（0~3周）为制动期，功能位固定，指手在抓握物体时的自然位置，此时手的关节和肌肉处于平衡状态，即腕关节稍内收，背伸约30°，掌指关节屈曲90°，近端指间关节屈曲45°，远端指间关节稍屈曲，拇指处于外展、对掌位（对示、中指）。该体位使手能根据不同需要迅速做出不同动作，以保持骨折的稳定性，缓解疼痛，促进愈合。上肢提高，以减轻水肿。骨折上下所有未损伤的关节温和的被动活动，如指、腕、肘、肩。术后1~3周，在疼痛和骨折愈合允许下，可早期进行轻微的主动活动和辅助主动活动。

Ⅱ期（3~6周）为愈合期，如需要可延长外固定夹板至6周。主动活动和辅助主动活动：屈曲、伸展指间关节和掌指关节的活动，以便获得良好的抓握、放松；治疗性活动；脱敏治疗。

Ⅲ期（6~12周）为愈合巩固期，继续功能训练，压力治疗，脱敏治疗。

Ⅳ期（12周后）为功能恢复期，应用抗阻活动来增加肌力，矫正畸形，压力治疗，技能训练。

2. 肌腱修复术后　早期活动是肌腱康复的前提，应在放松肌肉和减低张力的情况下进行。包括主动、被动、辅助主动活动、附属活动、抗阻活动。

（1）屈肌肌腱修复术后的治疗计划：术后保护性固定与早期保护性运动相结合可减少因固定和关节制动引起的并发症。

Ⅰ期（0~3周）：抬高患肢，制动3周。术后立即在患者手背侧做一个腕屈曲形夹板或手托，使腕关节屈曲20°~30°，掌指关节屈曲60°~70°，指间关节屈曲0°~20°，外加厚敷料，以保护肌腱。2~3d拆除敷料，继续用夹板和支持带保护。3d后，由治疗师指导做屈伸手指活动，持续3周。要求"主动伸，被动屈"，即令患者主动伸展手指，依靠橡皮带被动屈曲。同时进行手腕活动。禁止主动屈指，被动伸指，以防肌腱断裂。注意：如患者不坚持手指活动，极易产生屈曲挛缩。对不配合活动的小儿，或断指再植后，或伴有其他损伤不宜选用该法者，应将手固定在功能位，加以厚敷料包扎，外加石膏固定3周。可同时配合冷疗、超声波治疗等消肿，松解粘连。

Ⅱ期（3~6周）：3周后拆除夹板，在护腕和橡皮带保护下活动，或将橡皮带摘下来，做主动屈伸。4~5周，在手背将夹板切断，腕关节仍固定，掌指和指间关节主动屈伸。5周后，取下夹板。6周后，改用动态伸展夹板，减轻近端指间关节挛缩。此期不可有任何抗阻活动。

Ⅲ期（6周后）：可做关节全范围主动或被动活动，8周后可做抗阻活动。

Ⅳ期（12周后）：可进行各种功能活动，大多数患者可重返工作岗位。个别患者因肌腱粘连而活动障碍,或肌力较差,仍需继续锻炼。亦有少数患者需接受二期重建手术。术后可沿切口做环形深层按摩,以防粘连。

（2）伸肌肌腱修复术后的治疗计划

Ⅰ期（0~3周）：术后立即使用静态掌侧夹板固定手于腕背伸30°~45°,掌指关节屈曲0°~30°、指间关节伸直,敷料加压包扎。2~3d后,拆除敷料,用前臂背侧夹板,腕背伸40°~45°,掌指关节和指间关节用橡皮带牵拉于0°,前臂屈侧置夹板,2周时缩至中节指骨,3周时缩至近节指骨。要求"主动屈,被动伸",即令患者主动屈曲手指,依靠橡皮带被动伸直,以保持掌指关节和指间关节滑动。此期禁止主动伸指,被动屈指,以防肌腱断裂。

Ⅱ期（3~6周）：4周时,每天取下夹板数次,尽可能全范围主动屈曲指关节,特别是掌指关节,以防挛缩,5周,夹板缩至掌骨,自由活动掌指关节,每天取下夹板数次,有保护地主动活动腕关节。

Ⅲ期（6~12周）：6~7周,换腕部夹板,只固定腕关节,指间关节全范围主动伸直,7~8周,增加强度,做关节全范围的抗阻活动,10~12周,完全自由活动。

Ⅳ期（12周后）：可进行各种功能活动。

3. 肌腱松解术后　近侧指间关节挛缩已经矫正,术后可使用伸展支具,以维持手术中获得的伸直位。松解术后数天,每天练习数次,以后逐渐增加活动次数和强度。

4. 神经修复术后　手神经损伤后,主要表现是运动障碍、感觉障碍和自主神经功能障碍,损伤后神经的修复,只是为功能恢复创造了一个重要条件,如果完全依靠其自然的恢复,则多不能达到应有的结果,而必须在神经修复后的整个恢复过程中,接受适当的功能再训练康复治疗。

 案例延伸4:

康复治疗方案

根据患者的情况,目前患者伤后不足4周,属于康复Ⅲ期,胶原纤维逐渐增多,组织张力开始恢复,肌腱和骨折逐步牢固,易发生粘连。康复治疗如下:

1. 上肢抬高,减轻水肿。
2. 骨折上下未受损关节温和被动运动。
3. 左手示指轻微主动活动和辅助主动活动。

五、健　康　教　育

1. 应尽早在医生指导下进行手指功能锻炼,如织毛衣、提物、握拳、写字等,也可利用理疗、功能带和功能器具加强伤手的功能,最大限度地恢复手功能。

2. 鼓励患者多进食高蛋白、高热量、高维生素饮食以增加身体抵抗力,保证创面的修复。

3. 手部多发伤损伤严重,会给患者造成极大的心理压力。因此,通过心理治疗消除患者的心理障碍,积极配合康复治疗,接受损伤的现实,建立良好的心态,树立生活的信心。

小结　手外伤康复锻炼的目的是恢复患者手指的肌力关节活动度及手的各种功能,需加强患者的康复教育和康复治疗的主动参与性,手术是治疗的基础。手外伤康复是在手外科的诊断和处理的基础上,针对手功能障碍的各种因素,例如瘢痕、挛缩、粘连、肿胀、关节僵硬、肌肉萎缩、感觉丧失或异常等,采用相应的物理治疗、运动疗法、作业疗法以及手夹板、辅助器具等手段,使伤手恢复最大限度的功能,以适应日常生活活动和工作、学习。

思考与练习

1. 手外伤后需要进行哪些方面的评定?
2. 手部屈肌腱修复术后 4 周如何进行康复治疗?
3. 手部掌骨骨折内固定 5 周后如何进行康复治疗?

（邹燕齐）

第三节　运动损伤康复

学习目标

1. 具备基本临床康复思维与素养;培养学生的团队协作及与患者、患者家属及医务人员的沟通交流能力,培养学生吃苦耐劳、无私奉献的精神和优良品格。
2. 掌握躯体各大关节物理检查方法、评定内容及康复治疗方案及实施过程。
3. 熟悉运动损伤的基本概念、主要功能障碍及功能分期。
4. 了解运动损伤的发病原因、病理及临床辅助检测。
5. 能指导患者康复训练和评估康复疗效。对康复过程中的简单问题能进行处理。

案例情景

患者赵某,男性,25岁,校田径队队员,因参加100m短跑比赛,在奔跑过程中,右膝关节出现剧烈疼痛,右腿不能着地站立,关节出现交锁现象,数小时后关节肿胀。查体:关节间隙内侧痛点处压痛明显,浮髌试验、回旋挤压试验及摇摆试验阳性。辅助检查:X射线片未发现明显外伤性骨骼改变。

工作任务:

1. 针对赵先生的损伤情况,请正确收集病史资料。

2. 该患者的康复目标如何设定?

3. 相应的康复治疗方案有哪些?

运动损伤是指在体育运动及各类健身活动中发生的创伤。随着世界范围内的运动竞技日益激烈,大众健身的逐渐普及,相对于骨折、关节脱位等急性严重损伤而言,韧带、肌肉、肌腱、关节囊和关节软骨等损伤更为常见。

一、病 史 收 集

(一)损伤时间

根据损伤发生的时间分为急性损伤和慢性损伤。

1. 急性损伤 急性损伤是指由于一次内在或外来暴力所造成的组织损伤。伤后症状迅速出现,病程一般较短,受伤者记忆深刻。如足球运动员铲球时所造成的下肢骨折,急停旋转所致膝关节半月板损伤、前交叉韧带损伤,排球、篮球、体操运动员跳跃过程中发生的跟腱断裂,短跑跨栏运动员大腿后群肌肉的拉伤等。

2. 慢性损伤 慢性损伤是指累积多次微小损伤所产生的运动损伤。症状出现缓慢,病程迁延较长,受伤者往往无法确定受伤的时间和地点。如网球、标枪运动中常见的网球肘,长跑运动员的胫骨疲劳性骨折,篮球运动员的跟腱炎等。另外,某些急性损伤如处理不当,或尚未痊愈又再度受伤,会转变成为慢性损伤,而且容易恶化或产生长期不愈的后遗症。如踝关节外侧韧带反复扭伤很容易造成慢性踝关节功能性不稳,肩关节急性脱位不及时治疗造成肩关节复发性脱位。

(二)损伤姿势

运动损伤常与不正确或长期反复保持某一种体姿有关,而且不同的运动项目,常有某种与其相适应的相对固定的姿势。因此,应了解常锻炼的运动项目。

1. 体操 体操是一种力量和协调性要求较高的运动项目,技术中支撑、落地等动作较多,因此体操运动员主要损伤部位是肘关节和踝关节,以肘关节损伤最为严重,其次为踝关节,多为起跳落地后扭伤为主。在吊环中因摆动振幅不协调造成腰部损伤的比例最大,跳马时落地不当会损伤膝关节和踝关节。

2. 田径　田径包括跑、跳、投掷和竞走。短跑运动员常有大腿后部屈肌拉伤、跟腱纤维撕裂、断裂或跟腱周围炎等。赛跑时由于急停而引起髂前上棘断裂。中长跑运动员常发生胫腓骨疲劳性骨膜炎或骨折。跨栏运动员最易发生大腿后肌肉拉伤。跳高、跳远、三级跳和撑杆跳运动员常见损伤为踝关节韧带扭伤或骨折、足跟挫伤、膝关节的韧带与半月板损伤、前臂骨折及肩部挫伤。投掷运动员常见损伤为肌肉韧带拉伤(肩、腰、膝、肘)或骨折。铁饼运动员最易发生的损伤是髌骨软骨病、髌腱损伤和伸膝腱膜炎,这是由于投掷铁饼时,经常需要运动员在膝半蹲位置支撑扭转用力,使髌骨的软骨与股骨反复撞击或肌肉反复牵扯所致。

3. 球类运动损伤

(1)篮球运动强度大、速度快,具有较强的对抗性和频繁的身体接触,最常见损伤是踝关节骨折、踝关节韧带扭伤、膝韧带损伤、半月板损伤、指挫伤或腕部手舟骨骨折,主要在跳起抢球落地不正确(踩在别人脚上或被踩)、急停、急转、冲撞姿势等情况下发生。慢性损伤主要有髌骨软骨病,由滑步攻守、急停与踏跳上篮等局部训练过多所致。

(2)足球运动是损伤发生率最高的运动项目之一。运动中突然改变体位,小腿的突然扭转、内收或外展,可以引起膝、踝关节的韧带及骨的急性损伤。守门员因频繁击球、救球易发生手腕(手舟骨骨折)及肘的损伤(鹰嘴皮下滑囊炎及血肿)。

(3)排球最常见的损伤部位是肩、膝和腰。肩以肩袖损伤、肱二头肌肌腱腱鞘炎最多发,多因扣空球或 90°屈肘扣球的错误姿势引起。单足起跳与落地易引起髌骨软骨病、股四头肌外侧头末端病。此外,扣球、封网、救球倒地也可以发生背部、臀部挫伤及上、下肢其他关节韧带的挫伤或扭伤、骨折甚至脱位。

(三)运动损伤症状

主要为软组织损伤,包括以下几个方面:

1. 皮肤擦伤　皮肤擦伤属于开放性软组织损伤,是由于皮肤受到外力摩擦所致,主要表现为表皮脱落、皮肤被擦破出血或有组织液渗出。

2. 肌肉拉伤　肌肉拉伤常见于大腿后肌群、内收肌群、小腿三头肌、腰背肌,伤后主要表现为该处疼痛、局部肿胀、压痛、肌肉紧张、痉挛,主动或被动活动相邻关节时,疼痛加剧,肌肉严重拉伤时患者可感觉到或听到断裂声,伴剧烈疼痛,肌腹部凹陷畸形,局部明显肿胀,并出现皮下淤血,运动功能障碍。

3. 关节韧带扭伤　关节韧带扭伤的常见部位是踝、膝、掌指关节和肘关节。伤后常有局部疼痛肿胀,若伤及关节滑膜或韧带断裂及合并关节内其他组织损伤时,出现整个关节肿胀或血肿,局部有明显的压痛,导致关节运动功能障碍;轻者关节活动受限,不能用力;韧带完全断裂或撕脱时,关节有不稳定或松动感,关节功能出现明显障碍。

(四)功能障碍

1. 出血　组织血肿及关节积血加重局部水肿,后期易产生组织纤维化及粘连。

2. 肿胀和疼痛　肿胀和疼痛为局部软组织及滑膜充血产生无菌性炎症所致。

3. 瘢痕及粘连　血肿机化形成纤维性粘连及瘢痕增生,出血量多者可致关节内、外粘连。

4. 感觉和运动功能障碍　因疼痛、制动使得肌张力增高及心肺功能减退;粘连及瘢痕增生影响感觉功能和关节活动度;训练状态低下,伤前建立的条件反射能力下降,易导致创伤复发。

5. 停训综合征　停训综合征为全身系统性功能紊乱,包括失眠、焦虑、食欲下降、腹泻、心律失常等。

6. 肌萎缩　肌萎缩多为失用性萎缩。

7. 关节稳定性下降　因肌肉力量不均衡、关节囊松弛、关节本体感觉减退所致。

（五）辅助检查

辅助检查包括神经传导、诱发电位、肌电图、X 射线片、CT、MRI、KT1000、关节造影、关节镜。

 案例延伸1:

病史资料收集

根据赵先生目前的损伤情况,可以从以下几个方面进行病史收集:

1. 损伤时间　急性损伤。

2. 损伤姿势　奔跑过程中突然出现右膝关节疼痛。

3. 损伤症状　右膝关节出现交锁现象、关节肿胀。关节间隙内侧压痛,浮髌试验阳性,回旋挤压试验阳性,摇摆试验阳性。

4. 辅助检查　X 射线摄影检查未见骨骼损伤情况。

5. 功能障碍　肿胀和疼痛,关节稳定性下降。

二、康　复　评　定

（一）主观评定

1. 一般情况评定　一般情况包括患者的性别、年龄、职业、家庭成员,以及致病因素、发病时间、现病史与既往史、临床诊断、主要脏器功能状态。

2. 个人及环境因素评定　基于作业治疗,对患者所处环境进行评定,分析引起作业受限的个人和环境因素,从而可针对性地对个人和环境采取干预措施,促进患者的作业表现。个人及环境因素包括患者的爱好、职业、所受教育、经济条件、家庭环境。

（二）客观评定

1. 疼痛评定　疼痛评定常采用视觉模拟评分法（VAS）。

2. 感觉检查　感觉检查以关节本体感觉为重点。

3. 肢体长度及围度测量　肢体长度及围度测量多用皮尺。

4. 肌力评定　徒手肌力检查法（MMT）及器械肌力评定。

5. 关节活动度（ROM）评定　关节活动度（ROM）评定以量角器、电子测角仪为主。

6. 平衡功能评定　平衡功能评定多采用观察法。

7. 步态分析　步态分析采用 Rancho Los Amigos 康复医院的步态分析实验室提出的 RLA 8 期法。

8. 物理检查

（1）肩关节

1）望诊：肩的正常外形为圆弧形，肩关节脱位后呈直角形，称为"方肩"。肩锁关节脱位时可以看到锁骨远端向上隆起，与健侧对比具有重要意义，可以明确诊断。

2）触诊：锁骨位于皮下，用手可摸到。检查时，检查者站在患者背后用两手检查。喙突尖在锁骨的下方，肱骨头的内侧，它与肩峰尖和肱骨大结节形成肩三角，可根据其形态变化来判断肩及其周围有无骨折或脱位。

3）动诊和量诊：测量肩关节的活动时，检查者应站在患者背后，用手指固定肩胛骨的下角，再做肩的主动和被动活动。肩的中立位（0°）是上肢自然下垂，肘窝向前。肩关节（盂肱关节）的活动范围是 90°（外展）~40°（内收），135°（水平前屈）~50°（水平后伸），70°（内旋）~70°（外旋）。肩外展超过 90° 时，称为上举，须有肱骨外旋和肩胛骨活动的配合才能完成。上臂的长度测量通常是测肩峰到肱骨外上髁之间的距离，在肩关节脱位时，患侧较健侧长。

（2）肘关节和上臂

1）望诊：前臂完全旋前时，上臂和前臂纵轴成一直线。前臂完全旋后时，上臂和前臂之间有 10°~15° 的外翻角，称为提携角。肘部骨折后可以出现该角减小或增大的后遗症，称为肘内翻或肘外翻。

2）触诊：肱骨干可以在肱二头肌和肱三头肌之间摸清。肱骨内、外上髁和尺骨鹰嘴也可以摸清。

3）动诊和量诊：肘关节完全伸直为中立位，其活动范围为 0°~150°，可以有 5°~10° 的超伸，没有内收、外展动作。正常肘关节伸直时，肱骨内、外上髁与尺骨鹰嘴在一条直线上。肘关节屈曲至 90° 时，此三点成等腰三角形，以内、外上髁的连线为基底，称为肘后三角。在肘关节脱位，内、外上髁骨折和尺骨鹰嘴骨折时，此三角即不成等腰三角形。

（3）腕关节

1）望诊：腕部的拇长伸肌腱、拇长展肌腱与拇短伸肌腱之间形成一个三角形凹陷，解剖学上称为"鼻烟窝"，它的深部为手舟骨，骨折时此窝有肿胀。腕背部是腱鞘囊肿的好发部位，为大小不等的半球形肿块，有囊性感。

2）触诊：桡骨远端背侧除桡骨结节外较为平坦，掌侧略凹。桡骨茎突低于尺骨茎突约 1cm,桡骨远端骨折时这一解剖关系发生改变。

3）动诊和量诊：腕关节的中立位是第三掌骨与前臂纵轴成直线,无背伸和掌屈。腕关节的活动范围是 60°（背伸）~60°（掌屈）,40°（桡偏）~30°（尺偏）。怀疑有手舟骨或月骨病变时,可令患者轻握拳,手偏向尺侧,叩击第三掌骨头,确有病变时可出现腕部靠中线处疼痛。

（4）髋关节

1）望诊：检查时须脱去长裤,两侧对比,观察髋的前、后侧有无肿胀和畸形,并观察臀部、大腿、小腿肌肉有无萎缩和肢体不等长。对能行走的患者,要观察站立姿势和步态。髋关节后脱位时可出现关节的屈曲、内收、内旋畸形。股骨颈或股骨干骨折时伤肢多外旋。

2）触诊：检查患者自己指出的痛点和肿块,注意肿块的大小、质地、活动度和压痛等表现。必须检查内收肌有无痉挛,内收肌痉挛常是髋关节疾病的早期体征之一。

3）动诊：髋的中立位（0°）：髋、膝关节伸直,髌骨向上。正常活动范围为：0°（伸）~140°（屈）,超伸 10°~15°;30°（内收）~40°（外展）;50°（内旋）~40°（外旋）。检查时须注意的是屈髋时必须屈膝,否则腘绳肌将限制髋的屈度。

①骶髂关节分离试验：患侧屈髋屈膝,大腿外展外旋,并将患侧小腿横置于健侧大腿的前方,正常情况下受检测的大腿外侧可以靠近床面,髋关节病变时则受限（须与健侧对比）。

②托马斯征：患者仰卧于硬板床上,尽量使健侧髋和健侧膝保持屈曲,双手抱住健侧膝部,使腰平贴床面,正常情况下对侧下肢不离床面。如对侧髋关节有屈曲畸形,则该下肢就不能与床面接触,其翘起的角度就是髋的屈曲畸形角度。

4）量诊：测量下肢长度时,须将两侧肢体置于对称位置,一般测量髂前上棘到内踝尖的距离,两侧比较;也可以用垫高法测量：患者站立,患肢踩在一叠书本或木块上,增加或减少书本或木块,使两侧髂前上棘处于同一水平,书本或木块的厚度即该下肢缩短的程度。本法适用于能站立的患者。大腿周径的测量：嘱患者放松股四头肌,从髌骨上缘向大腿中段量任一距离（通常为 10cm）,然后用皮尺测此点所在平面的周径,用同样的方法测量健侧同一平面的周径,记录二者之差,目的在于观察有无肌肉萎缩或肥大。

（5）膝关节

1）望诊：正常情况下,两髋、两膝伸直,两踝合并时,两膝内髁和两侧内踝可互相接触。若两膝不能接触称为膝内翻;若两踝不能相遇,则称为膝外翻。在伸膝位,髌骨两侧有轻微凹陷,如果膝有积液或滑膜增厚,两凹陷消失。观察大腿和小腿的肌萎缩程度,慢性患者由于有肌萎缩,膝的肿胀更为明显。

2）触诊：膝关节内有中等量的积液或积血时即有浮髌征。检查方法：患者仰卧,膝伸直,放松股四头肌,检查者一手放在髌骨近侧,施以轻压,将髌上囊中的液体挤入关节腔,另一手的示指、中指用急迫的动作将髌骨下压,即可感到髌骨撞击股骨髁,此即浮髌试验阳性。对膝部急性损伤,若无明显移位,须检查出压痛的确切部位,疑为髌骨裂缝骨折者,可用指甲缘从上而下检查出骨折处的局限压痛点。疑为内侧副韧带损伤者,须沿着该韧带及其骨性附着点检查压痛,并须做膝外翻动作,以检查是否完全断裂。完全断裂者常伴有内侧半月板和交叉韧带损伤。

3)动诊:膝伸直为中立位(0°)。正常活动范围为:0°(伸)~135°(屈),超伸5°~10°。膝关节伸直后,无内收、外展和旋转动作,屈曲后有轻度上述动作。膝交叉韧带检查方法:患者坐于检查床上,屈膝90°,脚踩床面,检查者双手握住小腿上段,向后推压,再向前拉。胫骨如能向后推动者为后交叉韧带断裂,如能向前拉出者为前交叉韧带断裂。研磨试验:患者俯卧,屈膝至90°,在加压情况下,研磨(旋转)膝关节,有半月板破裂时可引起疼痛。回旋挤压试验:伤者仰卧,检查者一手按住患膝,另一手握住踝部,屈膝使足踝抵住臀部,极度外旋外展或内旋内收小腿,并逐渐伸直。若伸直过程中听到"咔哒"声或有"弹响"感,或患者感到疼痛即为阳性。

(6)小腿:整个胫骨嵴和前内侧面都能从皮下摸到。下肢的轴线检查法:正常情况下,髋、膝伸直时,髂前上棘和第1趾蹼之间的连线经过髌骨中心。此法可用于检查股骨或胫骨骨折的复位情况,以及膝的内、外翻畸形。

(7)踝部和足

1)望诊:足常见畸形有马蹄足、马蹄内翻足、外翻足、高弓足、平底足、趾外翻和锤状趾等。

2)触诊:足背动脉是胫前动脉的末支。检查这一动脉的脉搏对了解足和下肢的血液循环极为重要。它行走于第1、2跖骨之间,在跖骨基底部扪摸脉搏最清。

3)动诊:踝关节的中立位(0°),它的活动范围为:30°(伸)~70°(屈)。足的内翻和外翻活动主要在跟距关节,内收和外展在跗跖和跗间关节,角度很小。

(8)脊柱

1)站立位

①望诊:脊柱有4个生理弧度,颈段与腰段前凸,胸段与骶椎后凸。首先需观察生理弧度有无改变。脊柱的常见畸形包括角状后突、圆弧形后突、侧弯。胸段原为后凸,轻微前凸容易察觉;颈、腰段原为前凸,轻微后凸不易察觉。观察两侧椎旁肌有无痉挛。若有痉挛,可见到两旁肌肉膨出,扪之坚硬。嘱患者两手在胸前交叉,放在对侧肩上,然后向前弯腰,观察脊柱的活动范围和两侧胸廓是否对称。

②触诊:用示、中两指沿着棘突从上而下划过,在皮肤上可以清楚地显出一条红线,可看出脊柱有无侧凸畸形;也可以摸清轻微的后凸畸形和压痛点。颈椎下段最突出的棘突为第7颈椎棘突。两侧髂嵴最高点的连线通过第4腰椎棘突,以此二处作为起点,可以确定胸、腰椎的位置。对腰痛患者,先由患者指出痛点,然后进行触诊,可以避免主观盲目的检查。

③叩诊:用手指或叩诊器从颈至骶逐一轻叩各棘突,有叩痛者表示该处有病变。椎间盘突出患者,椎旁常有叩痛。

④动诊和量诊:脊柱的中立位(0°)是身体直立,头向前看。颈段的活动范围是前屈后伸为35°~45°,左右侧屈为45°。腰段的活动范围前屈45°,后伸30°,左右侧屈为

20°~30°。弯腰动作包括弯腰和屈髋两个动作,因此在测定腰段的活动度时,须用两手固定骨盆。

2)卧位

①腰骶关节过伸试验:俯卧,检查者一侧前臂插在患者两大腿的前侧,另一手压住腰脊柱,抬起患者大腿。若腰骶关节有病变,可出现疼痛。

②髋关节过伸试验:俯卧,检查者一手压住骶部,一手将患侧膝关节屈至90°,握住踝部,向上提起,使髋过伸。此时必须扭动骶髂关节,因此这一试验不仅可以检查髋关节,也可检查骶髂关节是否有病变。

③斜扳试验:侧卧,充分屈曲患侧髋、膝。检查者一手按住患侧肩部,一手按住患侧膝的外侧,向健侧推去。骶髂关节有疼痛者为试验阳性,表示此处患有疾病。

④骶髂关节扭转试验:仰卧,健侧髋、膝屈曲,由患者双手抱住,患侧大腿垂于床缘外。术者一手按住健侧膝关节,一手压其患侧膝关节,使大腿后伸,扭转骶髂关节。骶髂关节痛者为阳性。

⑤直腿抬高试验和加强试验:仰卧,膝伸直,被动抬高患侧下肢,至出现坐骨神经痛时为止。正常抬高至60°~70°时才感腘窝处不适,特殊职业者可抬至90°尚无不适。患有椎间盘突出症时,则抬高至20°~40°时已有坐骨神经痛,称为直腿抬高试验阳性,但须注意两侧角度对比。有时健侧直腿抬高试验也可阳性,此系牵拉健侧硬脊膜,累及患侧神经根所致。此时需做加强试验以鉴别。方法同前,待出现坐骨神经痛后,略微降低患肢抬高角度至疼痛减轻或刚消退时,再将踝关节被动背屈。如出现坐骨神经痛,则为加强试验阳性,表示单纯由坐骨神经牵拉所致。

 案例延伸2:

康 复 评 定

1. 疼痛评定　疼痛评定常采用视觉模拟评分法(VAS)。
2. 关节活动度评定　急性损伤时暂时进行固定,不进行关节活动度评定。
3. 肌力评定　由于急性损伤,暂时不进行肌力评定。
4. 感觉评定　主要进行本体感觉功能评定。
5. 日常生活活动能力评定。

三、康复目标制订

(一)急性期康复目标

急性期康复目标以制动、止痛、止血、防止肿胀加重为重点。

按"PRICE"常规处理：①使用夹板或矫形器保护（protection）患处免受进一步损伤；②局部休息（rest）；③冰（ice）敷，每次 15~30min，每天 4~8 次，可连用 3d；④加压（compression）包扎，垫无菌棉和弹力绷带；⑤抬高（elevation）患肢，尽量高于心脏水平。

（二）稳定期康复目标

稳定期康复目标是促进血肿和渗出液的吸收，采用物理疗法，中药内服、熏洗及外敷，针灸按摩，配以局部制动，支具保护。

（三）恢复期康复目标

针对存在的问题及功能障碍，如疼痛、粘连、瘢痕形成、关节活动受限、肌萎缩和功能减退等，开展肌力、关节活动度、协调性和柔韧性训练，以促进肢体功能恢复；辅以物理治疗软化瘢痕，防止瘢痕挛缩；结合中国传统康复技术全面康复治疗。

 案例延伸3：

康复目标制订

赵先生属于急性损伤，目标设定为急性期目标和恢复期目标：

1. **急性期目标**　①保护患处免受进一步损伤，使用夹板或矫形器；②局部休息；③冰敷，每次 15~30min，每天 4~8 次，可连用 3d；④加压包扎，垫无菌棉及弹力绷带；⑤抬高患肢，尽量高于心脏水平。

2. **恢复期目标**　肌力、关节活动度、协调性和柔韧性，防止瘢痕增生。

四、康复治疗

（一）现场处理与自救

1. 处理顺序

（1）了解伤情：神志是否清醒，有无休克，受伤部位是一处还是多处，受伤部位有无疼痛、肿胀、畸形，肢体有无异常活动或骨擦音。

（2）就地检查：发现致命损伤时，应立即给予处理。

（3）迅速止血：指压止血，即用手指压住动脉经过骨骼表面的部位，达到止血的目的。

（4）包扎：目的是保护伤口免受再污染、止血和止痛。

（5）固定：对胸腹部或骨盆着地者，最好将伤员平搬平抬、平卧在硬板上，立即送医院急救；对四肢着地者应检查有无骨折，肢体固定的关键是关节部位，关节若能固定不活动就避免了血管，神经的继发性损伤。良好的固定可以减少疼痛，减少休克，避免血管神经二次损伤，减少出血和感染。现场急救固定多为简便材料，如树枝、竹片、木杆（板）、纸板等，也可以使用健侧肢体来固定伤肢，以达到稳定骨折的作用。

世界上最早的骨折小夹板外固定疗法

公元 4 世纪,南北朝时期,医学家葛洪(公元 281-341 年)在他的《肘后救卒方》一书中,首次推荐了竹片固定骨折的疗法,从而开创了中国骨科骨折小夹板外固定疗法的先河,在世界医学史上也是首次。

2. 软组织损伤

(1)闭合性软组织损伤:闭合性软组织损伤是指受伤部位的皮肤或黏膜基本上是完整的,没有明显的创面或伤口与外界相通,主要包括关节扭伤、肌肉及韧带拉伤,以及局部组织挫伤,如踝关节扭伤和手指挫伤。

1)冷敷:具有止痛、止血和减轻局部肿胀的作用。可用自来水冲淋;用冷水或冰袋冷敷;也可以用氯乙烷、冷镇痛气雾剂喷射受伤部位。如大腿后部肌群、腰背肌、大腿内收肌等易拉伤部位。

2)加压包扎:具有止血、防肿胀和缩短伤后恢复时间的作用。

3)限制活动和抬高患肢:当肢体受伤较重时,为防止伤处继续出血,减轻肿胀,要限制活动和抬高患肢数日,以促进血液和淋巴液的回流,加快消肿。

4)其他:具有活血止血作用的治疗跌打损伤的传统药物。

(2)开放性软组织损伤:开放性软组织损伤是指在外力作用部位的皮肤或黏膜的完整性遭到破坏;有大小不同、深浅不等的伤口与外界直接相通。常见的有擦伤、挫裂伤和刺伤等。急救处理措施如下:

1)止血:注意伤员的全身情况及时给予止血措施。止血不当,可造成患者失血过多,引起出血性休克或肢体坏死,必须及时采取力所能及的止血措施。将伤者放置平卧位,采用敷料局部加压包扎止血,伤口包扎后抬高患肢与心脏平行或稍高于心脏,以助止血。若属于大动脉出血,在加压包扎无法止血时,可以在伤口靠近心脏一端使用止血带或橡皮条,皮肤外放软的衬垫,松紧适宜,要记录时间,间隔 30min~1h 放松 1 次,每次 1~2min。

2)止痛:切勿盲目给予镇痛药,有条件可给予镇静药,但要记录药品名称、剂量和使用时间。给予适当心理护理,耐心安慰伤者,伤者对疼痛的耐受程度直接受心理因素影响。伤口外冰敷可缓解疼痛。

3)包扎:可避免伤口受污染。如条件许可,可用生理盐水或清洁水冲洗后用无菌敷料或清洁布类包扎,禁用碘酊,乙醇冲洗或涂擦伤口,因其对伤口内组织有破坏作用,且给伤者带来不必要的痛苦。可以直接用布条进行包扎,如现场无绷带、布条,可先用手直接压迫伤处或周围的主动脉,防止受伤部位出血及肿胀的出现,特别应注意的是,此时千万不能对伤部进行按摩,这不仅不能恢复损伤,而且还会加重组织出血和组织液的渗出,使肿胀加重。在进行完简单处理之后,应立即前往医院做 X 射线摄影检查。

（3）关节脱位:关节脱位是指关节面失去正常的连结,也称脱臼。脱位后由于关节面位置异常致关节功能丧失。关节脱位常伴有软组织损伤、出血和 / 或周围神经受牵扯,而引起受伤关节疼痛、压痛和肿胀;关节脱位后,肢体的轴线发生改变,与对侧不对称而形成畸形。

一旦发生关节脱位,应嘱咐患者保持安静,不要活动,更不可揉搓脱臼部位,应立即在脱位所形成的姿势下固定并送往医院。如肩关节脱位,可把患者肘部弯成直角,再用三角巾把前臂和肘部托起,挂在颈部;如肘关节脱位时,用铁丝夹板弯成合适的角度,置于肘后,用绷带缠稳,再用三角巾把前臂悬挂于胸前;髋关节脱位时应立即让患者躺于软卧上送往医院。

（4）骨折

1）闭合性骨折:骨折后肢体不稳定,容易移动,会加重损伤和剧烈疼痛,可找木板、塑料板等将肢体骨折部位的上下两个关节固定起来。以小腿骨折为例:首先要让患者伤肢处于静止状态,然后马上寻找固定材料;两块宽窄合适（5~10cm）的木板,长度要比小腿长,无木板的情况下可用树枝、竹片也可代替。布条或绳索 4 根。材料备齐后,将夹板分别置于小腿内、外两侧,上至大腿远端,下达足跟部,用布条分别在膝上、膝下和踝部缚扎固定,然后将伤腿与健腿捆缚在一起后立即送医院处理。若一时找不到外固定的材料,骨折在上肢者,可固定于躯干上;骨折在下肢者,可伸直腿,固定于对侧的肢体上。怀疑脊柱有骨折者,需要尽早平卧在门板或硬质担架上,不能抬伤者头部,以免脊髓损伤或发生截瘫,躯干四周用衣服、被单等垫好,不致移动。昏迷者应将头转向一侧,以免呕吐时将呕吐物吸入肺内而引起窒息。

2）开放性骨折:首先按照开放性伤口处理原则,应用消毒纱布或相对较干净的敷料对伤口做初步包扎,止血后,再用木板固定送医院处理。不能用手将断端还原,以免引起骨髓炎。患者一旦出现开放性骨折应尽快进行手术治疗,并使用抗生素和破伤风抗毒素。一般情况下,骨折的患者被送往医院,经复位、石膏或夹板固定等方法后多可逐渐康复。但患者在治疗的过程中,一旦发现骨折部位的皮肤由红变紫或起水疱、活动时疼痛剧烈或感到麻木时,一定要请医师检查,以免出现严重的后果。

（5）后续处理:①注意观察伤者全身和伤肢局部情况,必要时保暖,给予液体口服补充,预防休克;②密切观察心跳、呼吸、脉搏,有条件监测血压;③伤肢放于略高于心脏部位,防止肿胀加重;④观察伤肢末端血液循环,如肢体温度、动脉搏动等;⑤电话通知医院,报告伤者情况和到达时间。

（二）运动损伤的物理因子治疗

1. 电疗法　直流电疗法和直流电药物离子导入、低频脉冲电疗法、感应电疗法、神经肌肉电刺激、功能性电刺激疗法、中频电疗法、等幅中频电疗法、干扰电疗法、调制中频电疗法、高频电疗法、微波电疗法、毫米波疗法。

2. 磁疗法。

3. 光疗法　红外线疗法、激光疗法。

4. 超声疗法。

5. 传导热疗法　石蜡疗法、湿热袋敷疗法。

6. 冷疗法。

（三）运动损伤康复治疗

1. 肌力训练　提高肌力、耐力、肌肉的适应性和协调性,对恢复运动和提高运动成绩,防止运动再损伤,提高运动效率是十分重要的。肌力和耐力训练原则与常用的训练方法,有以下几个方面:

（1）肌力与肌耐力训练注意事项:训练前要做热身运动;损伤或术后早期训练要保护损伤部位;在使用负荷器材或设备前,要了解如何操作,治疗人员要介绍在使用设备时容易出现的问题;强调训练在个人能够承受的负荷范围内进行;逐渐增加负荷;训练要兼顾所有大肌肉群,包括健侧肢体,使其均衡进步;重力和有不安全因素的训练,如杠铃举重训练需要有人协助或保护;不要过度训练,否则容易再损伤。

（2）训练方法

1）负荷强度训练:根据训练肌力和耐力的目标不同而有差异,高强度对提高肌力有效,低强度对增加耐力有效。

2）训练量化:训练中将负荷量化的方法比较多,如反复一个动作的次数。例如:肌力训练直腿抬高,每次下肢伸直抬高,可加沙袋负荷 3~5s,回到原位,再重复该动作 6~8组,重复 1~3 遍。肌耐力训练每个动作 5~10s,每次反复做 20~50 次,做 1~5 遍。

3）运动频率:最多 2d 训练 1 次,最少每周训练 1 次。

4）超负荷训练:采用高于平时训练总量,可有效增加肌肉力量,使肌肉强壮。常用方法:增加强度,即重量或阻力;增加次数,即增加同一重量负荷下连续次数。总训练量,即强度乘以反复次数。

5）肌力协调性训练:肌力协调性是指肌肉间相互配合的功能。不同的运动项目,应用的主要肌群不同,根据运动专项技能,在适当时机增加该专项运动的基础肌力训练项目。

2. 关节活动度训练　关节活动度训练是采用主动与被动的方式,预防和改善关节功能障碍的运动治疗方法。

（1）关节活动度训练

1）被动运动:被动运动可以由其他人员施行,也可由患者用健肢或者器械协助完成关节活动度训练。患者位于正确体位,肢体放松,治疗人员托住肢体远端,稳定近端,动作平稳缓慢地运动,切勿施加暴力;运动范围控制在无痛范围,逐渐增加运动范围。

2）主动运动:由患者靠自己的力量主动用力完成的运动,称为主动运动。

3）主动辅助运动:由患者自己用健侧肢体辅助患侧肢体,或者在患者主动用力完成运动的同时治疗人员给予一定外力辅助完成运动的方法,称为主动辅助运动。

关节活动度的训练要注意抓基础动作训练、早期就开始建立正确运动模式,认真正确地完成单个动作。治疗人员要及时纠正患者的不规范动作,鼓励患者保持良好的依从性,保证获得较好的最终治疗效果。

(2)持续被动运动:关节的持续被动运动是利用专用器械使关节进行持续的、缓慢的、被动的运动训练,旨在恢复关节活动范围到正常状态。术后早期即开始关节持续被动活动有利于关节周围组织的修复,运动有助于促进组织内血液循环,消除肿胀,防止下肢深静脉血栓,缓解疼痛。

3. 关节开链与闭链运动训练 关节运动链是指人体将不同部位通过关节连接而组成的一个复合运动链。例如:上肢由肩带、肘关节、腕关节、手等关节联合形成上肢运动链。同样下肢由髋关节、膝关节、踝关节、足等形成下肢运动链。关节运动链的运动模式分为闭链运动和开链运动。

(1)闭链运动:闭链运动指肢体远端固定而近端关节活动的运动,是典型的多关节参与的负重运动。如下蹲、上下台阶、固定功率车、步行时的支撑相等。运动时髋、膝、踝等多个关节运动时形成一个闭合的环。闭链运动的特点是活动范围小,运动时不增加关节的剪切力,对关节有保护作用,更接近功能性康复。

(2)开链运动:指运动时肢体近端固定而远端关节活动的不负重单关节运动。如直腿抬高、坐位伸膝训练、步行时的摆动相。开链的运动特点是各关节链有其特定的运动范围,远端的运动范围大于近端,速度也快于近端。

(四)运动损伤的支具治疗

1. 躯干支具

(1)颈椎支具(图4-3-1)

(2)胸腰椎支具(图4-3-2)

2. 髋部支具(图4-3-3)

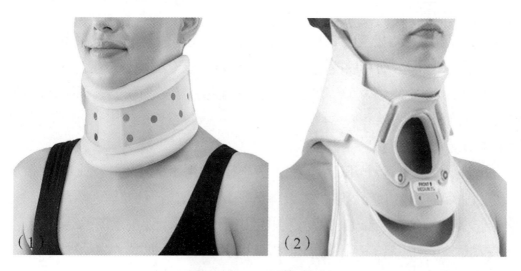

图 4-3-1 颈椎支具

(1)半硬性围颈;(2)费城颈托。

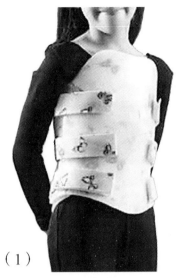

（1）

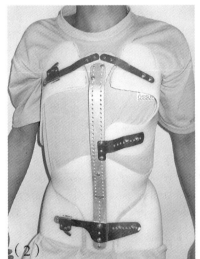
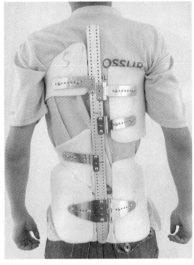
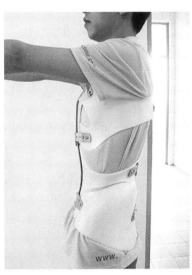

图 4-3-2　胸腰椎支具

（1）模塑式硬质胸腰骶椎矫形器；（2）里昂支具。

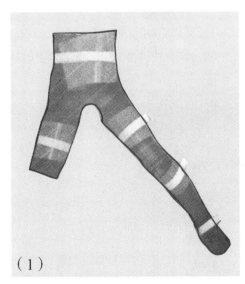
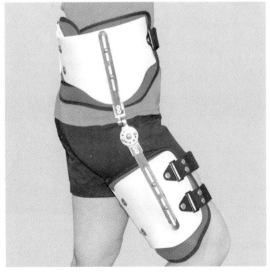

（1）

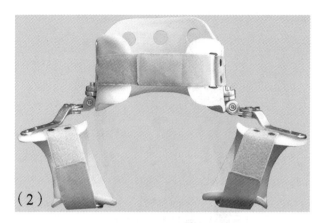

图 4-3-3　髋部支具

（1）固定性髋矫形器；（2）蛙式外展矫形器。

3. 膝部支具（图 4-3-4）

4. 踝支具（图 4-3-5）

5. 足弓垫（图 4-3-6）

6. 肩关节支具（图 4-3-7）

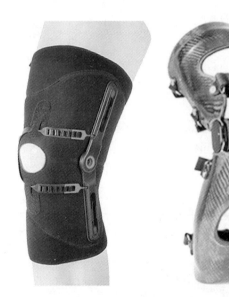

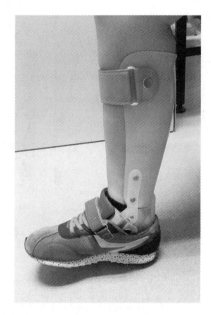

图 4-3-4　膝矫形器　　　图 4-3-5　带踝铰链踝足矫形器

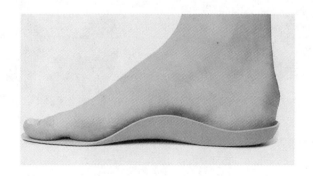

图 4-3-6　足弓支撑

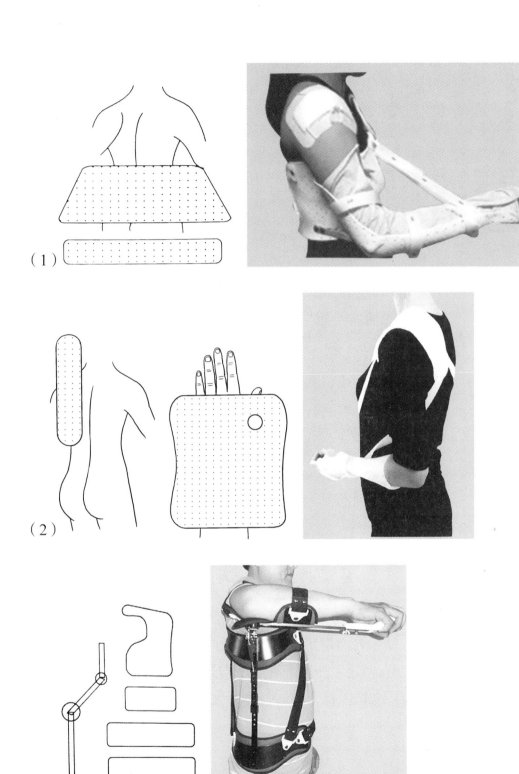

图 4-3-7 肩关节支具

（1）肩关节半脱位矫形器;（2）肩关节运动限制矫形器;

（3）可调式肩外展矫形器。

7. 肘关节支具与护带（图4-3-8）

8. 腕关节支具（图4-3-9）

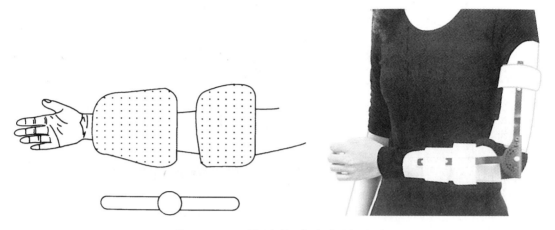

图4-3-8　铰链式肘屈曲矫形器

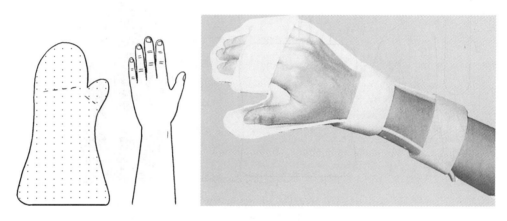

图4-3-9　腕手休息位矫形器

9. 手部关节支具（图4-3-10）

支具佩戴注意事项：使用者应熟悉支具的应用原理与原则、各部件名称及其使用方法，以便正确指导临床应用；使用者还应了解使用支具可能发生的并发症，应采取一定措施予以预防；使用者应密切观察佩戴支具后肢体情况及其他相关情况，如出现肢体疼痛、肿胀或压疮，应及时处理。

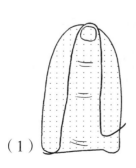

（1）

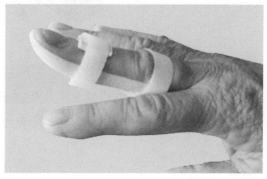

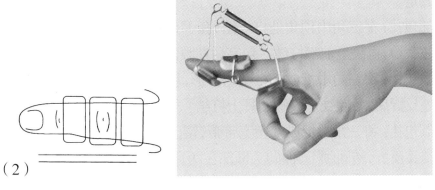

图 4-3-10　手部关节支具

（1）U 形指伸直位矫形器;（2）伸展辅助动态矫形器。

（五）运动损伤绷带治疗技术

绷带包扎技术是使用纱布和绷带对受伤部位进行包扎的技术,以便对受伤的韧带、肌腱、肌肉进行辅助支撑和固定,以预防再次发生运动损伤,或减缓伤势,防止加重,减轻疼痛。

1. 绷带包扎法

（1）环形法:即将绷带做环形缠绕,第 1 圈做环形缠绕稍呈斜形,第 2 圈应与第 1 圈重叠,第 3 圈做环形缠绕。环形法通常用于肢体粗细相等部位,如四肢、胸、腹部包扎。

（2）螺旋反折法:即先做螺旋状缠绕,待到渐粗的部位再做每圈反折包扎,盖住前一圈的 1/3~2/3,由下而上缠绕,多用于四肢包扎。

（3）螺旋法:使绷带螺旋向上,每圈应压住前一圈的 1/2。多用于四肢和躯干等处包扎。

（4）"8"字包扎法:包扎方法是一圈向上,再一圈向下,每圈在正面和前一周交叉,并压盖前一圈的 1/2,多用于肩、髋、膝、踝等处包扎。如果手指、足趾无创伤则应暴露在外,以方便观察血液循环,如疼痛、水肿、发绀。

（5）回反法:用绷带多次来回反折,第 1 圈常从中央开始,接着各圈一左一右,直至将伤口全部包住,再做环形包扎,并将反折各端包扎固定;多用于头和断肢端包扎。此法常需要一位助手在反折时按压绷带的反折端,松紧要适度。

2. 三角巾包扎法　用 1m² 正方形布对角剪开即可做成两条三角巾。三角巾包扎的基本要领是角拉紧,结打牢,包扎贴实,松紧适宜。常用包扎方法如下:

（1）头部包扎

1）将三角巾底边向外上翻两指宽,盖住头部,在眉上、耳上,将两底角和顶角在脑后交叉,回额中央打结。

2）将三角巾底边的正中点放在前额弓上部,顶角位到枕后,然后将底边经耳上向后扎紧压住顶角,在颈后交叉,再经耳上到额部拉紧打结,最后将顶角向上反折嵌入底边用胶布或别针固定。

（2）面部包扎：在三角巾顶角处打一结，套于下颌部，底边拉向枕部，上提两底角，拉紧并交叉压住底边，再绕至前额打结。包完后在眼、口、鼻处剪开小孔。

（3）单眼包扎：将三角巾折成3指宽的带形，从耳下绕向脑后至未受伤一侧，在该侧眼上方前额处反折后，转向受伤一侧的耳上打结。

（4）下颌包扎：将三角巾折成3指宽带形，留出系带一端从颈后包住下颌部，与另一端在颊侧面交叉反折，转回颌下，伸向头顶部在两耳交叉打结固定。

（5）肩部包扎：将三角巾一底角斜放在胸前对侧腋下，顶角盖住后肩部。用顶角系带在上臂三角肌处固定，再把另一底角翻转后拉，在腋下两角打结。

（6）单侧胸包扎：将三角巾顶角对准衣肩缝，盖住伤部。底边上翻，用两底角围胸，在背后与顶角系带打结固定。

（7）双侧胸包扎：将三角巾一底角对准肩部，顶角系带回腰，在侧底边中央打结。

（8）胸背部包扎：取三角巾两条，底角打结相连，将结置于一侧腋下的季肋部，另外两个三角巾底边角围绕胸背部在对侧打结。然后将胸背三角巾的左右两角分别拉向两肩部打结。

（9）膝关节包扎：三角巾顶角向上盖在膝关节上，底边反折向后拉，左右交叉后再向前拉到关节上方，压住顶角打结。

（10）手、足心包扎：手（足）心向下放在三角巾上，手指（足趾）指向三角巾顶角，两底角拉向手（足）背，左右交叉压住顶角绕手腕（踝部）打结。

（11）手背部包扎：将三角巾一折为二，伤手放中间，手指对准顶角。把顶角上翻盖住手背，然后两角在手背交叉，围绕腕关节在手背上打结。

3. 头面部包扎

（1）三角巾帽式包扎法：适用于头顶部外伤，先在伤口上覆盖无菌纱布（所有的伤口包扎前均先覆盖无菌纱布，以下不再重复），将三角巾底边的正中放在伤员眉间上部，顶角经头顶拉到枕部，将底边经耳上向后拉紧压住顶角，然后抓住两个底角在枕部交叉返回到额部中央打结。

（2）三角巾面具式包扎法：适用于颜面部外伤的包扎。将三角巾一折为二，顶角打结放在头正中，两手拉住底角罩住面部，然后双手持在两底角拉向枕后交叉，最后在额前打结固定。可以在眼、鼻处提起三角巾，用剪刀剪洞开窗。

（3）双眼三角巾包扎法：适用于双眼外伤包扎。将三角巾折叠成3指宽带状，中段放在头后枕骨上，两旁分别从耳上拉向眼前，在双眼之间交叉，再持两端分别从耳下拉向头后枕下部打结固定。

（4）头部三角巾"十"字包扎法：适用于下颌、耳部、前额，颞部小范围伤口，将三角巾折叠成3指宽带状放于下颌敷料处，两手持带巾两底角分别经耳部向上提，长的一端绕头顶与短的一端在颞部交叉成"十"字，然后两端水平环绕头部经额、颞、耳上、枕部，与另一端打结固定。

4. 颈部包扎

（1）三角巾包扎法：嘱伤员健侧手臂上举抱住头部，将三角巾折叠成带状，中段压紧覆盖的纱布，两端在健侧手臂根部打结固定。

（2）绷带包扎法：基本与三角巾包扎相同，只是改用绷带，环绕数周再打结。

5. 胸、背、肩、腋下部包扎

（1）胸部三角巾包扎法：适用于一侧胸部外伤包扎。将三角巾的顶角放于伤侧的肩上，使三角巾的底边正中位于伤部下侧，将底边两端绕下胸部至背后打结，然后将三角巾顶角的系带穿过三角巾底边与其固定打结。

（2）背部三角巾包扎法：适用于一侧背部外伤包扎，方法与胸部包扎相似，只是前后相反。

（3）侧胸部三角巾包扎法：适用于单侧侧胸外伤包扎。将燕尾式三角巾的夹角正对伤侧腋窝，双手持燕尾式底边的两端，紧压在伤口的敷料上，利用顶角系带环绕下胸部与另一端打结，再将两个燕尾角斜向上拉到对侧肩部打结。

（4）肩部三角巾包扎法：适用于一侧肩部外伤包扎。将燕尾式三角巾的夹角对着伤侧颈部，三角巾的主体部分紧压在伤口的敷料上，燕尾底部包绕上臂根部打结，然后两个燕尾角分别经胸、背拉到对侧腋下打结固定。

（5）腋下三角巾包扎法：适用于一侧腋下外伤包扎。将带状三角巾中段紧压在腋下伤口敷料上，再将三角巾的两端向上提起，于同侧肩部交叉，最后分别经胸、背斜向对侧腋下打结固定。

6. 腹部包扎　腹部三角巾包扎适用于腹部外伤。双手持三角巾两底角，将三角巾底边拉直放于胸腹部交界处，顶角置于会阴部，然后两底角绕至伤员腰部打结，最后顶角系带穿过会阴与底边打结固定。

7. 臀部包扎　臀部三角巾包扎适用于臀部外伤包扎，方法与侧胸外伤包扎相似，只是燕尾式三角巾的夹角对着伤侧腰部，紧压伤口敷料上，利用顶角系带环绕伤侧大腿根部与另一端打结，再将两个燕尾角斜向上拉到对侧腰部打结。

8. 四肢包扎

（1）上肢、下肢绷带螺旋形包扎法：适用于上，下肢除关节部位以外的外伤包扎。先在伤口敷料上用绷带环绕两圈，然后从肢体远端绕向近端，每缠一圈盖住前圈的 1/3~1/2 呈螺旋状，最后剪掉多余的绷带，然后胶布固定。

（2）"8"字形肘、膝关节绷带包扎法：适用于肘，膝关节及附近部位外伤的包扎。先用绷带的一端在伤口的敷料上环绕两圈，然后斜向经过关节，绕肢体半圈再斜向经过关节，绕向原始点相对应处，环绕半圈回到原处。这些反复缠绕，每缠绕一圈覆盖前圈的 1/3~1/2，直到完全覆盖伤口。

（3）上肢三角巾包扎法：将三角巾铺于伤员胸前，顶角对准肘关节稍外侧，屈曲前臂并压住三角巾,底边两端绕过颈部在颈后打结,肘部顶角反折用别针扣住。

（4）下肢三角巾包扎法:方法与上肢包扎相似。

（5）手部三角巾包扎法:适用于手外伤,将带状三角巾的中段紧贴手掌,将三角巾在手背交叉,三角巾的两端绕至手腕交叉,最后在手腕绕一周打结固定。

（6）足部三角巾包扎法:方法与手包扎相似。

（7）手部绷带包扎法:方法与肘关节绷带包扎相似,只是环绕腕关节"8"字包扎。

（8）足部绷带包扎法:方法与膝关节绷带包扎相似,只是环绕踝关节"8"字包扎。

 案例延伸4:

康复治疗方案

针对赵先生的情况,制订康复治疗方案如下:

1. 急性期　①冷敷:可用自来水冲淋,也可以用冰袋冷敷,还可以用氯乙烷、冷镇痛气雾剂喷右膝关节;②加压包扎:一般需24~48h;③限制活动和抬高患肢:限制活动和抬高患肢数日,以促进血液、淋巴液回流,加快消肿。

2. 恢复期　①关节活动度训练:主动与被动训练,逐渐增加关节活动范围;②肌力训练:主要以股四头肌和腘绳肌肌力训练为主;③本体感觉训练:可进行下肢开链与闭链运动,促进本体感觉恢复;④物理因子治疗:可选用低频脉冲电刺激、超短波、红外线、磁疗。

五、健 康 教 育

（一）解除患者思想顾虑增强治疗的信心

鼓励患者勇敢的进行康复治疗,将功能逐渐恢复,增加患者自信心,解除患者对于运动损伤的顾虑,积极配合康复功能锻炼。

（二）纠正不良姿势维持正确体位

不同部位的损伤,除了固定以外,在平时也需强调注意纠正不良姿势,将躯干及肢体放置在正确的位置,保证最大化的功能恢复。

（三）注意劳逸结合避免过度疲劳

不能一味追求训练强度和训练时间,要注意劳逸结合,防止出现过度疲劳,影响训练效果,甚至再次出现运动损伤。

（四）坚持科学的锻炼方法

遵照治疗师的建议,以科学认真的态度完成锻炼任务。

运动损伤涉及软组织、韧带、肌肉、肌腱和关节软骨,分部位、分阶段的康复评定和康复治疗是基本康复原则。运动损伤康复的目的是改善和提高运动系统诸项功能,尽可能恢复其日常活动以及正常训练能力。遵循循序渐进、支具等保护下的康复训练尤为重要。以期达到较好的近期和远期康复目标。

？ 思考与练习

1. "PRICE"的主要内容包含什么？ 具体含义是什么？
2. 运动损伤的主要症状有哪些?
3. 如何对运动损伤进行康复评定?
4. 各部位运动损伤的康复治疗如何进行?

（牟　杨）

第四节　颈椎病康复

1. 认识颈椎病患者功能障碍,逐步养成尊重患者、关爱患者、保护患者隐私的职业习惯。
2. 掌握颈椎病基本概念、分型、临床表现、康复评定方法、康复治疗目标及方案实施。
3. 熟悉颈椎病的病因、传统康复疗法。
4. 了解颈椎病的解剖及生物力学特点。
5. 能与相关医务人员进行专业交流与团结协作开展康复治疗工作。能熟练评定颈椎病患者的功能受限程度,判定颈椎病类型,进行正确的临床处置,并给予适当的康复手段进行康复治疗。学会、并能与患者及家属进行良好沟通,开展健康教育。

 导入案例

案例情景

患者刘某,男性,27 岁,电脑程序员。反复颈部酸痛、活动受限伴左上肢麻木 1 年,加重 5d。患者于 1 年前无明显诱因出现颈部酸痛不适,活动受限,并伴左上肢麻木,呈间歇性发作,低头或劳累后加重。无晕厥,无畏寒、发热,无恶心、呕吐等症状。曾多次在当地医院治疗（具体治疗不详）均好转。5d前上述症状加重，今日来我院门诊求治。查体：颈部肌肉紧张，C_6、C_7椎旁压痛，压顶试验（＋）、臂丛牵拉试验（＋）。颈椎 MRI 示颈椎椎间盘变性，C_5~C_6、C_6~C_7椎间盘轻度向左后侧突出。患者发病以来精神食欲一般，睡眠差，大小便正常。

工作任务：

1. 请正确收集患者刘某的病史资料。

2. 请为患者进行康复评定，并制订康复治疗目标。

3. 请为患者制订康复治疗方案，并给予合理的康复治疗。

颈椎病是由颈椎椎间盘退行性变及其继发的颈椎组织病理改变累及其周围组织结构（颈部肌肉和筋膜、颈神经根、脊髓、椎动脉、交感神经等）而引起的一系列临床表现。仅有颈椎的退行性变而无临床表现者称为颈椎退行性改变。

一、病 史 收 集

（一）发病原因

本病一般认为是多种因素共同作用所致，发病相关因素有退变、损伤、椎管狭窄等诸多方面。此外，颈部长期经受风寒、劳损、反复落枕、坐姿不当、先天性畸形、不恰当的治疗和锻炼等均可导致本病的发生和发展。

1. 颈椎椎间盘退行性变　颈椎椎间盘退行性变是导致颈椎病发生和发展的最基本原因。由于椎间盘退变而使椎间隙狭窄，关节囊、韧带松弛，脊柱活动时稳定性下降，进而引起椎体、关节、韧带等结构变性、增生、钙化，退变逐步进展，最终出现脊髓、神经、血管受到刺激或压迫的表现。

2. 损伤　各种急、慢性损伤可使原已退变的颈椎和椎间盘损害加重而诱发颈椎病。

3. 先天性椎管狭窄　先天性椎管狭窄是指在胚胎或发育过程中椎弓根过短，使椎管矢状径水平小于正常（14~16mm）。在此基础上，即使颈椎的轻度退行性变，也可出现神经压迫症状而发病。

4. 咽部炎症　当咽部有急、慢性感染时，可直接刺激邻近肌肉、韧带，或通过丰富的淋巴系统使炎症在局部扩散，造成该处肌张力低下、韧带松弛和椎间关节内外平衡失调，椎体的稳定性遭到破坏而发病。

（二）流行病学

本病是一种常见病和多发病，患病率为 3.8%~17.6%，男女之比为 6∶1，高发年龄为 30~50 岁。目前颈椎病的患病率不断上升，且发病年龄有年轻化的趋势。

（三）临床症状

根据受累组织和结构与临床表现的不同，颈椎病分为颈型（软组织型）颈椎病、神经根型颈椎病、椎动脉型颈椎病、交感神经型颈椎病、脊髓型颈椎病、混合型颈椎病及食管压迫型颈椎病。如果两种以上类型同时存在,则称为混合型。

1. 颈型(软组织型)颈椎病　颈型颈椎病是在颈部肌肉、韧带、关节囊的急慢性损伤、椎间盘退行性变、椎体不稳、小关节错位等的基础上,机体受风寒侵袭、感冒、疲劳、睡眠姿势不当或枕高不适宜,使颈椎过伸或过屈,颈项部某些肌肉、韧带、神经受到牵张或压迫所致。为颈椎病早期证型。多在夜间或晨起时发病,有自然缓解和反复发作的倾向。

(1)临床表现:颈项强直、疼痛,可有整个肩背疼痛发僵,不能做点头、仰头及转头动作,呈斜颈姿势。需要转头时,躯干必须同时转动;也可出现头晕的症状。少数患者可出现反射性肩臂手疼痛、胀麻,咳嗽或打喷嚏时症状不加重。

(2)临床检查:急性期颈椎活动受限,颈椎各方向活动范围接近于0°。颈椎旁肌、T_1~T_2椎旁或斜方肌、胸锁乳突肌有压痛,冈上肌、冈下肌也可有压痛。如有继发性前斜角肌痉挛,可在胸锁乳突肌内侧,相当于C_3~C_6横突水平,扪到痉挛的肌肉,稍用力压迫,即可出现肩、臂、手放射性疼痛。颈项强直、疼痛,可有整个肩背疼痛呈板状,约半数患者颈部活动受限或强迫体位。

(3)影像学检查:X射线片正常体位(正、侧位)一般无异常,或可有颈椎曲度变直。功能位片(过屈、过伸位片)可见颈椎节段性不稳定。MRI显示椎间盘退行性变。

2. 神经根型颈椎病　神经根型颈椎病是由于椎间盘退行性变、突出、节段性不稳定、骨质增生或骨赘形成等原因,在椎管内或椎间孔处刺激和压迫颈神经根所致。在各型中发病率最高(60%~70%),好发于C_5~C_6和C_6~C_7椎间盘。多为单侧、单根发病,但是也有双侧、多根发病者。神经根型颈椎病一般起病缓慢,但是也有急性发病者。

(1)临床表现:颈痛和颈部发僵,常是最早出现的症状。有些患者还有肩部及肩胛骨内侧缘疼痛,上肢放射性疼痛或麻木,这种疼痛和麻木沿着受累神经根的走行和支配区放射,具有特征性,因此称为根型疼痛。疼痛或麻木可以呈发作性,也可以呈持续性。有时症状的出现与缓解与患者颈部的位置和姿势有明显关系。颈部活动、咳嗽、喷嚏、用力及深呼吸等,可以造成症状的加重。患侧上肢感觉沉重,握力减退,有时出现持物坠落。可有血管运动神经的症状,如手部肿胀等。晚期可以出现肌肉萎缩。

(2)临床检查:可见颈部僵直、活动受限。患侧颈部肌肉紧张、棘突、棘突旁、肩胛骨内侧缘以及受累神经根所支配的肌肉有压痛。椎间孔部位出现压痛并伴上肢放射性疼痛或麻木,可出现椎间孔挤压试验(压头试验)阳性和臂丛神经牵拉试验阳性。仔细、全面的神经系统检查有助于定位诊断。

(3)影像学检查:X射线片可出现颈椎生理曲度异常、椎间孔狭窄、钩椎关节增生等。MRI显示受累椎间盘变性、髓核突出偏向一侧,神经根受压迫。CT显示钩椎关节、后关节突部位增生,椎间孔前后径狭窄。

症状、体征与颈椎神经病变定位

1. C_2、C_3 或 C_4 神经根受累时,可出现颈部痛和后枕部疼痛,枕大神经有压痛,枕部皮肤有感觉障碍。

2. C_4、C_5 神经根受累,除颈项部疼痛外,尚有经肩部至上臂外侧和前臂侧至腕部的放射性疼痛及麻木,但无手部感觉障碍。

3. C_5、C_6 神经根受累,患者存在与 C_4、C_5 病变相同的疼痛和麻木,并放射至拇指和示指。前臂外侧及拇指有感觉障碍,肱二头肌肌力下降,反射下降或消失,患侧肩胛内上缘及 C_5、C_6 棘突旁常有压痛。

4. C_6、C_7 神经根受累,痛麻症状沿上述路线放射至示指及中指。肱三头肌肌力减弱,反射迟钝。伸腕及伸指肌力偶有减弱,患侧肩胛内缘中部及患侧胸大肌有压痛。

5. C_7、T_1 病变,C_8 神经根受累。麻痛症状沿上臂内侧,前臂尺侧放射至环指和小指。无腱反射障碍。手部小指肌肉可有肌力减弱,肩胛内下缘有压痛。

把神经根的定位诊断归纳为两句口诀:五肩六肘七腕八指、六拇七中八环小。这两句口诀中前面的数字表示受累的神经根,后面的字表示该神经根发生病变后产生痛麻的主要部位。

3. 椎动脉型颈椎病　当颈椎出现节段性不稳定和椎间隙狭窄时,可以造成椎动脉扭曲并受到挤压;椎体边缘及钩椎关节等处的骨赘可以直接压迫椎动脉或刺激椎动脉周围的交感神经纤维,使椎动脉痉挛而出现椎动脉血流瞬间变化,导致椎－基底供血不全而出现症状。

(1)临床表现:临床可出现发作性眩晕、复视伴有眼球震颤,有时伴随恶心、呕吐、耳鸣或听力下降。这些症状与颈部位置改变有关。常因头颈部突然旋转而诱发偏头痛,头痛以颞部、顶枕部明显,多为跳痛或刺痛。可出现下肢突然无力猝倒,但是意识清醒,多在头颈处于某一位置时发生,偶有肢体麻木、感觉异常。可出现一过性瘫痪和发作性昏迷。还可以有神经衰弱、记忆力减退、胃肠道不适与消化系统、心血管系统症状。

(2)临床检查:患者头部转向健侧时头晕或耳鸣加重,严重者可出现猝倒。

(3)影像学检查:X 射线片可见椎间隙狭窄,钩椎关节增生,斜位片可见椎间孔狭窄,颈椎节段不稳(梯形变)。MRI 示椎间盘突出或退行性变,颈椎两侧横突孔不对称,内径变窄。

4. 交感神经型颈椎病　由于椎间盘退行性变和节段性不稳定等因素,对颈椎周围的交感神经末梢造成刺激,产生交感神经功能紊乱。交感神经型颈椎病症状繁多,多数表现为交感神经兴奋症状,少数为交感神经抑制症状。由于椎动脉表面富含交感神经纤维,当交感神经功能紊乱时常累及椎动脉,导致椎动脉舒缩功能异常。因此交感神经型颈椎病在出现全身多个系统症状的同时,还常伴有椎－基底动脉系统供血不足的表现。

（1）临床表现:头晕或眩晕、头痛或偏头痛、颈肩背部痛、眼胀、干涩或多泪、视物不清、耳鸣、耳堵、听力下降。还可以出现面部麻木或半身麻木,针刺觉迟钝,某一肢体多汗、无汗、畏寒或发热、心悸、胸闷、心率变化、心律失常、血压变化、恶心、呕吐、腹胀、腹泻、消化不良、嗳气以及咽部异物感。以上症状往往与颈部活动有明显关系,坐位或站立时加重,卧位时减轻或消失。颈部活动多、长时间低头、在电脑前工作时间过长或劳累时明显,休息后好转。

（2）临床检查:颈部活动多正常,颈椎棘突间或椎旁小关节周围的软组织压痛。有时还可伴有心率、心律、血压等的变化。

（3）影像学检查:X射线片可见椎间隙狭窄,钩椎关节增生,颈椎节段性不稳。MRI显示椎间盘变性。

5. 脊髓型颈椎病　脊髓型颈椎病的发病率占颈椎病的12%~20%,主要由于脊髓受到压迫或刺激而出现感觉、运动和反射障碍,特别是出现双下肢的肌力减弱是诊断脊髓型颈椎病的重要依据。由于可造成肢体瘫痪,因而致残率高。脊髓型颈椎病通常起病缓慢,以40~60岁的中年人为多。合并先天性颈椎管狭窄时,患者的平均发病年龄比无椎管狭窄者小。多数患者无颈部外伤史。

（1）临床表现:多数患者首先出现一侧或双侧下肢麻木、沉重感,随后逐渐出现行走困难,下肢各组肌肉发紧、抬步慢,不能快走。继而出现上下楼梯时需要借助上肢扶着扶手才能登上台阶。严重者步态不稳、行走困难。患者双脚有踩棉花感。有些患者起病隐匿,往往是自己想追赶即将驶离的公共汽车,却突然发现双腿不能快走。患者可以出现一侧或双侧上肢麻木、疼痛,双手无力、不灵活,写字、系扣、持筷等精细动作难以完成,持物易落,严重者甚至不能自己进食。躯干部出现感觉异常,患者常感觉在胸部、腹部或双下肢有如皮带样的捆绑感,称为"束带感"。同时下肢可有烧灼感、冰凉感。部分患者出现膀胱和直肠功能障碍,如排尿无力、尿频、尿急、尿不尽、尿失禁或尿潴留等排尿障碍,大便秘结,性功能减退。病情进一步发展,患者须拄拐或借助他人搀扶才能行走,直至出现双下肢呈痉挛性瘫痪,卧床不起,生活不能自理。

（2）临床检查:颈部多无体征。上肢或躯干出现节段性分布的浅感觉障碍区,深感觉多正常,肌力下降,双手握力下降。四肢肌张力增高,可有折刀感;腱反射活跃或亢进,包括肱二头肌、肱三头肌、桡骨膜、膝腱和跟腱反射;髌阵挛和踝阵挛阳性。病理反射阳性:上肢霍夫曼征征阳性、罗索利莫征阳性、下肢巴宾斯基征阳性、查多克征阳性。浅反射如腹壁反射、提睾反射减弱或消失。

（3）影像学检查:X射线片可见椎管有效矢状径减小,椎体后缘明显骨赘形成,后纵韧带骨化等征象。CT、MRI显示存在椎间盘突出、脊髓受压,严重者有脊髓变性的表现。

6. 混合型颈椎病　在实际临床工作中,混合型颈椎病也比较常见。常以某一类型为主,其他类型不同程度合并出现,病变范围不同,其临床表现也各异。中老年以上的患者,有较典型的颈、肩、上肢疼痛、不适及头痛、头晕等症状和颈椎的 X 射线片改变,颈椎病的诊断不难确立。特殊患者可行 CT、MRI、肌电图、热像图等检查。

 知识拓展

食管压迫型颈椎病

主要因为椎体前方骨质增生,骨刺明显突出压迫食管引起。

1. 临床表现　进食尤其是进硬质食物后有哽咽感,部分患者有进食后胸骨后烧灼样疼痛感。

2. 影像学检查　X 射线片显示椎骨前方骨赘形成,骨赘突出。钡餐检查显示食管狭窄钡剂通过缓慢。

（四）功能障碍

1. 生理功能障碍

（1）疼痛:颈椎病患者颈肩及上肢均可能出现疼痛、酸胀麻木等感觉,其程度及持续时间不尽相同,并有可能引发其他诸多问题。

（2）肢体活动障碍:软组织型颈椎病患者因颈肩部肌肉、韧带等软组织受累而出现颈项强直、发僵等。神经根型颈椎病患者可因上肢或头部活动而牵拉神经根导致出现临床症状,进而限制正常的肢体活动。脊髓型颈椎病患者因脊髓受累而出现上、下肢无力、沉重、步态不稳和易跌倒。

2. 心理功能障碍　部分患者可能出现悲观、恐惧和焦虑等心理。此外,反复发作的严重疼痛、活动困难和日常生活活动能力下降也会导致严重的心理障碍。

3. 日常生活活动能力受限　颈椎病患者的临床症状复杂多样,包括肢体、躯干以及头颈部的不适等都会极大地影响患者的日常生活和工作。症状严重时甚至进食、穿衣、提物、个人卫生、站立、行走等基本活动也会明显受限。

4. 社会参与能力受限　上述功能障碍将不同程度影响患者的生活质量、劳动能力、社会参与等能力。

（五）辅助检查

1. 特征性检查

（1）压顶试验（椎间孔挤压试验）:患者坐位,头偏斜患侧,检查者双于叠放在患者头顶,向下加压出现颈肩臂放射性疼痛或麻木者为阳性。

（2）臂丛牵拉试验:患者取坐位,检查者一手将患者头推向健侧,另一手握住患者手腕向相反方向牵拉,出现放射性疼痛或麻木者为阳性。

（3）椎间孔分离试验：患者端坐,检查者站立于患者身后或身侧,双手分别托住患者枕颌,向上牵拉颈椎,出现麻痛减轻后为阳性。

（4）前屈旋颈试验：让患者头部前屈,同时左右旋颈,如颈椎处出现疼痛为阳性。提示颈椎小关节可能有退行性改变。

（5）低头试验：患者直立双手自然下垂,双足并拢低头看自己脚尖1min。如出现头痛、手麻、头晕、耳鸣、下肢无力、出汗等症状为阳性。

（6）仰头试验：姿势与低头试验相同,改低头为仰头看屋顶1min。出现低头试验的各种症状者为阳性。

（7）椎动脉扭曲试验：患者坐位,检查者在患者身后,双手抱住患者头枕两侧,将患者头向后仰,同时转向一侧,出现眩晕者为阳性。

2. X射线摄影检查　X射线摄影检查可以发现颈椎生理曲线变直、反张、发育畸形等改变,前纵韧带、后纵韧带钙化,椎体前后缘增生,椎间隙狭窄,椎体移位,钩椎关节增生,椎管狭窄,椎间孔变小,小关节骨质增生等。

3. CT检查　CT检查可见椎间盘突出,后纵韧带钙化,椎管狭窄,神经根管狭窄,横突孔变小等。对后纵韧带骨化症的诊断有重要意义。

4. MRI检查　MRI检查可以了解椎间盘突出类型(膨出、突出、脱出)、硬膜囊和脊髓受压情况,髓内有无缺血和水肿的病灶,脑脊液是否中断,有无神经根受压、黄韧带肥厚、椎管狭窄等。对脊髓型颈椎病的诊断有重要价值。

5. 经颅彩色多普勒　经颅彩色多普勒可探查基底动脉血流、椎动脉颅内血流,推测椎动脉缺血情况,是检查椎动脉供血不足的有效手段,也是临床诊断颈椎病,尤其是椎动脉型颈椎病的常用检查手段。

6. 其他　椎动脉造影和椎动脉B超对诊断有一定帮助。

 案例延伸1：

病史资料收集

1. 一般情况　性别(男)、年龄(32岁)、职业(电脑程序员)。

2. 主诉　反复颈部酸痛、活动受限伴左上肢麻木1年,加重5d。

3. 现病史　1年前无明显诱因出现颈部酸痛不适,活动受限,并伴左上肢麻木,呈间歇性发作,低头或劳累后加重。无晕厥,无畏寒、发热,无恶心、呕吐等症状。

4. 查体　颈部肌肉紧张,C_6、C_7椎旁压痛,压顶试验(＋)、臂丛牵拉试验(＋)。颈椎MRI示颈椎椎间盘变性,$C_5 \sim C_6$、$C_6 \sim C_7$椎间盘轻度突出。患者发病以来精神食欲一般,睡眠差,大小便正常。

5. 临床诊断　神经根型颈椎病。

二、康复评定

针对颈椎病患者的康复,首先应对患者进行全面和充分的评定,以了解他们目前的状态和需求。颈椎病患者的评定,通常应包括一般情况(年龄、性别、失能的部位、病程,受教育的程度、经济状况、医疗保障等)评定、患者失能状况评定、心理及社会评定、患者的康复预后。

(一)一般情况的检查评定

1. 一般检查 主要观察生命体征、心肺功能等方面。

2. 专科检查 主要观察颈椎脊柱生理曲线是否改变,脊柱有无畸形;软组织是否肿胀,颈神经支配区域肌肉有无萎缩等;棘突、棘间、棘旁是否有压痛;腱反射是否正常,有无病理反射。

(二)功能状况的评定

1. 颈椎关节活动度评定 颈椎屈曲与伸展的活动度,枕寰关节占50%,旋转度寰枢关节占50%。故而上部颈椎的病变最容易导致颈椎活动度受限。

(1)前屈:以肩峰为轴心,额面中心线为固定臂,头顶与耳的连线为移动臂。颈椎前屈正常活动范围为0°~45°。

(2)后伸:以肩峰为轴心,额面中心线为固定臂,头顶与耳的连线为移动臂。颈椎后伸正常活动范围为0°~45°。

(3)旋转:以枕部中央为轴心,矢状面中心为固定臂,鼻梁与枕骨结节的连线为移动臂。颈椎旋转正常活动范围为0°~60°。

(4)侧屈:以C_7棘突为轴心,C_7与L_5棘突的连线为固定臂,头顶正中与C_7棘突的连线为移动臂。颈椎侧屈正常活动范围为0°~45°。

2. 颈部肌力评定 以徒手肌力评定的方法,对易受累的肌肉进行肌力评定,应注意与健侧进行对比检查,正常值为4^+~5级。检查时可按照提及的主要易受累肌肉的标准徒手肌力检查的体位和方法进行(表4-4-1)。

表4-4-1 颈椎病的主要运动检查

受累神经	C_2	C_3	C_4	C_5	C_6	C_7	C_8	T_1
检查动作	低头	仰头	耸肩	外展肩	屈肘	伸肘	伸拇	分指

其他需进行评定的肌肉还有以下几种:

(1)冈上肌(冈上神经$C_{5、6}$):作用为外展、外旋肩关节。

(2)三角肌(腋神经$C_{5、6}$):作用为屈曲、外展、后伸、外旋、内旋肩关节。

(3)胸大肌(胸内、外神经C_5~T_1):作用为屈曲、内收、内旋肩关节。

（4）肱二头肌（肌皮神经损伤 $C_{5、6}$）：作用为屈曲肘关节、前臂旋后。

（5）肱三头肌（桡神经 $C_{5、6}$）：作用为伸展肘关节。

（6）伸腕肌（桡神经 $C_{6、7}$）：作用为伸展腕关节。

（7）骨间肌（尺神经 $C_8\sim T_1$）：作用为内收、外展手指。

握力测定：主要测定屈指肌肌力。使用握力计进行测定，姿势为上肢在体侧下垂，用力握 2~3 次，取最大值。正常值约为体重的 50%。

定量测定：等速肌力测定设备、多功能颈椎治疗系统等大型专业设备可通过计算机辅助技术对颈部主要肌肉的肌力进行客观定量评定，此类设备融评定和治疗为一体，但因价格昂贵，目前国内尚未得到广泛应用。

3. 颈椎病脊髓功能状态评定法　我国第二届颈椎病专题座谈会拟定了"颈椎病脊髓功能状态评定（40 分法）"，从生活自理能力方面对颈椎病患者进行评定（表 4-4-2）。

表 4-4-2　颈椎病患者脊髓功能状态评定（40 分法）

项目	评分	功能状态
1. 上肢功能	0	无使用功能
（左右分查，共 16 分）	2	勉强握食品进餐，不能系扣写字
	4	能持勺子进餐，勉强系扣，写字扭曲
	6	能持筷子进餐，能系扣，但不灵活
	8	基本正常
2. 下肢功能	0	不能端坐，站立
（左右不分，共 12 分）	2	能端坐，但不能站立
	4	能站立，但不能行走
	6	扶双拐或需人费力搀扶勉强行走
	8	扶单拐或扶梯上下楼行走
	10	能独立行走，跛行步态
	12	基本正常
3. 括约肌功能	0	尿潴留，或大小便失禁
（共 6 分）	3	大小便困难或其他障碍
	6	基本正常
4. 四肢感觉	0	麻、痛、紧、沉或痛觉减退
（上下肢分查，共 4 分）	2	基本正常
5. 束带感觉	0	有紧束感觉
（躯干部，共 2 分）	2	基本正常

注：Ⅰ级（0~10 分）：完全不能实现日常生活活动；Ⅱ级（11~20 分）：基本不能实现日常生活活动；Ⅲ级（21~30 分）：部分实现日常生活活动；Ⅳ级（31~40 分）：基本实现日常生活活动。

4. Nurick 颈椎病评分　Nurick 颈椎病评分是最古老的评分之一,被很多文献使用,关注步态较多,采用 5 分制法,缺点是很难反映出对上肢功能变化的评估(表 4-4-3)。

表 4-4-3　Nurick 颈椎病评分

临床表现	分数
有神经根症状和体征,但没有脊髓功能障碍	0
有脊髓功能障碍,但是步态正常	1
轻微步态异常,但是患者能工作	2
不用辅助器具患者能行走,但是步态异常影响就业	3
离开辅助器具不能行走	4
只能依赖轮椅或卧床不起	5

以上两个量表可以结合实际情况选择使用。

5. 疼痛评定　疼痛是最常见的症状,疼痛的部位与病变的类型和部位有关,一般有颈项部和肩部的痛,神经根受到压迫或刺激时,疼痛可放射到患侧上肢及手部。若头半棘肌痉挛,可刺激枕大神经,引起偏头痛,常用的疼痛评定方法是视觉模拟评分法、数字疼痛评分法、口述分级评分法、麦吉尔疼痛调查表。

6. 心理及社会评定　如患者的个性、爱好、精神状态、经济条件、医疗保障、家庭及社区环境、个人的意愿、家庭支持度等。若因疼痛等导致焦虑、抑郁等心理障碍。可采用汉密尔顿焦虑量表及抑郁量表等进行评定。

7. 日常生活活动能力评定　颈椎病会对患者的日常生活活动能力造成很大的影响,临床工作中对于颈椎病患者日常生活活动能力的评估,除了采用改良 Barthel 指数评定量表外,临床上也可以使用 JOA 颈椎病判定标准。实行 100 分法,分值越低,功能越差(表 4-4-4)。

表 4-4-4　JOA 颈椎病判定标准(100 分法)

指　　标	评分
运动功能(左右独立评价)	
肩、肘功能(三角肌、肱二头肌测定):	
MMT≤2(排除肘部疾病所致)	0
MMT=3	2
MMT=4	3
MMT=5(耐久力不足,有脱力感)	4
MMT=5	5

指　标			评分
手指功能			
吃饭时不能用匙、叉,不能系纽扣			0
吃饭时能用匙、叉,能系大扣子			2
吃饭时能用匙、叉,不能用力,勉强可用筷子,能系扣子,但不能解扣子			4
吃饭时可勉强用力,能用筷子,能系大扣子,但系 T 恤衫的扣子困难			6
吃饭时能自由用刀叉,能用筷子,但不灵活,能解或系大扣子,能解或系 T 恤衫的扣子,但稍有不灵活			8
下肢功能(下肢功能没有明显的左右差别,左右同分)			
能站立,不能行走			0
能扶着东西站立,能用步行器行走			2
可用拐杖(单拐)行走,可上楼梯,不能单腿跳			4
平地可不用拐杖行走,可上、下楼梯(下楼时需有扶手),单腿可站立			6
平地可快速行走,对跑步没有信心,下楼梯不灵活,可单腿跳			8
正常,可单腿跳,步行、上下楼梯很自由			10

感觉功能(左右独立评价)

指　标	左	右	
上肢、躯干、下肢	左	右	
感觉消失	0	0	0~10%
难以忍受的麻木,知道自己接触了东西,但不能识别其形状、质地,麻木得难以入睡	3	3	20%~40%
能识别所接触的物品的形状、质地,但只能感觉出一半,有时需要用药物才能止痛,有时麻木感	5	5	50%~70%
触觉基本正常,有轻微的痛觉钝性麻木	8	8	80%~90%
正常,无麻木、疼痛	10	10	100%

(% 为依据患者自己的评价与正常对比所残存感觉的程度)

指　标			评分
膀胱功能			
不能自行排尿或尿失禁			0
可勉强自行排尿,有时有尿不尽感,或需要用尿布			3
尿频,排尿时无尿线,有时有尿失禁,弄脏下装			5
膨胀感正常,但排尿需等一段时间,尿频			8
膨胀感、排尿均正常			10

注:改善率 $= \dfrac{\text{术后分数} - \text{术前分数}}{100 - \text{术前分数}} \times 100\%$。

MMT:徒手肌力检查法。

8. 康复预后的评定　颈椎病的康复预后与其病理改变及诊断、康复治疗是否及时、正确有密切关系,多数颈椎病患者预后良好,只有少数患者需要手术治疗。

（1）颈型颈椎病预后较好,虽有反复发作之忧,但对脑力和体力不会造成严重损害。如果继续增加颈部负荷,尤其颈部常有不良姿势和睡枕高度不合适,则有可能使病程延长。

（2）神经根型颈椎病预后不一,其中以麻木为主要症状者预后良好,以萎缩为主要症状者较差,以神经根疼痛为主要症状者介于二者之间。神经根型颈椎病由于单纯颈椎不稳,或颈椎椎间盘髓核突出所引起者及早治疗,预后尚好,且一般经保守治疗后多可治愈;但病程较长,神经根已形成粘连者或骨质广泛增生者预后较差。

（3）椎动脉型颈椎病多发生于中年以后,对脑力的影响较严重,对体力无明显影响,若及时治疗,大多可通过非手术治疗而痊愈,预后较好;症状较重适合手术者经手术治疗后效果亦满意。仅有极少数椎动脉型颈椎病患者,可因椎－基底动脉系统供血不足形成偏瘫、交叉瘫,甚至四肢瘫,预后较差。

（4）脊髓型颈椎病主要引起锥体束症状,表现为四肢瘫痪,若治疗不及时,因脊髓长期受压继发变性改变者多预后不佳。

 案例延伸2:

康 复 评 定

经康复评定分析得出以下结论:

1. 比较痛,睡眠差,疼痛（数字疼痛评分法）评分为 4 分。

2. 颈椎关节活动度　前屈 35°、后伸 40°、左旋转 50°、右旋转 40°、左侧屈 25°、右侧屈 40°。

3. 肌力评定　左肱三头肌 4 级、左伸腕肌 4 级,右上肢肌力 5 级。

4. 特征性检查　左压顶试验（＋）、左臂丛牵拉试验（＋）。

5. 颈椎 MRI 检查　颈椎椎间盘变性,$C_5 \sim C_6$、$C_6 \sim C_7$ 椎间盘轻度突出。

6. 日常生活活动能力、心理及社会评定　尚无明显影响。

评定诊断:

1. 疼痛障碍。

2. 颈椎运动功能障碍。

三、康复目标制订

短期目标:减轻或消除使神经、血管受压或刺激因素,解除肌肉痉挛,消除炎性水肿,改善局部血液循环和颈椎曲度及其稳定性,以消除症状和体征。

长期目标:增强颈部肌肉力量,保持颈椎屈伸、旋转功能;尽量恢复正常生理功能和工作能力,防止复发。

 案例延伸3:

康复目标制订

1. **急性期** 减轻或消除使神经根刺激,解除肌肉痉挛,消除炎性水肿,改善局部血液循环和颈椎曲度及其稳定性。

2. **恢复期** 增强颈部肌肉力量,保持颈椎屈伸、旋转功能。尽量恢复正常生理功能和工作能力,防止复发。

四、康 复 治 疗

（一）康复治疗原则

任何治疗手段均应符合颈椎的解剖生理学特点。如牵引治疗时不仅要掌握好恰当的时间和重量,还要从生物力学的角度考虑牵引治疗时的体位。推拿等手法治疗时要动作轻柔,切勿粗暴,以免因手法过重或超过颈椎骨骼与韧带等组织的正常耐受强度而发生意外损伤,反而加重患者的症状。

任何类型及不同严重程度的颈椎病,都可以选择性地应用康复治疗方法。在为颈椎病患者制订治疗方案、选择治疗方法时,应首先选用非手术治疗,尤其是早期患者。

康复治疗可采取综合治疗方法,如牵引、理疗、推拿、针灸等方法综合应用,可起到相辅相成、缩短疗程、提高疗效的作用。

若康复治疗疗效不佳或症状继续加重者,必要时应考虑手术疗法。

（二）适应证

康复治疗的适应证:①软组织型、神经根型、交感神经型和椎动脉型颈椎病患者;②脊髓型颈椎病早期患者;③年迈体弱或心、肝、肾等重要脏器功能不全,不能耐受手术治疗的患者;④颈椎病的诊断尚不能完全肯定,需要在治疗中观察者;⑤颈椎手术治疗后恢复期的患者。

（三）具体康复治疗方法

1. 物理治疗

（1）卧床休息:病情严重者宜卧床休息。其作用在于能使颈部肌肉放松,减轻由于肌肉痉挛和头部重量对椎间盘的压力,减少颈部活动,有利于消退软组织的充血水肿,特别有利于突出的椎间盘消肿。但卧床时间不宜过久,避免因卧床时间过久导致颈部肌群的弱化,进而导致颈椎周围稳定性降低。卧床时,枕头的使用要适当。

（2）颈围制动：急性发作或病情进行性发展，不能完全卧床休息的患者，宜使用颈围制动，以限制颈椎过度活动，适用于各型颈椎病急性发作期，尤其对神经根型颈椎病、交感神经型颈椎病和椎动脉型颈椎病的患者更为合适。可制动和保护颈椎，增强支撑作用，减轻椎间隙压力，但穿戴时间不宜过久，长期应用可以引起颈背部肌肉萎缩，关节僵硬。

（3）物理因子治疗：物理因子治疗的主要作用是扩张血管，改善局部血液循环，解除肌肉和血管痉挛，消除神经根、脊髓及其周围软组织的炎症和水肿，减轻粘连，调节自主神经功能，促进神经和肌肉功能恢复。常用的物理因子治疗如下：

1）高频电疗法：常用的有短波、超短波及微波疗法，通过其深部透热作用，改善脊髓、神经、椎动脉等组织的血液循环，促进功能恢复。超短波及短波治疗时，颈后单极或颈后、患侧前臂斜对置，微热量，每次 15min，每天 1 次，10~15 次为 1 个疗程。

2）低频调制中频电疗法：电极于颈后并置或颈后、患侧上肢斜对置，根据不同病情选择相应处方，如止痛处方、调节神经功能处方、促进血液循环处方，每次 20min，每天 1 次，10~15 次为 1 个疗程。

3）超声波疗法：作用于颈后及肩背部，常用接触移动法，0.8~1.0W/cm²，每次治疗 8~10min，每天 1 次，10~15 次为 1 个疗程。可加用药物导入。

4）磁疗：常用脉冲电磁疗，磁圈放置于颈部或患侧上肢，每次 20min，每天 1 次，10~15 次为 1 个疗程。

5）红外线照射疗法：红外线灯于颈后照射，照射距离 30~40cm，温热量，每次 20~30min，每天 1 次，10~15 次为 1 个疗程。

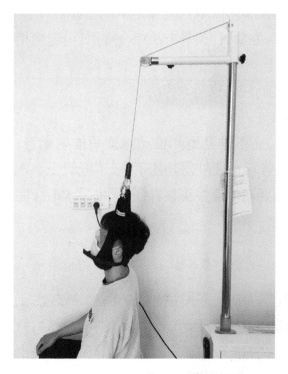

图 4-4-1　颈椎坐位牵引图

6）其他疗法：如电兴奋疗法、音频电疗法、干扰电疗法、蜡疗、水疗、激光照射等治疗，也是颈椎病物理治疗经常选用的方法，选择得当能取得一定的效果。

（4）牵引治疗：颈椎牵引是治疗颈椎病常用且有效的方法。颈椎牵引有助于解除颈部肌肉痉挛，使肌肉放松，缓解疼痛；松解软组织粘连，牵伸挛缩的关节囊和韧带；改善或恢复颈椎的正常生理弯曲；使椎间孔增大，解除神经根刺激和压迫；拉大椎间隙，减轻椎间盘内压力。调整小关节的微细异常改变，使关节嵌顿的滑膜或关节突关节的错位得到复位；颈椎牵引治疗时，必须掌握牵引力的方向（角度）、重量和牵引时间三大要素，才能取得最佳的治疗效果。

1）牵引方式：常用枕颌布带牵引法，通常采用坐位牵引（图 4-4-1），但病情较重或不能坐位牵引时可用卧式牵引（图4-4-2）。可以采用连续牵引,也可用间歇牵引或两者相结合。

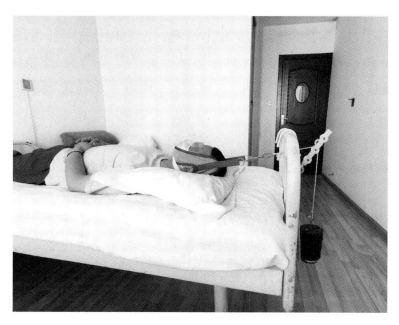

图4-4-2　颈椎卧式牵引图

2）牵引角度：一般按病变部位而定,如病变主要在上颈段,牵引角度宜采用0°~10°,如病变主要在下颈段（C_5~C_7）,牵引角度应稍前倾,可在15°~30°间,同时注意结合患者感觉来调整角度。

3）牵引重量：间歇牵引的重量,可以按患者自身体重的10%~20%确定,持续牵引则应适当减轻。一般初始重量较轻,如从4kg开始,以后逐渐增加。

4）牵引时间：牵引时间以连续牵引20min,间歇牵引则以20~30min为宜,每天1次,10~15次为1个疗程。

5）注意事项：应充分考虑个体差异,对年老体弱者宜牵引重量轻些,牵引时间短些;对年轻力壮则可重量重些、牵引时间长些;牵引过程要注意观察询问患者的反应,若有不适或症状加重,应立即停止牵引,查找原因并调整、更改治疗方案。

6）牵引禁忌证

①牵引后有明显不适或症状加重,经调整牵引参数后仍无改善者。

②脊髓受压节段不稳严重者。

③椎骨关节退行性变严重、椎管明显狭窄、韧带及关节囊钙化骨化严重者。

2. 推拿及手法治疗　推拿及手法治疗包括推拿按摩、常规关节松动术、Maitland手法。

（1）推拿按摩：治疗前应全面详细地了解患者的病情,严格掌握适应证和禁忌证,治疗手法得当,切忌粗暴。在头、颈、肩、背部、上肢等部位使用推、拿、按、摩、搓、揉、捏、弹拨、摇等手法。每天1次,每次20~30min,10次为1个疗程。

（2）常规关节松动术：关节松动术治疗颈椎病的手法主要有拔伸牵引、旋转、松动棘突及横突等。但应注意，手法要轻柔，切忌粗暴，否则可造成颈椎骨折、脱位，损伤脊髓引起截瘫甚至导致猝死等严重后果。

（3）Maitland 手法：自后向前推压椎体一侧，使椎体自后向前滑动；自前向后推压椎体一侧，使椎体该侧自前向后旋转；推压椎体一侧的后关节突，使椎体自左向右旋转；推压椎体棘突侧面，使椎体自推压侧向对侧移动；用双手牵拉患者头部，使椎体向纵轴活动。

操作时可采用几种手法，并根据患者病情掌握好力度，一般疼痛剧烈、应激性高时用轻手法，慢性功能障碍或关节活动功能障碍时用重手法。5~10 次为 1 个疗程，间歇 7~10d 后开始新疗程。

3. 针灸治疗　针灸治疗包括针法与灸法。根据临床表现辨证选穴和经络触诊检查出阳性反应的穴位，也可以寻找准确的压痛点，用适当的手法进行刺激。而灸法则是用艾条或艾炷点燃后熏烤穴位进行刺激，通过刺激来达到调整人体经络脏腑气血和防治疾病的目的。针灸疗法对颈椎病的治疗可取得明显疗效，而且设备简单、易行。针法常取绝骨穴和后溪穴，再配以大椎、风府，局部取穴，一般 1 次 /d，每次留针 20~30min，2 周为 1 个疗程。

4. 注射疗法　注射疗法主要有局部痛点封闭、星状神经节阻滞、穴位注射疗法，对消除疼痛、改善临床症状有一定疗效。

（1）局部痛点封闭：常用药有醋酸泼尼松龙、醋酸可的松、利多卡因等，在患处找出压痛敏感点、行痛点注射，每隔 5~7d 治疗 1 次，3~5 次为 1 个疗程。

（2）星状神经节阻滞：患者仰卧位，头偏向对侧后仰，于胸锁关节上二横指可扪及第 7 颈椎横突，以示指深压把颈总动脉与气管分开，用七号针垂直刺入直达横突。回吸无血、无气后注射药物（1% 利多卡因 2ml）。每隔 5~7d 治疗 1 次，3~5 次为 1 个疗程。

（3）穴位注射疗法：常用当归注射液、复方丹参注射液以及维生素 B_1 和维生素 B_{12} 等药物，注射穴位多选择肩中俞、肩外俞、天宗等，常规消毒后垂直刺入，出现酸、麻、胀、痛得气感后注入药液即可，隔日 1 次，一般 5 次为 1 个疗程。

5. 药物治疗　颈椎病患者在临床症状显著时，可采用药物作为辅助治疗措施，药物治疗能起到促进局部血液循环，减轻神经根充血水肿，消除局部炎症反应，防止神经粘连等作用，从而促进临床症状缓解。目前临床常用的药物包括非甾体抗炎药、扩张血管药、营养和调节神经系统药物等。祛风散寒温筋通络等中药以及祛风除湿解痉止痛类膏药也多有采用。

6. 运动疗法　各型颈椎病患者的全身各部肌肉可因神经营养失调或失用等原因而发生明显肌肉萎缩，并引起肌肉劳损和肌筋膜炎等症状。颈椎周围之关节囊、韧带、肌肉等组织也可因炎性反应，缺少活动等原因发生粘连、显得僵硬，因而应鼓励患者积极进行功能锻炼。运动疗法可增强颈与肩胛带肌肉的肌力,保持颈椎的稳定,改善颈椎各关节功能,防止颈部僵硬,矫正不良体姿或脊柱畸形,促进机体的适应代偿能力,防止肌肉萎缩,恢复功能,巩固疗效,减少复发。故在颈椎病的防治中运动疗法起着重要的作用。

7. **手术治疗** 无论哪一型颈椎病,治疗的基本原则都是先选择非手术治疗,无效后再选择手术治疗。这不仅是由于手术本身所带来的痛苦和易引起损伤及并发症,更为重要的是颈椎病本身绝大多数可以通过非手术治疗得到缓解、停止发展、好转甚至临床痊愈。具有明确手术适应证的病例,或者呈进行性发展者,则需要尽早进行手术。手术疗法适应证包括以下内容:

(1)经合理的非手术治疗,半年以上无效,或反复发作,影响正常生活或工作,而且同意手术治疗。

(2)颈椎椎间盘突出经非手术治疗后根性疼痛未得到缓解或继续加重,严重影响生活及工作。

(3)上肢某些肌肉,尤其是手部肌无力、萎缩。经非手术治疗4~6周后仍有发展趋势。

(4)颈椎病有脊髓受累症状,经脊髓碘油造影有部分或完全梗阻。

(5)颈椎病患者有颈部外伤或无明显外伤而发生急性肢体痉挛性瘫痪。

(6)颈椎病引起多次颈性眩晕、晕厥或猝倒,经非手术治疗无效者。颈椎病椎体前方骨赘引起食管或喉返神经受压症状。

 案例延伸4:

康复治疗方案

1. **急性期** 急性期可以选择卧床休息、颈围制动、高频电疗法、低频调制中频电疗法、超声波疗法、牵引治疗、推拿按摩、针灸治疗、药物治疗。

2. **恢复期** 恢复期可以选择牵引治疗、推拿按摩、关节松动术、Maitland 手法、针灸治疗、超声波疗法、磁疗。

五、健康教育

随着年龄的增长,颈椎椎间盘发生退行性变几乎是不可避免的。但是,如果在生活和工作中注意避免促进椎间盘退行性变的一些因素,则有助于防止颈椎退行性变的发生与发展。例如:平时加强适当的身体锻炼。纠正与改变工作、生活中的不良体位,调整桌面或工作台的高度,长时间视物时应将物体放置于平视或略低于平视处,长时间伏案工作时应定时改变头颈部体位,定期远视,尽量避免在床上屈颈看书、看电视等不良习惯。枕头不宜过高或过低,应根据不同个体或不同病情选择合适的枕头。选择既透气又有一定弹性的床垫。

颈椎病病程比较长,椎间盘的退变、骨赘的生长、韧带钙化等与年龄增长、机体老化有关。病情常有反复,发作时症状可能比较重,影响日常生活和休息。因此,一方面要消除恐惧悲观心理,另一方面要防止出现得过且过的心态,放弃积极治疗。

> **小结**
>
> 颈椎病是一种常见病和多发病,多由于颈椎椎间盘退行性改变及其继发的颈椎组织病理改变刺激或/和压迫颈神经根、椎动脉、脊髓和颈部交感神经等而引起一系列临床症状和体征。颈椎病在临床上常分为颈型(软组织型)颈椎病、神经根型颈椎病、椎动脉型颈椎病、交感神经型颈椎病、脊髓型颈椎病、混合型颈椎病及食管压迫型颈椎病。康复治疗方法是治疗颈病的重要手段。

? 思考与练习

1. 颈椎病可分为哪些类型? 具体临床表现是什么?
2. JOA 颈椎病评定方法具体怎么操作?
3. 在临床实际工作中,如何选择康复手段进行颈椎病康复?
4. 病例分析

患者,女,55 岁,会计,因颈部胀痛不适,伴右上肢放射痛之主诉来医院就诊。患者自诉 1 周前无明显诱因出现颈部胀痛不适,伴右上肢放射痛,经保守治疗后,疗效不明显,近日来症状逐渐加重,并伴有麻木症状。查体:颈椎各椎体棘突有压痛、叩击痛。颈椎活动受限,尤以屈伸和旋转明显。右臂丛牵拉试验阳性。右侧上肢放射痛,四肢感觉正常,霍夫曼征阴性,双侧巴宾斯基征阴性。辅助检查:颈椎 MRI 检查提示颈椎生理曲线消失,$C_6 \sim C_7$ 椎间盘突出。

请问:

(1)根据以上病史及部分体检结果,请判断患者属于何种类型颈椎病。患者可能存在哪些功能障碍?

(2)请演示肌力评定。

(3)请演示牵引疗法并告知患者适应证和禁忌证。

(4)请对患者进行康复宣教。

(廖建东)

第五节　关节置换术后康复

1. 认识关节置换术后患者的功能障碍,逐步养成尊重患者、关爱患者、保护患者隐私的职业习惯。
2. 掌握关节置换术后的康复治疗方法及治疗要点。
3. 熟悉关节置换术后的康复目标制订及康复评定方法。
4. 了解关节置换术的定义、适应证、禁忌证、康复治疗的原则、目的、注意事项及常见并发症。
5. 能熟练进行关节置换术后患者的康复评定、康复目标制订、康复治疗及健康教育,并能处理关节置换术后的患者在康复治疗过程中出现的简单问题。

 导入案例

案例情景

张大叔,男,66岁,于1个月前不慎摔倒,伤及右髋部,当即疼痛难忍,不敢活动。无昏迷、心悸,无恶心、呕吐,诊断为"右侧股骨颈骨折"入院。2d前行"右侧全髋关节置换术"。现已常规拔除引流管,切口与引流管口无异常。

工作任务:

1. 请对张大叔进行病史收集和康复评估。
2. 请为张大叔制订各期合适的康复目标。
3. 请为张大叔制订各期合适的康复计划。
4. 请为张大叔制订合适的健康教育内容。

关节置换术是指用人工关节假体替代和置换关节严重退变、重度关节炎、骨肿瘤以及功能严重毁损的关节,以缓解疼痛、矫正畸形、恢复和改善关节的运动功能,重建无痛、稳定、接近正常关节的骨科治疗技术,又称为人工关节技术。关节置换术是目前治疗关节强直、严重骨关节炎及由外伤、肿瘤等各种原因导致的关节及关节周围大块骨缺损的有效治疗方法。目前临床上开展较多的主要有髋和膝关节人工关节置换治疗。

一、病史收集

我国第一代人工关节

20世纪60年代,卢世璧与团队在没有资料和图纸的艰苦情况下,用木头刻出了首个人工关节模型,历经数年的刻苦钻研、求实创新,不断继续改良和锻造,终于研究出以金属钛为原料的第一代人工关节,并率团队完成我国首例人工关节置换手术,填补了我国人工关节的空白。

全髋关节置换术是指应用人工材料制作的全髋关节结构植入人体以替代病损的自体关节,从而重获髋关节的正常功能。人工髋关节假体由髋臼、股骨头和关节柄三部分组成。根据是否使用骨水泥固定关节假体可分为骨水泥全髋关节置换术和非骨水泥全髋关节置换术。前者主要运用于大于65岁的老年患者以及合并骨质疏松症的患者,而后者主要运用于年龄较轻的患者。

全膝关节置换术是指应用人工材料制作的全膝关节结构植入人体以替代病损的自体关节,从而获得膝关节的正常功能。目前人工膝关节假体种类繁多,按固定方式分为骨水泥型和非骨水泥型,按限制程度分为限制型和非限制型。

(一)临床症状

1. 疼痛　关节置换术的主要目的是缓解疼痛、重建关节功能,其中缓解疼痛尤为重要,绝大多数患者因为疼痛而要求行关节置换术,但是术后早期疼痛仍然是最常见的并发症,由多种原因引起,早期多因手术创伤、血肿、组织反应和功能康复锻炼引起。

2. 关节活动受限　术前缺乏活动的关节,关节液不能有效循环,使纤维蛋白沉积,同时滑膜细胞活跃增生,产生大量液体和纤维蛋白组织,使得关节粘连和僵硬。术后若不及时活动患肢,新生胶原组织在术后第2天即开始迅速沉积在关节周围,肌腱滑膜组织肥厚粘连,必将限制关节活动。

3. 肌力低下　术前患者由于患侧关节疼痛、水肿、关节活动受限,常导致关节周围肌肉不同程度的肌肉萎缩和肌力下降,加上手术损伤关节周围组织,进一步削弱关节周围肌肉力量。

(二)临床检查

1. 全髋关节置换术的临床检查

(1)一般检查

1)视:髋关节置换术前患者可因各类疾病导致髋部肿胀,双下肢不等长,患肢内收、外展畸形,出现各种病理性步态(如髋关节强直、臀中肌无力步态、止痛步态、痉挛型步态、臀大肌瘫痪步态),术后要进行视诊,了解基本情况。

2）触：皮温是否正常，髋关节周围、大腿内侧、前侧、外侧有无压痛。

3）叩：足跟纵叩痛引出者，见于髋部炎症。

4）量：髋关节置换术前及术后均要进行关节活动度、双下肢长度、双下肢肌肉围度测量。

（2）特殊检查

髋关节旋转试验：取仰卧位，屈髋屈膝位内外旋转髋关节，有疼痛者为阳性，提示髋关节有炎症，或存在无菌性假体松动。

（3）辅助检查：包括 X 射线、CT、MRI 以及核素骨扫描等检查，了解手术关节有无畸形、增生、对线等改变，作为手术的重要参考依据。

 知识拓展

髋关节置换术后的 X 射线摄影检查

X 射线摄影检查包括双侧髋关节正、侧位片和患髋蛙式位片，要与健侧对比。正常情况下，全髋关节置换术后正位片上，髋臼假体的倾斜角（即髋臼角）为 40°±10°，股骨假体的领部应与大、小转子连线平行，股骨假体柄远端和近端应位于股骨髓腔中央。在侧位片上，股骨假体应保持 5°~10°前倾角或中立位。髋关节正侧位 X 射线片可观察周围骨组织及术后假体的情况，对于观察假体松动及假体周围的骨溶解、骨丢失有重要意义。假体松动在 X 射线片上的诊断依据为假体下沉大于 4mm 或假体移位大于 2mm。假体周围骨溶解或骨丢失在 X 射线片上的主要表现包括假体周围皮质骨变薄，松质骨骨小梁稀疏或囊性变，假体周围出现放射透亮区。

2. 全膝关节置换术的临床检查

（1）一般检查

1）视：检查患者皮肤颜色是否发红，膝关节力线，关节活动度，膝部是否肿胀。跛行步态和膝关节横向不稳大都提示韧带不稳或力线不良。足部的过度外旋或内旋均提示胫骨假体旋转不良。

2）触：结合视诊结果注意检查患者皮温是否有增高，膝部是否有压痛和波动感。

3）叩：膝关节周围叩痛点的检查可以帮助我们诊断肌腱炎和皮下神经瘤。

4）听：是否可闻及骨擦音。

5）量：膝关节置换术前及术后均要进行关节活动度，双下肢长度及双下肢肌肉围度测量。

（2）辅助检查

1）X 射线摄影检查：重点了解局部骨质情况及假体位置，包括平台假体的倾斜、髌股关节及胫股关节对合情况。

2）CT 检查：可判断骨溶解的位置和程度以及假体旋转对线情况，对胫骨假体周围骨溶解的诊断要优于髌骨假体和股骨假体。

3）核素骨扫描：对诊断感染性假体松动具有较高的灵敏度,可用来判断全膝关节置换术后有无感染性假体松动,特别是对胫骨假体松动诊断的准确性比较高。

（三）适应证和禁忌证

1. 全髋关节置换术的适应证和禁忌证

（1）适应证

1）因骨关节炎、类风湿关节炎、创伤性关节炎或缺血性坏死引起的关节破坏,并导致髋关节在活动或负荷时严重疼痛。

2）髋关节僵硬。

3）髋关节不稳或畸形。

4）先前髋关节手术失败者,如人工股骨头置换、全髋关节或表面重建关节形成术。

（2）禁忌证

1）绝对禁忌证：全身感染或败血症、神经源性疾病、髋关节活动性感染性炎症等。

2）相对禁忌证：局部感染、髋外展肌功能丧失、髋神经缺陷。

2. 全膝关节置换术的适应证和禁忌证

（1）适应证：全膝关节置换术适应证包括严重的关节疼痛、不稳、畸形等所致膝关节功能缺损或残疾,经保守治疗无效者。手术适应证的选择是决定临床效果的首要因素,适应证主要包括以下几种：

1）各种炎症性关节炎,如骨性关节炎、类风湿关节炎、血友病性关节炎等。

2）部分创伤性关节炎。

3）静息性感染性关节炎。

4）少数原发性或继发性软骨坏死性疾病。

5）骨肿瘤。

（2）禁忌证

1）绝对禁忌证包括膝关节炎周围肌肉瘫痪、关节局部和全身任何活动性感染、膝关节疼痛性融合。

2）相对禁忌证包括肥胖、手术耐受力差、关节不稳、严重肌力减退、严重骨质疏松、纤维性或骨性融合、严重屈膝挛缩畸形（大于 60°）。

 知识拓展

髋关节假体的固定方式选择

1. 骨水泥固定,常规用于骨质疏松和骨储备不良患者,特别是老年患者。一般全髋关节置换术后需卧床 1~2d,负重时间较早。远期问题主要是髋臼假体发生松动。

2. 非骨水泥固定,常规用于 60 岁以下以及体力活动较活跃的患者。一般全髋关节置换术后需卧床 3d,允许开始负重的时间和所需的康复时间要略长于骨水泥固定法。远期效果较理想。

 案例延伸1：

病史资料收集

1. **基本情况** 张大叔,男,66 岁,1 个月前因"右侧股骨颈骨折"入院。
2. **手术史** 2d 前行右侧全髋关节置换术。
3. **功能情况** 引流管已拔除,切口与引流管口表面无红肿与异常渗出。

二、康 复 评 定

（一）全髋关节置换术的康复评定

1. **肌力评定** 术前主要采用徒手肌力评定中的主动与助力手法,以确定是否有神经损伤。术后可采用徒手肌力评定中的抗阻手法和器械肌力评定,以确定肌力恢复情况。在器械肌力评定方面,需要应用等长测力仪、等张测力仪或等速测力仪,可根据需要选用不同的测试仪器。

2. **关节活动度评定** 临床主要采用主动与助力手法测量主动关节活动度,将术前及术后各康复期数据进行对比,以确定关节活动度的恢复情况。

3. **感觉功能评定** 感觉检查包括浅感觉检查、深感觉检查和复合感觉（皮质感觉）检查。感觉检查应明确以下几个方面：

（1）受影响的感觉类型。

（2）所涉及的感觉部位。

（3）感觉受损的范围。

（4）受影响的程度。

对感觉的检查,患者的反应快而准确为正常,无反应为消失,迟钝的反应、回答的结果与所受的刺激不相符合为感觉减退。

4. **疼痛评定** 全髋关节置换术后发生深静脉血栓形成、感染、异位骨化、假体松动以及双下肢不等长等,均可以引起患肢疼痛。要注意疼痛的部位和持续时间。常用压力测痛法、视觉模拟评分、简化 McGill 疼痛问卷、疼痛行为记录评定等疼痛评定方法。

5. 髋关节功能评定

（1）Harris 髋关节评分：是目前国内外最常用的髋关节临床评定标准，可用来评估髋关节炎的程度和全髋关节置换术的效果。该评分内容包括了量化的疼痛、功能和物理检查。患者的功能评估包括了行走能力、支撑能力、上下楼梯能力、坐位耐力、交通工具使用能力和穿鞋袜能力。物理检查包括跛行和活动度。满分为 100 分。根据分值大小可将髋关节功能分为 4 级：70 分以下为差；70~79 分为一般；80~89 分为良；90~100 分为优。

（2）Charnley 髋关节功能评分：尤其在欧洲最为常用，主要评定疼痛、运动和行走三项功能，每项 6 分。Charnley 将患者分为三类：A 类患者为单侧髋关节受累，无其他影响行走能力的伴发疾病；B 类患者为双侧髋关节受累；C 类患者有类风湿关节炎、偏瘫等影响行走能力的疾病。Charnley 认为 A 类患者或进行双髋关节置换术的 B 类患者适用于进行三项指标评定；行单侧髋关节置换术的 B 类患者及所有 C 类患者，只适合评定疼痛和活动范围。

（3）JOA 髋关节评分：该评分标准日本整形外科协会于 20 世纪 90 年代制订。评价指标包括疼痛、活动度、步行功能和日常生活四项，满分 100 分。JOA 髋关节功能评分系统更侧重于评估术后患者日常生活活动能力的恢复。该系统分级标准为：91~100 分为优；81~90 分为良；61~80 分为可；0~60 分为差。

（二）全膝关节置换术的康复评定

1. 肌力评定　采用徒手肌力检查法，术前与术后及恢复各阶段，均应记录下肢肌力恢复情况，尤其是股四头肌和腘绳肌肌力。

2. 肌肉围度评定　主要了解患肢关节周围肌肉有无萎缩，术前与术后及恢复阶段，均应记录下肢肌肉围度情况。

3. 膝关节活动范围评定　正常膝关节活动范围 0°~145°。利用量角器测量膝关节主动活动时关节活动度，将术前及术后各康复时期数据进行对比，以确定膝关节活动度的恢复情况。

4. 感觉功能评定　见全髋关节置换术的感觉功能评定。

5. 疼痛评定　膝关节置换后易引起患肢疼痛。要注意疼痛的部位、持续时间等。常用的评定方法见全髋关节置换术的疼痛评定。

6. 膝关节功能评定

（1）HSS 膝关节功能评分：量表评分总分为 100 分，共分为 7 个项目，其中 6 个为得分项目，1 个为减分项目。根据评分结果可将膝关节功能或临床疗效分成 4 级：>85 分为优；70~85 分为良；50~69 分为中；59 分以下为差。

（2）膝关节 KSS 评分：分为膝关节评分和功能评分两部分，可以对膝关节疼痛、活动范围和稳定性三方面进行评定，满分为 100 分。

康复评定

术前评定

患者目前诊断为右侧股骨颈骨折。经过术前康复评定得出以下结论：

1. 疼痛　视觉模拟评分法（VAS）评分为 7 分。

2. 肌力　因疼痛，无法评估。

3. 关节活动度　因疼痛，无法评估。

4. 环境　家住 10 楼，有电梯，有辅助器具、坐便和淋浴。

5. 兴趣爱好　散步。

术后初次评定

患者目前诊断为右侧全髋关节置换术后。经过康复评定分析得出以下结论：

1. 疼痛　视觉模拟评分法（VAS）评分为 4 分。

2. 大腿围度（髌上 10cm）左侧 42.4cm，右侧 45.7cm。

3. 肌力　右侧髋关节屈曲、外展、后伸肌群 2⁻ 级，膝关节屈曲、伸展肌群 2 级，踝关节背伸、趾屈肌群 3 级。

4. 关节活动度　右侧髋关节屈曲及外展受限（屈曲 30°，外展 10°）。

5. Harris 髋关节评分　Harris 髋关节评分为 27 分。

三、康复目标制订

在临床康复工作中，康复医生及康复治疗师应结合患者功能情况、个人期望及环境因素制订各时期的阶段性康复目标。

（一）全髋关节置换术后康复目标（表 4-5-1）

表 4-5-1　全髋关节置换术后康复目标

时间阶段	主要康复目标
术后第 1 周	控制疼痛和出血、减轻水肿，防止下肢深静脉血栓形成和关节粘连
术后第 2 周	改善关节活动度，减少疼痛和水肿，患肢不负重情况下主动运动
术后第 3 周	增强肌力，保持关节活动度，提高生活活动能力
术后第 4 周及以后	增强肌力，提高患侧负重能力，加强本体感觉，改善步态

（二）全膝关节置换术后康复目标（表 4-5-2）

表 4-5-2　全膝关节置换术后康复目标

时间阶段	主要康复目标
术后第 0~1 周	控制疼痛、肿胀，预防感染和血栓形成，促进伤口正常愈合
术后第 1~2 周	增加患侧肢体关节活动度，膝关节活动范围达到 0°~90°。恢复肌力，鼓励不负重状态下的主动运动。独立完成日常生活活动
术后第 2~4 周	控制肿胀，保持关节活动范围，增加肌力与负重站立及行走能力、身体平衡能力、膝关节本体感觉训练
术后第 4~6 周	恢复正常关节活动度及肌肉力量，提高患肢负重能力，强化步态，加强本体感觉及下肢平衡功能
术后第 6~12 周	增强膝关节肌力和关节活动度训练，强化肌肉功能，提高膝关节稳定性、功能性控制和生活自理能力

 案例延伸3：

康复目标制订

根据前期对患者的评定结果，综合分析其功能、居家环境情况，结合患者及其家属的期望拟定出以下康复目标：

1. 短期目标　①减轻疼痛和水肿；②改善关节活动度、提高下肢肌肉力量；③使用助行器进行独立及安全的转移；④使用助行器在平地上独立步行。

2. 长期目标　①无辅助器具下独立步行，逐步提高患者的日常生活活动能力；②回归工作岗位，回归社会。

四、康复治疗

（一）目的

1. 解除或缓解疼痛，恢复体力，恢复日常生活活动能力，提高生活质量。

2. 加强关节周围的肌肉力量，重建关节稳定性。

3. 改善置换后关节的活动度，重建关节的良好功能。

4. 改善和纠正患者因长期疾病所造成的不良姿势和步态。

5. 防止关节僵硬、粘连挛缩、肌肉萎缩，预防深静脉血栓形成等并发症。

6. 加强对置换关节的保护，延长关节使用寿命。

（二）原则

1. 个性化原则　康复治疗计划应根据具体患者的体质、病情、心理素质、主观要求等情况,客观制订,因人而异。

2. 全面性原则　关节置换术患者大多数是年老体弱者,单纯针对置换关节进行治疗并不足以改善患者的功能。因此,康复治疗必须兼顾全身,为患者制订全面的治疗方案。

3. 渐进性原则　需要置换的关节本身及其周围组织一般都有不同程度的病变,因此患者的功能水平只能逐步恢复,切忌操之过急,避免不当治疗导致新发损伤。

（三）全髋关节置换术的康复治疗

1. 术前康复宣教

（1）对患者进行术前心理疏导,减少患者对手术的恐惧和精神压力。

（2）指导患者术前、术后的康复注意事项、正确转移的训练要点、辅助器具的正确使用方法和术后生活活动注意事项。

（3）指导关节活动度训练、髋部肌群及股四头肌、腘绳肌的肌力训练。

（4）指导患者进行术后早期卧床排便训练。

（5）指导患者改变传统的侧卧位翻身法,以减少手术切口受压。可采用3点式和4点式训练法:患者仰卧位,头颈后仰,以枕部及双肘部3点同时向上用力,挺胸收腹使腰背及躯干抬离床面,减少肩胛骨皮肤受压;患者两肩胛部加足部4点同时蹬床面,两手心朝上托住双侧髋部,腹部上挺,用力抬起臀部,避免骶尾部皮肤受压。每次5~10min,每天3次。

（6）指导患者术后深呼吸和咳嗽训练,两上肢作伸展扩胸运动,进行肺功能训练。

（7）注意皮肤护理,准备手术。

2. 术后康复治疗　全髋关节置换术的康复计划制订取决于手术方式以及患者的个体情况。全髋关节置换术术后至少应接受不少于12周的康复治疗和家庭指导。目前临床上全髋关节置换术术后康复治疗多分为四阶段进行:早期保护期训练阶段(术后0~2周)、中期保护期阶段(术后3~12周)、肌力强化训练阶段(术后3~6个月)、运动功能训练阶段(>6个月)。

一般而言,术后4周内患者的病情变化最明显,在此期间康复治疗的目的及方法也应随之改变。同时在具体实施过程中,应注意普通人群与运动员等在各阶段的康复目标和训练进度有较大差别。

（1）术后第1周康复治疗

1）一般治疗

①控制疼痛:患者清醒后即可用视觉模拟评分法(VAS)评估疼痛程度,如果VAS≥5,使用选择性药物镇痛方法缓解疼痛,也可使用经皮神经电刺激治疗作为辅助疗法。

②髋部冰疗:每次15~20min,间隔2~4h。如用冷疗循环装置,15℃低温局部持续

冷敷。

③体位摆放：术后患者仰卧位，患侧肢体常规置于髋关节外展中立位。患者健侧卧位时，将特制的梯形软枕放于患者双腿之间，患侧髋膝关节伸屈角度为0°~90°。防止髋过度屈曲、内收、内旋，避免髋关节脱位。

2）运动练习

①呼吸训练：深吸气、深呼气和正确的咳嗽训练。两上肢作伸展扩胸运动进行肺功能训练。每个动作重复10次，每天2~3次。

②踝泵运动：踝关节的主动背伸与跖屈，能使下肢肌肉等长收缩，挤压深部血管，促进血液循环，可预防下肢深静脉血栓形成。踝泵运动在患者清醒后即应开始，每小时15次，每次动作保持5~10s左右，再放松，每组10~15次。

③肌力训练：重点进行股四头肌、腘绳肌、臀大肌、臀中肌等长收缩训练。

④关节活动度训练：髋伸直训练，屈曲对侧髋、膝关节，术侧髋关节做主动伸直动作，充分伸展屈髋肌及关节囊前部。髋屈曲训练，屈膝，向臀部滑动足跟，膝关节屈曲必须<70°。髋外展训练，仰卧位，患侧髋关节轻度外展20°~30°，髋关节无旋转，每次保持5~15min。

⑤负重训练：骨水泥固定型假体术后第1天患者即可借助步行器或双拐离床负重，练习床边站立、部分负重行走和上下阶梯。由部分负重逐步过渡到完全负重步行，逐日增加行走距离，每天3次，1周后改用健侧拐杖或手杖。非骨水泥固定型假体术后第1天患者即用助行器或双拐离床，但不可负重。负重时间适当推迟，通常持续用拐杖。术后第3周开始患侧足负重训练，负重量从自身体重25%开始，每隔2周增加体重的25%直至负重自身体重100%。大粗隆截骨或结构植骨者，用双拐12周，逐渐负重。

⑥步行训练：术后24h后可在康复治疗师指导下持助行器下地行走。患者站稳后先向前迈健腿，助行器或拐杖随后前移，患腿随后或同时前迈，挺胸，双目平视前方。术后第1天每次步行距离可由5~10m开始，第2天可加倍，以后逐渐增加，待持助步器行走能保持平衡和稳定后，可改持双拐行走。

⑦卧坐位、坐站位训练：先健腿屈曲，臀部向上抬起移动，再将健侧下肢移动至床沿，用双肘支撑坐起，屈健腿，伸患腿，将患肢移至小腿能自然垂于床边。坐起时膝关节要低于髋关节，上身不可前倾。坐位到站位点地训练：患者健腿点地，患侧上肢挂拐，下肢触地，利用健腿和双手的支撑力挺髋站立。

⑧关节持续被动活动训练：关节持续被动活动器具有缓解疼痛、加速肿胀消退、防止粘连和关节僵直、稳定及恢复关节功能、增加关节活动度、防止深静脉血栓和关节脱位等作用。关节持续被动活动器具的使用方法：骨水泥固定型患者在术后第3天开始训练。非骨水泥固定型患者于术后第7天开始。从30°~40°开始，每天增加10°，最终髋屈曲度数<90°，每次30min，每天2次，持续两周。

（2）术后第2周康复治疗

1）股四头肌训练:要保持髋关节相对稳定,将硬枕放在患侧膝关节下,将膝关节伸直,助力下做下肢抬高,角度小于30°,15~20次为1组,每天3组。

2）被动屈髋:角度为30°~60°,10~15次为1组,每天3组。

3）负荷、步行训练:骨水泥固定型假体患者仍借助步行器或双拐离床负重,练习床边站立、部分负重行走和上下阶梯。非骨水泥固定型假体患者也用助行器或双拐离床,但是不可负重。

4）其他项目:继续第1周治疗项目。

（3）术后第3周康复治疗

1）平衡杠内做患侧少量负重站立训练,时间为15min。

2）髋、膝关节屈伸训练,保持和增加关节活动度,20~30个/次。

3）患侧股四头肌等长及等张收缩训练、小腿肌肉的抗阻力训练。20~30个/次,每天3次。

4）扶双拐练习行走,加强髋关节外展肌群肌力训练和外旋、内收功能锻炼。

（4）术后第4周及以后康复治疗

1）肌力训练:梨状肌、臀中肌、臀小肌肌力训练,可取仰卧位或站立位,患腿置于髋关节外展10°~30°,每个动作运动量为保持3~10s/次,重复10~20次。髂腰肌、股四头肌收缩训练,将患肢伸直,直腿抬高15°~60°,保持5~10s再放下为1次,在不同角度各重复10~20次。臀大肌、股二头肌收缩训练,取仰卧位,患腿伸直向下用力压床,保持5~10s/次,重复20次。也可取俯卧位,使患腿膝关节处于伸展位,将腿抬高,治疗者施加阻力于患腿的大腿和小腿上,保持5~10s/次,重复10~20次。

2）关节活动度训练:患侧髋关节屈曲、外展、后伸训练。

3）负重训练:增加抗阻力的主动训练方式如静态自行车、上下楼梯等。在患侧大部分负重站立下主动屈髋,角度小于90°。

4）功率自行车训练:上车时患肢支撑,健侧先跨上车。座椅高度屈髋<90°,时间15~20min。

5）髋关节抗阻运动训练:术后2个月可进行抗阻力的髋关节主动训练。

3. 注意事项

（1）术后保护期内患者向术侧翻身时,应伸直术侧髋并保持旋转中立位,向健侧翻身时也应伸直术侧髋,两腿之间夹软枕,防止髋内收引起假体脱位,同时伸直同侧上肢以便用手掌托住髋关节后方,防止髋关节后伸外旋引起假体脱位。

（2）术后患者离床时应先保持坐立位移至患侧床边,健腿先离床并使足部着地,患肢外展屈髋离床并使足部着地,再扶助行器站起。上床时按相反程序进行。

（3）患者自行穿脱鞋袜时,应坐在床沿双足着地,伸直健侧膝关节,术侧髋关节外展外旋,膝关节屈曲,用足跟沿健侧下肢前方向近端滑动,然后适当弯腰,伸直双上肢达到患足穿鞋袜的目的。

（4）骨水泥固定型假体患者在术后需持续使用双拐 4~6 周,然后改用健侧单拐 3~4 周。非骨水泥固定型假体患者应使用双拐 8 周,然后改用健侧单拐 4 周。

（5）术后练习上下楼梯时,应坚持上楼时健侧先上、下楼时术侧先下的原则。

（6）术后 3 个月内防止髋关节屈曲 >90°,避免坐过低的椅子、沙发、坐便器以及没有扶手的椅子等,正确的坐位方式是保持身体直立,不要前倾或弯腰。

（7）卧位时在两腿间放枕头以保持双下肢外展位。6 个月内禁止髋关节内收、内旋。

（8）任何情况下均应避免将膝关节靠近对侧膝关节、交叉双腿等让患腿穿过身体中线或放在对侧腿上的动作。

（9）避免下蹲取物,身体前倾穿鞋袜等动作。

（10）避免短时间内超强度训练,避免慢跑、打球等需要髋关节承受反复冲击性负荷或达到极限位置的运动。

（11）按医嘱定期复查,术侧髋关节出现任何异常情况均应及时到医院检查。

（四）全膝关节置换术的康复治疗

1. 术前康复宣教 多数全膝关节置换术者为高龄患者,其中约 35% 有不同程度的膝关节运动功能障碍,因此康复治疗应从术前开始。

（1）术前详细询问病情,全面查体,特别注意患者心肺功能、感染,对高龄有严重合并症的患者要注意观察。

（2）向患者讲解康复的重要性,制订出适合患者个体的术前加强肌力和关节活动度训练,术前尽可能将关节活动度获得最大限度改善。

（3）指导患者使用步行器或拐杖的方法。

（4）进行深呼吸和咳嗽技巧的训练。

（5）指导患者进行患肢肌力训练。

（6）指导肥胖患者减肥。

2. 术后康复治疗

（1）术后 0~1 周康复治疗

1）一般治疗:下肢穿弹力袜并适当抬高。患膝使用冰袋外敷,每小时外敷 15~30min,术后可每小时 1 次,可消肿止痛。深呼吸和咳痰训练。第 1 天控制出血,适量活动。在不引起疼痛情况下进行膝关节主动或踝关节被动活动。踝泵运动:即每小时背伸-跖屈 15 次,踝关节和足趾关节主动屈伸活动。使用下肢肢体循环治疗仪,从肢体远端至近端循环充气与放气,压力治疗促进下肢循环,预防下肢深静脉血栓形成。采取物理治疗控制疼痛和肿胀,必要时佩戴膝关节支具。合理选择镇痛泵或非甾体类镇痛药物等以减轻疼痛及炎症反应。

2）运动练习

①肌力训练:被动或者鼓励患者主动进行直腿抬高训练,10~15 次,每天 2~3 次。股四头肌和腘绳肌的等长收缩训练,以维持肌纤维之间的活动度、减轻肌肉痉挛和疼痛。

②关节活动度训练:髌骨主被动活动,患者伸膝位,治疗师沿纵轴方向将髌骨由近端轻柔推向足端,随后让患者主动收缩股四头肌将髌骨复位。拔除引流管后缓慢进行膝关节屈曲训练。仰卧位,患侧下肢顺墙面或木板向下滑行,逐渐增加膝关节屈曲角度。或是仰卧位,患侧足向臀部缓慢滑行屈曲。训练时必须注意不同假体的屈曲限值。术后 3~4d 开始膝关节持续被动活动:初次活动范围为 0°~45°,每次连续活动 30min 或 1h,每天 2~3 次。每天增加屈曲活动范围 10°,1~2 周后达到膝关节屈曲 90°。

③负重训练:根据手术医生的要求给予控制性负重,即部分负重。术后第 2 天开始下地扶助行器站立,部分负重。骨水泥型假体患者可在术后 2~4d 下地,非骨水泥型假体患者一般要 6 周后才可负重;所有患者均应与手术医生讨论具体下地负重行走时间。

(2)术后 1~2 周康复治疗

1)一般治疗:继续上述上一阶段运动训练项目。合理选用经皮神经电刺激、毫米波疗法、光疗等各种物理治疗控制疼痛和肿胀。运动后坚持冷敷。可采用电刺激或生物反馈治疗以减缓肌肉萎缩。

2)运动练习

①肌力训练:继续股四头肌、腘绳肌等长收缩训练及直腿抬高训练。患者坐于床边,将膝部屈曲,保持 5s,然后再将小腿伸直抬高,保持 5s,重复 10~15 次。

②关节活动度训练:继续进行髌股关节主、被动训练,膝关节主、被动屈伸关节活动度训练。有膝屈曲挛缩的患者,应注意加强关节活动度的训练,1~2 周后达到膝关节屈曲 90°。关节持续被动活动可有效地增加膝关节屈曲度,减轻术后疼痛,减少深静脉血栓形成。

③负重训练:在治疗师指导下,扶助行器站立,逐渐增加行走负重,用双拐或助行器行走。

④本体感觉训练:睁眼及闭眼下不同关节角度重复训练,各种平衡训练,双侧关节感知训练。

(3)术后 2~4 周康复治疗

1)一般治疗:关节活动度和肌力练习后,给予局部冷敷。继续上述运动训练项目。各种物理治疗如磁疗、脉冲短波、激光、低频调制中频电和超声波等,对控制肿胀,减轻疼痛有很好效果。继续采用电刺激或生物反馈治疗以减缓肌肉萎缩。

2)运动练习

①肌力训练:渐进抗阻力训练进行终末伸膝训练,15°、30°、60°、90°的直腿抬高训练。主动-辅助和主动膝关节屈伸训练。腘绳肌肌力训练。股四头肌伸膝训练:患者坐在床边,主动伸膝,健侧足帮助患肢上抬尽量完全伸直膝部,保持 5~10s 或者更长时间后放松,重复以上动作。

②关节活动度训练:膝关节活动度训练仍是重点。患者坐于轮椅内,术侧足着地,双手轻轻用力向前推动轮椅,使膝关节被动屈曲,保持 5~10s 或患者能够耐受的更长时间,

然后恢复原位置,再重复。俯卧位下膝关节主动屈曲训练。屈膝训练:患者坐床边,主动屈膝,健侧足帮助患肢下压屈曲,保持5~10s或者更长时间后放松,重复以上动作。

③负重训练:扶拐或助行器行走,部分或完全负重。增加步行活动及上下楼梯训练。

④本体感觉训练:睁眼及闭眼下不同关节角度重复训练,各种平衡训练,双侧关节感知训练。

（4）术后4~6周康复治疗

1）一般治疗:继续上述运动训练项目。采用各种物理治疗如磁疗、脉冲短波、激光、低频调制中频电、超声波及蜡疗等控制水肿和瘢痕。增加器械训练。采用电刺激或生物反馈治疗以增强肌力。

2）运动练习

①肌力训练:股四头肌和腘绳肌的多角度等长运动和轻度的负荷训练,改善患肢功能。

②关节活动度训练:低强度的长时间牵张或收缩－放松训练以持续增加膝关节活动度。

③固定式自行车训练:开始时坐垫尽可能地抬高,之后逐渐降低坐垫高度以增加膝关节屈曲角度。

④负重训练:术后第4周在静态自行车上通过调整坐垫高度、增加脚踏阻力以达到训练目的。术后4周在步行器上进行步态训练,纠正异常步态。最初的步态及平衡训练可在平行杠内进行,将重心逐渐完全转移到术膝,逐渐过渡到扶拐练习。4周后去助行器,使用拐杖行走。

⑤本体感觉训练:睁眼及闭眼下不同关节角度重复训练,各种平衡训练,双侧关节感知训练。

（5）术后7~12周康复治疗

1）一般治疗:继续上述阶段训练内容。有针对性地适当选用物理治疗方法。

2）运动练习

①肌力训练:仰卧位、侧卧位下的直腿抬高训练,以增强髋伸肌和外展肌等髋周肌群肌力。骑固定式自行车及水中运动（非冲撞性体能加强运动）。

②关节活动度训练:膝关节小弧度屈曲微蹲训练。患者双足并立,然后术侧足向前小弓箭步,使膝关节微屈,再伸直膝关节,接着术侧足收回置于原开始位。

③负重训练:渐渐增加步行活动及上下楼梯训练。当允许完全负重时进行膝关节微蹲短弧度训练。患者站立位,背靠墙,缓慢屈曲髋关节和膝关节,双膝关节屈曲控制在30°~45°范围,背部靠墙下滑,保持10s后再向上移动使身体抬高,恢复站立位,重复以上动作。

④维持性康复训练:患者出院后继续督促进行康复训练,定期复查,直至获得较满意的效果,患者的肌力及关节活动度均达到正常水平。以后仍然需要长时间终生维持康复

锻炼,保持已获得的功能不减退,以延长假体使用年限。

3. 注意事项

（1）术后如放置引流管者,注意观察引流液性质、颜色、亮度和引流量,如液体混浊,应作细菌培养。

（2）术后伤口不愈合的常见原因是局部继发感染。术后早期伤口的无菌消毒,保持干燥都十分重要,若有感染征兆,应及时处理。

（3）术后穿戴加压弹力长袜,运用肢体循环治疗仪,尽早开始下肢等长收缩训练,遵医嘱做踝泵运动等训练是预防深静脉血栓形成的有效方法,必要时应用肝素、利伐沙班等抗凝药物加以预防。

（4）患者术后负重的时间和负重量的选择应与手术医生协商后确定。术后允许立即负重,也可选择保护性负重,即术后6~12周渐进阶梯性负重,以保护骨折处的愈合或非骨水泥固定型假体的骨质等组织长入。

（5）术后关节不稳的发生率为7%~20%,通常多由于膝关节周围韧带功能不全和肌力不足造成,修复和保存重要韧带,除注意术中正确操作避免再损伤外,可选择合适的膝关节假体来弥补韧带功能不足。

（6）术后无菌性假体松动发生率为3%~5%,其原因主要是感染、肢体对线不佳、股骨和胫骨平台假体对线不良、一侧胫骨平台松动下沉等。除手术医生要提高手术精确度外,康复治疗人员应指导患者加强肌力训练,保持膝关节稳定性,同时避免跑、跳、背重物等动作,对骨质缺损和骨质疏松患者进行康复训练时应更加注意。

（7）在关节活动度训练时不能超过各种假体自身的屈曲限值,否则会产生不良后果。

（五）关节置换术后常见的并发症

1. 骨折　关节置换术后骨折多发生在假体周围,初次人工关节置换术后假体周围骨折较为少见,但翻修术后骨折的发生率相对有所提高。

2. 脱位　手术因素或术后使用不当等原因可致假体脱位。全髋关节置换术后出现活动受限,下肢处于缩短、内收内旋或外旋位时,就应该怀疑脱位。如有膝前疼痛、膝无力、活动时关节摩擦感、髌骨弹跳感等症状,说明髌股关节不稳,应怀疑髌骨半脱位。

3. 深静脉血栓形成　深静脉血栓形成是人工关节置换术后围手术期最为严重的并发症之一,深静脉血栓可以造成肢体血液循环异常,但其真正的危险性在于由血栓继发的肺栓塞。主要症状是下肢局部发红、肿胀、疼痛等,可触及条索状肿物并有压痛。但有许多患者是无症状的,因此,要对关节置换术后,特别是有血栓栓塞史、使用激素、肥胖、糖尿病、下肢静脉曲张等危险因素的患者进行早期诊断和治疗。

4. 假体松动　假体无菌性松动的主要症状是疼痛,髋臼假体松动可引起腹股沟处疼痛,股骨假体松动可引起大腿疼痛,膝部假体松动可引起局部疼痛。往往在负重、行走或活动时加重,休息时疼痛消失或减轻。

康复治疗方案

术前康复介入

1. 心理疏导　减少患者术前的负面情绪或心理。
2. 生活活动　术后注意事项，讲解辅助器具的使用、体位转移。
3. 肌力训练　髋周、膝周及踝周肌群的等长收缩及等张收缩训练。
4. 呼吸训练　吸气肌及呼气肌训练，咳嗽训练，上肢功能训练。

术后康复治疗

1. 一般治疗　控制疼痛，髋部冰疗，体位摆放。
2. 呼吸训练　吸气肌及呼气肌训练，咳嗽训练，上肢功能训练。
3. 肌力训练　下肢髋关节屈曲、外展、后伸肌群，膝关节屈曲、伸展肌群，踝关节背伸、趾屈肌群的等长收缩或等张收缩训练。
4. 关节活动度训练　髋关节屈曲、伸展、外展的主被动训练。
5. 负重及步行训练　有无助行器下的负重及步行训练。

术后 4 周评定

1. 疼痛　视觉模拟评分法（VAS）评分为 0 分。
2. 大腿围度（髌上 10cm）左侧 41.2cm，右侧 41.5cm。
3. 肌力　右侧下肢肌力 4 级。
4. 关节活动度　右侧髋关节屈曲及外展受限（屈曲 85°，外展 15°）。
5. Harris 髋关节评分　Harris 髋关节评分为 38 分。

五、健 康 教 育

要对患者进行充分的教育，在术前就应与患者充分沟通，帮助患者了解术后康复基本程序和注意事项，明确康复治疗的目的，正确拟定康复治疗目标和康复治疗方案，正确对待康复过程中可能遇到的问题，帮助患者缓解心理压力，减少患者对手术的恐惧感及精神负担，使者建立较好的治疗依从性。术后应指导患者进行呼吸训练，术侧肢体功能锻炼以及使用步行器或拐杖等辅助器具，详细告知患者各种注意事项，如髋关节置换后应避免低位坐姿、跷二郎腿等动作等，尽可能避免或减少骨折、脱位、深静脉血栓等并发症的产生。关节置换术后还应避免跑步、跳跃等剧烈活动。日常生活中应注意能量节约，避免过多能量的消耗。出院后定期门诊复查，若出现切口红肿、患肢肿胀、术侧关节疼痛加重等情况，及时门诊就诊。

人工关节置换术是用人工关节假体对关节严重退变、重度关节炎、骨肿瘤以及关节功能严重毁损等关节进行替代和置换,以达到缓解疼痛、矫正畸形、恢复和改善关节的运动功能,重建一个无痛、稳定、接近正常关节的骨科治疗技术。

目前临床开展最广泛的是髋关节置换术和膝关节置换术。康复治疗是关节置换患者重新获得独立生活能力的关键,也是提高术后效果的有效手段。只有将手术治疗和康复治疗完美结合才能获得最理想的治疗效果。

思考与练习

1. 关节置换术后患者的康复评估主要涉及哪些方面?
2. 如何为膝关节置换术后的患者制订康复目标?
3. 膝关节置换术后患者在康复治疗过程中注意事项有哪些?

(毛世刚)

第六节　肩周炎康复

1. 认识肩周炎患者功能障碍问题,逐步养成尊重患者、关爱患者、保护患者隐私的职业习惯。
2. 掌握肩周炎的临床表现、康复评定方法、康复治疗方案及实施。
3. 熟悉肩周炎的临床分期及预防。
4. 了解肩周炎的定义和病因。
5. 学会基本临床康复思维、能够对肩周炎患者进行正确的康复评定,并根据结果制订康复治疗计划,进行正确操作。能与患者及家属进行良好沟通,开展健康教育。

导入案例

案例情景

患者李某,男,57岁,出租车司机,因"左肩疼痛6个月,加重伴活动困难2周"入院。6个月前患者无明显诱因逐渐出现左肩部疼痛,以胀痛为主,肩关节活动尚可。自行在家贴药膏,症状略有缓解。2周前患者突感肩痛加剧,夜间受压及牵拉后疼痛明显,伴肩部活动部分困难,影响睡眠。查体:左肩部喙突处、肱骨大小结节处压痛,左肩后侧压痛,左肩关节活动明显受限。

工作任务:

1. 请正确收集患者李某的病史资料。
2. 正确判断李某的功能状态,需要从哪些方面对患者进行评定?
3. 请正确判断李某现阶段的康复分期,制订相应的康复计划,明确康复治疗目标。
4. 请对患者制订康复治疗方案,并给予合理的康复治疗。

肩周炎又称为肩关节周围炎,俗称冻结肩、五十肩、漏肩风、凝肩等。肩周炎是指肩关节周围肌腱、腱鞘、滑囊及关节囊等软组织因损伤、退变而引起的一种慢性无菌性炎症。临床上分为原发性肩周炎和继发性肩周炎,以肩部疼痛和运动功能障碍为主要特征。

一、病 史 收 集

(一)发病原因

肩周炎早期周围软组织充血、水肿、炎性渗出及炎性细胞浸润,继之出现组织纤维化,进而出现软组织粘连。其确切病因至今不很清楚,一般认为与下列因素有关:

1. 肩部原因

(1)肩关节周围软组织退行性变:多见于中老年人,软组织退行性变,对各种外力的承受能力减弱。

(2)肩关节周围软组织劳损:长期过度劳动,姿势不良等所产生的慢性致伤力均可波及关节囊和周围的软组织,引起关节囊的慢性炎症和粘连。

(3)外伤后肩部固定过久:如上肢骨折后肩部固定过久,肩部活动减少,造成局部血液循环障碍,肩周组织继发粘连、萎缩。

(4)肩部急性挫伤、牵拉后治疗不当:由于局部出现炎性渗出、疼痛及肌肉痉挛,治疗不当将会导致肩关节囊和周围软组织粘连,而发生肩关节的冻结。

2. 肩外因素

(1)颈椎源性肩周炎:指由于颈椎病引起的肩周炎。临床资料表明,这种肩周炎的特点为先有颈椎病的症状和体征,而后再发生肩周炎。

(2)冠心病:由于冠状动脉供血不足,造成心肌缺血或缺氧而引起的绞痛,疼痛主要位于胸骨后部,也可放射背部和肩部,以左肩及左上肢多见。尚可引起肌肉痉挛,肩关节运动受限,可诱发肩周炎。

(3)其他邻近部位的疾病:包括肺部结核、膈下疾病、胆道疾病等也可发生肩部牵涉痛。另外,本病发生尚与精神心理因素、内分泌紊乱及自身免疫反应等有关。

（二）流行病学

本病好发于 50 岁以上的中老年人，具有一定的自愈倾向。女性发病率高于男性，左肩多于右肩，部分患者为双侧性。本病早期肩关节呈阵发性疼痛，常因天气变化及劳累而诱发，以后逐渐发展为持续性疼痛，若得不到及时有效的治疗，有可能严重影响肩关节的功能活动，妨碍日常生活和工作。

肩周炎起病缓慢，病程较长，可达数月或数年。少数患者病情轻浅，通过合理保护和锻炼可自行缓解。但若得不到及时有效的治疗，可逐渐发展为持续性肩痛，并逐渐加重，甚至梳头、洗脸、洗澡等简单日常生活均不能完成，严重地影响患者的生活质量。因此，及早进行肩周炎的康复治疗显得尤为重要。

（三）肩周炎的临床分期

大致可分为急性期、冻结期和缓解期三个阶段。

1. 急性期　该期主要的临床表现为肩关节周围的疼痛。多局限于肩关节的前外侧，可延伸至三角肌的抵止点。疼痛剧烈，夜间加重，甚至因此而影响睡眠，持续时间为 2~9 个月。

2. 冻结期　该期患者疼痛症状减轻，但压痛范围仍较为广泛。因疼痛所致肌肉保护性痉挛造成的关节功能受限，使肩关节周围软组织广泛粘连、挛缩，呈"冻结"状态，该期持续时间为 4~12 个月。

3. 缓解期　该期不仅疼痛逐渐消减，而且随着日常生活、劳动及各种治疗措施的进行，肩关节的活动范围逐渐增加，肩关节周围关节囊等软组织的挛缩、粘连逐渐消除，大多数患者的肩关节功能恢复到正常或接近正常，持续时间为 5~26 个月。

（四）临床表现

1. 症状

（1）肩部疼痛：起初肩部呈阵发性疼痛，多数为慢性发作，以后疼痛逐渐加剧为钝痛或刀割样痛，呈持续性，气候变化或劳累后，常使疼痛加重。疼痛可向颈项及上肢肘部扩散，肩痛昼轻夜重为本病一大特点。疼痛与动作、姿势有明显关系，随病程延长，疼痛范围逐渐扩大。

（2）肩关节活动受限：一般肩关节的活动受限发生在疼痛症状明显后的 3~4 周，早期的肩关节功能活动限制因素可能是疼痛、肌肉痉挛等。晚期的肩关节活动受限则是由于关节囊、韧带等软组织的粘连、挛缩等因素。肩关节明显僵硬，并呈全方位的关节功能活动受限，特别是梳头、穿衣、洗脸、叉腰等动作均难以完成，严重时肘关节功能也可受影响。

（3）怕冷：患肩怕冷，即使在暑天肩部也不敢吹风。

2. 体征

（1）压痛：多数患者在肩关节周围可触到明显的压痛点，在肱二头肌长/短头肌腱、冈上肌附着点、三角肌前后缘及肩峰下滑囊、喙突处均有明显压痛，尤以肱二头肌腱长头腱沟为甚。

（2）活动受限：肩关节以外展、外旋、后伸受限最明显，少数人内收、内旋亦受限但前屈受限较少。

（3）肌肉痉挛与萎缩：三角肌、冈上肌、冈下肌等肩周肌肉早期可出现痉挛，晚期可发生失用性萎缩。

（五）功能障碍

1. 疼痛　初为轻度肩痛，逐渐加重。多数为慢性发作，以后疼痛逐渐加剧或钝痛，或刀割样痛，且呈持续性，按压时反而减轻。气候变化或劳累后，常使疼痛加重，肩痛昼轻夜重为本病一大特点，多数患者常诉说后半夜痛醒，不能继续入睡，尤其不能向患侧侧卧，疼痛可牵涉到颈部、肩胛部、三角肌、上臂或前臂背侧。

2. 活动受限　肩关节向各方向活动均可受限，以外展、上举、外旋和内旋受限明显。随着病情进展，由于长期失用引起关节囊及肩周软组织的粘连，肌力逐渐下降，加上喙肱韧带固定于缩短的内旋位等因素，使肩关节各方向的主动和被动活动均受限，当肩关节外展时出现典型的"扛肩"现象，特别是梳头、穿衣、洗脸、叉腰等动作均难以完成。

3. 日常生活活动能力下降　患者由于疼痛及肩关节活动受限，导致梳头、穿衣、提物等基本功能明显受限。

4. 心理功能障碍　患者可因严重而持续的肩关节疼痛导致情绪波动不稳，严重者可产生思虑和忧郁。如果病程迁延不愈，则可能产生悲观失望的情绪。

（六）辅助检查

1. 与肩关节其他疾病鉴别的特殊检查

（1）搭肩试验：患肢肘关节屈曲，手放在对侧肩关节时，如肘关节不能与胸壁贴紧，则为阳性，表示肩关节脱位、粘连。

（2）肱二头肌抗阻力试验：嘱患者屈肘90°，检查者一手扶住患者肘部，一手扶住腕部，嘱患者用力屈肘、外展、外旋，检查者拉前臂抗屈肘，如果结节间沟处疼痛为试验阳性。提示该肱二头肌长头肌腱炎或肱二头肌腱滑脱。

（3）直尺试验：正常人肩峰位于肱骨外上髁与肱骨大结节连线之内侧，用直尺的边缘贴在上臂外侧，一端靠近肱骨外上髁，另一端如能与肩峰接触，则为阳性，表示肩关节脱位。

（4）疼痛弧试验：嘱患者肩外展或被动外展其上肢，当肩外展到60°~120°范围时，肩部出现疼痛为阳性，这一特定区域的外展痛称为疼痛弧，是由于冈上肌肌腱在肩峰下面摩擦撞击所致，说明肩峰下的肩袖有病变。

（5）冈上肌肌腱断裂试验：嘱患者肩外展，当外展30°~60°时，可以看到患侧三角肌明显收缩，但不能外展上举上肢，越用力越耸肩。若被动外展患肢超过60°，则患者又能主动上举上肢，这一特定区的外展障碍即为阳性征，提示有冈上肌肌腱的断裂或撕裂。

2. X射线摄影检查　常规摄片大多正常，年龄较大或病程较长患者可见骨质疏松，但无骨质破坏,亦可见冈上肌腱、肩峰下滑囊钙化征。

3. 超声检查 超声检查可以显示肩关节囊下壁增厚毛糙或粘连,结构不清,肩峰三角肌下滑囊出现液性暗区,周边可见条状强回声带。

4. MRI 检查 MRI 检查可以显示盂肱关节腔、三角肌下滑囊和肩胛下肌滑囊积液以及冈上肌肌腱、冈下肌肌腱和肱二头肌肌腱变性改变。

 案例延伸1:

病史资料收集

1. 一般情况 性别(男)、年龄(57 岁)、职业(出租车司机)。
2. 主诉 左肩疼痛 6 个月,加重伴活动困难 2 周。
3. 现病史 6 个月前患者无明显诱因逐渐出现左肩部疼痛,以胀痛为主,肩关节活动尚可。自行在家贴药膏,症状略有缓解。2 周前患者突感肩痛加剧,夜间受压及牵拉后疼痛明显,伴肩部活动部分困难,影响睡眠。
4. 查体 左肩部喙突处、肱骨大小结节处压痛,左肩后侧压痛,左肩关节活动明显受限。
5. 临床诊断 左侧肩周炎。

二、康 复 评 定

（一）疼痛评定

可采用口述分级评定法、视觉模拟评分法、数字评分法、McGill 疼痛调查表对治疗前、中及后期进行疼痛定量评定。

（二）关节活动度和肌力评定

用测角器测量肩关节活动度,患者的患侧肩关节外展上举、前屈上举、后伸及内(外)旋等活动度范围均小于正常范围。应与健侧进行对照性测量。具体方法可参考本套教材《康复评定技术》。

肌力主要是针对与肩关节活动有关的肌肉,利用徒手肌力测试方法进行评定。

（三）日常生活活动能力评定

患者需进行日常生活活动能力评定,如果有穿脱上衣困难,应了解其受限程度;询问如厕、个人卫生及洗漱(梳头、牙刷、洗澡等)受限的程度;了解从事家务劳动如洗衣、切菜、做饭等受限情况。具体方法可参考本套教材《康复评定技术》。

（四）Constant-Murley 肩关节评分量表

Constant-Murley 肩关节评分量表是一个全面、科学而又简便的量表,总分为 100 分,共包括4个部分:疼痛15分,日常生活活动20分,关节活动度40分,肌力25分。其中35分(疼痛15分,日常生活活动20分)来自患者自诉的主观感觉;65分(关节活动度40分,肌力25分)来自医生的客观检查(表4-6-1)。

表4-6-1 Constant-Murley 肩关节评分量表

项目	评分	项目	评分
Ⅰ. 疼痛(最高分15分)		ⅱ. 前屈(最高分10分)	
无疼痛	15	0°~30°	0
轻疼痛	10	31°~60°	2
中度痛	5	61°~90°	4
严重痛	0	91°~120°	6
Ⅱ. 日常生活活动的水平		121°~150°	8
(最高分20分)		151°~180°	10
ⅰ. 日常生活活动的水平		ⅲ. 外旋(最高分10分)	
完全恢复工作	4	手放在头后肘部保持向前	2
恢复休闲及运动	4	手放在头后肘部保持向外	2
不影响睡眠	2	手放在头顶肘部保持向前	2
ⅱ. 手的位置		手放在头顶肘部保持向后外	2
上抬到腰部	2	手放在头顶再充分向上伸直上肢	2
上抬到剑突	4	ⅳ. 内旋(最高分10分)	
上举到颈部	6	手背可达大腿外侧	0
上举到头颈部	8	手背可达臀部	2
举过头顶部	10	手背可达腰骶部	4
Ⅲ. 关节活动度		手背可达腰部(L_3水平)	6
(每项活动最高10分)		手背可达T_{12}椎体水平	8
ⅰ. 外展(最高分10分)		手背可达肩胛下角水平(T_7水平)	10
0°~30°	0	Ⅳ. 肌力	
31°~60°	2	0级	0
61°~90°	4	1级	5
91°~120°	6	2级	10
121°~150°	8	3级	15
151°~180°	10	4级	20
		5级	25

（五）心理评定

肩周炎对患者心理状态的影响包括忧虑、抑郁等，其心理功能的评定可采用 Zung 焦虑自评量表和 Zung 抑郁自评量表，具体方法参考本套教材《康复评定技术》。

 案例延伸2：

康 复 评 定

经康复评定分析得出以下结论：

1. 睡眠差，疼痛（数字疼痛评分法）为 5 分。

2. 左肩关节活动度　外展 40°、前屈 60°、后伸 20°、外旋 30°、内旋 35°。

3. 肌力评定　左上肢肌力 4+ 级。

4. 日常生活活动能力评定　穿脱上衣困难、如厕和洗澡需要一定帮助。

5. Zung 焦虑评定　因肩痛影响睡眠和工作，有一定的情绪焦虑。

评定诊断：

1. 疼痛障碍。

2. 左肩关节运动功能障碍。

3. 情绪焦虑。

三、康复目标制订

肩周炎的急性期主要以肩部疼痛症状为主，而功能障碍则往往是由疼痛造成的肌肉痉挛所致。所以，治疗主要是以解除疼痛、预防关节功能障碍为目的。

1. 冻结期　关节功能障碍是这个时期的主要问题，疼痛往往由关节运动障碍所引起。治疗的重点以恢复关节运动的功能为目的。

2. 缓解期　缓解期以消除残余症状为主。主要以继续加强功能锻炼为原则，增强肌肉力量，恢复在早期已发生失用性萎缩的肩胛带肌肉，恢复三角肌等肌肉的正常弹性和收缩功能，以达到全面康复和预防复发的目的。

另外，肩周炎患者因疼痛及功能障碍造成情绪波动，严重者可产生焦虑或抑郁，如病程迁延较长则可能产生悲观失望。因此，在解决疼痛及功能障碍的同时，要消除患者的心理障碍。

康复目标制订

1. 短期目标　着重减轻疼痛，缓解肌肉痉挛，加速炎症的吸收，预防关节功能障碍。

2. 长期目标　恢复关节运动的功能，以继续加强功能锻炼为原则，增强肌肉力量，恢复已发生失用性萎缩的肩胛带肌肉，恢复三角肌等肌肉的正常弹性和收缩功能，以达到全面康复和预防复发。

四、康 复 治 疗

（一）治疗时机选择

肩周炎如果诊断及时、治疗得当，可使病程缩短，功能及早恢复。对急性期患者，康复治疗应着重减轻疼痛，缓解肌肉痉挛，加速炎症的吸收，可选用非甾体抗炎药，使用物理治疗和传统康复治疗手段，疼痛严重者，可采取措施使局部暂时制动。对冻结期的患者，应强调解除粘连，改善肩关节活动功能。同时，患者在接受被动治疗的同时，应积极地配合主动运动训练，才能取得满意效果。缓解期的患者，虽然肩关节疼痛逐渐消减、粘连逐渐消除，但仍可能会遗留一些症状。此时，主要应加强肩关节的自我功能锻炼继续改善肩关节的运动功能。

（二）具体康复治疗方法

肩周炎的治疗原则是针对肩周炎的不同时期，或是其不同症状的严重程度，采取相应的治疗措施，一般以保守治疗为主，对肩周炎患者存在的问题进行康复治疗和指导。

（1）一般治疗：休息，局部制动，肩部保暖，防受风寒，以达到改善局部血液循环和解除肌肉紧张的目的。

（2）药物治疗：肩周炎急性期因疼痛影响生活和工作，可适当口服非甾体抗炎药，如布洛芬、美罗昔康、塞来昔布等；肌肉痉挛明显者可用肌肉松弛剂；疼痛严重明显影响睡眠的，可适量用地西泮等镇静药物。

（3）物理治疗：应用于肩周炎的常用治疗方法，具有解除痉挛、消除炎症，改善局部血液循环，分解粘连等作用。临床应用表明，在肩周炎急性期应用物理治疗不仅能缓解症状，而且还能延缓病变的发展或缩短病程。如采用超短波、中频电疗、超声波、热疗等治疗方法。

1）超短波疗法：可使肩关节局部分子和离子剧烈振动、摩擦，表皮和深部组织都能均匀受热，治疗部位体温升高，增加组织的新陈代谢，促进神经和血管的恢复，消炎止痛，解除粘连。选用治疗剂量为：微热量至温热量，每次15~20min，每天1次，10~15次为1个疗程。

2）中频电疗法：有镇痛和明显的促进血液循环作用，可选用电脑中频、干扰电治疗，电极并置或对置于患肩痛点或痛点周围。每次 20~30min，每天 1 次，10~15 次为 1 个疗程。

3）超声波疗法：可消炎、止痛，松解粘连。选 1~2 个痛点处，应用 $1.5W/cm^2$，每点 8min，每天 1 次，10 次为 1 个疗程。

此外，还可选用蜡饼局部热敷或红外线局部照射。

（4）中医推拿：早期宜采用轻手法，目的是改善患肢血液、淋巴循环，消除水肿、缓解疼痛，保持肩关节功能。待疼痛减轻可增加主动运动，常用手法主要是能作用于浅层组织和深部肌肉的一些推拿手法，如揉捏、㨰法、拿法、弹拨等。

（5）运动疗法：本期康复目标是缓解疼痛，避免粘连，增加关节活动度，具体方法如下：

1）"摆动"运动：身体前屈，躯干与地面平行，手臂自然下垂，首先做前后方向肩关节的前屈、后伸运动，待无疼痛后增加左右摆动，完成肩关节的外展、内收运动，最后增加环转运动，一般每个方向 20~30 次／遍，疼痛明显时在健手的保护下完成摆动的动作。

2）"耸肩"运动：双臂自然下垂身体两侧，双肩向上耸起，于最高位置保持 5s，放松为 1 次，反复进行，每次 5min，每天 2~3 遍，如有疼痛可用健手托住患侧肘部保护，在不增加疼痛的前提下完成。

3）"扩胸"运动：双臂自然下垂身体两侧，双肩向后做扩胸运动，于最大位置保持 5s，放松为 1 次，反复进行，每次 5min，每天 2~3 遍，如有疼痛可用健手托住患侧肘部保护，在不增加疼痛的前提下完成。

4）"含胸"运动：双臂自然下垂身体两侧，双肩向前做含胸运动，于最大位置保持 5s，放松为 1 次，反复进行，每次 5min，每天 2~3 遍，如有疼痛可用健手托住患侧肘部保护在不增加疼痛的前提下完成。

（6）针灸疗法：可疏通经络，调和气血，缓解疼痛。选取穴位：肩井、天宗、肩髃、肩髎等。针刺手法：平补平泻，得气后留针 30min，可用灸法或电针。每天 1 次，10 次为 1 个疗程。瘀血阻络者可以刺络拔罐治疗。

（三）慢性期

1. 运动疗法

（1）增加关节活动度训练

1）肩前屈运动

①仰卧位，屈肘，上肢向上移动过头顶部，至感到疼痛处保持并轻轻振动 1~2min 为 1 次，每组 3~5 次，每天 1~2 遍。并逐渐增加被动活动角度，另一种方法仰卧位或坐位，伸肘，上肢向上提举，至感到疼痛处保持并轻轻振动 1~2min 为 1 次，每组 3~5 次，每天 1~2 遍。并逐渐增加被动活动角度。

②患者面对墙壁站立,用患侧手指沿墙缓缓向上爬动,使上肢尽量高举,到最大限度,在墙上做一记号,然后再徐徐向下回原处,反复进行,逐渐增加高度。

2)肩外展运动

①仰卧位或坐位,健手握住患侧肘部,使肩关节前屈90°,不得耸肩,沿水平方向外展,至感到疼痛处保持2~3min,待疼痛减轻后继续加大角度,至最大角度为1次,每遍3~5次,每天1~2遍。并逐渐增加被动活动角度。

②患侧靠墙站立,上肢外展沿墙壁手指向上方爬行到最大限度,在墙上做一记号,然后再徐徐向下回原处,反复进行,逐渐增加高度。

③左右手各向左右伸直平抬、手心向下成飞翔势,上下扇动。

3)肩后伸运动:仰卧位,患侧手抓握体操棒,患侧上肢在床边自然下垂,至感到疼痛处保持2~3min,待疼痛减轻后继续加大角度,至最大角度为1次,每遍3~5次,每天1~2遍。

4)肩外展位外旋运动:仰卧位,肩关节外展90°,屈肘90°,健手握患侧手腕,患侧肢体完全放松,健手用力向头部方向推患侧前臂,至感到疼痛处保持2~3min,待疼痛减轻后继续加大角度,至最大角度为1次,每遍3~5次,每天1~2遍。并逐渐增加被动活动角度。

5)肩外展位内旋运动:方法基本同上,健手用力向足部方向推患侧前臂。

6)肩外展位后伸运动:患者双手交叉抱住颈项,两肘臂夹住两耳然后用力向后活动,重复进行。

7)肩关节水平内收运动:仰卧位或坐位,肩前屈90°,肘屈曲90°,健手握患侧肘部,向胸前拉患侧前臂,患手尽量去触摸对侧肩部,感到疼痛处保持2~3min,待疼痛减轻后继续加大角度至最大角度为1次,每遍3~5次,每天1~2遍,并逐渐增加被动活动角度。

8)手背后:坐位或站立位,身体保持伸直,双手背后,健侧手抓握患侧手腕,向上拉使患侧手尽量接触对侧肩胛骨,注意不能弯腰,此练习可增加肩关节的后伸,内旋、内收活动度。

9)肩关节环转运动:患者站立,患臂自然下垂,肘部伸直,患臂由前向上向后划圈,幅度由小到大,反复数遍。

(2)强化肌力训练

1)肩前屈力量训练:站位或坐位,躯干伸直,慢性期肌力较差可以在屈肘90°位,上肢前抬起至无痛角度,不能耸肩,至最高位置保持10s为1次,力量增强后肘关节伸直位练习,同时手握一定负荷进行,每组20~30次,组间休息30s,4组连续练习,每天2~3遍。

2)肩外展力量训练:方法基本同上。

3)肩外旋力量训练:一根弹性橡皮筋的一端固定,手拉橡皮筋向外侧用力牵拉皮筋,至最大限度保持 10s 为 1 次,每组 20~30 次,组间休息 30s,4 组连续练习,每天 2~3 遍。

4）肩内旋力量训练:方法基本同上。手拉橡皮筋向内侧用力牵拉皮筋,使手接近身体。

5）双手持体操棒或利用绳索滑轮装置由健肢帮助患肢做肩各轴位的助力运动。

6）双手握肋木下蹲,利用躯干重心下移做牵伸肩部软组织的牵伸练习。

7）利用肩轮等器械进行肩部主动运动。

（3）关节松动术:关节松动术是治疗肩关节周围炎疼痛及活动受限的一种有效实用的手法。其针对性强,见效快,患者痛苦小,容易接受。根据 Maitland 手法分级对早期疼痛为主者,采用Ⅰ~Ⅱ级手法,病程较长以关节活动障碍为主者,采用Ⅲ~Ⅳ级手法。针对不同方向的运动障碍,分别应用分离、长轴牵引、外展向足侧滑动、前后向滑动和后前向滑动等手法进行治疗。

1）分离牵引:一般松动,缓解疼痛。患者仰卧位,上肢外展 50°,治疗师外侧手托住患者上臂远端及肘部,内侧手四指放在腋窝下肱骨头内侧,拇指放在腋前。内侧手向外侧持续拉肱骨约 10s,然后放松,重复 3~5 次。操作中要保持分离牵引力与关节盂的治疗平面相垂直。

2）长轴牵引:一般松动,缓解疼痛。患者仰卧位,上肢稍外展,治疗师外侧手握住肱骨远端,内侧手放在腋窝,拇指在腋前。外侧手向足的方向持续牵拉肱骨约 10s,使肱骨在关节盂内滑动,然后放松,重复 3~5 次。操作中要保持牵引力与肱骨长轴平行。

3）外展向足侧滑动:增加肩关节的外展。患者仰卧位,上肢外展 90°,肘关节屈曲 70°,治疗师坐在患侧,外侧手握住肘关节内侧,内侧手虎口放在肱骨近端外侧,掌心朝上,松动时外侧手稍向外牵引,内侧手向足侧方向推动肱骨。主要作用于盂肱关节。

4）前后向滑动:增加肩关节前屈和内旋。患者仰卧位,上肢休息位,治疗师站在患侧,外侧手放在肱骨头上,内侧手放在肱骨远端,外侧手将肱骨的近端由前向后推动。

5）后前向滑动:增加肩关节的后伸和外旋。患者仰卧位,上肢放体侧,屈肘,前臂旋前放在胸前,治疗师站在患侧的肩关节外侧,双手的拇指放在肱骨头的后方,其余四指放在肩部及肱骨头的前方,由后向前推动肱骨头。

以上手法可根据患者具体的病情不同选用,每天 1 次,每次 30~40min,5 次为 1 个疗程,共 3 个疗程。操作中需注意手法柔软有节律,尽量使患者感到舒适,观察患者反应调整强度。

2. 物理治疗　此期物理因子治疗应用主要是在运动治疗之前先进行局部热疗,可明显提高运动治疗的效果。常用的物理治疗方法有局部热敷、红外线局部照射、蜡疗、高频透热治疗、中频电疗等,可视病情选择。运动治疗结束后可选择冰敷,缓解局部的肿胀疼痛。

3. 推拿治疗　采用稍重的手法,结合被动运动,目的是缓解疼痛,松解粘连,扩大活动范围,恢复肩胛带肌肉功能。常用手法主要是能作用到深层组织或带有被动运动性质的一些手法,如揉捏、拿法、运法、颤法等。具体手法如下:

(1)松解放松法:患者坐位,医者站于患侧,用一手托住患者上臂使其微外展,另一手用㨰法或拿揉法施术,重点在肩前部、三角肌部及肩后部。同时配合患肢的被动外展、旋外和旋内活动,以缓解肌肉痉挛,促进粘连松解。

(2)解痉止痛法:接上势,医者用点压、弹拨手法依次点压肩井、秉风、天宗、肩内陵、肩贞、肩髃等穴,以酸胀为度,对有粘连部位或痛点施弹拨手法,以解痉止痛,剥离粘连。

(3)活动关节法:接上势,医者一手扶住患肩,另一手托住其肘部,以肩关节为轴心作环转摇动,幅度由小到大。然后做肩关节内收、外展、内旋、外旋以及前屈、后伸的扳动。本法适用于肩关节功能障碍明显者,具有松解粘连,滑利关节的作用。

(4)舒筋活血法:按上势,医者先用搓揉、拿揉手法施于肩部周围,然后握住患者腕部,将患肢慢慢提起,使其上举,并同时作牵拉提抖,最后用搓法从肩部到前臂反复上下搓动3~5遍,以放松肩臂,从而达到舒筋活血的作用。

4. 手术治疗　对于一些比较难治的肩周炎和一些对生活质量要求较高的患者,国际上重点推荐采用关节镜技术松解粘连、僵硬的"肩周炎"。肩周炎关节镜下松解术具有简单、快速、有效的特点,主要包括肩袖间隙的粘连松解,盂肱上韧带、喙肱韧带、肩胛下肌腱的松解。术后对于缓解肩周炎的疼痛和恢复关节活动度,具有明显疗效。因而,关节镜下松解术对于非手术治疗无效的肩周炎,是一种行之有效的治疗方法。

5. 心理治疗　肩周炎由于病程长,而且反复发作,对患者的工作和日常生活势必有很大影响。肩周炎患者,特别冻结肩患者,普遍存在有心理负担,诸如情绪烦躁、焦虑等,这些心理变化会使机体对疼痛更加敏感,从而加重疼痛症状。因此,及时恰当的心理治疗,可以帮助患者较充分、客观地认识其发病原因、病情发展及恢复过程等情况,让患者坚定战胜疾病的信心,树立积极配合治疗的态度,并且主动介入到治疗过程中。常见的心理干预措施包括疾病知识宣教、心理支持和疏导、自我放松技术、心理应激的处理和心理咨询等。

 案例延伸4:

康复治疗方案

1. 急性期　①局部制动,肩部保暖;②口服非甾体抗炎药;③超短波、中频电疗、超声波、热疗等理疗;④中医推拿;⑤运动疗法;⑥针灸治疗。

2. 恢复期　①运动疗法;②强化肌力训练;③关节松动术;④局部热敷、红外线局部照射、蜡疗、高频透热治疗、中频电疗等理疗;⑤中医推拿;⑥针灸治疗。

肌内效贴的应用

肌内效贴治疗肩周炎在临床上已被证实安全、有效。

1. 贴扎目的　缓解疼痛，改善局部循环，改善感觉输入，促进肩部活动。

2. 贴扎体位　坐位。

3. 贴扎步骤

第一步，淋巴贴扎：取两条爪形贴布，将锚分别固定于锁骨下窝和肩胛冈，多爪向三角肌粗隆处延展，贴前条爪形贴布时，可取水平外展摆位，贴后条贴布时，取水平内收摆位。

第二步，肌肉贴扎：取 Y 形贴布，将锚固定于三角肌粗隆处，尾沿前、后肌腹延展，分别止于锁骨及肩胛冈处，前侧贴扎时取肩关节向后伸展摆位，后、外侧贴扎时取肩关节水平内收摆位。

五、健康教育

肩周炎是一种慢性疾病，给患者带来的痛苦较大。因此，应让患者做到无病早防，有病早治。

1. 坚持体育锻炼，增强体质，提高抗病能力。

2. 工作中注意遵守安全操作规程，避免损伤肩部。

3. 受凉常是肩周炎的诱发因素。因此，为了预防肩周炎，应重视保暖防寒，勿使肩部受凉。

4. 对易引起继发性肩周炎的患者（如糖尿病、颈椎病、肩部和上肢损伤、胸部外科手术以及神经系统疾病），应尽早进行肩关节的主、被动运动，以防止肩关节挛缩。

5. 对于经常伏案、双肩处于外展位工作的人，应避免长期的不良姿势造成肩部慢性损伤。

6. 疾病发作期应注意休息和局部防寒保暖，防止进一步损伤。

7. 本病为无菌性炎症，抗生素治疗无效，不可乱用抗生素。

8. 让患者尽可能使用患侧上肢进行日常生活活动，如穿脱衣服、梳头、洗脸等动作，以增强患侧肩关节的运动功能。

9. 在进行自我活动时，应注意避免肩关节的再次受损，应在无痛或轻痛范围内进行。

10. 老年人要加强营养，补充钙质，防止骨质疏松脱钙，增强肩关节的稳定性。研究表明，有 40% 的肩周炎患者患病 5~7 年后，对侧也会发生肩周炎。因此，对已发生肩周炎的患者，除积极治疗患侧外，还应对健侧进行预防。

　　肩关节周围炎以肩关节疼痛、运动功能障碍和肌肉萎缩为主要表现,康复评定需在接受治疗前后用量角器测量肩关节主动活动度。肩周炎康复治疗方法通常是以非手术治疗为主,包括物理因子治疗、手法治疗、运动疗法、功能锻炼等。康复治疗的目的是改善肩部血液循环、加强新陈代谢、减轻肌肉痉挛、牵伸粘连和挛缩的组织,以减轻和消除疼痛,恢复肩关节的正常功能,恢复日常生活自理能力。

❓ 思考题

1. 简述肩周炎的临床分期和主要特点。
2. 对冻结期的患者如何进行康复治疗?
3. 病例分析

　　患者,女,59岁,3个月前无明显诱因发生右肩疼痛并逐渐加重活动极度受限,右手不能梳头,不能上举、后旋、外展,活动剧痛难忍。查体:痛苦面容,活动受限,上举15°,外展20°,右肱二头肌长头腱附着处压痛明显,喙突下压痛明显,斜方肌有压痛。诊断:右肩周炎。

请问:

(1)如何进行康复功能评定?
(2)请制订康复计划?
(3)请制订具体的康复治疗方案。
(4)健康教育的主要内容是什么?

（廖建东）

第七节　腰椎间盘突出症康复

1. 具有同理心,养成尊重患者、关爱患者的职业素养。
2. 掌握腰椎间盘突出症的康复治疗原则及方法。
3. 熟悉腰椎间盘突出症的临床表现及康复评定。
4. 了解腰椎间盘突出症的定义和分类。
5. 能准确评定腰椎间盘突出症的功能障碍情况,能全面考虑患者情况,合理进行康复训练和健康宣教。

案例情景

张某,36岁,体重75kg,2个多月前因搬重物后出现腰痛伴右下肢疼痛、麻木,自行购买药物进行敷贴,症状未缓解,近3d咳嗽、喷嚏时右下肢疼痛加重,遂到医院就诊。查体:腰部前屈位,脊柱侧凸向左侧,腰部前屈、后伸、旋转均受限,前屈时疼痛特别明显。腰部肌肉紧张,第4、5腰椎棘突右侧压痛明显,按压时向右下肢放射至足背疼痛。右下肢膝部及小腿触觉减退,皮温降低。

工作任务:

1. 请正确收集张某的病史资料。

2. 请正确判断张某的功能状态,并进行规范、恰当的功能评定。

3. 请根据张某的情况,确定康复目标。

4. 请为张某拟定康复治疗方案。

腰椎间盘突出症又称腰椎间盘纤维环破裂症,是指腰椎间盘发生退行性改变或外力作用引起纤维环部分或全部破裂,导致椎间盘的髓核突出压迫神经根和/或马尾神经根,所引起的以腰腿痛为主要症状的一种病变。它是骨科的常见病与多发病,也是腰腿痛最常见的病因。在腰椎间盘突出症的患者中,$L_4~L_5$、$L_5~S_1$突出可占90%以上,年龄以20~50岁多发,男性多于女性,随着年龄增大,$L_3~L_4$、$L_2~L_3$发生突出的危险性增加。

一、病 史 收 集

(一)病因与病理

1. 腰椎间盘的退行性改变　导致腰椎间盘退行性改变的主要原因是长期慢性积累性劳损,常见于30岁以上。退变的腰椎间盘纤维变性,弹性减低、变薄、变脆、髓核脱水、张力降低,在此基础上,遇有一定的外力或椎间盘压力突然增高,即可使纤维环破裂,髓核突出。

2. 外伤　外伤是腰椎间盘突出的重要因素,约有1/3的患者有不同程度的外伤史,特别是儿童与青少年的发病与之密切相关。常见的外伤形式有弯腰搬重物时腰部的超荷负重,在腰肌尚未充分紧张情况下的搬动或举动重物;各种形式的腰扭伤;长时间弯腰后突然直腰;臀部着地摔倒;投掷铁饼、脊柱轻度负荷和躯干快速转动;还有跳高、跳远时等。这些外伤均可使椎间盘在瞬间髓核受压张力超过了纤维环的应力,造成纤维环破裂,髓核从破裂部突出。

下蹲提物较弯腰提物有助于保护腰椎间盘

弯腰提物时腰椎前屈,两腰椎间后侧间隙变大,前侧间隙减小,在重力作用下,腰椎间盘的中心向后移动,后部纤维环出现向后的力,韧带组织或纤维环容易受到破坏。下蹲提物时,腰椎不会出现后凸现象,腰椎间盘均匀受力,韧带受力较弯腰时小,下蹲提物的方式有助于保护腰椎间盘。

3. 腰椎间盘内压力突然升高　患者并无明显外伤史,只是在剧烈咳嗽、打喷嚏、大便秘结、用力屏气时引起。还有的患者是由于寒冷或潮湿引起,是因为寒冷或潮湿可引起小血管收缩、腰肌反射性痉挛,使椎间盘的压力增加,而致纤维环破裂。

4. 腰骶椎结构异常　腰椎骶化、骶椎腰化、脊柱侧弯畸形和腰椎压缩性骨折,可使下腰椎承受异常应力,是构成椎间盘旋转性损伤的因素之一。

5. 职业　长期久坐、弯腰负重等,因过度负荷造成椎间盘早期退变。

(二)临床分型

1. 中央型　中央型指突出的髓核位于椎间盘的后方正中,压迫神经根和硬膜囊的马尾神经,临床表现为神经根受压和马尾神经受压的症状和体征,严重者可出现双下肢、会阴部及膀胱直肠症状。

2. 后外侧型　后外侧型是临床上最常见的类型,约占80%。突出的髓核位于椎间盘的后外侧,在后纵韧带的外侧缘处,压迫神经根前方中部,临床主要表现为根性放射痛和一系列下肢体征。

3. 外侧型　外侧型又称椎间孔型,突出的髓核位于脊神经根外侧椎间孔内,将神经根向内侧挤压。此型突出不仅有可能压迫同节神经根,亦有机会沿椎管前壁上移而压迫上节神经根,临床表现为根性放射痛。

4. 极外侧型　突出的髓核位于椎管前侧方,甚至进入椎管侧壁或神经根管,引起根性痛。

(三)临床表现

1. 症状

(1)腰痛:腰痛是大多数患者最先出现的症状,发生率约91%。由于纤维环外层及后纵韧带受到髓核刺激,经窦椎神经而产生下腰部感应痛,有时可伴有臀部疼痛。

(2)下肢放射痛:虽然高位腰椎间盘突出可以引起股神经痛,但临床少见,不足5%,绝大多数患者表现为坐骨神经痛。典型坐骨神经痛时从下腰部向臀部、大腿后方、小腿外侧直到足部的放射痛,在喷嚏和咳嗽等腹压增高的情况下疼痛会加剧。放射痛的肢体多为一侧,仅极少数中央型或中央旁型髓核突出者表现为双下肢症状。

（3）马尾神经症状：向正后方突出的髓核或脱垂游离椎间盘组织压迫马尾神经。其主要表现为大、小便障碍，会阴和肛周感觉异常，少数患者伴有性功能障碍。严重者可出现大小便失控及双下肢不完全性瘫痪等症状，临床上少见。

2. 体征

（1）一般体征

1）腰椎侧凸：是一种为减轻疼痛的姿势性代偿畸形。视髓核突出的部位与神经根之间的关系不同而表现为脊柱弯向健侧或弯向患侧。如髓核突出的部位位于脊神经根内侧，因脊柱向患侧弯曲可使脊神经根的张力减低，所以腰椎弯向患侧；反之，如突出物位于脊神经根外侧，则腰椎多向健侧弯曲。

2）腰部活动受限：大部分患者都有不同程度的腰部活动受限，急性期尤为明显，其中以前屈受限最明显，因为前屈位时可进一步促使髓核向后移位，并增加对受压神经根的牵拉。

3）压痛、叩痛及骶棘肌痉挛：压痛及叩痛的部位基本上与病变的椎间隙相一致，80%~90% 的病例呈阳性。叩痛以棘突处为明显，系叩击振动病变部所致。压痛点主要位于椎旁 1cm 处，可出现沿坐骨神经放射痛。约 1/3 患者有腰部骶棘肌痉挛。

（2）神经系统表现

1）感觉障碍：视受累脊神经根的部位不同而出现该神经支配区感觉异常，80% 的患者出现感觉障碍。早期多表现为皮肤感觉过敏，渐而出现麻木、刺痛及感觉减退。因受累神经根以单节单侧为多，故感觉障碍范围较小；但如果马尾神经受累（中央型及中央旁型者），则感觉障碍范围较广泛。

2）肌力下降：70%~75% 的患者出现肌力下降，L_5 神经根受累时，踝及趾背伸力下降，S_1 神经根受累时，趾及足跖屈力下降。

3）反射改变：亦为本病易发生的典型体征之一。L_4 神经根受累时，可出现膝跳反射障碍，早期表现为活跃，之后迅速变为反射减退，L_5 神经根受损时对反射多无影响。S_1 神经根受累时则跟腱反射减弱或消失。反射改变对受累神经的定位意义较大（表 4-7-1）。

表 4-7-1　受压迫神经根支配区的皮肤、肌力和反射变化

判断依据	L_3~L_4 椎间隙 （L_4 神经根）	L_4~L_5 椎间隙 （L_5 神经根）	L_5~S_1 椎间隙 （S_1 神经根）
感觉	大腿前部改变	小腿外侧改变	小腿后侧改变
运动	伸膝力量减弱	踝及趾背伸力减弱	踝跖屈力减弱
反射	膝反射减弱或消失	膝、踝反射均存在	踝反射减弱或消失

（四）功能障碍

1. 生理功能障碍

（1）疼痛：腰背部疼痛及下肢放射性疼痛是腰椎间盘突出症患者最主要的功能障碍，并会引发其他诸多问题，因此尽快解除疼痛是腰椎间盘突出症患者的迫切需要。

（2）肢体活动障碍：患者典型的肢体活动障碍包括腰部活动受限、双下肢肌力下降和肌肉萎缩、肢体麻木感，部分患者可有间歇性跛行、肌肉痉挛甚至下肢不完全性瘫痪等。

2. 心理功能障碍 腰椎间盘突出症患者可能因为疼痛、日常生活活动能力和生活质量下降等而出现焦虑、抑郁等各种心理问题。

3. 日常生活活动能力受限 腰椎间盘突出症患者因为受到疼痛、腰部活动受限等问题的影响，日常生活活动能力以及生活质量均受有不同程度的下降，影响严重时连基本活动如站立、行走、上下楼梯等也会明显受限。

4. 社会参与能力受限 患者的劳动、就业以及社会交往等不会受到限制，但由于各种功能障碍，会对患者的生活质量造成影响。

（五）辅助检查

1. 特殊检查

（1）直腿抬高试验：被检者仰卧位，双下肢放平，检查者一手握被检者踝部，另一手放在被检者大腿前方保持膝关节伸直，先健侧后患侧，将被检者下肢抬高，正常抬高角度应在 80° 左右，抬高未能达到正常角度时出现下肢放射性疼痛者为阳性。在较为严重的患者中，不仅患侧的直腿抬高试验呈阳性，健侧的直腿抬高试验也可以为阳性，称为间接直腿抬高试验阳性。这是由于健侧下肢抬高时可使神经根牵动硬膜囊，从而相应改变了对侧神经根与突出物的相对位置，而诱发了疼痛。

（2）直腿抬高加强试验：在直腿抬高试验出现阳性后，慢慢放下腿至患者主诉症状消失，然后让患者尽量屈曲颈部或将足背屈，或二者同时进行，如能引起下肢放射痛即为直腿抬高加强试验阳性。加强试验可帮助鉴别直腿抬高试验阳性是由于神经还是肌肉因素所引起，因此也是区分真假腰椎间盘突出症的有效方法。直腿抬高加强试验阳性说明骶神经根受刺激，提示 $L_4 \sim L_5$、$L_5 \sim S_1$ 椎间盘突出。

（3）股神经牵拉试验：是腰腿痛检查中常用的方法之一。可在俯卧位、仰卧位或侧卧位进行。在保持髋关节适度的过伸时，将患侧膝关节最大限度屈曲，腹股沟或大腿前侧疼痛视为阳性，交叉股神经牵拉试验则为健侧屈膝时患侧出现症状。股神经牵拉试验有以下两种做法：

一是患者俯卧位，患侧膝关节伸直，检查者将患侧的小腿上提，使髋关节处于过伸位，出现大腿前方痛者为阳性。

二是患者俯卧位，两下肢伸直，检查者站于患侧旁，以手握住患者患侧踝部，屈曲膝关节,使足跟尽量贴近臀部,出现被检测大腿前方牵拉痛,大腿前方或后方放射痛,或骨盆抬离床面为阳性。

股神经牵拉试验的原理是牵拉腰大肌和股四头肌中的股神经时会使上位腰神经根紧张,产生疼痛。股神经牵拉试验阳性说明高位腰神经根受刺激,提示 L_3~L_4、L_2~L_3 椎间盘突出。

（4）屈颈试验:患者仰卧位,四肢平放,检查者一手按其胸前,一手置其枕后,缓慢屈其颈部,若出现腰部及患肢后侧放射性疼痛则为阳性,提示坐骨神经受压。

（5）仰卧挺腹试验:可让患者处于仰卧位,两手置于体侧,以枕部及两足跟为着力点,将腹部向上抬起,如可感到腰痛及患侧下肢放射痛,即为阳性。如不能引出疼痛,可在保持上述体位的同时,深吸气并保持 30s,至面色潮红,患肢放射痛即为阳性;或在挺腹时用力咳嗽,出现患肢放射疼痛者也为阳性。仰卧挺腹试验的原理是通过增加腹内压力而增加椎管内压力,以刺激有病变的神经根,引发腰痛及患侧下肢疼痛。

（6）腰部过伸试验:患者俯卧位,双下肢伸直。检查者一手将患者双下肢向后上方抬高,离开床面,另一手用力向下按压患者腰部,出现疼痛者为阳性。腰部过伸试验阳性多见于腰椎峡部裂。

（7）拾物试验:将一物品放在地上,令患者拾起。脊椎正常者可两膝伸直,腰部自然弯曲,俯身将物品拾起;如患者先以一手扶膝、蹲下、腰部挺直地用手接近物品,屈膝屈髋而不弯腰地将物拾起,此即为拾物试验阳性,表示患者脊柱有功能障碍,多见于脊椎病变如脊椎结核、强直性脊柱炎、腰椎间盘突出、腰肌外伤及炎症等。

（8）背伸试验:患者站立位,嘱患者腰部尽量背伸,如有后背疼痛为阳性,表明患者腰肌、关节突关节或棘上、棘间韧带等有病变,或有腰椎管狭窄症。

2. 影像学检查

（1）X 射线摄影检查

1）脊柱腰段外形改变,正位片上可见腰椎侧弯、椎体偏歪、旋转、小关节对合不良,侧位片可见腰椎生理前凸减小、消失,甚至反常后凸,腰骶角小。

2）椎体外形改变,椎体下缘后半部浅弧形压迹。

3）椎间隙改变,正位片可见椎间隙左右不等宽,侧位片可见椎间隙前后等宽甚至前窄后宽。

（2）CT 检查

1）突出物征象:突出的椎间盘超出椎体边缘,与椎间盘密度相同或稍低,结节或不规则块,当碎块较小而外面有后缘韧带包裹时,软组织块影与椎间盘影相连续;当突出块较大时,在椎间盘平面以外层面上也可显示软组织密度影;当碎块已穿破后纵韧带时,与椎间盘失去连续性,除了在一个层面移动外,还可上下迁移。

2）压迫征象:硬膜囊和神经根受压变形、移位、消失。

3）伴发征象:黄韧带肥厚、椎体后缘骨赘、小关节突增生、中央椎管及侧隐窝狭窄。

（3）MRI 检查

1）椎间盘突出物与原髓核在几个相邻矢状层面上都能显示分离影像。

2）突出物超过椎体后缘重者呈游离状。

3）突出物的顶端缺乏纤维环形成的线条状信号区，与硬膜及其外方脂肪的界限不清。

4）突出物脱离原椎间盘移位到椎体后缘上方或下方。如有钙化，其信号强度明显减低。

 案例延伸1：

病史资料收集

1. 一般情况　患者为青年男性，搬重物后出现腰部疼痛伴右下肢麻木2个多月，症状加重3d。

2. 症状/功能障碍　腰痛伴右下肢疼痛3d；咳嗽、喷嚏时加重，卧床后缓解；腰部前屈位，脊柱凸向左侧，腰部前屈、后伸、旋转均受限。

3. 腰椎MRI　L_4~L_5椎间盘向右后突出，腰椎生理曲度变直。

4. 社会史　工地工人，已婚，育有一个5岁男孩。

二、康 复 评 定

（一）主观评定

1. 一般情况评定　一般情况包括患者的性别、年龄、职业、家庭成员，以及致病因素、发病时间、现病史与既往史、临床诊断、主要脏器功能状态等。

2. 个人及环境因素评定　基于作业治疗，对患者所处环境进行评定，分析引起作业受限的个人和环境因素，从而可针对性地对个人和环境采取干预措施，促进患者的作业表现。个人及环境因素包括患者的爱好、职业、所受教育、经济条件、家庭环境。

（二）客观评定

1. 腰椎活动度评定　腰椎的运动范围较大，运动形式多样，表现为屈曲、伸展、侧弯、旋转等多方向的运动形式。L_4~L_5和L_5~S_1节段是腰椎活动度最大的节段。评定主动运动时，患者取站立位，观察患者腰椎各向活动度是否受限，并观察主动活动是否自如，是否伴有疼痛、痉挛或僵硬。若患者主动运动不受限，可在主动运动达最大动度时施加外力。如患者做某个动作时出现了症状，应该让患者在该诱发症状的体位停留10~20s，观察症状是否加重。

（1）前屈：腰椎生理屈曲活动度为40°~60°。腰椎的前屈与人们俗称的弯腰动作有一定的区别。弯腰的活动范围较大，并非单独的腰椎前屈活动，是腰椎和髋关节复合运动所产生的。

（2）后伸：腰椎后伸生理活动度为20°~35°。当完成这个动作的时候患者应该用双手支撑腰部以稳定腰背部。

（3）侧屈：腰椎侧屈生理活动度为15°~20°。嘱患者以一手放于下肢的侧面尽力向下，测量双侧指尖距离地面的距离。脊柱侧屈常伴随旋转的复合动作。

（4）旋转：腰椎旋转的最大活动度为20°。检查时患者取坐位以排除髋关节和骨盆运动的影响。如果站立位测量时需固定骨盆。

（5）复合动作检查：腰背部的损伤很少由单一的动作引起，因此检查时需要让患者进行复合动作，如前屈时侧屈、后伸时侧屈、前屈和旋转、后伸和旋转等。如小关节突综合征的患者，做后伸和旋转复合动作会引起症状加重。

2. 肌力和耐力评定

（1）躯干屈肌肌力评定：患者仰卧，屈髋屈膝位，双手抱头能坐起为5级肌力；双手平伸于体侧，能坐起为4级肌力；仅能抬起头和肩胛为3级肌力；仅能抬起头部为2级肌力；仅能扪及腹部肌肉收缩为1级肌力。

（2）躯干伸肌肌力评定：患者俯卧位，胸以上在床缘以外，固定下肢，能对抗较大的阻力抬起上身为5级肌力；对抗中等阻力抬起上身为4级肌力；仅能抬起上身不能对抗阻力为3级肌力；仅能抬起头为2级肌力；仅能扪及腰背部肌肉收缩为1级肌力。

（3）腹内和腹外斜肌肌力评定：用以测定一侧的腹内斜肌和对侧的腹外斜肌的共同肌力。患者仰卧位，嘱患者尽力抬起头和一侧的肩部，双手抱头能屈曲旋转腰椎为5级肌力，双臂胸前交叉能屈曲旋转腰椎为4级肌力，双臂前伸能屈曲旋转腰椎为3级肌力，仅能抬起头部为2级肌力，仅能扪及肌肉收缩为1级肌力。

（4）躯干屈肌耐力评定：患者仰卧位，双下肢伸直，并拢抬高45°，测量能维持该体位的时间，正常值为60s。

（5）躯干伸肌耐力评定：患者俯卧位，双手抱头，脐以上在床缘以外，固定下肢，测量能保持躯干水平位的时间，正常值为60s。

3. 疼痛评定　疼痛是腰椎间盘突出症患者的主要症状，常用的评定方法有视觉模拟评分法、数字疼痛评分法、简化McGill疼痛问卷。

 知识拓展

恐惧回避心理问卷

慢性腰痛的发生、发展以及对各种治疗的反应与患者心理状态密切相关，因此对这类患者进行心理评定是很必要的。慢性腰痛患者常采用恐惧回避心理问卷。

恐惧回避心理问卷可量化患者对体力活动、工作、再次损伤风险的恐惧程度，以及患者对于改变行为以避免疼痛的需求程度。问卷由16个部分组成，患者需从0到6进行打分，0表示完全不同意，6表示完全同意。

4. 日常生活活动能力评定　腰椎间盘突出症影响日常生活活动能力的患者，应对其进行日常生活活动能力评定，通常使用Oswestry功能障碍指数（ODI），主要包括疼痛程度、个人照顾、提物、行走、坐位、站立、睡眠、性生活、社交活动和旅行。每个部分的得分是0~5分，最轻为0分，最重为5分，实际得分除以50乘以100%之后为ODI。

5. Spengler腰椎间盘突出症评价标准见表4-7-2。

表4-7-2　Spengler腰椎间盘突出症评价标准

标准	评分	标准	评分
1. 神经症状（25分）		3. 性格因素（MMPI*评分）	
与突出节段相一致的肌肉无力		正常（包括抑郁）	25
伴有阳性EMG表现*	25	异常（冲动性的或精神分裂性的）	10
伴有阴性EMG表现	10	歇斯底里或癔症分级升高或两	10
肌肉萎缩（<2cm）	10	者均升高（大于1个标准差，小	
反射消失或两侧不对称**		于2个标准差）	
患者50岁或50岁以下	20	转换反应或歇斯底里（>2个标	2
患者50岁以上	10	准差）	
无临床症状，EMG***	15	4. 脊髓造影和计算机扫描表现	
2. 坐骨神经紧张症状（25分）		（25分）	
对侧直腿抬高试验阳性#	20	阳性，并且与临床症状有关	25
骨盆倾斜	15	神经根对称性不明确	10
背部运动时，腰椎椎旁肌无节律	15	阳性，但是与临床症状无关	0
性收缩		正常	0
同侧直腿抬高试验阳性##	5	总分	100

注：

*EMG：肌电图；MMPI：明尼苏达多项性格调查表。

** 如果EMG阳性加5分。

*** 如果EMG阳性加15分。

阳性表示，在无症状一侧做直腿抬高试验诱发无症状的臀、大腿、小腿的疼痛症状。

标准的直腿抬高试验。

6. Tauffer 和 Coventry 腰椎间盘突出症疗效标准见表 4-7-3。

表 4-7-3　Tauffer 和 Coventry 腰椎间盘突出症疗效标准

结果	标准
良	背痛和下肢痛大部分（76%~100%）解除
	能从事惯常的工作
	身体活动不受限制或轻微受限
	不经常使用止痛药或不用止痛药
可	背痛和下肢痛部分（26%~75%）解除
	能从事惯常的工作但受限制，或能从事轻工作
	身体活动受限制
	经常使用止痛药
差	背痛和下肢痛减少很小部分或没有缓解（0~25%）或疼痛加重
	不能工作
	身体活动极度受限
	经常使用强止痛药或麻醉药

 案例延伸2：

康 复 评 定

张某目前的诊断为腰椎间盘突出症。经过早期康复评定分析得出以下结论：

1. 关节活动度（ROM）检查　躯干的前屈 20°、后伸 15°、旋转 5°。

2. 肌力、肌耐力评估　躯干屈肌肌力 2 级、伸肌肌力 2 级、屈肌肌耐力 8s、伸肌肌耐力 5s。

3. 反射检查　右侧下肢股四头肌腱反射、跟腱反射正常。

4. 特殊检查　右下肢直腿抬高及加强试验（＋），左下肢直腿抬高及加强试验（－）。

5. 触诊　脊柱侧凸向左侧，腰部肌肉紧张，第 4、5 腰椎棘突右侧压痛明显，按压时向右下肢放射至足背疼痛。

6. 感觉评定　视觉模拟评分法（VAS）评分为 7 分；右下肢膝部及小腿触觉减退，皮温降低。

三、康复目标制订

1. **急性发作期**　急性发作期神经根水肿和无菌性炎症明显,应需改善损伤局部血液循环,促进炎症消散,松解粘连,减轻疼痛。

早期服用中医药物和注射疗法消炎止痛,以卧床休息为主,可用物理因子治疗,改善血液循环,但禁用温热疗法;可行推拿、牵引等治疗,但牵引距离不宜过大,时间不宜过长。针灸、电疗等能刺激肌肉、兴奋神经,使之调理修复,对因神经根受压时间过长,引起下肢麻木、肌肉萎缩等症状的腰椎间盘突出症有着较好疗效。

2. **恢复期**　恢复期可以促进突出物回纳,或者改善突出物与其周围组织的结构关系,避免可能加重症状的体位和姿势;减少腰背受力,改善工作环境,预防疾病复发。

局部肌肉、韧带的运动训练也可以使突出物回纳,并有防止病变继续发展的作用。活动时可借助腰围固定;进行腰背肌和腹肌的肌力训练,鼓励适度活动,改善腰椎稳定性。手法治疗以肌松类手法为主,如旋扳等推拿手法治疗,应避免腰背部的等张运动训练。

 案例延伸3:

康复目标制订

结合前期对张某的评定结果,综合分析其功能、居家环境情况,结合患者及其家属的期望拟定出以下康复目标:

1. **短期目标**　①缓解腰腿疼痛;②改善腰椎关节活动度。
2. **长期目标**　①提高腰背肌肉力量;②促进突出物回纳。

四、康复治疗

(一)急性期康复治疗

1. **绝对卧床休息**　腰椎间盘压力坐位最高,站位居中,平卧位最低。卧位状态可使椎间盘处于休息状态,去除体重对腰椎间盘的压力。制动可减轻椎间盘所受的挤压,使损伤纤维环得以修复、突出髓核回纳。初次发作时,应严格卧床休息,强调大、小便均不应下床或坐起,这样才能有比较好的效果。卧床休息时可仰卧将双膝、双髋屈曲,这对 L_4~L_5、L_5~S_1 椎间盘突出患者特别有效,也可选择自感舒适的侧卧、俯卧位。但长期卧床可造成肌肉失用性萎缩、骨质疏松等,故绝对卧床最好不超过 1 周。

卧床休息 3 周后可以戴腰围保护下起床活动,3 个月内不做弯腰持物动作。离床时宜用腰围保护,但腰围不可长期使用,以免造成腰背部肌力下降和关节活动度降低,引起肌肉失用性萎缩。腰围佩戴时间一般不超过1个月,在佩戴期间可根据患者的身体和疼痛情况,做一定强度的腰腹部肌力训练。此方法简单有效,但较难坚持。缓解后,应加强腰背肌锻炼,以降低复发率。

2. 腰椎牵引　腰椎牵引是治疗腰椎间盘突出症的有效方法,但必须严格掌握适应证、禁忌证。根据牵引力的大小和作用时间的长短,将牵引分为慢速牵引和快速牵引。

（1）慢速牵引:即小重量持续牵引,是沿用很久的方法,疗效肯定,但必须严格掌握适应证、禁忌证。慢速牵引是持续性牵引,对缓解腰背部肌肉痉挛有明显效果;持续牵引时腰椎间隙增宽,可使突出物部分回纳,减轻对神经根的机械刺激,松解神经根粘连。

慢速牵引包括很多方法,如自体牵引(重力牵引)、骨盆牵引、双下肢皮牵引等。这些牵引的共同特点是作用时间长,而施加的重量小,大多数患者在牵引时比较舒适,在牵引中还可根据患者的感觉对牵引重量进行增加或减小。

临床上最常用的是骨盆牵引。骨盆牵引时一般采用仰卧位(亦可采用俯卧位)持续牵引。骨盆牵引的时间与施加的牵引力大小有一定的关系,牵引重量大时,牵引时间要短,牵引重量小时则时间要长,但牵引重量一般不小于体重的25%。牵引中患者应感到疼痛减轻或有舒适感,如疼痛反而加重或难以忍受,应检查牵引方法是否正确或是否适合牵引。牵引重量一般从自身体重的60%开始,逐渐增加到相当于自身体重或增减10%以内为宜,牵引时间急性期不超过10min;慢性期一般为20~30min,1~2次/d,10~15d为1个疗程。

慢速牵引由于牵引重量小、作用缓慢,不良反应较少,但由于牵引时间长,胸腹部压迫重,呼吸运动受到明显限制,所以对老年人特别是有心肺疾病的患者应特别谨慎。

（2）快速牵引:即三维、四维多功能牵引,由计算机控制,在治疗时可完成三个基本动作:水平牵引、腰椎屈曲或伸展、腰椎旋转。该牵引的特点是定牵引距离,不定牵引重量,即牵引距离设定后,牵引重量会随受牵引者腰部肌肉抵抗力的大小而自动调整,并且多在牵引的同时施加中医正骨手法。快速牵引重量大,为患者体重的1.5~2倍,作用时间短,0.5~2s。

多方位快速牵引包括三个基本参数:牵引距离45~60mm,倾角10°~15°,左右旋转10°~18°。

每次治疗重复牵引2~4次,多数一次治疗即可,若需第二次牵引,需要间隔5~7d,两次治疗无效者,改用其他治疗。不良反应:牵引后6h~2d内有部分患者腰及患肢疼痛加重,还有的表现腹胀、腹痛,另有操作不当造成肋骨骨折、下肢不完全瘫痪、马尾损伤的报道。注意重度腰椎间盘突出、后纵韧带骨化和突出椎间盘骨化以及髓核摘除术后的患者应慎用本法。

3. 物理因子治疗　是腰椎间盘突出症康复疗法中不可或缺的手段。具有消炎、镇痛、改善局部微循环、消除神经根水肿、松解粘连、促进组织再生、兴奋神经肌肉等作用。临床上常用的理疗方法有体外冲击波疗法、高能量激光疗法、三氧疗法、富血小板血浆、低中频电疗法、高频电疗法、磁疗等。

（1）体外冲击波疗法：选择探头为 R15，直径 15mm；根据患者耐受选择治疗压力为 1.5~2.5bar；治疗频率为 10~15Hz；冲击次数为 3 000 次进行治疗。注意治疗过程中，同一治疗点上不允许使用多于 300~400 次的冲击，避免探头过大的压力挤压患者皮肤。密切关注患者反应，若出现不能耐受应及时停止治疗。

（2）高能量激光疗法：根据患者主要症状选择适合的模式（消炎、镇痛、改善微循环可选择脉冲波；放松肌肉、松解粘连、促进组织再生可选用连续波），进行螺旋或连续移动扫描，治疗过程中，患者皮肤会感觉舒适、温暖，应根据患者的感受调节移动的速度，以便达到最佳的治疗效果。注意治疗前治疗师需佩戴护目镜，防止视力受损；注意询问患者治疗部位的皮温，避免局部过热而出现不适感。

（3）三氧疗法：用此法对腰痛患者治疗的过程中，会对腰痛患者抽取一定量的血液。被抽取的血液会被注入带有特殊抗凝剂的血袋中，血袋中会被注入相等含量浓度的三氧气体。腰痛患者的血液和三氧气体混合之后，被回输患者体内。三氧疗法具有镇痛止疼的疗效，使磷酸脱氢酶的活性升高，刺激患者的脑啡肽的释放，有化学针灸的作用。具有强氧化性的三氧可以氧化分解患者体内的致痛物质，缓解疼痛。

（4）富血小板血浆（platelet rich plasma，PRP）疗法：在患者手肘正中处的静脉抽取 40ml 的静脉血，然后将静脉血离心以后提取富血小板血浆 4ml，再把它制成凝胶。如果看见神经根以及硬膜回落并且还出现自主搏动以后，再探查纤维环的裂痕。在镜下彻底止血以后，直到手术区没有出血点，再用冲洗液冲洗以后，凝胶完全澄清透明。使用可吸收的止血海绵填入纤维环裂痕，最后关闭冲洗液通路，这个操作是为了可以最大限度地吸出工作通道内的残留冲洗液，再将术中制备好的 PRP 凝胶注入纤维环裂痕内。

（5）低中频电疗法：电极于腰骶部并置或腰骶部、患侧下肢斜对置，根据不同病情选择止痛、调节神经功能、促进血液循环等处方，20min/ 次，每天 1 次，15~20 次为 1 个疗程。

（6）高频电疗法：超短波及短波治疗时，电极于腰腹部对置或腰部、患肢斜对置，微热量，12~15min/ 次，每天 1 次，15~20 次为 1 个疗程。微波治疗时，将微波辐射电极置于腰背部，微热量，12~15min/ 次，每天 1 次，15~20 次为 1 个疗程。

（7）磁疗：应用中等剂量强度的磁片或磁珠，贴敷在腰骶部和患肢的腧穴上，15~30min/ 次，每天 1~2 次，10~15 次为 1 个疗程。

4. 运动治疗　对缩短病程、改善功能、巩固疗效和预防复发有重要作用。腰椎间盘突出症患者都应该积极配合运动疗法，以提高腰背肌肉张力，改变和纠正异常力线，增强韧带弹性，活动椎间关节，维持脊柱正常形态。疾病早期主要以腰背肌训练为主，常用五点支撑法、三点支撑法以及飞燕式等锻炼。

（1）五点支撑法：仰卧位，用头、双肘及双足跟着床，使臀部离床，腹部前凸如拱桥，稍倾放下，重复进行。

（2）三点支撑法：在五点支撑法锻炼的基础上，待腰背稍有力量后改为三点支撑。患者取仰卧位，双手抱头，用头和双足跟支撑身体抬起臀部。

（3）飞燕式：俯卧位，双手后伸至臀部，以腹部为支撑点，胸部和双下肢同时抬起离床，形如飞燕，然后放松。

5. 药物治疗　可以缓解腰椎间盘突出症患者的疼痛症状，起到辅助的对症治疗作用，常用的药物包括非甾体抗炎药、扩张血管药、营养神经药、活血化瘀、通经活络的中药、外用药。

6. 注射疗法　常用骶裂孔注射阻滞疗法，将药液经骶裂孔注射至硬膜外腔，药液在椎管内上行至患部神经根处发挥治疗作用。对一些急性发作疼痛较重的患者可采用在压痛点部位行局部注射缓解疼痛症状，常用药有醋酸泼尼松龙、醋酸可的松、利多卡因等。

7. 针灸疗法　可以行气活血、通经止痛，常用腧穴为腰夹脊、肾俞、环跳、委中、阳陵泉、足三里、承山、昆仑、悬钟、阿是穴等。每次选用 4~8 个穴位，每天或隔天 1 次，10 次为 1 个疗程。对风寒湿邪气较为敏感的患者，可加用灸法，采用温针灸或隔姜灸。

（二）恢复期康复治疗

1. 推拿及手法治疗　推拿及手法治疗包括推拿疗法、Maitland 手法和 McKenzie 技术。

（1）推拿疗法：推拿治疗能改善局部血液循环、疏通经络、活血止痛、理筋整复。常用的治疗手法包括拿法、㨰法、揉法、推法、按法、点法、摇法、扳法、击法、抖法和踩跷法，每次推拿 20~30min，每天或隔天进行 1 次，10 次为 1 个疗程。对适合推拿的患者，要根据其病情轻重、病变部位、病程、体质等选择适宜的手法，并确定其施用顺序、力量大小、动作缓急。

（2）Maitland 手法：主要有棘突前后的按压、脊柱中央后前按压并右侧屈、横向推压棘突、腰椎旋转、纵向运动、腰椎屈曲、直腿抬高和腰椎牵引。

（3）McKenzie 技术

1）俯卧：俯卧平躺，双臂放在身体两侧。双臂自然放松伸直，头转向一侧。做几次深呼吸，全身肌肉放松，保持此姿势 2~3min。

2）俯卧伸展运动：此运动练习在俯卧练习的基础上进行。保持俯卧的姿势，将手肘放在垂直于肩的下方，使上半身支撑在前臂之上。首先深呼吸几次然后尽量完全放松下背部的肌肉，保持此姿势 2~3min，患者在练习中感觉到突发的疼痛加剧，即增大双臂手肘之间的距离，降低上半身的倾斜角度到可以忍受为宜。

3）卧位伸展运动：在本运动练习前，先做俯卧和俯卧伸展运动练习。继续保持俯卧的姿势,面向前方。将双手放在肩膀之下,摆出准备做俯卧撑的姿势。伸直双臂,在疼痛可以忍受的程度下尽量撑起上半身(盆骨以上部分)。注意完全放松髋部、臀部和双腿,使背部尽量伸展。保持这些姿势1~2min,然后恢复到开始姿势。

4)站立伸展运动:站立位,双脚分开站直,双手放在后腰部,四指靠在脊柱两侧,然后使用双手为支点,使躯干尽量向后弯曲。

5)平躺弯曲运动:仰卧位,双腿弯曲,双脚平放,然后使双膝靠近胸部,抱住双腿,在疼痛可以忍受的程度下轻柔而缓慢地将双膝尽量靠近胸部。保持这些姿势1~2s,然后放开双腿,恢复到开始姿势。注意在本项练习时不要抬头,放下双腿时保持双腿弯曲。

6)坐式弯曲运动:此运动在平躺弯曲运动练习后进行。坐位,双腿尽量分开,双手平放在腿上,向下弯腰,双手抓住脚踝或者触摸到地面,然后恢复到开始姿势。注意练习时进行弯腰幅度比上一次大一些,保证练习结束后背部尽量弯曲,腰部尽可能靠近地面。

7)站立弯曲运动:此运动练习在坐式弯曲运动连续练习两周后进行。双脚分开站直,双臂放在身体两侧,向前弯腰,双手在身体承受的范围内尽量向下伸。

2. 运动治疗 此期运动可采用前屈训练、后伸训练、侧弯训练、弓步行走、后伸腿训练、提髋训练、蹬足训练、伸腰训练及悬腰训练。

(1)前屈训练:身体直立,双腿分开,两足与肩同宽,以髋关节为轴,上身尽量前倾,双手可扶于腰两侧,也可自然下垂,使手向地面接近。维持1~2min后还原,重复3~5次。

(2)后伸训练:身体直立,双腿分开,两足与肩同宽。双手托扶于臀部或腰间,上身尽量伸展后倾,并可轻轻震颤以加大伸展程度。维持1~2min后还原,重复3~5次。

(3)侧弯训练:身体直立,两足与肩同宽,双手叉腰。上身以腰为轴,先向左侧弯曲,随后还原至中立位,再向右侧弯曲,重复进行并可逐步增大练习幅度,重复6~8次。

(4)弓步行走:右脚向前迈一大步,膝关节弯曲,角度大于90°,左腿在后绷直,近似武术中的右弓箭步。然后迈左腿成左弓步,左右腿交替向前行走,保持上身直立,挺胸抬头,自然摆臂。练习5~10min/次,2次/d。

(5)后伸腿训练:双手扶住床头或桌边,挺胸抬头,双腿伸直交替后伸摆动,要求摆动幅度逐渐增大,3~5min/次,1~2次/d。

(6)提髋训练:身体仰卧,放松。左髋及下肢尽量向身体下方送出,同时右髋右腿尽量向上牵引,使髋骶髂关节做大幅度的上下扭动,左右交替,重复1~8次。

(7)蹬足训练:仰卧位,右髋、右膝关节屈曲,膝关节尽量接近胸部,足背勾紧,然后足跟用力向斜上方蹬出,蹬出后将下肢肌肉尽力收缩约5s,最后放下还原,左右腿交替进行,每侧下肢做20~30次。

(8)伸腰训练:身体直立,两腿分开,两足与肩同宽,双手上举或扶腰,同时身体做后伸动作,逐渐增加幅度,并使活动主要在腰部而非髋骶部。还原休息后重复8~10次,动作宜缓慢,自然呼吸,不可闭气,适应后逐渐增加练习次数。

（9）悬腰训练:两手悬扶在门框或横杠上,高度以足尖刚能触地为宜,使身体呈半悬垂状,然后身体用力,使臀部左右绕环,交替进行,疲劳时可稍微休息,重复 3~5 次。

 案例延伸4:

康复治疗方案

第一阶段康复治疗（早期康复）

1. 卧床休息　绝对卧床 1 周,床为硬板床,大、小便亦不可下床。

2. 佩戴腰围下床活动　1 周后佩戴腰围可下床如厕,但不可弯腰。

3. 腰椎牵引　骨盆牵引,重量 45kg,时间 10min,1 次 /d,连续 7d。

4. 磁疗　中等剂量强度的磁片,贴敷在腰骶部和委中,每次 20min,每天 1 次,连续 10d。

5. 针灸疗法　针刺腰夹脊、肾俞、环跳、委中、承山、阿是穴,每天 1 次,连续 14d。

6. 运动疗法　飞燕式。

中期评定

1. 疼痛（视觉模拟评分）4 分。

2. 关节活动度（ROM）检查　躯干的前屈 25°、后伸 20°、旋转 10°。

3. 肌力、肌耐力评估　躯干屈肌肌力 3 级、伸肌肌力 3 级、屈肌肌耐力 10s、伸肌肌耐力 10s。

4. 触诊　脊柱侧凸向左侧,腰部肌肉紧张缓解,第 4、5 腰椎棘突右侧压痛减轻,按压时向右下肢放射至足背疼痛不明显。

第二阶段康复治疗（恢复期康复）

1. 推拿疗法　每次推拿 30min,每天进行 1 次,10 次为 1 个疗程。

2. 手法治疗　手法治疗可以选择 Maitland 手法、McKenzie 技术。

3. 运动疗法　后伸腿训练、提髋训练、蹬足训练、伸腰训练。

4. 腰椎牵引　骨盆牵引,重量 60kg,时间 20min,1 次 /d,连续 10d。

五、健 康 教 育

1. 纠正不良体位、姿势　纠正不良的读写工作姿势,避免长时间维持同一姿势,尤其是久坐,如必须久坐时应以靠垫支撑,并使用高背座椅,且坐姿应端正;站立时应保持适当的腰椎前弯,久站时应该经常换脚或者利用踏脚凳调整重心;卧床休息时宜选用硬板床。

2. 劳逸结合、注意保护　确需长期弯腰或伏案工作者,可通过不断调整坐椅及桌面高度来改变坐姿;注意自我调节,尽量避免长期做反复固定动作;避免脊柱过载,以免促使和加速退变;坚持工间操,使疲劳的肌肉得以恢复。

3. 加强身体锻炼、提高身体素质　适当运动可以改善并预防腰椎间盘突出症的症状。例如游泳、步行、慢跑等运动,可以锻炼腰背部肌肉,防止劳损,减少腰椎间盘突出症的发生。但有脊椎及腰部疾病者应避免进行剧烈运动,运动时可在鞋内放置弹性鞋垫以减少轴向震动,宜在专业人员指导下进行相关运动。

> **小结**　腰椎间盘突出症是指腰椎间盘发生退变后,在外力作用下,纤维环部分或全部破裂,单独或者联合髓核、软骨终板向外突出,刺激或压迫脊神经脊膜支(窦椎神经)和神经根所引起的以腰腿痛为主要症状的一种病变。大部分患者通过卧床休息、制动以及牵引、物理因子治疗、注射疗法、手法治疗、运动训练等康复治疗措施,可以起到消炎、镇痛、促进突出物回纳、兴奋神经、肌肉等作用,从而取得良好的治疗效果。

思考与练习

1. 腰椎间盘突出症的临床表现有哪些?
2. 腰椎间盘突出症的康复治疗目标是什么?
3. 在临床实际工作中,如何选择康复手段进行腰椎间盘突出症的康复?

(郑智娇)

第八节　骨关节炎康复

> **学习目标**
> 1. 具有基本的康复思维与素养,能与相关医务人员团结协作开展康复治疗工作,具有尊重、关爱骨关节炎患者,保护患者隐私的职业素质。
> 2. 掌握骨关节炎的康复评定、康复治疗目标以及骨关节炎的康复治疗方法。
> 3. 熟悉骨关节炎的概念及临床表现。
> 4. 了解骨关节炎的分类、病因、诊断。
> 5. 学会应用各种评定技术和治疗技术对骨关节炎患者进行康复评定、康复治疗及健康教育,熟练处理患者在治疗或训练过程中出现的简单问题;能够指导患者进行康复训练及评估康复治疗的效果。

案例情景

患者张某,女,49岁。双膝关节反复疼痛发作5年多。患者体重60kg,身高150cm,5年前做袋鼠跳运动后出现左膝关节酸痛,在下阶梯时明显,因工作常需走楼梯,日久逐渐出现双膝疼痛,活动不利,下蹲后站起困难,以左膝为主。膝关节活动时有摩擦感。查体:左膝股四头肌略萎缩,髌周压痛明显,磨髌试验(+)。左膝关节屈曲至90°时疼痛明显。X射线摄影检查示双膝关节间隙变窄,髁间棘变尖,关节边缘的胫骨内、外侧唇样增生。MRI检查显示膝关节周围软骨磨损退化,关节有少量积液。

工作任务:

1. 正确收集该患者的病史资料。

2. 正确判断该患者膝关节的功能状态,并进行规范、恰当的功能评定。

3. 为该患者制订一套康复治疗方案并开展治疗。

骨关节炎(osteoarthritis,OA)是一种以关节软骨退行性变和关节软骨及软骨下骨边缘骨质增生为特征的慢性、进展性关节疾病,表现为关节疼痛、僵硬、活动受限等。

本病多见于中老年人,女性多于男性,好发于负重较大的膝关节、髋关节、脊柱及活动多的远侧指间关节等部位,以膝关节炎最常见,其次是手指指间关节炎和髋关节炎。其患病率随年龄增长而增加,故而又称为退行性关节炎、增生性关节炎、老年性关节炎、肥大性关节炎。

本病部分患者可出现病情稳定于某一阶段而不再进展。一般而言,膝关节骨关节炎预后较差,因其经常出现膝内翻、外翻等畸形而严重影响患者生活质量,身体其他关节的骨关节炎一般不会发展为严重的肢体残疾。

一、病史收集

(一)发病原因

目前认为本病由多因素而引起,与年龄、性别、体重、遗传、机械性损伤和其他疾病继发有关。

1. 年龄因素 本病在40岁人群患病率为10%~17%,60岁以上人群患病率为50%,75岁以上人群患病率为80%。膝关节炎的发病率随年龄增加而增加明显。

2. 性别与遗传因素 女性发病率高于男性。遗传机制涉及常染色体单基因异常,该基因受性别限制,女性占优势,故女性发病率较高,尤其是女性闭经前后激素下降对骨关节影响明显。

另外不同种族的关节受累情况各不相同,如髋关节、腕掌关节的骨性关节炎在白色人种多见,黄色人种中少见。

3. 体重因素　肥胖和粗壮体型的人群发病率较高,体重过重会增加骨关节的负重和磨损。

4. 机械性损伤因素　由于职业原因使关节反复过度使用,关节应力平衡失调,或者关节附近的骨折、韧带组织损伤等,都会对骨关节炎的发病有影响。

5. 其他因素　如气候因素、免疫学因素、内分泌疾病、骨质疏松症、软骨营养与代谢异常等也会对骨关节炎的发病有影响。研究发现糖尿病患者群的骨关节炎发病风险是正常人群的 1.35 倍。

 知识拓展

骨关节炎的病理

骨关节炎的发生发展是一种长期、慢性、渐进的过程。最早、最主要的病理改变发生在关节软骨。首先由于关节软骨基质内糖蛋白丢失等原因,导致局部软骨发生退变、软化、消失、断裂,导致软骨下骨外露、溃疡,随后继发骨膜、关节囊及关节周围肌肉的改变使关节面上生物应力平衡失调,形成恶性循环,不断加重病变。最终关节面完全破坏、畸形,并伴随骨质增生。所以,骨关节炎的病理改变主要是软骨退化和继发性骨质增生。

(二)常见分类

临床常根据病因将本病分为原发性骨关节炎和继发性骨关节炎。

1. 原发性骨关节炎　原发性骨关节炎多发生于中老年人,指骨关节无明显病因情况下逐渐出现退行性变,引起关节疼痛、僵硬、肥大及活动受限。原发性骨关节炎的发病可能与年龄、遗传、体质、代谢等因素有关。随年龄的增长,软骨组织及黏多糖含量减少、消失,纤维成分增加,软骨韧性降低;另一方面,随年龄的增长,日常活动对关节软骨的积累性损伤增多,更易发生退变。此类患者一般有多个关节受损,常见于负重大关节。

2. 继发性骨关节炎　继发性骨关节炎多发生于青壮年,指由于某种病因如外伤等引起软骨破坏或关节结构破坏,继而因日后关节面异常摩擦和压力不平衡加速了骨质退变,日久导致发病。常见病因如下:

(1)畸形:先天和后天的脊柱畸形、髋关节发育不良(脱位)、膝内翻、膝外翻、大骨节病等。

(2)损伤:关节内骨折、脱位、韧带松弛与关节扭伤所致的创伤性关节炎。

(3)炎症:化脓性关节炎、关节结核等导致关节软骨破坏,以后可继发骨关节炎。

(4)代谢:继发于肢端肥大症、晶体沉积病、血红蛋白沉着病和神经病性关节病等。

（5）其他：如骨佩吉特病、血友病的后期表现。

此外，骨关节炎还有其他分类：按受累关节部位分类分为髋关节骨关节炎、膝关节骨关节炎、手关节骨关节炎、脊柱骨关节炎；按受累关节数目分单关节骨关节炎、多关节骨关节炎；按症状分为放射学骨关节炎（仅有 X 射线表现而无临床症状者）、症状型骨关节炎（同时兼有症状和 X 射线表现者）；按特殊类型分为原发性全身性骨关节炎、侵蚀性炎症性骨关节炎、特发性骨肥厚症、后纵韧带钙化症、髌骨软化症。

 知识拓展

髌骨软化症

髌骨软化症是指髌骨软骨面因慢性磨损发生变性，引起髌股关节病变，其关节面粗糙、软化、纤维化、碎裂和脱落，从而使股骨与髌骨相对应的关节面也发生同样的变化，并逐渐形成髌股关节的反应性增生、退行性变，最后形成骨性关节炎。髌骨软化症表现为以膝部疼痛、活动不利为主的骨关节病，又称为髌骨软骨病、髌骨劳损。

（三）临床表现

骨关节炎起病隐匿，进展缓慢，临床表现随受累关节而异，主要表现为关节疼痛、关节周围疼痛、关节僵直、膨大畸形和功能障碍，可单侧发病，亦可双侧发病。

1. 症状

（1）关节疼痛：关节疼痛是骨关节炎的首发症状，表现为受累关节范围定位不明确的深部钝痛或酸胀痛。疼痛有进展性，早期呈间歇性轻微痛，活动多时疼痛明显，休息后好转；后期随着病情进展则休息时也痛，且常有夜间痛发生。疼痛常伴有沉重感、酸胀感，病情严重时可出现撕裂样或针刺样疼痛，并伴有活动功能受限。不同部位骨关节炎表现略有不同，膝关节炎在下楼梯或斜坡时疼痛明显，手关节在手指用力抓握时疼痛明显。如果活动量大时，单纯关节摩擦也可产生疼痛。关节疼痛在寒冷、潮湿、雨天会加重。

（2）关节晨僵：晨僵是指在早晨起床时关节僵硬及发紧感，活动后可缓解。程度一般较轻，常为几分钟至十几分钟，活动关节后缓解，一般不超过 30min。

（3）关节弹响：病程长者，关节面受损而变得粗糙，或关节软骨破裂，在关节腔内形成游离体，导致关节活动时可触及摩擦感或出现弹响声。

（4）关节膨大、畸形：随着病情加重，部分晚期患者关节会出现变形，表现为关节膨大、屈曲挛缩，甚至出现关节半脱位等畸形。

（5）活动受限与障碍：由于关节炎症病变导致关节囊产生纤维变性和增厚，从而限制关节的活动，或关节附近肌腱和韧带被破坏、或骨赘形成等均可导致关节活动受限，包括主动活动和被动活动都减少。

骨关节炎会累及关节软骨下骨、关节囊、滑膜和关节周围肌肉,可伴有继发性滑膜炎。由于疼痛和韧带松弛、肌肉萎缩等导致活动障碍。如手关节炎表现为持物不稳,髋关节炎表现为腿软、跛行、行走和下蹲困难,膝关节炎表现为下蹲站起困难以及行走时失平衡、腿不能完全伸直,严重时甚至不能行走等。有时还出现关节活动时的"交锁现象"。

膝关节骨关节炎的诊断标准见表4-8-1,手关节骨关节炎的诊断标准见表4-8-2,髋关节骨关节炎的诊断标准见表4-8-3。

表4-8-1 膝关节骨关节炎的诊断标准

（1）近1个月内反复膝关节疼痛

（2）X射线片（站立或负重位）提示关节间隙变窄,软骨下骨硬化和/或囊性变、关节边缘骨赘形成

（3）关节液（至少2次）清亮、黏稠,WBC<2 000/ml

（4）中老年患者（≥40岁）

（5）晨僵≤30min

（6）活动时有骨擦音（感）

注:综合临床、实验室及X射线摄影检查,符合（1）+（2）条或（1）+（3）+（5）+（6）条或（1）+（4）+（5）+（6）条,可诊断膝关节骨关节炎。

表4-8-2 手关节骨关节炎的诊断标准

（1）近1个月大多数时间有手关节疼痛、发酸、发僵

（2）10个指定关节中硬性组织肥大≥2个

（3）远端指间关节硬性肥大≥2个

（4）掌指关节肿胀<3个

（5）以上10个指定的指关节中关节畸形≥1个

注:

1. 满足（1）+（2）+（3）+（4）条或（1）+（2）+（3）+（5）条可诊断手关节骨关节炎。

2. 10个指定关节是指双侧第2、3指远端和近端指间关节及第1腕掌关节。

表4-8-3 髋关节骨关节炎的诊断标准

（1）近1个月反复髋关节疼痛

（2）血细胞沉降率≤20mm/h

（3）X射线片示骨赘形成,髋臼缘增生

（4）X射线片示髋关节间隙变窄

注:满足诊断标准（1）+（2）+（3）条或（1）+（3）+（4）条,可确认髋关节骨关节炎。

2. 体征

（1）关节肿胀：患者手部关节肿大变形明显,可出现赫伯登结节（远端指间关节）和布夏尔结节（近端指间关节）（图4-8-1）,是手骨性关节炎的特征性表现。部分膝关节因骨赘形成或关节积液也可造成关节肿大。但是临床以轻度和中度肿胀较为多见。

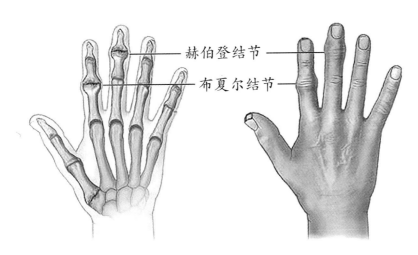

图4-8-1　赫伯登结节和布夏尔结节

（2）关节畸形：随着病情的进展,关节软骨磨损严重以及骨质增生导致畸形发生,部分患者可出现受累关节邻近肌肉失用性萎缩及关节畸形,最终导致严重功能障碍。

（3）摩擦感：多见于大关节,在关节活动时触诊可出现粗糙的摩擦感,是关节软骨损伤、关节表面不平及骨表面裸露的表现。

（4）关节压痛：多局限于损伤严重的关节,伴有渗出液时更加明显,关节局部皮温可以较高。

（四）功能障碍

骨性关节炎的主要功能障碍体现在关节运动功能上,早期运动功能障碍较轻,晚期较重,由于疼痛和运动功能障碍,可影响到日常生活受限和社会参与能力受限,进一步引起患者的焦虑或抑郁,从而出现心理功能障碍。

1. 生理功能障碍

（1）关节疼痛：初期为轻度或中度间断性隐痛,休息时好转,活动后加重,疼痛常与天气变化有关,晚期可出现持续性疼痛或夜间痛。关节局部有压痛,伴有关节肿胀时更为明显。

（2）运动功能障碍：患者早晨起床时有关节僵硬及发紧感,称之为晨僵,活动后可缓解。关节疼痛、活动度下降、肌肉萎缩、软组织挛缩等可引起关节无力、行走时打软腿或关节交锁,关节不能完全伸直。

（3）骨擦音（感）：由于关节软骨破坏、关节面不平整,关节活动时出现骨擦音（感）,膝关节多见。

2. 日常生活活动能力受限　关节疼痛、僵硬以及活动障碍等不同程度影响了骨关节炎患者日常生活,导致日常生活活动能力的下降。

3. 社会参与能力受限　受到骨关节炎疼痛、僵硬的影响,特别是膝关节炎和髋关节炎患者的运动功能以及日常活动能力出现不同程度下降,进而影响患者的社会参与和社会交往,部分严重患者甚至完全不能参加工作,降低了生活质量。

4. 心理功能障碍　骨关节炎患者通常因疼痛、运动功能下降影响日常生活及工作而产生焦虑、抑郁等情绪问题。心理功能障碍表现为情绪低落,对事物缺乏基本的兴趣,做事动作迟缓,长期失眠,体重下降,常伴有焦虑,各种症状常有夜晚较轻白天严重的特点。

（五）辅助检查

1. 影像学检查

（1）X射线表现

1）疾病初期:由于关节软骨只是轻度退变,X射线摄影检查可能正常。个别病例也有关节软骨病损或增生性改变,但是暂无关节炎症状出现,属于生理性增生和退行性改变。

2）进行期:进行期的表现包括关节间隙变窄、软骨下骨质硬化、关节边缘尖锐并有骨赘形成、骨端部变宽、关节面不规则、关节畸形等。

3）晚期:软骨破坏加剧,软骨脱落形成游离体,关节间隙明显变窄,关节边缘骨质硬化程度增加。

（2）MRI表现:局部软骨缺损,软骨下骨脱钙,关节存在积液。韧带损伤。

（3）关节镜表现:镜下可见软骨细胞减少,甚至全层软骨消失;关节边缘骨赘形成;滑膜充血,炎性细胞浸润和纤维化。

2. 血液检查　血沉正常,C反应蛋白不升高,类风湿因子阴性。合并有滑囊炎者血沉和C反应蛋白可轻度升高。

3. 关节液检查　合并滑囊炎者关节液呈透明淡黄色,黏度正常,正常关节液白细胞含量低于 $2 \times 10^9/L$,合并滑囊炎者可轻度升高。

 案例延伸1:

病史资料收集

案例中患者张某的病史如下:

1. 双膝关节反复疼痛发作5年多。

2. 患者女性,49岁,体重60kg,身高150cm,属于体重偏重。

3. 患者发病前有因袋鼠跳而受伤的病史。

4. X射线摄影检查示双膝关节边缘的胫骨内、外侧唇样增生。MRI检查显示膝关节周围软骨磨损退化,关节有少量积液。

5. 患者膝关节活动时有摩擦感,左膝关节磨髌试验(+)。

二、康 复 评 定

（一）主观评定

1. 一般情况评定　一般情况包括患者的性别、年龄、职业、家庭成员,以及致病因素、发病时间、现病史与既往史、临床诊断、外伤史等。

2. 疼痛评定　疼痛是骨关节最早、最显著的症状,常用评定方法包括视觉模拟评分法（VAS）、数字疼痛评分法、口述分级评分法、麦吉尔疼痛调查表。

3. 个人及环境因素评定　基于作业治疗,对患者所处环境进行评定,主要针对膝关节炎和髋关节炎患者,分析引起作业受限的个人和环境因素,从而可针对性地对个人和环境采取干预措施,促进患者的作业表现。个人及环境因素包括患者的爱好、职业、所受教育、经济条件、家庭环境。

（二）客观评定

1. 运动功能评定

（1）肢体围度及关节周径测量:主要了解患肢及受累关节周围肌肉有无萎缩,受累关节有无肿大等。如膝关节肿大测量方法:膝关节处于伸膝位,以髌骨上下极之间的中点作为髌骨的中点,在此处测量膝关节的围度。还有大小腿围度测量,左右侧做对照。

（2）关节活动范围评定:关节活动障碍是骨关节炎的主要临床表现之一,通过关节活动度测定可了解关节主动活动和被动活动的障碍程度,以及康复治疗后关节功能的恢复情况。关节活动范围评定的常用方法有半圆规量角器测量法和方盘量角器测量法。中晚期骨关节炎患者主要表现为关节僵硬和关节活动度减少。可对膝关节、髋关节、指间关节等进行主动和被动屈伸运动以了解关节活动度。

（3）肌力评定:骨关节炎可致肌肉失用性萎缩,肌力减弱。因此,肌力检查是判定肌肉功能状态的重要指标。常用测定方法有徒手肌力测定法、等长肌力测定法和等速肌力测定法,其中徒手肌力测定法最常用。

膝关节主要测定股四头肌和股二头肌肌力,检查时要求大腿固定,膝关节进行屈伸运动,观察动作完成情况,肌肉张力情况以及对抗阻力情况。

髋关节主要选择测定髋关节屈伸、外展、内收、内旋、外旋时相关肌群肌力。

手指关节主要测定与患处关节屈伸有关肌肉的肌力,如远端指间关节相关肌群的肌力。也可利用握力计测试手指关节的握力。

脊柱主要测定与颈椎和腰椎的屈伸活动有关肌群的肌力。

（4）步态分析:下肢骨关节炎患者常会出现各种异常步态,如膝内翻步态、疼痛步态、肌无力步态、髋关节活动受限步态、关节挛缩步态等。疼痛步态主要表现为患肢的支撑相缩短,健肢摆动速度加快,步长缩小。关节活动受限步态:髋关节活动受限步态表现为步幅减小,步态拘谨;肌无力步态:如股四头肌无力时,患肢在支撑相不能充分伸膝,需以手扶膝帮助,同时身体前倾。关节挛缩步态:如膝关节挛缩多为屈曲挛缩,患者步态表现为短肢步态,伴有膝内翻,则短肢步态幅度更大。评定时可根据医疗机构的设备条件选择相应的评定方法。常用的方法有目测观察法、足迹分析法、步态分析仪评定法等。

2. 心理功能评定　先采用简易精神状态检查量表进行筛查,之后用汉密尔顿焦虑量表和汉密尔顿抑郁量表进行评定。

3. 日常生活活动能力评定　严重的骨关节炎通常会影响患者的日常生活活动能力,应在治疗前、中、后对患者进行评定。通常用改良 Barthel 指数评定量表进行全身评定或 Stewart 设计的躯体活动能力评定。

临床上还有专门针对关节的功能评定,如美国特种外科医院(HSS)膝关节评定表和1969 年 Harris 编写的髋关节功能评分表(表 4-8-4)。髋关节功能评分表总分越低,表明日常活动功能越差。

表 4-8-4　髋关节功能评分表

指　　标	评　　分	
1. 疼痛	无	44
	轻微	40
	轻度,偶尔服用止痛药	30
	轻度,常服用止痛药	20
	重度,活动受限	10
	不能活动	0
2. 跛行	无	11
	轻度	8
	中度	5
	重度	0
3. 行走时辅助	不用	11
	长距离用一个手杖	7
	全部时间用一个手杖	5
	拐杖	4
	两个手杖	2
	两个拐杖	1
	不能行走	0

指 标	评 分	
4. 行走距离	不受限	11
	1km 以上	8
	500m 左右	5
	室内活动	2
	卧床或坐椅子	0
5. 上楼梯	正常	4
	正常,需扶楼梯	2
	勉强上楼	1
	不能上楼	0
6. 穿袜子,系鞋带	容易	4
	困难	2
	不能	0
7. 坐椅子	任何角度坐椅子,大于 1h	5
	高椅子坐 0.5h 以上	4
	坐椅子不能超过 0.5h	3
8. 乘车	能上公共交通	1
	不能上公共交通	0
9. 活动度	210° ~300°	5
	160° ~209°	4
	100° ~159°	3
	60° ~99°	2
	30° ~59°	1
	0° ~29°	0
10. 畸形	固定内收畸形 <10°	1
	固定内旋畸形 <10°	1
	肢体短缩 <3.2cm	1
	固定屈曲畸形 <30°	1
		总分

注:

评价效果:90~100 分为优秀,80~89 分为良好,70~79 分为尚可,<70 分为较差。

4. 社会参与能力评定　一般包括生活能力评定,可采用生存质量问卷等对其生活质量进行评定。

 案例延伸2：

康 复 评 定

案例患者诊断是膝关节骨性关节炎。对其评定如下：

1. 疼痛评定时,视觉模拟评分法(VAS)评分为7分。

2. 主动关节活动度,左膝关节屈曲90°,伸展0°；右膝关节屈曲60°,伸展0°；左膝关节比右膝关节略肿大。

3. 肌力评定,左膝关节股四头肌肌力4级。

4. 左下肢疼痛步态,左侧支撑相缩短,右侧支撑相延长,行走缓慢。

5. 基本日常生活活动能力评定为90分,生活基本自理,家住3楼,无电梯,有坐式马桶。有使用手杖。

三、康复目标制订

骨关节炎的康复治疗可有效缓解疼痛,阻止和延缓疾病的发展,保护和恢复关节的功能。康复治疗要因人而异,要结合患者的年龄、性别、体重、文化程度以及病变部位、疼痛程度等综合考虑,合理制订康复目标,做好系统全面的康复治疗计划,选择正确的康复治疗方法。对于经过康复治疗后疗效不佳,存在持续性关节疼痛而严重影响日常生活质量的患者,可考虑外科手术治疗。

具体目标可包括以下几点：

1. 缓解疼痛,消炎消肿,延缓关节功能障碍。

2. 预防并解除组织粘连,改善关节活动度。

3. 增强肌力及全身耐力,保护关节,减轻受累关节负荷,防止关节挛缩和肌肉萎缩。

4. 改善步态及行走能力,恢复关节活动功能。

5. 改善日常生活活动能力,提高生活质量。

 案例延伸3：

康复目标制订

结合对患者膝关节的评定结果,综合分析其功能、居家环境情况,结合患者的期望拟定出以下康复目标：

1. 短期目标　①缓解和消除疼痛;②消肿并改善膝关节活动范围。

2. 长期目标　①增强肌力,防止膝关节挛缩和肌肉萎缩;②恢复关节活动度,恢复关节功能;③恢复正常步态及行走功能,提高生活质量。

四、康 复 治 疗

（一）休息与运动的平衡

一般骨性关节炎患者无需卧床休息。当急性炎症、关节肿胀、疼痛明显时应局部休息,以减少渗出、减轻水肿,避免疼痛加重。疼痛减轻后应进行适当的关节无负重活动。

（二）物理治疗

1. 物理因子治疗　熏蒸、热敷、红外线疗法以及电磁疗法具有消肿止痛的作用,可在关节肿胀疼痛明显时使用;音频电、干扰电、调制中频等低中频电疗,可促进局部血液循环;短波、超短波、微波等高频电疗,具有消炎、镇痛、缓解痉挛、改善血液循环作用;超声波疗法可松解粘连、缓解痉挛、改善局部代谢。

2. 运动治疗　可增强肌力,改善关节活动范围,减少肌肉萎缩,增强关节稳定性,提高日常生活活动能力。根据患者具体病情,可采用被动活动、主动助力活动、主动活动（包括等长练习、等张练习及等速练习）、增强肌力活动（等长练习、等张练习）、耐力练习、牵张练习等方法。可利用各种康复器械进行练习,或者结合医疗体操、慢走以至慢跑等活动,也可采用游泳训练。如针对膝关节炎的屈膝压床训练、抗阻屈膝训练、相扑深蹲、足弓训练以及减肥训练。

骨关节炎患者采用运动疗法时应遵循个体化、循序渐进、长期坚持、舒适无痛原则,做到局部运动与全身运动相结合,主动为主、被动为辅,避免过度运动。运动训练中要注意避免二次损伤和防止跌倒。

3. 能量节约技术　使用合适的辅助器具,在最佳体位下进行工作和生活;协调休息与活动;维持足够肌力;保持良好姿势;对于病变关节可在消除或减轻重力的情况下进行。根据患者的需求,对家庭环境进行改造。

4. 关节保护技术　避免同一姿势长时间负重;保持正确体位以减轻某一关节的负重;保持关节正常的对位对线;工作或活动的强度不应加重或产生疼痛;在急性疼痛时关节不应负荷或活动;使用合适的辅助器具;更换工作程序以减轻关节应激反应。

（三）辅助器具

合理运用常用辅助器具如矫形器、助行器、生活辅助器等,能起到预防、矫正关节畸形、保持或代偿关节功能、减轻关节负荷等作用。如软式膝矫形器、软式脊柱矫形器、手杖、拐杖、步行器、外骨骼等。

（四）心理治疗

对患者进行疾病的发生发展、治疗方法、预后及预防等知识的宣教，说明本病特点，予以必要的心理疏导及心理支持，减轻患者心理障碍，增强康复的信心，使患者配合治疗，有利于患者疾病的康复。

（五）药物治疗

合理的药物治疗能减轻关节疼痛及炎症，延缓病情进展。目前临床常用药物有非甾体抗炎药，如布洛芬、双氯芬酸钠、美洛昔康等；补充关节营养物如硫酸氨基葡萄糖、硫酸软骨素等；可配合中药辨证论治，如清热利湿、活血化瘀、补益肝肾，根据药物作用特点可外用、内服；也可做关节腔内注射透明质酸钠、类固醇类药物痛点封闭以及穴位注射。

（六）中医传统康复治疗

针灸时根据患者辨证取穴，手部可选曲池、内关、合谷、阿是穴等；腰部可取肾俞、命门、八髎，下肢常用环跳、风市、足三里、阳陵泉、阴陵泉、血海、伏兔、梁丘、太溪、照海等。推拿也是临床上行之有效的治疗方法，注意在疼痛期推拿手法宜轻，在疼痛缓解时可教导患者取穴，自己多做局部按摩。

（七）手术治疗

骨关节炎晚期会出现严重关节畸形或不能缓解的持续性疼痛，影响日常生活时可考虑手术治疗，如关节清理术、关节骨赘切除术、关节融合术、关节置换术。术后应积极进行康复治疗。

 案例延伸4：

康复治疗方案

1. 调制中频电疗，每天1次，每次15min，10次为1个疗程。

2. 红外线热疗，每天1次，每次20min，10次为1个疗程。

3. 按摩和针刺，先按摩膝盖周围的穴位及肌肉，再选阳陵泉、足三里针刺，隔天1次，5次为1个疗程。

4. 给予消炎止痛药物，如双氯芬酸钠（饭后服），补充氨基葡萄糖，辨证服用中药。

5. 关节腔内注射透明质酸钠。

6. 进行屈膝压床训练、抗阻屈膝训练和减肥训练。

7. 使用软式膝矫形器。

8. 必要时手术。

五、健 康 教 育

健康教育的目的是减轻患者焦虑、提高治疗依从性、增强关节功能以及自我形象的行为改变。

1. 宣传骨关节炎的病程以及疾病对运动、心理、工作等的影响,使患者了解本病大部分预后良好,消除思想负担。

2. 了解骨关节炎的治疗原则、药物治疗以及不良反应。

3. 熟悉助行器、矫形器以及自助器具等辅具的使用方法。

4. 运动与生活的指导,告知患者疼痛严重时应适当调整或限制活动量,减轻关节负荷,如减少运动量,尽量避免负重,正确使用受累关节,注意保暖,注意要把体力活动的运动量限制在关节能耐受的范围之内。

5. 了解家庭及社会的支持在康复中的积极作用,如针对髋、膝关节炎患者的家庭,要减少步梯,尽量选择电梯房,安装坐厕,坐厕旁安装扶手。

6. 避免加重病情的不良生活方式,如肥胖者应控制饮食、适当运动,及时矫正儿童的关节畸形,髋、膝关节炎应避免久站、跑、跳、深蹲或跪的动作,不能爬楼梯、搬抬重物;手指关节应避免用力,以保护受累关节。

> **小结**　　　本节课程学习的重点是骨关节炎的评定,难点是骨关节炎的康复治疗。骨关节炎是一种以关节软骨退行性变和继发性骨质增生为特征的慢性关节疾病,疾病累及关节软骨或整个关节,好发于负重较大的膝关节、髋关节及远侧指间关节。患者因疼痛、僵硬以及活动障碍等会对其日常生活与工作造成一定的影响。康复治疗的及时介入可以有效缓解疼痛、减轻症状,延缓或避免关节畸形的发生发展,提高患者活动功能,恢复患者日常生活活动能力和工作能力。

思考与练习

1. 骨关节炎患者的康复评定内容主要有哪些?

2. 在为骨关节炎患者制订运动治疗方案时有哪些注意事项?

3. 患者,女,80 岁,双膝关节肿大疼痛 1 周⁺就诊。患者年轻时喜欢每天早上爬山,5 年前开始出现膝关节疼痛,经治疗后好转,现在复发,患者行走困难,膝关节活动度小,疼痛明显。

查体:双膝关节不同程度肿胀,右膝股四头肌萎缩,髌骨周围有压痛,浮髌试验阳性。

膝关节 X 射线摄影检查：关节肿胀，关节软骨边缘有大量骨赘，关节间隙狭窄，骨质疏松。

MRI 检查：关节轴线关系尚存，关节囊内积液，滑膜组织增厚，骨质缺血囊性变。

请问：

（1）患者存在哪些功能障碍？

（2）患者的康复治疗项目包括哪些？

（周卫民）

第九节 强直性脊柱炎康复

学习目标

1. 认识强直性脊柱炎患者功能障碍，逐步养成尊重患者、关爱患者的职业习惯。
2. 掌握强直性脊柱炎的定义、临床表现、康复治疗。
3. 熟悉强直性脊柱炎的康复评定、健康教育。
4. 了解强直性脊柱炎的病因与病理、辅助检查。
5. 具有应用各种评定、治疗技术对强直性脊柱炎患者进行康复评定、治疗及健康教育；具有指导患者进行康复训练及评估康复疗效的能力。能与患者及家属进行良好沟通，开展健康教育。

导入案例

案例情景

李先生，男，25 岁，于 2 年前无明显诱因出现腰、髋关节不适，晨起腰背僵硬感，遇风遇冷疼痛加重，近 2 个月翻身困难，咳嗽时胸骨处剧痛，弯腰活动受限。查体：X 射线片示腰椎侧弯、骶髂关节炎，骶髂关节分离试验（＋），蹲起受限，实验室检查：HLA-B27（＋），红细胞沉降率 50mm/h，C 反应蛋白 20mg/L，抗链球菌溶血素 O 及类风湿因子阴性。临床诊断：强直性脊柱炎。

工作任务：

1. 请正确收集李先生的病史。
2. 请对李先生的病情给予恰当的康复功能评定。
3. 请对李先生进行相应的康复治疗和健康教育。

强直性脊柱炎（ankylosing spondylitis, AS）是脊柱关节炎的一种常见临床类型，是一种慢性自身炎症疾病，是以骶髂关节和脊柱中轴关节慢性炎症为主，也可累及内脏及其他组织的慢性进展性风湿性疾病。AS多发于青壮年，发病年龄多在40岁以下。强直性脊柱炎的患病率与种族、地区、性别、年龄等密切相关，患病率在各国报道不一，我国普通人群患病率约为0.25%，男女比例为4∶1~10∶1。

一、病史收集

（一）病因与病理

本病病因至今未明，从流行病学调查发现，与基因遗传和环境因素有关。临床上约有90%的AS患者人白细胞相关抗原HLA-B27阳性，提示与HLA-B27高度相关。另外可能与泌尿生殖道沙眼衣原体、志贺菌和沙门菌等某些肠道病原菌或其他微生物感染有关。

强直性脊柱炎患者早期主要表现为骶髂关节炎，晚期表现为椎体方形变、韧带钙化及脊柱竹节样改变。病理特点主要包括附着点炎和滑膜炎，其病理过程类似于类风湿关节炎变化，但关节软骨和滑膜腐蚀较轻，主要改变是关节囊、滑膜、韧带、纤维环和肌腱骨附着点等非特异性炎症、纤维化、骨化，也可引起眼虹膜炎和主动脉根部炎症改变。

（二）临床表现

1. 症状　强直性脊柱炎一般起病比较隐匿，早期可无任何临床症状，也可表现出轻度的全身症状，如乏力、消瘦、长期或间断低热、厌食、轻度贫血。

2. 病变表现　强直性脊柱炎患者多有关节病变，且绝大多数首先侵犯骶髂关节，然后上行发展至颈椎。少数患者先由颈椎或几个脊柱段同时受侵犯，也可侵犯周围关节，早期病变关节有炎性疼痛，伴有关节周围肌肉痉挛，有僵硬感，晨起明显。也可表现为夜间痛，随着病情发展，关节疼痛减轻，而各脊柱段及关节活动受限和畸形，晚期整个脊柱和下肢变成僵硬的弓形，向前屈曲。腰椎各方向活动受限和胸廓活动减少。耻骨联合亦可受累，骨盆上缘、坐骨结节、股骨大粗隆及足跟部可有附着点炎症。

3. 关节外表现　大多出现在脊柱炎后，可发生心绞痛。少数发生主动脉肌瘤、心包炎和心肌炎、结膜炎、虹膜炎、眼色素层炎或葡萄膜炎、慢性中耳炎、肺炎或胸膜炎、马尾综合征。

（三）诊断标准

强直性脊柱炎有很多诊断标准，包括1966年纽约标准、1984年修订的纽约标准及1988年第一届全国中西医结合风湿类疾病学术会议制订的诊断标准。现在仍沿用1984年修订的纽约标准。

1. 纽约标准（1966年）

（1）临床标准

1）腰椎在前屈、侧屈和后伸的3个方向运动均受限。

2）腰背痛史或现有症状。

3）胸廓扩展范围小于 2.5cm。

（2）骶髂关节 X 射线表现分级：可分为 5 级。

1）0 级为正常。

2）Ⅰ级可疑变化。

3）Ⅱ级有轻度异常，可见局限性侵蚀、硬化，但关节间隙正常。

4）Ⅲ级明显异常，中度或进展性骶髂关节炎，伴有侵蚀、硬化、关节间隙增宽或狭窄等一项或一项以上改变，部分强直。

5）Ⅳ级严重异常，完全强直。

（3）诊断

1）确诊强直性脊柱炎：双侧骶髂关节 Ⅲ～Ⅳ级，加至少一项上述诊断依据；单侧Ⅲ～Ⅳ级或双侧骶髂关节炎。上述第 1 项或第 2+3 项临床诊断依据。

2）疑似强直性脊柱炎：双侧骶髂关节炎 Ⅲ～Ⅳ级，不伴有临床标准者。

2. 修订的纽约标准（1984 年）

（1）临床诊断依据

1）腰痛、晨僵 3 个月以上，活动改善，休息无改善。

2）腰椎在前后和侧屈方向活动受限。

3）胸廓扩展范围小于同年龄和同性别的正常值。

（2）放射学检查：骶髂关节炎分级标准同 1966 年纽约标准。

（3）诊断

1）肯定 AS：符合放射学诊断标准和 1 项以上临床标准。

2）可能 AS：符合 3 项临床标准，或符合放射学诊断标准但不具备任何临床标准。

3. 中国标准　1988 年第一届全国中西医结合风湿类疾病学术会议制订。

（1）症状：以两骶髂关节，腰背部反复疼痛为主。

（2）体征：早、中期患者脊柱活动有不同程度受限，晚期患者脊柱出现强直或驼背固定，胸廓活动减少或消失。双侧骶髂关节检查（如骨盆分离试验、骨盆挤压试验、骶髂关节分离试验）显示阳性结果。

（3）实验室检查：血沉多增快，类风湿因子（RF）阴性，HLA-B27 多强阳性。

（4）X 射线摄影检查：具有强直性脊柱炎和骶髂关节典型改变。

（5）分期

1）早期：脊柱活动受限，X 射线显示骶髂关节间隙模糊，椎小关节正常或仅关节间隙改变。

2）中期：脊柱活动功能受限甚至部分强直，X 射线显示骶髂关节锯齿样改变，部分韧带钙化，方形椎，小关节骨质破坏，间隙模糊。

3）晚期：脊柱强直或驼背固定，X 射线显示骶髂关节融合，脊柱呈竹节样改变（图 4-9-1）。

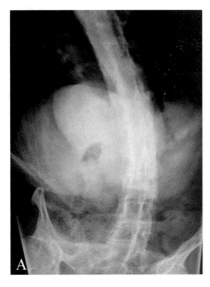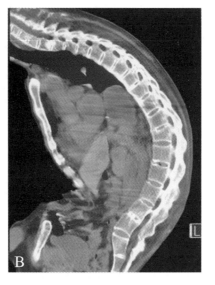

图 4-9-1　X 射线脊柱呈竹节样改变

　　上述诊断标准都强调腰痛、腰椎活动受限、胸廓活动受限和骶髂关节炎,只要注意这些要点,则本病的诊断并不困难。但由于本病多为隐袭性、慢性起病,早期影像学表现不确定,临床误诊漏诊率较高。因此,凡有急性或慢性腰及下背部疼痛、僵硬感的男性青少年,均应怀疑本病,必须尽早做骶髂关节 X 射线摄片检查以明确诊断。

 知识拓展

HLA-B27 在脊柱关节炎诊断中的应用价值

　　HLA-B27 属于 HLA-Ⅰ类分子,人们很早就发现 HLA-B27 的阳性表达与血清阴性脊柱关节病(SpA),尤其是强直性脊柱炎的发生有关。分析 HLA-B27 的表达情况不仅有助于 SpA 的早期诊断,而且可以进行病情严重程度的分析和预后的判断。SpA 患者有不同程度的眼、口腔、肠道、肺、心脏及肌肉病变,这类疾病具有一些共同的特点,例如:遗传易感因子主要为 HLA-B27;以肌腱－骨附着点炎症为基本的病理改变;常累及脊椎、骶髂关节和四肢大关节;类风湿因子阴性,如果疾病早期得不到控制可进展至脊柱强直或关节强直(脊柱和关节强直是 SpA 患者主要致残的原因)。早期诊断、及时治疗是减少 SpA 患者残疾发生的关键,故早期诊断尤为重要。

(四)功能障碍

1. 生理功能障碍

(1)疼痛:早期主要为腰痛,也可以表现为臀部、腹股沟酸痛,可以向下肢放射,少数病例也可以颈、胸痛首发。

(2)感觉功能障碍:脊柱病变严重可以使脊神经根受压而出现肢体相应部位感觉障

碍,如麻木、感觉过敏、感觉减退等。

（3）运动功能障碍：受累关节因为疼痛及关节强直、畸形等,可导致相应的运动功能障碍。

（4）心肺功能障碍：病变累及胸椎和胸肋关节将影响胸廓运动,致心肺功能下降。

（5）结构异常：驼背畸形最常见。患者如出现髋关节强直、挛缩,膝关节代偿性屈曲,可表现为鸭步步态。部分患者出现髋、膝关节屈曲强直、颈椎屈曲和驼背畸形,呈现一种特殊姿势,称为"乞讨姿势"。

2. 心理功能障碍　本病患者常伴有夜间痛,影响睡眠,长期睡眠状况差,加之病情反复持久,畸形、功能障碍等,影响日常生活及工作,易引起焦虑、抑郁、绝望、无助等心理功能障碍。

3. 日常生活活动能力受限　患者脊柱关节的疼痛、僵硬、畸形以及合并的心肺功能障碍等都将不同程度地影响日常生活活动能力。

4. 社会参与能力受限　因疼痛、畸形、活动受限等对患者的运动功能、心理功能和生活自理能力等产生影响,进而影响其社会参与及交往,生活质量也会相应减低。

（五）辅助检查

1. 影像学检查　放射学检查是诊断本病的关键。

（1）X射线片：X射线片显示软骨下骨缘模糊,骨质糜烂,关节间隙模糊,骨密度增高及关节融合。脊柱的X射线片表现有椎体骨质疏松和方形变,椎小关节模糊,椎旁韧带钙化以及骨桥形成。晚期广泛而严重的骨化性骨桥表现称为"竹节样脊柱"。耻骨联合、坐骨结节和肌腱附着点（如跟骨）的骨质糜烂,伴邻近骨质的反应性硬化及绒毛状改变,可出现新骨形成。

（2）CT和MRI：骶髂关节和脊柱MRI检查能显示关节和骨质的水肿、脂肪变性等炎症改变,以及周围的韧带硬化、骨质破坏、关节强直等,能够比CT更早发现骶髂关节炎。CT分辨力优于X射线。

2. 实验室检查无特异性指标　抗链球菌溶血素O及类风湿因子（RF）阴性；活动期可有红细胞沉降率、C反应蛋白、免疫球蛋白（尤其是IgA）升高。约90%的AS患者HLA-B27阳性。

 案例延伸1：

病史资料收集

1. 基本情况　李先生,男,25岁,2年前腰、髋关节不适,腰背晨僵,遇风遇冷疼痛加重,2个月前咳嗽时胸骨处剧痛。

2. 功能情况　翻身困难、弯腰活动受限、蹲起受限。

3. 辅助检查　X射线片示腰椎侧弯、骶髂关节炎。骶髂关节分离试验(+)，HLA-B27(+)，红细胞沉降率50mm/h，C反应蛋白20mg/L，抗链球菌溶血素O及类风湿因子阴性。

4. 临床诊断　强直性脊柱炎。

二、康复评定

（一）生理功能评定

1. 疼痛评定　采用视觉模拟评分法（VAS）或简化McGill疼痛问卷（SF-MPQ）进行疼痛评定此外，还可采用下列评定方法：

（1）脊柱痛评定：分为5个等级。

0分：严格的触诊和叩诊无疼痛。

1分：触诊和叩诊或活动时有轻度疼痛。

2分：触诊和叩诊或活动时有中度疼痛。

3分：轻度触诊和叩诊或活动时有疼痛，并有中度到重度的活动受限。

4分：轻度触诊和叩诊时及脊柱基本不动时也有不能耐受的疼痛。

（2）夜间痛评定：根据夜间疼痛发作的频率和程度分为4个等级。

0分：总体上无疼痛。

1分：有时有疼痛。

2分：经常疼痛或断断续续疼痛，通常影响睡眠。

3分：夜间持续疼痛，明显干扰睡眠。

2. 运动功能评定

（1）脊柱活动度的评定

1）借助方盘量角器，测量颈段、胸腰段脊柱前屈、后伸及左右侧曲的度数。

2）脊柱的后伸活动度：患者取俯卧位，两手撑地，保持骨盆接触地面，尽力上抬上身，测定胸骨上缘与地面的垂直距离。

3）指-地距离（脊柱前屈活动度评定）：患者直立，膝关节伸直，向前用力弯腰以中指触地，测量中指尖与地面距离，正常为0~10cm，距离越大，说明脊柱前屈功能障碍越严重。应注意髋关节病变将影响结果。

4）枕-墙距：测量颈、胸椎后凸度程度。患者直立，足跟、臀部紧靠墙面，测定枕部与墙面距离，正常中立位枕部与墙的距离为0，而颈椎活动受限和/或胸椎后凸畸形者该间隙增大。

5）Schober试验（腰椎活动度试验）：患者直立，在背部正中线与髂嵴水平交叉点向上10cm、向下5cm各做一标记，然后令患者在保持双膝伸直时尽量弯腰屈曲，测量两点间的距离，正常可增加4~8cm，如不足4cm说明腰椎前屈受限。

（2）关节活动度（ROM）检查：强直性脊柱炎常可累及髋关节和膝关节，出现关节疼痛、僵硬、活动受限，可用通用量角器进行关节活动度检查。

（3）胸廓活动度：通过测量胸廓呼吸活动差来了解胸廓的活动。在相当于第4肋间水平（女性乳房下缘）测定患者深呼气和深吸气时胸围的差值，正常时此值不低于2.5cm。

（4）步态分析：下肢关节受累时出现疼痛、关节挛缩畸形，常会引起步态异常，可表现为短腿步态、疼痛步态等。此外，下肢肌无力也可导致异常步态。

（二）心理功能评定

心理功能评定可采用汉密尔顿焦虑量表及汉密尔顿抑郁量表。

（三）日常生活活动能力评定

通过直接观察患者的实际操作能力和间接询问两种方式，对患者包括运动、自理、交流、家务活动和娱乐活动等方面的能力进行评定，从而判断患者活动受限的程度。日常生活活动能力评定可采用改良 Barthel 指数评定量表和功能独立测量量表（FIM）。

（四）社会参与能力评定

主要是生活质量评定，指人类个体在生理、心理、精神和社会方面的主观感觉和总的满意程度的评定。对 AS 患者生活质量的评价可采用中文版健康状况调查问卷（SF-36）。

 案例延伸2：

康 复 评 定

李先生目前诊断为强直性脊柱炎。

1. 生理功能评定

（1）疼痛评定：视觉模拟评分法（VAS）评分为 7 分，脊柱痛评分为 3 分，夜间痛评分为 2 分。

（2）运动功能评定：腰椎前屈 70°，后伸 20°，左右侧屈各 30°，左右旋转各 20°；指 - 地距离 15cm，枕 - 墙距 2cm，Schober 试验 2cm，胸廓活动度 2cm。

2. 心理功能评定　汉密尔顿焦虑量表（HAMA）评分为 18 分，汉密尔顿抑郁量表（HAMD）评分为 19 分。提示焦虑抑郁状态。

3. 日常生活活动能力评定　改良 Barthel 指数评定量表评分为 95 分，生活完全自理。

4. 社会参与能力评定　未评定。

三、康复目标制订

使患者对自身所患疾病形成正确的认识,能以积极的态度面对疾病;通过多种手段控制炎症,减轻疼痛,延缓病情进展,改善关节功能;尽量减少畸形,改善机体功能状态,使患者最大限度地独立生活和工作,保持心理健康,提高生活质量和适应社会的能力。

 案例延伸3:

康复目标制订

1. **短期目标** 缓解疼痛,延缓疾病进展。

2. **长期目标** ①改善关节功能,减少畸形;②防止肌肉萎缩和骨质疏松;③改善日常生活活动能力;④保持心理健康,提高生活质量和适应社会的能力。

四、康 复 治 疗

（一）物理治疗

1. **姿势疗法** 日常生活中正确的卧、坐、立、行姿势,对于防治脊柱及躯干大关节的畸形有着药物、理疗等无法替代的作用。

（1）站姿:保持躯体挺直,站立时下颌微收,肩部自然放松,腹部内收,髋、膝、踝关节取自然位。行走时应尽量保持挺胸、收腹和双眼平视前方。

（2）坐姿:宜坐硬靠背椅上,上身挺直收腹,尽可能向后靠紧椅背,将重心放于臀部和大腿上方。大腿与地面平行,膝部与大腿在同一水平面或略低,小腿与脚呈直角,两腿不要交叉,以避免脊柱扭曲。腰背部挺直,可在腰部垫一个长方形软垫,肩部朝后下方放松,头部挺直,下颌略内收,眼睛平视前方。避免坐矮凳或沙发,以免长时间处于弯腰姿势。

（3）睡眠姿势:宜睡硬板床,仰卧位优于侧卧位,不垫高枕,最好不垫枕头入睡,定期俯卧有利于畸形的预防和矫正。仰卧位睡觉时,可将一枕头放在膝下,可以减轻脊柱所受张力;如脊柱生理曲度已经消失或已有强直者,可于背部垫置一枕,以防或延缓脊柱后凸畸形的形成。侧卧睡觉时,将一只枕头夹在双膝间,以免髋部过分向前滑动,并将一只长枕头靠在胸前,俯卧位时,用一只软垫放在两脚下,另一只放在腹部下,使脊柱保持直线。

2. **物理因子治疗**

（1）微波治疗:可以局部镇痛,改善局部血液循环,促进炎症消散,采用非接触式辐射器,与体表距离为10cm,功率10~20W,每次10~15min,每天1次,5~10次为1个疗程。

（2）短波和超短波疗法:温热作用比较明显,对炎症的控制有良好治疗作用。多采用板状电极,患处对置或并置,微热或温热量,每次15min。若患处红、肿、热、痛明显,则采用无热量,每次10min,每天1次,根据病情决定治疗疗程,一般2周为1个疗程。

（3）低、中频电疗法:包括音频电疗法、调制中频电、干扰电疗法和经皮神经电刺激疗法（TENS）等方法,以减轻疼痛、促进炎症消散、松解粘连,并有利于骨骼肌锻炼等。采用板状铅板电极或粘贴电极于患处对置或并置,剂量为耐受量,每次治疗20~30min,每天1次,15~20次为1个疗程。

（4）红外线:利用红外线的温热作用,增加病变部位的循环,消除局部的水肿及炎症,有助于临床症状的缓解。多采用患处局部垂直照射,灯距50cm,温热量,每次20~30min。

（5）紫外线:照射脊柱、关节局部可起到消炎镇痛作用。3~5MED（紫外线照射生物剂量）,每天或隔天1次,3~5次为1个疗程。

（6）直流电离子导入疗法:将需要导入的药物置于与其离子极性相同的电极衬垫上,于患处对置或并置,剂量为耐受量,每次治疗20~30min,每天1次,15~20次为1个疗程。

（7）脊柱旋磁、局部磁片治疗:能减轻疼痛及炎症。

（8）蜡疗:可以增加病变部位的血液循环,消除局部水肿及炎症,缓解疼痛、僵硬等临床症状。蜡疗时常用蜡饼法,每次30~40min。治疗脊柱部位时,患者宜采用俯卧位,有利于防治脊柱后凸畸形。

（9）水疗法:利用水具有比热大、导热性强的特点,通过温热作用促进局部血液循环,减轻疼痛等,另一方面在水中可以进行适当的运动训练,利用水的浮力,在水中进行康复训练,这比在地面上进行更加轻便,效果更好。常用的水疗法有全身气泡浴和涡流浴,脊柱病变广泛或病变累积多个关节的患者可选择全身水浴或矿泉浴。全身气泡浴:患者仰卧于浴盆中,浴水面过患者乳头为宜,以减少水的机械压力压迫胸部影响心脏功能。浴水温度36~38℃,室温22~23℃,治疗时间10~20min,每天或隔天1次,15~20次为1个疗程。涡流浴:根据病变部位或数目选择合适的涡流浴装置,槽内注入2/3水量,水温37~42℃之间,治疗过程中患者应感觉舒适、无疲劳。每次15~20min,每天或隔天1次,15~20次为1个疗程。

3. 运动疗法　目的在于维持脊柱的生理曲度,防止畸形;保持良好的胸廓活动度,避免影响呼吸功能;防止因为肢体失用而引起肌肉萎缩和骨质疏松。应根据患者具体情况选择合适锻炼方法,进行长期、适当而有规律的锻炼,运动量需循序渐进增加,避免运动过量。

（1）脊柱功能锻炼:目的是保持脊柱的灵活性及正确的姿势,避免出现畸形。进行颈段和腰段脊柱的前屈、后伸、左右侧屈及左右旋转等各方向的运动锻炼,以保持脊柱的灵活性。脊柱功能锻炼以后伸运动为主,如举臂挺腰、屈腿挺腰、仰头挺胸、俯卧后伸、半身俯卧撑和伏地挺胸撑起运动等,也可指导患者坚持俯卧,或适当做俯卧撑、斜撑,利用自身体重矫正脊柱畸形。坐位或站立时保持收腹挺胸的习惯,练习背墙站立,以保持良好的姿势,防止脊柱畸形。

（2）维持胸廓活动度的运动：用于增加胸廓活动度，防止僵直，保护呼吸。维持胸廓活动度的运动主要有旋转呼吸运动、扩胸运动、呼吸运动等。定时做扩胸运动和呼吸操，主要以规律性呼吸训练和上背部伸展体操相结合，进行深呼吸练习，随着呼吸节律做扩胸运动，如双臂外展扩胸或双臂上举扩胸时吸气，还原时呼气，以保持胸廓活动度和增加肺活量，防止胸廓僵硬，影响呼吸功能。

（3）四肢关节活动度训练：主要包括髋关节、肩关节、膝关节的活动。髋关节活动以屈曲为主，肩关节活动以肩上提和肩胛内收为主，膝关节活动可以通过下蹲运动与髋关节共同完成。可指导患者长期坚持做爬行锻炼，练习四肢及关节的活动功能；也可于床上仰卧位或扶持其他固定物做屈髋、屈膝运动，练习髋伸肌和外旋肌，以保持髋关节功能。此外，在主动运动的同时也可以结合关节持续被动活动练习器对病变关节进行活动度训练。

（4）耐力训练：周期性、节律性有氧运动有助于改善机体的柔韧性，防治畸形及提高整体运动能力，从而提高日常生活活动能力。强直性脊柱炎患者多采用中等强度的运动，一般取 50%~70% 年龄预计最大心率（220- 年龄）为靶心率。游泳是比较适合强直性脊柱炎患者的一项综合全面的项目。游泳运动可将心、肺与四肢、腰部功能训练等有机结合起来，同时由于浮力的作用，有利于肢体的运动，还能引起脊柱的运动伸展。此外，在水中进行运动阻力较小，可以减少疼痛，水的机械按摩作用有助于血液和淋巴回流，有利于减轻水肿，提高神经的兴奋性。但运动时应注意水温，以免因关节受凉而加重炎症，造成疾病的反复。

（5）多模式运动疗法：主要包括有氧运动、伸展运动和肺部运动。该疗法总共运动50min，分别是 15min 的热身运动（包括 10min 的台阶运动和 5min 的伸展练习）、20min的低张力踏步有氧运动及 15min 的降温运动（包括 10min 的扩胸运动和 5min 的伸展运动）。使患者胸廓活动度、颌胸距、脊柱前屈活动度、枕墙距、肺活量及劳动能力有明显的改善。

（6）关节松动技术：根据各关节疼痛和活动受限程度不同，选择适当的手法和分级。

（7）肌力训练：主要是进行腰背部强化练习，锻炼躯干肌特别是腰背部肌肉的力量。该运动也有助于维持脊柱的正常曲度，避免畸形。

（二）作业治疗

对部分脊柱强直和髋关节功能障碍的患者，应训练其穿脱衣裤、行走、下蹲、弯腰、如厕及上下楼梯等日常活动，以改善关节功能，减少畸形。在日常生活活动中患者应尽量保持脊柱的功能位，使用倾斜式工作台，使双眼与操作面平行，避免脊柱的屈曲。当患者出现下蹲、弯腰困难从而引起如厕困难时，应注意对环境的改造，必要时使用辅助器具以帮助完成日常活动，如使用长把鞋拔穿鞋。

（三）康复辅具

合理地使用矫形器可以帮助患者缓解疼痛，稳定和保护关节，预防和矫正畸形。本病累及下肢关节时，可以发生行走困难，使用助行器可以减轻脊柱、髋、膝、踝等负重关节的压力,帮助患者及早康复,进一步避免因失用而导致肌肉萎缩。关节疼痛时可以使用矫形器进行固定,但佩戴过程中,不应忽略关节的活动,以免因失用而使肌肉进一步萎缩、无力。脊柱矫形器用于防止脊柱后凸畸形的作用可疑,长期佩戴矫形器,会加重腰背肌肉的萎缩及无力,使脊柱的活动度减少更见明显,骨质疏松更加严重,从而增加了骨折的风险性。

(四)传统康复治疗

传统康复治疗具有调和气血、活血通络、扶正祛邪、消炎止痛的作用。

1. 针刺疗法　取穴主要以华佗夹脊、督脉和膀胱经为主,常用穴位是腰夹脊、大椎、至阳、命门、肾俞、气海俞、大肠俞、委中、秩边、承扶、承山、昆仑等。患者仰卧位或坐位,暴露出颈、胸、腰背部的皮肤,常规消毒后,毫针刺入 1~1.5 寸(1 寸 =3.333cm),针尖向脊柱方向透刺,每次 25min,每天 1 次,10 次为 1 疗程。

2. 艾灸疗法　艾灸法是祖国医学独特的治疗方法,简单易操作。目前主要的灸法有长蛇灸(又称为"铺灸")、隔物灸、温针灸、药物灸等。

3. 其他　其他疗法主要有拔罐疗法、刺络拔罐疗法、刮痧疗法等。

(五)心理治疗

及时恰当的心理治疗可以消除患者的心理障碍,树立起战胜疾病的信心。患者常用的心理干预措施包括疾病知识教育、心理支持和疏导、自我放松技术、心理应激处理和心理咨询。

(六)药物治疗

1. 非甾体抗炎药(NSAIDs)　对非甾体抗炎药敏感是强直性脊柱炎的特征之一。这类药物起效较快、能在较短时间内控制症状,可迅速改善患者腰背部疼痛和发僵,减轻关节肿胀和疼痛,增加关节活动范围,对早期或晚期 AS 患者的症状治疗都是首选的,是应用最广泛的药物。要评估某个特定的非甾体抗炎药是否有效,应持续规则使用同样剂量至少 2 周。若 1 种药物治疗 2~4 周疗效不明显,应改用其他不同类别的非甾体抗炎药。在用药过程中应监测药物不良反应并及时调整。常用的非甾体抗炎药包括布洛芬、萘普生、双氯酚酸、吲哚美辛、美洛昔康、尼美舒利等。

2. 糖皮质激素　糖皮质激素具有很强的消炎、镇痛作用,但不能控制本病的病情发展,且有较多的副作用,所以长期使用弊大于利,尤其是晚期患者常并发严重的骨质疏松,所以本病原则上不宜长期使用糖皮质激素,尤其不宜大、中剂量长期使用。

3. 慢作用药物　这类药物起效较慢,需要用药 1~3 个月才发生作用,所以称为慢作用药物,常用的药物有柳氮磺吡啶、甲氨蝶呤等。

4. 中药　本病属于祖国医学痹症"骨痹"范畴,中药治疗强直性脊柱炎有不少报道,一般以补肾、祛风散寒为主,辅以化湿通络、活血止痛。

5. 生物制剂　TNF-α 拮抗药是目前治疗强直性脊柱炎的最佳选择,有条件者应尽量选择。它的特点是起效快,抑制骨破坏的作用明显,对中轴及外周症状均有显著疗效,患者总体耐受性好。

6. 植物药　雷公藤多苷有抗炎镇痛作用,疗效较好,服用方便。副作用有胃肠道反应、白细胞减少、月经紊乱及精子活力降低等,停药后可恢复。

 案例延伸4:

康复治疗方案

1. 缓解疼痛　口服非甾体抗炎药;应用物理因子治疗,如水疗、蜡疗、微波和超短波等治疗。
2. 姿势疗法　改善站姿、坐姿和睡眠姿势。
3. 运动疗法　自我牵伸改善脊柱及四肢关节的活动度;关节松动训练;肌力训练;耐力训练。
4. 作业疗法　进行吃饭、穿衣、如厕等日常生活活动能力训练。
5. 心理治疗　进行心理疏导,树立战胜疾病的信心。

五、健 康 教 育

积极有效的健康教育不仅有助于强直性脊柱炎患者的早期诊疗,还可以帮助患者改变不良生活方式,以良好的心态坚持长期正规的治疗,延缓畸形的发生发展,降低致残率。

1. 帮助患者了解强直性脊柱炎的发生、发展,认识到治疗的意义及长期性,从而充分调动患者的积极性,让患者主动自愿地参与治疗。
2. 帮助患者了解药物可能发生的副作用及正确处理方法,从而避免不必要的停药及不良后果的发生。
3. 鼓励和促进患者之间相互交流沟通,加强相互有效经验的吸取。
4. 培养患者养成定期测量身高的习惯,及早发现脊柱弯曲。
5. 指导患者在生活中采取正确合适的卧、立、坐、行姿势,有利于预防和矫正畸形。
6. 鼓励患者保持积极乐观的精神,正确处理各种人际关系。

> **小结**　强直性脊柱炎是以骶髂关节和脊柱中轴关节慢性炎症为主,也可累及内脏及其他组织的慢性进展性风湿性疾病。强直性脊柱炎一般预后较好。通过康复治疗能使患者对自身所患疾病形成正确的认识,能以积极的态度面对疾病;通过多种手段控制炎症,减轻疼痛,延缓病情进展,改善关节功能;尽量减少畸形,改善机体功能状态,使患者最大限度地独立生活和工作,保持心理健康,提高生活质量和适应社会的能力。

思考与练习

1. 强直性脊柱炎的临床表现有哪些?
2. 强直性脊柱炎患者运动疗法的目的是什么?
3. 简述强直性脊柱炎运动功能的评定方法。

(王　颖)

第十节　类风湿关节炎康复

学习目标

1. 具有基本的类风湿关节炎的康复思维与素养,具有尊重患者、关爱患者、保护患者隐私的职业素质,养成刻苦钻研、精益求精的职业精神。
2. 掌握类风湿关节炎的概念、临床表现、康复治疗。
3. 熟悉类风湿关节炎的辅助检查、康复评定、健康教育。
4. 了解类风湿关节炎的病因、病理与分期。
5. 学会应用各种评定技术和治疗技术对类风湿关节炎患者进行康复评定、康复治疗。能与患者进行良好沟通,开展健康教育;能与相关医务人员进行专业交流与团结协作开展康复治疗工作。

导入案例

案例情景

患者张某,女,45岁,双手指间关节及足趾关节疼痛、肿胀反复发作3年多,加重1周。患者双手指间关节疼痛、肿胀,累及掌指关节,足部跖趾关节也有疼痛肿胀症状。每天晨僵持续1h,伴全身疲乏,食欲不振。查体:双手及足部近端指关节肿胀,手部呈天鹅颈样畸形,实验室检查:类风湿因子(RF)阳性。MRI检查:近端指间关节滑膜炎,软骨破坏严重,关节畸形。

工作任务:

1. 请对该患者进行康复评定。
2. 请为患者制订康复目标。
3. 请精准为患者做康复治疗。

类风湿关节炎是一种以对称性、侵蚀性多关节炎为主要特征的自身免疫性疾病,表现为自身免疫反应导致的关节晨僵、肿痛,以及发热、多系统炎症,并遗留有关节畸形、类风湿结节、活动障碍等。

本病为一种反复发作性疾病,可发生于任何年龄,以45岁左右青壮年最常见,致残率较高,女性发病率高于男性。炎症以四肢近端指间关节多见,左右对称,会累及周围关节,关节晨僵时间长。

本病患者大约有10%在短暂发作后会自行缓解,不留后遗症。有大约15%的患者在1~2年内病情迅速进展,发生关节与骨的明显破坏;大多数患者的表现是发作与缓解交替,多年后出现轻重不等的关节畸形与功能受限。

一、病 史 收 集

(一)发病原因

本病病因至今尚未明确,可能与某些细菌、支原体、病毒感染后引起的自身免疫有关,但是多数患者患病前常无明显诱因可查;同时,该疾病表现出一定的遗传高发性。

(二)分期

1. 急性活动期　以关节的急性炎症表现为主,关节晨僵、疼痛、肿胀及功能障碍十分明显,全身症状较重,常有低热或高热。

2. 亚急性活动期　关节晨僵,肿痛及功能障碍较明显,全身症状多不明显,少数可有低热。

3. 慢性迁延期　关节炎症表现较轻,可伴不同程度的关节僵硬或畸形。

4. 稳定期　关节炎症表现不明显,疾病处于静止阶段,可留下畸形并产生不同程度的功能障碍。

 知识拓展

类风湿关节炎的病理机制

当某些免疫抗原进入人体后,引起细胞免疫反应,产生免疫球蛋白、C反应蛋白和抗角蛋白抗体、抗环状瓜氨酸抗体等,各种蛋白抗体相互结合形成免疫复合物,经补体激活后诱发各部位的炎症,表现在关节滑膜的炎症性渗出和增生进而造成关节破坏、血管壁炎症性渗出和内膜增生造成血管炎、皮下非特异性坏死性肉芽肿形成类风湿结节。炎症还会引起低热、乏力、全身不适。

(三)临床表现

类风湿关节炎的起病多隐匿而缓慢,关节症状出现前,可出现数周以上不典型的前驱症状,如乏力、低热、食欲减退、手足发冷。

1. 关节症状及体征　类风湿关节炎主要侵犯手、腕、足、踝、肘、肩等具有滑膜组织的可动关节,最先发生在手部和腕部,典型表现为对称性多关节炎症。

（1）晨僵:病损的关节在夜间长时间休息不活动,于早晨起床后出现较长时间的僵硬,如黏着样的感觉,称之为晨僵。约95%以上的类风湿关节炎患者均可出现晨僵且持续时间常大于1h。晨僵还常伴有肢端或指(趾)发冷和麻木感。晨僵持续时间与程度比其他关节炎要明显,更是作为类风湿关节炎活动期评定的指标之一。

（2）关节肿胀和疼痛:疼痛是类风湿关节炎最早的关节症状,多呈对称性、持续性钝痛或胀痛,然后才出现肿胀和晨僵。最常侵犯的关节依次是腕、近端指间关节、掌指关节、跖趾关节,其次是膝、踝、肘、肩、髋等关节。关节周围软组织炎症以及关节腔渗出增多导致关节呈梭形肿胀,特别是手部指间关节被称为梭状指,是类风湿患者的典型症状之一。关节肿胀时可伴有皮温增高,但皮肤很少发红。

（3）关节畸形和功能障碍:多见于中晚期患者的手部。多由于炎症导致的关节软骨破坏和肌肉、肌腱、韧带受损,使得关节不能保持正常位置,出现包括腕关节掌侧半脱位、手指尺侧偏斜、屈曲畸形、天鹅颈畸形(掌指关节屈曲,近端指间关节过伸,远端指间关节屈曲)等,同时引起该关节功能障碍。部分患者还会累及膝、肘、肩、髋、颞颌关节或颈椎。

2. 关节外症状及体征

（1）类风湿结节:出现于20%~30%的患者,结节直径约0.2~3cm,质硬,无压痛,多位于关节隆突部及经常受压处(如肘关节鹰嘴突),结节可黏附于骨膜、肌腱或腱鞘上,多出现于类风湿因子效价高的患者,多反映病情有活动性,是本病较特异的皮肤表现。

（2）类风湿血管炎:血管炎由免疫复合物引起,多发生于病情较重、关节炎表现明显、类风湿因子效价高的患者。肢体末端动脉炎可表现为甲床裂片样出血、指端坏死、小腿溃疡等,病情较重者可累及多个脏器。侵犯肺部可出现胸膜炎、肺间质性病变。心脏受累时最常见的是心包炎。

（3）其他:部分患者可出现干燥综合征和小细胞低色素性贫血等。类风湿关节炎对脊柱的损害局限于颈椎,但是当继发骨质疏松时,严重者会出现胸椎压缩性骨折,导致胸廓变形,影响肺功能。

（四）功能障碍

类风湿关节炎患者的主要功能障碍体现在关节运动功能上,由于晨僵严重和运动功能障碍,特别是关节的肿大畸形,可影响到日常生活受限和社会参与能力受限,进一步引起患者的焦虑或抑郁,出现心理功能障碍。

1. 生理功能障碍

（1）运动功能障碍:患者关节晨僵导致每天早上活动不适;晚期患者出现关节畸形,

如手部"天鹅颈畸形""尺侧偏斜";膝、肘多固定在屈位,肩、髋关节受累时各方向活动均可受限。除了四肢关节外,颞颌关节及颈椎也有累及。这些都造成了患者关节的运动障碍。

（2）疼痛:关节疼痛时轻时重,多为对称性,以小关节为主,疼痛时可伴有晨僵及关节的肿胀。关节局部有压痛,伴有关节肿胀时更为明显。受累关节可伴有色素沉着。

 知识拓展

类风湿关节炎与一般骨关节炎的鉴别

类风湿关节炎是免疫性疾病,常累及多个小关节,晨僵严重;一般骨关节炎以累及单个稍大关节为主,晨僵较轻。

类风湿关节炎呈对称性发病;一般骨关节炎可为单侧发病或双侧炎症轻重不一。

类风湿关节炎类风湿因子阳性多见;一般性骨关节炎类风湿因子为阴性。

类风湿关节炎部分患者会出现类风湿结节和多系统炎症;一般骨关节炎无类风湿结节且不会累及其他系统。

类风湿关节炎发病年龄从30岁至60岁不等;一般骨关节炎多见于50岁以上或由外伤后继发。

2. 心理功能障碍　患者由于病情反复、功能受损严重,常产生焦虑、无助、绝望、依赖等心理障碍。各种症状常有夜晚较轻白天严重等特点。

3. 日常生活活动能力受限　类风湿关节炎患者由于晨僵和关节畸形,运动功能障碍,影响患者的日常生活活动能力,严重者生活不能自理。

4. 社会参与能力受限　类风湿关节炎患者的运动功能、心理功能以及日常活动能力出现不同程度下降,进而影响患者的社会参与和社会交往,大多数患者职业能力受到不同程度限制,部分患者甚至完全不能参加工作,降低了生活质量。

（五）辅助检查

1. 血液检查　活动期红细胞计数及血红蛋白降低,血小板计数可增高,血沉增快,C反应蛋白增高,白细胞计数可正常;抗环状瓜氨酸（CCP）抗体阳性。70%患者血清中可测到IgM型类风湿因子（RF）阳性,但其非特异性抗体,RF阳性也见于系统性红斑狼疮、系统性硬化病等自身免疫性疾病。

2. 影像学检查

（1）关节X射线摄影检查:以手及腕关节的X射线摄影检查最具价值,对该病的诊断、分期、康复评定有重要意义,主要表现为骨侵袭性改变。后期由于关节软骨被破坏,X射线摄影检查可显示关节腔变窄、关节脱位、畸形,存在骨质疏松。X射线摄影检查的缺点是不易发现早期病变。

（2）MRI检查：能较早发现病变,可观察到关节腔变窄,关节局部软骨缺损,滑膜炎症肿胀增生,晚期可发现多个游离体。

 知识拓展

滑 膜 炎

滑膜炎是指滑膜受到刺激产生炎症,造成分泌液失调形成积液的一种关节病变。常见的滑膜炎有两种：非特异性滑膜炎和特异性滑膜炎等。类风湿关节炎的病理表现为小关节滑膜炎改变。当关节受外在性和内在性因素影响时,滑膜发生反应,引起充血或水肿,并且渗出液体,表现为关节肿胀、疼痛、关节腔积液、活动受限等。若不及时治疗,会影响关节正常活动,并造成关节的破坏甚至病废。

 案例延伸1：

病史资料收集

案例中张某的诊断是类风湿关节炎。其病史收集如下：

1. 双手指间关节及足趾关节疼痛、肿胀反复发作3年多,加重1周。

2. 每天晨僵持续1h。

3. 查体：双手及足部近端指关节肿胀,手部呈天鹅颈样畸形。

4. 实验室检查：类风湿因子（RF）阳性,MRI检查提示近端指间关节滑膜炎,软骨破坏严重,关节畸形。

二、康 复 评 定

（一）主观评定

1. 一般情况评定　一般情况包括患者的性别、年龄、职业、家庭成员,以及发病时间、现病史与既往史、临床诊断、主要系统脏器功能状态等。

2. 疼痛评定　疼痛是骨关节最早、最显著的症状,常用评定方法包括视觉模拟评分法（VAS）、数字疼痛评分法、口述分级评分法、麦吉尔疼痛调查表。

3. 个人及环境因素评定　基于作业治疗,对患者所处环境进行评定,分析引起作业受限的个人和环境因素,从而可针对性地对个人和环境采取干预措施,促进患者的作业表现。个人及环境因素包括患者的爱好、职业、所受教育、经济条件、家庭环境。

（二）客观评定

1. 类风湿关节炎活动期的评定　本病是否在活动期,可以参照以下指标:

（1）晨僵持续 1h 以上。

（2）6 个关节以上有压痛或活动时有疼痛。

（3）3 个以上关节有肿胀。

（4）发热 1 周以上,体温高于 37.5℃。

（5）血沉 >27mm/h。

（6）类风湿因子测定 1∶40 以上（免疫乳胶法）。

以上指标中,前 4 项中有 3 项及后 2 项中 1 项为阳性可确定为活动期。

2. 运动功能评定

（1）关节活动度的测量:关节活动度的测量是类风湿关节炎功能评定的重要方面,可以了解患者的日常生活活动是否受到影响,从而帮助康复医师对患者的预后进行评估并制订康复方案。可用角度计或量规器测量,左右对比,主动关节活动与被动关节活动对比。

（2）肌力评定:肌力测定反映受累关节周围肌肉的状态。类风湿关节炎患者的肌力评定一般采用徒手肌力测定法以及采用握力计测量手指关节的握力。测定时要注意规范化,最好由同一治疗师测定治疗前后的肌力,在关节有明显疼痛、肿胀或关节活动度明显受限、关节明显畸形时不宜进行肌力测定。

（3）步态评定:下肢关节受累的患者会出现异常步态,包括疼痛步态、髋关节活动受限步态和关节挛缩步态等。疼痛步态主要表现为患肢的支撑相缩短,健肢摆动速度加快,步长缩小。关节活动受限步态:髋关节活动受限步态表现为步幅减小,步态拘谨。关节挛缩步态:如单侧踝关节挛缩,患肢出现马蹄足,行走时患肢在摆动相过度屈髋屈膝以替代屈踝不能,或出现类似偏瘫患者的画圈步态;膝关节挛缩多为屈曲挛缩,患者单侧挛缩步态表现为短肢步态。

3. 心理功能评定　类风湿关节炎患者由于关节疼痛、肿胀、畸形会影响其活动和日常生活,容易产生焦虑、抑郁等心理问题,可采用汉密尔顿焦虑量表、抑郁量表进行评定。

4. 日常生活活动能力评定　可采用如下几种评定:

（1）功能活动分级评定

Ⅰ级:关节功能完整,一般活动无障碍。

Ⅱ级:有关节不适或障碍,但尚能完成一般活动。

Ⅲ级:功能活动明显受限,但大部分生活可自理。

Ⅳ级:生活不能自理或卧床。

（2）体征分级评定

0 级:无疼痛、无压痛、无肿胀、无晨僵。

Ⅰ级:不活动时无,活动时有轻度疼痛;压迫时患者诉有疼痛;关节肿胀,但尚未超过关节附近骨突出部；晨僵时间在 1h 之内。

Ⅱ级：不活动时亦疼痛，活动时疼痛加重；压迫时不仅诉痛，尚有畏惧表情或缩回该关节；肿胀明显与骨突出部相平，软组织凹陷消失；晨僵时间在 1~2h 之内。

Ⅲ级：疼痛剧烈，关节活动因疼痛而明显受限；患者拒绝医生作压痛检查；关节高度肿胀并高出附近的骨突出部；晨僵时间大于 2h。

（3）Fries 功能障碍调查表评定：该表共有 8 个大项目：穿衣打扮、起立、进食、步行、梳洗、上肢上举、手的功能、活动。每项里有若干小项目，患者能无困难完成为 0 分，有困难完成为 1 分，需要帮助为 2 分，不能完成为 3 分。分值越高，功能受限越严重。

（4）功能病损信号评定量表（表 4-10-1）：该表包括手功能、上肢功能、下肢功能测定 3 个大项，每项有 3~4 个具体完成活动，能完成为 0 分，部分完成为 1 分，不能完成为 2 分。总分越高，病损程度越重。

表 4-10-1　功能病损信号评定量表

部位	方　　法	评分
手	1. 能握住直径 6cm（女性）或 8cm（男性）的管子，手指与手掌均能紧贴管壁	0
	手指能紧贴管壁，手掌不能	1
	仅能用 1~4 个手指抓住	2
	2. 手指能握紧铅笔	0
	手指能握紧直径 2.5cm 的管子	1
	手指不能紧握物体	2
	3. 拇、示指能对指并成圆形	0
	拇、示指能对指并成半圆形	1
	拇、示指不能对指	2
	4. 拇指可对掌并达到小指掌指关节处	0
	拇指可对掌并达到示指掌指关节处	1
	拇指不能对掌达到小指掌指关节处	2
上肢	1. 肩外展 90° 时屈肘，手能触及颈部棘突	0
	肩外展 <90° 时屈肘，手能触及颈部棘突	1
	不能完成以上动作	2
	2. 肘屈曲 90°，前臂处于正中位并旋后时整个手背能平放在桌面	0
	肘屈曲 90°，前臂处于正中位并旋后时第 4~5 掌指关节能平放在桌面	1
	不能完成以上动作	2
	3. 肘关节伸直可达 180°	0
	肘关节不能完全伸直，≤5°	1
	肘关节不能完全伸直，>15°	2

部位	方　　　法	评分
下肢	1. 坐位时足跟能放在对侧膝上	0
	坐位时足跟能放在对侧小腿中部	1
	不能完成上述动作	2
	2. 膝关节伸直达 180°	0
	膝关节不能完全伸直,≤10°	1
	膝关节不能完全伸直,>10°	2
	3. 单侧赤足站在一下方垫有直径 40cm 圆柱体的木板上,能使木板倾斜并使木板侧缘触地	0
	能使木板倾斜,但不能使木板侧缘触地,距离 <20cm	1
	不能完成上述动作	2
	4. 能完成起踵动作且无疼痛	0
	能完成起踵动作但有疼痛	1
	不能完成上述动作	2

5. 社会参与能力评定　一般包括生活能力评定,可采用生存质量问卷等对其生活质量进行评定。

案例延伸2:

康 复 评 定

案例患者的诊断:类风湿关节炎。对其评定如下:

1. 疼痛评定　视觉模拟评分法(VAS)评分为 5 分。

2. 主动关节活动度　手部呈天鹅颈样畸形,手指及掌指关节活动受限。

3. 肌力评定　双手握力 4 级。

4. 功能活动分级Ⅲ级,体征分级Ⅱ级,步态基本正常。

5. 基本日常生活活动能力评定　基本日常生活活动能力评定评分为 70 分,生活部分依赖,家住 9 楼,有电梯。

6. 兴趣爱好　唱歌。

三、康复目标制订

类风湿关节炎的康复要做到解除疼痛、控制炎症、保持受累关节的正常功能、预防或改善功能障碍,保护关节免受进一步破坏或外加损伤。在疾病的不同时期,康复的重点是不一样的。急性期康复治疗的重点是关节休息,尽可能使关节处于接近功能位的舒适位置上,以减轻疼痛、控制炎症、避免关节负重;亚急性期应注意维持关节活动度,进行适当的主动和被动运动,以不加重疼痛为度;慢性期以预防和矫正畸形为主,可以通过体力训练,增加关节活动度和增强肌力等手段来实现。

具体目标可包括以下几点:

1. 减轻疼痛,消炎消肿,延缓关节功能障碍。

2. 预防并解除组织粘连,维持关节活动度。

3. 增强肌力及全身耐力,保护关节,减轻受累关节负荷,防止关节挛缩和肌肉萎缩。

4. 改善日常生活活动能力,提高生活质量,回归社会。

 案例延伸3:

康复目标制订

结合前期患者类风湿关节炎的评定结果,综合分析其功能,结合患者及其家属的期望拟定出以下康复目标:

1. **短期目标** ①缓解和消除疼痛;②抗炎、抗风湿,改善全身疲乏不适症状。

2. **长期目标** ①增强肌力,防止手足关节畸形和肌肉萎缩;②恢复关节活动度,恢复关节功能;③恢复正常握力及行走功能,提高生活质量,重新回归参与社会活动。

四、康复治疗

(一)物理治疗

1. **温热疗法** 能改善局部血液循环,加速炎症消退,缓解肌肉痉挛。温热疗法对类风湿关节炎的晨僵也有效。可分为全身应用和局部应用。全身温热疗法主要方法有温泉浴、热水温浴、全身热泥浴、哈巴德水槽浴、全身或半身热泥湿布等。全身热疗传入的热度较大,对全身的影响也较大。对于身体衰弱、体温 >38℃、出血倾向明显、贫血严重、疾病急性期、非代偿性心脏病等病患慎用。局部热疗主要方法有蜡疗、中药熏蒸等。关节温度升高至 35~36℃时,可激活关节内的软骨降解酶,破坏关节软骨。因此,在急性期禁用。

2. **冷疗** 可以镇痛、降低肌张力、缓解肌肉痉挛、减少炎性渗出、抑制滑膜中的胶原酶活性等。急性炎症时关节局部适合冷疗不适合做热敷。冷疗方式有冰、冰袋、冷泉、冷水浴、氯乙烷、液氮冷冻喷雾等。

3. **电疗** 包括直流电离子导入、低中频脉冲电治疗、高频脉冲电治疗。直流电离子导入：适用于浅表的小关节，可用2%~2.5%的水杨酸（阴极）、蜂毒（阳极）、0.1%的草乌（阳极）、0.02%的组胺（阳极）、吲哚美辛（阴极）等导入；中低频脉冲电治疗：可以提高痛阈，缓解疼痛，防治肌肉萎缩。包括经皮电刺激、干扰电治疗、正弦调制中频电治疗。高频脉冲电治疗：可以改善局部血液循环，消炎，镇痛，降低肌张力。高频脉冲电治疗可在组织深部产热，故宜用无热量。

4. 光疗　急性期可用紫外线照射。在穴位处应用激光照射治疗。

5. 运动治疗

（1）关节主动运动：对病变关节进行主动活动时，应在关节能承受的疼痛范围内进行。运动初始会有轻微疼痛，但坚持运动会改善血液循环而消除局部淤血，多数能收到良好的止痛效果。运动量因人而异。如果训练后疼痛和疲劳持续1~2h，意味着运动量过大，应慎重。患者过于虚弱或关节活动度受限时，可采用关节主动助力运动。

（2）关节被动活动：在急性期，为防止关节活动度受限，关节挛缩，应对关节进行被动活动，动作要轻柔，并避免可能导致关节畸形被动加重的活动，活动频率每天2~3次即可。

（3）肌耐力训练：在慢性期关节炎症消退后进行。

（4）肌力的训练：类风湿患者可因疼痛而不坚持活动，继而导致失用性萎缩和肌力下降，可做肌肉的等长收缩和抗阻力的主动运动。

（5）牵引训练：关节在急性炎症期不适宜。在慢性期，关节周围肌肉、肌腱、关节囊有挛缩时，可应用关节牵引。行关节牵引时可导致关节酸痛，但不应产生肌肉痉挛。关节牵引训练之前可使用热疗，效果更佳。

在急性期，制动的关节周围肌肉应做等长肌肉收缩，防止肌萎缩。等长收缩的强度、频率随病情好转可逐步增加，但前提是不加重关节的疼痛。

在慢性期，在关节炎症稳定后，为增加肌力，可进行等张肌力训练。包括应用高阻力低重复法：负荷逐渐增加至最大负荷量；恒定负荷重复法：采用恒定负荷量，重复训练，直至肌肉疲劳。

（二）作业治疗

在炎症稳定后，开始进行作业训练。主要是进行维持日常生活活动的训练。包括进食、梳洗、更衣、写字、一些家务劳动等的训练。在训练中应注意：

1. 减少用力　家居使用的器皿应轻便，例如使用塑料餐具；应用购物车或小型推车搬运物品；避免长时间站立，在坐位进行较长时间的家务活动，如择菜等；避免蹲位大便，使用坐便器。

2. 避免小关节用力　尽量使用较大的关节来替代小关节的活动，女性最好使用肩挎包而不是用手拎包；洗浴时用手将毛巾挤压而非拧干；使用开瓶器拧开瓶盖，避免手指扭动的动作；双手握住水杯喝水而非用一只手抓住水杯柄饮水；起身时，用手掌支撑体重。

3. 避免一种姿势保持时间过长　一种姿势保持时间超过10min后，应变换姿势或做相应的牵伸活动。

在作业治疗中,对于日常生活活动困难的患者,可使用自助具改善。例如:应用长柄取物器,穿衣棒、穿鞋棒、粗柄食具等。下肢作业应包括站立、行走、蹲下、上下阶梯等,上肢作业包括矫正和预防关节畸形的作业。在进行作业治疗时要避免任何可能加重关节畸形的作业。作业治疗以下午开展更适宜。

(三)康复辅具

矫形器的使用对类风湿关节炎患者是必要的。在急性期,矫形器的使用目的是固定病变关节于功能位,慢性期,矫形器主要应用于畸形的预防和矫正。上肢常用矫形器有分指圆锥、依托性手夹板(制动腕、手指)、功能性腕夹板(防止腕关节屈曲)、腕关节尺偏夹板(防止腕关节尺侧偏)、鹅颈矫形器(防止近端指间关节过伸)。下肢常用矫形器有踝足矫形器、Swedish 膝架(控制膝关节不稳定)、各种矫形鞋(治疗足内外翻、足弓塌陷等)、跖骨垫(避免跖趾关节的负重,减轻疼痛)。

(四)心理治疗

应进行适当的心理治疗。康复医师与治疗师在治疗患者时,应帮助患者树立信心,鼓励患者。

(五)急性期康复护理

1. 体位护理　安静制动很重要。分为全身和局部制动。急性期尤其需要全身制动,类风湿关节炎患者急性期应卧床休息。但卧床休息 3 周以上会导致失用性萎缩、体力下降、骨质疏松、心肺功能降低等,因此,务求在短时期内控制病情。同时,卧床休息时要注意良好的体位,避免畸形和残疾的发生,应要求患者低枕卧位,床垫不能过软,以防双髋屈曲畸形,膝关节在伸直位,踝关节处于中立位,肩关节外展略前屈,肘关节屈曲,前臂旋前30° 左右,腕背屈 10° 左右。局部病变关节的制动:局部病变关节为防止畸形发生,采用夹板或支具制动,使之处于功能位。四肢主要关节的功能位见表 4-10-2。

表 4-10-2　四肢主要关节的功能位

关节	功能位
髋关节	伸直位,无旋转
膝关节	屈曲 15° 左右
踝关节	背屈 90°,无内外翻
肩关节	外展 60°,屈曲 45°,无内外旋
肘关节	屈曲 90° 左右,前臂无旋前旋后
腕关节	背伸 40° 左右,轻度尺侧偏
掌指关节与指间关节	略屈曲,屈曲度从示指到小指渐增
拇指	外展对掌,虎口张开

即使是急性期,所谓的安静制动也并非是"完全不动",必须要保证适当的运动,即"安静和运动的动态平衡"。

2. 生活护理　类风湿关节炎患者疼痛和关节活动受限,日常生活活动能力受到影响,需要帮助与指导。对运动功能受限严重而制动的患者,要预防压疮。对下肢功能严重受限者,强调防止跌倒、骨折。本期的康复治疗还可以进行家庭、社区的环境适应训练,并根据患者的需求,对家庭环境进行必要的、可能的改造。

(六)药物治疗

药物治疗分两大类:第一类为非特异性对症治疗药,包括肾上腺糖皮质激素及非甾体抗炎药,如吲哚美辛、丙酸衍生物(如布洛芬、萘普生)、吡罗昔康等。第二类药为改变病情药或慢作用药,包括金制剂、青霉胺、雷公藤、免疫抑制剂、左旋咪唑、氯喹等。

中药治疗可依据辨证论治的原则用药。如湿热证治宜清热利湿、活血通络,用宣痹汤合二妙散、四妙勇安汤;寒湿证治宜温阳祛寒止痛,用乌头汤;肝肾两虚治宜滋阴补肾,养血和血,畅筋骨、利关节,用六味地黄合四物汤;肾阳(气)虚治宜温阳益气、活血通络,用桂附地黄汤等

(七)中医传统康复治疗

1. 针灸按摩　上肢可选风池、肩井、肩髃、曲池、合谷;腰部及下肢萎痹可取环跳、肾俞、命门、八髎、足三里、太溪、犊鼻等穴,可针可灸,亦可点按、揉摩。可配合穴位注射红花、丹参、维生素 B_1 或维生素 B_{12} 注射液。

2. 中药熏洗　如用鸡血藤、当归、威灵仙、赤芍、海桐皮等煎汤,每次 30min,每天 2 次。

(八)手术治疗

手术治疗针对疼痛明显以及畸形不能使用矫形器矫正或功能明显受限的患者。

 案例延伸4:

康复治疗方案

1. 中频电疗每天 1 次,每天 1 次,每次 15min,10 次为 1 个疗程。

2. 紫外线疗法,每天 1 次,每次 15min,10 次为 1 个疗程。

3. 针刺和按摩,先揉按手部周围肌肉,再重点牵拉和捻十指以及腕关节,针刺选用合谷、曲池,阳陵泉、足三里,电针 20min,每天 1 次,10 次为 1 个疗程。

4. 给予消炎止痛药物,辨证服用中药。

5. 中药湿热敷。

6. 热敷后做手部牵引训练和肌力训练。

7. 必要时选用鹅颈矫形器。

五、健 康 教 育

1. 做好宣教,使患者了解类风湿关节炎的相关知识。

2. 指导患者避免感染、寒冷、潮湿、过劳、精神刺激等诱发因素,强调休息和治疗性锻炼的重要性,养成良好的生活方式和习惯。

3. 教育患者在日常生活中,如何避免加重关节畸形的活动。

小结　本节课程学习的重点是类风湿关节炎的评定,难点是类风湿关节炎的康复治疗。类风湿关节炎是一种以累及周围关节为主的多系统性炎症性全身性自身免疫性疾病,是一种致残率高的慢性疾病,大多患者发作与缓解交替,最终出现轻重不等的关节畸形与功能受限,严重影响患者的日常生活,使患者容易产生焦虑、抑郁等心理障碍。康复治疗能通过各种治疗方法实现镇痛、保持受累关节的正常功能、维持患部周围肌肉的正常肌力、保护关节免受进一步破坏或外加损伤的目的,还能通过心理治疗改善患者心理障碍及社会适应能力,提高患者的生存质量。

 思考与练习

1. 类风湿关节炎患者的康复评定内容主要有哪些?

2. 制订类风湿关节炎患者运动治疗方案时的注意事项有哪些?

3. 患者,女,35 岁,手足小关节肿痛反复发作 3 年多,加重 3d。伴全身疲乏,食欲不振。查体:双手掌指关节肿胀,指间肌肉萎缩,手指向尺侧偏斜畸形,肘关节鹰嘴突处可触及花生大小结节,质硬无压痛。实验室检查:血红蛋白 90g/L,红细胞沉降率 80mm/L,类风湿因子(+),白细胞 10×10^9/L。X 射线摄影检查:关节腔变窄,关节半脱位。MRI检查:滑囊炎,滑膜增生,关节软骨破坏,关节畸形。

请问:

(1)你认为该患者可能存在哪些功能障碍?

(2)该患者的康复治疗项目包括哪些?

(周卫民)

第十一节　骨质疏松症康复

学习目标

1. 认识骨质疏松症患者功能障碍,逐步养成尊重患者、关爱患者、保护患者隐私的职业习惯。
2. 掌握骨质疏松症康复治疗的目标,骨质疏松症的物理疗法、作业疗法。
3. 熟悉骨质疏松症的定义、临床表现以及药物疗法、饮食疗法和预防。
4. 了解骨质疏松症的危险因素、分类,康复辅具应用。
5. 具有基本的临床思维,能够对骨质疏松症患者进行正确的康复评定,并根据结果制订治疗计划,进行正确操作;能与患者及家属进行良好沟通,开展康复教育;能与相关医务人员进行专业交流和团队协作开展康复治疗工作。

 导入案例

案例情景

患者张阿姨,70 岁,15 年前无明显诱因出现腰背疼痛,伴有足跟、胸背等疼痛,疼痛呈间断性发作。近年来疼痛逐渐加重,发作频率增加。查胸腰段 X 射线,正位片示 L_{12} 椎体高度降低,侧位片示 L_{12} 椎体重度压缩,呈楔形改变,骨密度降低明显,过屈位椎体前柱压缩和后凸畸形明显,过伸位前柱压缩和后凸畸形。查体:胸腰段轻度驼背后凸畸形,局部压痛、叩击痛。

工作任务:

1. 请收集该患者的病史。
2. 请制订该患者的康复治疗目标。
3. 请为该患者制订一套康复治疗方案。

骨质疏松症是一种因骨量低下、骨微结构破坏,导致骨脆性增加、易发生骨折为特征的全身性骨病。该病可发生于不同性别和任何年龄,但多见于绝经后妇女和老年男性。骨质疏松症的严重后果是发生骨质疏松性骨折,骨质疏松性骨折大大增加了老年人的病残率和死亡率。随着人口逐渐老龄化,骨质疏松症已成为越来越严重的公共健康问题。

一、病史收集

（一）分类

1. 原发性骨质疏松症 是指身体及骨骼本身生理功能退化而引起的骨质疏松,包括退行性骨质疏松症和特发性骨质疏松症。退行性骨质疏松症分为绝经后骨质疏松症（Ⅰ型）和老年性骨质疏松症（Ⅱ型）,特发性骨质疏松症分为特发性成人骨质疏松症、特发性青少年骨质疏松症和妊娠哺乳期骨质疏松症。

2. 继发性骨质疏松症 是指继发于其他疾病或应用药物后的骨质疏松,常继发于营养缺乏性疾病、吸收障碍性疾病、内分泌疾病或长期使用免疫抑制剂、糖皮质激素等药物的人群。

（二）病因与发病机制

1. 病因

（1）遗传因素,如成骨不全症、高半胱氨酸血症等。

（2）营养失衡,如蛋白质缺乏,维生素 C、D 缺乏,长期缺钙等。

（3）活动量不足,包括绝对卧床等。

（4）不良嗜好:长期酗酒、吸烟、喝含咖啡因食品等。

（5）长期服用某些药物:类固醇类激素、利尿药、抗菌药物、接受化疗等。

（6）年龄相关因素及绝经期后较为常见,女性发病早且多。

2. 危险因素

（1）不可控制因素:人种（白种人、黄种人患骨质疏松症的风险高于黑种人）、老龄、女性绝经、母系家族史等。

（2）可控制因素:低体重、性激素低下、吸烟、过度饮酒或咖啡及碳酸饮料等、体力活动少、钙及维生素 D 摄入不足、有影响骨代谢的疾病或服用影响骨代谢药物等。

3. 发病机制

（1）骨量减少:应包括骨矿物质及其基质等比例减少。

（2）骨微结构退变:由于骨组织吸收和形成失衡等原因所致,表现为骨小梁结构破坏、变细和断裂。

（3）骨脆性增加、骨力学强度下降、骨折危险性增加,对载荷承受力降低而易于发生微细骨折或完全骨折。

（三）临床表现

1. 疼痛 最常见为腰背部疼痛,其他还包括四肢关节痛、足跟部疼痛以及一些肢体的放射痛、麻木感、刺痛感,负荷增加时疼痛加重或活动受限,严重时翻身、坐起及行走有困难。

2. 骨折　骨折是退行性骨质疏松症最常见和最严重的并发症。发生骨折的常见部位为胸、腰椎、髋部、桡、尺骨远端和肱骨近端,其他部位亦可发生。其中脊椎压缩性骨折发生率最高。且发生过一次脆性骨折后,再次发生骨折的风险明显增加。

3. 身长缩短、驼背　骨质疏松时,椎体内部骨小梁萎缩,数量减少,疏松而脆弱的椎体受压致椎体缩短,每个椎体可缩短2mm左右,身长平均缩短3~6cm。椎体前部几乎多为松质骨组成,而且此部位负重量大,容易压缩变形,使脊椎前倾,背屈加剧,形成驼背。

4. 心肺功能下降　胸腰椎压缩性骨折致胸廓畸形,腹部受压,可影响心肺功能,出现胸闷、气短、呼吸困难等症状。

5. 肌痉挛　骨质疏松症患者由于钙质流失等原因可出现肌肉痉挛,多发生于双下肢。

（四）功能障碍

1. 生理功能障碍

（1）运动功能障碍:患者常表现为以腰椎活动受限和腰背肌力下降为主要表现的腰背部活动障碍。脊椎及骨盆等部位明显的全身持续性疼痛,在体位改变和上楼梯等时尤为严重。下肢可有不同程度肌肉萎缩、负重能力下降等。

（2）心肺功能障碍:胸腰椎压缩性骨折导致脊椎后凸,胸廓畸形,使得肺活量及最大换气量减少,影响患者心肺功能,出现胸闷、气短、呼吸困难等。

2. 心理功能障碍　骨质疏松症是一种慢性病,患者可出现焦虑、忧郁、沮丧等心理问题。

3. 日常生活活动能力受限　患者的坐、站、行走以及个人卫生等受到影响,部分严重骨折患者需要长期卧床,其日常生活活动能力受到严重影响。

4. 社会参与能力受限　主要表现为社会生活能力及就业能力的下降,进而导致生活质量降低。

（五）辅助检查

1. 生化检查

（1）骨形成指标:骨形成标志物如血清碱性磷酸酶、血清骨钙素、Ⅰ型前胶原羧基端前肽等,它们是成骨细胞在不同的发育阶段直接或间接的表达产物,反映成骨细胞的功能和骨形成状况。一般认为,骨形成标志物的增高与绝经后妇女明显增加的骨流失率相关。

（2）骨重吸收指标:多数骨重吸收标志物都是骨胶原的代谢产物,如血清、尿Ⅰ型胶原C端肽、尿游离脱氧吡啶酚、尿羟脯氨酸、尿胶原吡啶交联或Ⅰ型胶原交联N末端肽,但也有非胶原蛋白标志物如血浆抗酒石酸盐酸性磷酸酶等。其中血清、尿Ⅰ型胶原C端肽及尿游离脱氧吡啶酚水平的升高与髋骨、椎骨骨折风险性呈正相关。

（3）血、尿骨矿成分检测：如血清总钙、血清无机磷、血清镁、血清磷酸酶、血沉以及尿钙、磷、镁的测定。其中血清碱性磷酸酶值在骨折发生时可轻度升高。

2. 骨密度测定　骨密度下降既是导致骨折发生的重要危险因素之一，也是诊断骨质疏松症的重要指标。骨密度测定方法包括单光子吸收测定法、单能 X 射线吸收测定法、双能 X 射线吸收测定法、定量 CT 法和定量超声测定法等，其中目前广为应用的评定方法是双能 X 射线吸收法。该法可测量任意部位，测定部位的骨密度可预测该部位的骨折风险，常用的推荐测量部位是腰椎 1~4 和股骨颈。WHO 推荐的诊断标准为：骨密度值低于同性别、同种族健康成年人的骨峰值不足 1 个标准差属正常；降低 1~2.5 个标准差之间为骨量低下（骨量减少）；降低程度等于和大于 2.5 个标准差为骨质疏松；骨密度降低程度符合骨质疏松诊断标准同时伴有一处或多处骨折时为严重骨质疏松。现在通常用 T-Score（T 值）表示，即 T 值≥-1.0 为正常，-2.5<T 值 <-1.0 为骨量减少，T 值≤-2.5 为骨质疏松。

3. X 射线摄影检查　可观察骨组织的形态结构，可对骨质疏松症所致各种骨折进行定性和定位诊断，也是将骨质疏松症与其他疾病进行鉴别的较好方法。常用摄片部位包括椎体、髋部、腕部、掌骨、跟骨和管状骨。X 射线摄影检查可见骨结构模糊、骨小梁间隙增宽、骨皮质变薄、骨小梁减少或消失、椎体呈双凹变形或楔形变形等。一般认为，X 射线片检查出典型骨质疏松时，其骨矿含量的丢失已达 30% 以上，故对骨质疏松症的早期诊断意义不大。

 知识拓展

骨质疏松性骨折的风险预测

世界卫生组织（WHO）推荐的骨折风险预测工具是根据患者的临床危险因素及股骨颈骨密度建立模型，用于评估患者未来 10 年髋部骨折及主要骨质疏松性骨折（椎体、前臂、髋部或肩部）的概率。需要骨折风险预测工具评估风险者：具有一个或多个骨质疏松性骨折临床危险因素，未发生骨折且骨量减少者，可通过骨折风险预测工具计算患者未来 10 年发生主要骨质疏松性骨折及髋部骨折的概率。对于骨折风险预测工具评估阈值为骨折高风险者，建议进行骨密度测量，考虑给予治疗。

病史资料收集

张阿姨目前诊断为骨质疏松症。病史如下：

1. 患者张阿姨，70岁，15年前无明显诱因出现腰背疼痛，伴有足跟、胸背等疼痛，疼痛呈间断性发作。近年来疼痛逐渐加重，发作频率增加；

2. 胸腰段X射线正位片示 L_{12} 椎体高度降低，侧位片示 L_{12} 椎体重度压缩，呈楔形改变，骨密度降低明显，过屈位椎体前柱压缩和后凸畸形明显，过伸位前柱压缩和后凸畸形。

3. 胸腰段轻度驼背后凸畸形，局部压痛、叩击痛。

二、康复评定

（一）主观评定

1. 一般情况评定 一般情况包括性别、年龄、职业、家庭成员，以及致病因素、发病时间、现病史与既往史、临床诊断、主要脏器功能状态等。

2. 个人及环境因素评定 基于作业治疗，对患者所处环境进行评定，分析引起作业受限的个人和环境因素，从而可针对性地对个人和环境采取干预措施，促进患者的作业表现。个人及环境因素包括患者的爱好、职业、所受教育、经济条件、家庭环境。

（二）客观评定

1. 生理功能评定

（1）肌力评定：可采用徒手肌力检查法（MMT）。注意在对骨质疏松症患者进行抗阻肌力检查时，施加阻力要柔和，不要过猛，以免造成损伤。

（2）关节活动度评定：可采用量角器测量关节活动范围，包括主动活动度和被动活动度，主要评定腰椎、膝关节。

（3）疼痛评定：根据病情选用相应的评估方法，如视觉模拟评分（VAS）法、简化McGill疼痛问卷（SF-MPQ）等。

（4）平衡功能评定：平衡功能下降是骨质疏松症患者易跌倒并发生骨折的重要原因之一，通过平衡功能评定可预测被试者跌倒的风险及程度，常用Berg平衡量表进行评定。

（5）步态分析：骨质疏松症患者的步态不稳也是患者跌倒以及发生骨折的常见原因。因此应对包括步行节律、稳定性、重心偏移、手臂摆动以及辅助器具的使用等进行详细分析。

2. 心理功能评定　骨质疏松症是一种慢性进展性疾病,多发于老年人及妇女,加之病程长,临床症状重,患者多会产生焦虑、抑郁等各种心理障碍,常采用汉密尔顿抑郁量表、汉密尔顿焦虑量表进行评定。

3. 日常生活活动能力评定　骨质疏松症对患者日常生活有极大的影响,所以对患者的日常生活活动能力进行评定具有重要意义,常采用改良 Barthel 指数评定量表进行评定。

4. 社会参与能力评定　骨质疏松对患者的生活质量的影响是多方面的,可采用中文版健康状况调查问卷(SF-36)、疾病影响程度量表(SIP)等对其生活质量进行评定。

 案例延伸2:

康复评定

张阿姨目前诊断为骨质疏松症,经康复评定得出以下结论:

1. 四肢肌力评定　四肢肌力 4 级。

2. 疼痛评定　腰背部视觉模拟评分法(VAS)评分为 4 分。

3. 步态评定　步态欠稳,重心有偏移。

4. 心理功能评定　焦虑。

5. 日常生活活动能力评定　改良 Barthel 指数评定量表评分为 70/100,生活自理。

6. 社会参与能力评定　中文版健康状况调查问卷(SF-36)评分为 55/100,社会参与能力轻微受限。

三、康复目标制订

（一）近期目标

缓解或控制疼痛;防治骨折;减缓骨量丢失,提高骨量。

（二）远期目标

防止失用综合征;预防继发性肌肉萎缩;改善和恢复机体运动功能,提高日常生活活动能力和生活质量。

案例延伸3：

康复目标制订

1. 近期目标 ①增强四肢肌力；②缓解疼痛；③改善步态；④缓解患者焦虑状态；⑤提高患者日常生活活动能力。

2. 长期目标 ①提高患者日常生活活动能力；②改善社会参与能力；③缓解患者焦虑状态。

四、康复治疗

1. 物理因子治疗 选择性地运用各种物理因子（如中频、低频电疗）治疗是骨质疏松症引起的急慢性疼痛的首选治疗方法。而且物理因子治疗还有减少组织粘连、防止肌肉萎缩、改善局部血液循环、促进骨折愈合、预防深静脉血栓和继发性骨质疏松、增强局部应力负荷、促进钙磷沉积以及改善肢体功能活动等作用。如高频电疗对于继发骨折所引起的急性期的炎症性疼痛有较好的止痛功效；功能性电刺激、感应电、干扰电疗法等可减轻肌肉萎缩；经皮神经肌肉电刺激、中频电疗可以治疗慢性疼痛；直流电离子导入、超声波等可促进骨折愈合；紫外线、磁疗等可改善骨代谢、促进钙磷吸收等。

2. 运动治疗 运动疗法是预防骨质疏松症的非常重要的方法。运动不仅是骨矿化和骨形成的基本条件，而且能促进性激素分泌，调节全身代谢状态；另外运动治疗可改善骨质疏松症患者的运动功能、平衡功能以及日常生活活动能力。运动疗法是防治骨质疏松症的有效方法，踏步、跳跃可刺激髋骨，抑制破骨细胞的吸收；负重训练利于腰椎增加骨密度；慢跑、爬楼梯能维持骨量和保持骨的弹性；等长抗阻训练有促进骨矿化作用，且由于训练时不产生关节的运动，不会引起剧烈疼痛，对合并有骨性关节病的骨质疏松症患者较为适合。若能坚持长期有计划、有规律的运动，建立良好的生活习惯，可延缓骨量丢失。

（1）运动方式

1）负重的有氧运动，包括散步、跳舞、爬楼梯及园艺劳动等，这类运动可锻炼下肢及脊柱下部的骨骼，减少骨骼矿物质的流失，更适合患有严重骨质疏松症的患者及骨折恢复期的患者。

2）柔韧性训练，能增加关节的活动度，有助于身体平衡，并防止肌肉损伤，同时有助于保持体型。伸展运动应该在肌肉充分活动后缓慢温和的进行，应避免过度弯腰，以免发生压缩性骨折。

3）力量训练包括器械训练,可增强上臂和脊柱的力量,还能延缓骨质疏松症的进展。另外,游泳等水中有氧运动同样有益于身体健康。老年患者可采取慢跑或步行为主的耐力运动,每天慢跑2km或步行3km左右。运动训练结束时,做5~10min的肌肉放松运动,以缓解运动中肌肉紧张度,调节神经体液,防止机体在运动结束后的不适反应。

（2）运动强度及频率:依据年龄、体力而定,一般从低强度开始,在耐受强度范围内,每周3~5次,以次日不感疲劳为度。

（3）运动治疗的禁忌证:严重的心功能不全及严重心律失常、近期的心肌梗死、主动脉瘤、严重的肝肾功能不全和严重的骨关节病等。

（4）运动疗法的注意事项:骨质疏松性骨折患者急性期均应在复位、固定的前提下进行运动治疗。运动中应避免暴发性练习动作,运动强度应从小逐渐加大,以防发生运动损伤。以等长运动为主,少做等张运动,对脊柱骨折禁用等张屈曲运动。

3. 作业治疗　首先应对骨质疏松症患者进行全面评估,之后有目的、有针对性地从日常生活、工作学习及社会交往等活动中选择合适的作业,指导患者进行训练,既锻炼了骨质疏松症患者的躯体功能,又提高其日常生活活动能力,预防骨质疏松性骨折的发生,改善患者躯体、心理功能,达到全面康复的目的。

4. 康复辅具　使用一些如穿鞋器、长柄取物器、步行架等日常生活活动辅助用具,可减轻活动的负担和难度。在康复治疗过程中可为患者制作合适的支具、保护器和矫形器,有缓解疼痛、减重助行、矫正畸形、预防骨折发生的作用。

5. 心理治疗　应向患者介绍有关疾病的知识,帮助患者正确认识所患疾病,给患者以心理支持,增强其战胜疾病的信心,消除悲观、焦虑情绪。

6. 中医康复疗法　本病患者多有老年体虚,故康复治疗需较长时间,康复治疗当侧重于扶正补虚,具体可采用中药、针灸推拿和医疗体操等康复疗法。

7. 其他治疗

（1）药物治疗:以促进骨形成与骨矿化、抑制骨吸收为原则。用药应遵循早期、长时、联合用药的原则,常用的药物包括以下几种:

1）抑制骨吸收的药物:主要有雌激素、选择性雌激素受体调节剂、黄体酮衍生物、降钙素及双膦酸盐等。

2）促进骨形成的药物:主要有甲状旁腺激素、氟化物、生长激素等。

3）促进骨矿化的药物:主要有钙制剂和维生素D,是防治骨质疏松症的基础药物。

（2）饮食疗法:注重多种营养补充,多食入一些含钙、磷、维生素及蛋白质丰富的食物,以补充体内与骨代谢有关物质的不足。含钙高的食物如牛奶、蔬菜、水果、豆制品和鱼虾类。但应避免同时进食高钙食物与高脂食物。

（3）外科治疗：骨质疏松性骨折复位、固定很关键，可以增强骨结构的稳定性，防止骨折再次发生。

（4）病因治疗：对于有明确病因的继发性骨质疏松症患者，病因治疗是最基础、最根本的治疗方法，然后再联合其他方法治疗。

 案例延伸4：

康复治疗方案

1. 物理因子治疗　物理因子治疗包括中频、低频电疗、直流电离子导入、超声波等。

2. 运动疗法　运动疗法包括承重耐力训练、抗阻力量训练、柔韧性和协调性训练等。

3. 作业治疗　作业治疗可以选择日常生活活动能力训练、工作学习及社会交往能力训练。

4. 中医康复疗法　中医康复疗法包括药物、针灸推拿和传统体育等。

五、健 康 教 育

骨质疏松症的主要危害有骨折、体形改变以及骨折后卧床导致的呼吸系统及循环系统相关疾病，严重时可能致死。骨质疏松症引起的体形改变以及行动不便还会对患者造成严重的心理精神负担。生理功能及心理功能的障碍都会影响患者的日常生活活动能力和社会参与能力，造成重返社会障碍的结局，使患者的生活质量下降。相较于治疗，本病的预防更为重要，预防包括三个层次，即无病防病（一级预防）、有病早治（二级预防）和康复医疗（三级预防）。

1. 一级预防　从儿童和青少年期开始，建立科学的生活方式，合理营养、足量运动、避免不良生活习惯的养成，以尽可能提高峰值骨量。围绝经期妇女应避免加速骨丢失的高危因素，给予及时、有效的雌激素替代治疗，以避免或延缓骨质疏松症的发生。

2. 二级预防　着重于对高危人群的骨密度检测，以早期发现骨质疏松症患者，并进行有针对性、有效的治疗，防止骨量继续快速丢失和骨折发生。

3. 三级预防　对已发病或已发生骨折的患者进行必要的康复治疗，尽可能地改善生活质量，并避免再发生骨折。

骨质疏松症是中老年人的多发疾病,其典型的临床表现是疼痛、骨折和身长缩短、驼背等脊柱变形。本病的康复治疗中物理因子治疗常作为改善各种急慢性疼痛的首选方法;而运动疗法在康复治疗中占有重要地位,运动方式包括承重耐力训练、抗阻力量训练、柔韧性和协调性训练,训练前应做适当的预备运动,训练时应注意运动强度及频率;同时有目的、有针对性地从生活、工作、社交等活动中选择一些作业对患者进行训练,可改善其躯体、心理功能。本病的预防比治疗更重要,预防应从儿童、青少年期开始,建立科学的生活方式,合理营养、足量运动、避免不良生活习惯的养成,以尽可能提高峰值骨量。

 思考与练习

1. 简述骨质疏松症的临床表现。
2. 如何合理应用运动疗法对骨质疏松症患者进行康复治疗?

(贾玉玉)

第五章 | 常见循环及呼吸系统疾病康复

第一节 原发性高血压病康复

1. 养成尊重患者、关爱患者、保护患者隐私的职业习惯,促进制度自信的养成。
2. 掌握原发性高血压的定义、康复评定方法及康复治疗方法。
3. 熟悉原发性高血压患者的康复治疗目标。
4. 了解原发性高血压的运动疗法方案。
5. 能完成高血压患者运动疗法方案的实施,能熟练与患者及家属沟通并开展高血压的健康教育。

 导入案例

案例情景

张奶奶,67 岁,退休,6 年前患者无明显诱因晨起时出现头晕、头胀痛,头额颞部为甚,睡眠欠佳,激动或劳累后头晕、头胀痛明显加重,多次检测血压均高于 140/90mmHg,医院诊断为"原发性高血压",给予苯磺酸左旋氨氯地平片口服治疗,病情明显好转。近 1 周晨起出现头晕、头胀痛,双眼花伴心悸,且伴有抑郁、情绪沮丧等情况,自服降压药病情无缓解,否认吸烟、饮酒史,父母高血压病史 20 年。入院查体: T 36.7℃,P 83 次 /min,R 20 次/min, BP 160/102mmHg。

工作任务:

1. 请正确收集张奶奶的病史资料。
2. 请正确判断张奶奶高血压病分期情况。

3. 请正确判断张奶奶的功能状态,并拟定规范、恰当的康复治疗计划。

4. 请对张奶奶进行康复治疗及健康教育。

高血压是以体循环动脉收缩压和/或舒张压的持续增高为主要表现的临床综合征。根据《中国高血压防治指南(2019版)》将高血压定义为未使用降压药物情况下,收缩压≥140mmHg和/或舒张压≥90mmHg。高血压病可分为原发性高血压和继发性高血压两类,原发性高血压是指以原发性血压升高为主要临床表现伴或不伴有多种心血管危险因素的综合征,是多种心、脑血管疾病的重要病因和危险因素,是心血管疾病死亡的主要原因之一,原发性高血压约占高血压病患者95%。继发性高血压是指某些确定的疾病或病因引起的高血压,约占所有高血压的5%。继发性高血压一般针对其原发病因治疗,不作为康复治疗的对象,本节重点介绍原发性高血压病的康复治疗。

一、病史收集

(一)发病原因

1. 遗传因素　高血压病约60%高血压病患者有高血压病家族史。

2. 环境因素　环境因素在高血压发病有关因素中占60%。

(1)饮食:钠盐摄入量过多、钾盐摄入量少,高蛋白、饱和脂肪酸饮食、饮酒、叶酸缺乏都属于升压因素。

(2)精神应激:城市脑力工作者、从事精神紧张度高的职业者、长期生活在噪声环境中高血压患病率高。

(3)吸烟:吸烟可使交感神经末梢释放去甲肾上腺素使血压增高。

3. 其他因素　肥胖、口服避孕药、麻黄碱、非甾体抗炎药等药物和睡眠呼吸暂停通气综合征患者易患高血压。

(二)流行病学

原发性高血压是全球分布的疾病,全球大约有10亿高血压病患者,我国高血压患者至少2亿,根据《中国高血压防治指南(2019版)》表明,我国高血压患病率仍是增长态势,每5个成人中有2人患高血压,但高血压知晓率、治疗率和控制率较低。

高血压是我国人群脑卒中及心脏病发病及死亡的主要危险因素,70%脑卒中和50%心肌梗死的发病与高血压相关。控制高血压是预防脑卒中的关键。我国高血压患病率和流行存在地区、城乡和民族差异,随年龄增长而升高。北方高于南方,沿海地区高于内地,城市高于农村,高原少数民族地区患病率较高。在性别方面,青年期男性高于女性,中年后女性稍高于男性。

近年来,党和政府日益重视以高血压为代表的慢性病防治工作,2021年高血压和糖尿病患者的管理作为促进基本公共卫生服务均等化的重要措施,纳入深化医疗卫生体制改革的 3 年实施方案,截至 2021 年底各地已管理 3 553.8 万高血压患者;同时《全国高血压社区规范化管理》项目管理的 50 万例社区高血压患者中管理满 1 年患者的血压控制率达到 70%。

 知识拓展

慢病干预与健康管理

2017 年国务院办公厅印发《中国防治慢性病中长期规划(2017—2025 年)》中明确指出,以提高人民健康水平为核心,以深化医药卫生体制改革为动力,以控制慢性病危险因素、建设健康支持性环境为重点,以健康促进和健康管理为手段,提升全民健康素质,降低高危人群发病风险,提高患者生存质量,减少可预防的慢性病发病、死亡和残疾,促进全生命周期健康,为推进健康中国建设奠定坚实基础。

慢性病筛查干预与健康管理项目:

1. 早期发现和干预 癌症早诊早治,脑卒中、心脑血管、慢性呼吸系统疾病筛查干预,高血压、糖尿病高危人群健康干预,重点人群口腔疾病综合干预。

2. 健康管理 居民健康档案、健康教育、慢性病(高血压、糖尿病等)患者健康管理、老年人健康管理、中医药健康管理。

(三)临床症状

大多数起病缓慢,缺乏特征性临床表现,常见症状有头晕、头痛、颈项板紧、疲劳、心悸等,也可出现视力模糊、鼻出血等较重症状,典型的高血压头痛在血压下降后即可消失。一般较少体征,周围血管搏动、血管杂音、心脏杂音等是重点检查的项目。血压持久升高可引发下列并发症:①脑血管病包括脑出血、脑血栓形成、腔隙性脑梗死、短暂性脑缺血发作;②心力衰竭和冠心病;③慢性肾衰竭;④主动脉夹层。

(四)功能障碍

1. 生理功能障碍 高血压可产生多种症状;病情发展,患者出现靶器官损害时,还可出现相应症状。在高血压患者中,评估是否有靶器官损害是高血压诊断评估的重要内容,特别是检出无症状性亚临床靶器官损害。早期检出并及时治疗,亚临床靶器官损害是可以逆转的。

(1)心脏:左心室肥厚是心血管事件独立的危险因素,常用的检查方法包括心电图、超声心动图,其中超声心动图诊断左心室肥厚的敏感性优于心电图。

(2)肾脏:肾脏损害主要表现为血清肌酐升高、估算的肾小球滤过率(eGFR)降低,或尿白蛋白排出量增加。微量白蛋白尿已被证实是心血管事件的独立预测因素。

(3)大血管:颈动脉内膜中层厚度可预测心血管事件,粥样斑块的预测作用强于颈动脉内膜中层厚度。大动脉僵硬度增加预测心血管风险的证据日益增多。

（4）眼底：视网膜动脉病变可反映小血管病变情况,高血压伴糖尿病患者的眼底镜检查尤为重要。

（5）脑：头颅 MRA 或 CTA 有助于发现脑腔隙性病灶、无症状性脑血管病变（如颅内动脉狭窄、钙化和斑块病变、血管瘤）以及脑白质损害,但不推荐用于靶器官损害的临床筛查。经颅多普勒超声对诊断脑血管痉挛、狭窄或闭塞有一定帮助。

2. 心理功能障碍　主要表现为急躁、抑郁、情绪沮丧等。

3. 日常生活活动能力受限　高血压可出现活动能力下降,出现靶器官损害时,其相应症状可影响患者的进食、穿衣、行走、个人卫生及购物等日常生活活动能力。

4. 社会参与能力受限　高血压可出现工作效率低下,出现靶器官损害时,其相应症状最终会影响患者的生活质量、劳动、就业和社会交往等能力。

（五）辅助检查

1. 基本项目　血液生化（钾、空腹血糖、总胆固醇、甘油三酯、高密度脂蛋白胆固醇、低密度脂蛋白胆固醇和尿酸、肌酐）；全血细胞计数、血红蛋白和血细胞比容；尿液分析（蛋白、糖、尿沉淀镜检）；心电图。

2. 推荐项目　24h 动态血压监测、超声心电图、颈动脉超声、餐后 2h 血糖、血同型半胱氨酸、尿白蛋白定量、尿蛋白定量、眼底、胸部 X 射线摄影检查、脉搏波传导速度以及踝臂血压指数等。

 案例延伸1：

病史资料收集

1. 有家族高血压病史。

2. 6 年前出现头晕、头胀痛,头额颞部为甚,睡眠欠佳,激动或劳累后头晕、头胀痛明显加重,就诊后诊断为原发性高血压,定期服用降压药物后,近 1 周再次出现明显头晕、头胀痛、双眼花伴心悸等症状。

3. 出现抑郁、情绪沮丧等情况,有一定的心理功能障碍。

4. 入院查体：血压为 160/102mmHg,有一定心脑血管相关症状,需完善相关检查后待进一步康复评定。

二、康复评定

（一）主观评定

1. 一般情况评定　一般情况包括患者的性别、年龄、职业、家庭成员,以及致病因素、发病时间、现病史与既往史、临床诊断、主要脏器功能状态等。

2. 个人及环境因素评定 基于作业治疗,对患者所处环境进行评定,分析引起作业受限的个人和环境因素,从而可针对性地对个人和环境采取干预措施,促进患者的作业表现。个人及环境因素包括患者的爱好、职业、所受教育、经济条件、家庭环境。

(二)客观评定

1. 生理功能评定

(1)下肢动态运动试验:大于40岁的男性或大于50岁的女性,或伴有冠心病主要危险的所有人(不限年龄、性别),或有提示心、肺代谢疾病的症状、体征或被确认为这些疾病者可以进行下肢动态运动试验(活动平板等)。无高血压危险因素、轻度高血压患者参加步行运动程序以前不需进行运动试验。

诊断标准:

1)50%VO$_2$max运动强度:>180/80mmHg为轻度高血压;收缩压>190mmHg或/和舒张压≥90mmHg为中度高血压。

2)极量运动:≥210/80mmHg为轻度高血压;收缩压>220mmHg或/和舒张压≥90mmHg为中度高血压。

(2)握力试验:对于参加阻力训练者,还需要进行肌肉等长收缩的运动试验,通常是采用50%最大握力的握力试验,时间为90s,在对侧肢体每隔30s进行血压测定,血压>180/120mmHg为高血压反应。

标准:50%最大握力的运动强度,≥180/120mmHg为轻度高血压;收缩压>190或/和舒张压≥130mmHg为中度高血压。

(3)血压水平分级评定:根据血压升高的水平,进一步对高血压病进行分级(表5-1-1)。

表5-1-1 血压水平的定义与分类

分类	收缩压/mmHg	舒张压/mmHg
正常血压	<120 和	<80
正常高值	120~139 和/或	80~89
高血压	≥140 和/或	≥90
1级高血压(轻度)	140~159 和/或	90~99
2级高血压(中度)	160~179 和/或	100~109
3级高血压(重度)	≥180 和/或	≥110
单纯收缩期高血压	≥140 和	<90

(4)心血管危险度分层评定:按照2018年指南,根据血压分级、心血管危险因素、无症状器官损害和是否患有糖尿病、有症状的心血管疾病或慢性肾病等对心血管风险进行分级,高血压患者的心血管危险分层的标准是分为低危组、中危组、高危组和很高危

组（表5-1-2）。例如当患者为1级高血压时，如没有危险因素和病史，则称之为低危组，1~2个危险因素则称之为中危组，≥3个以上的危险因素或靶器官的损害称为高危组。

表5-1-2　高血压后心血管风险进行分级

其他危险因素和疾病史	血压/mmHg			
	收缩压 130~139 和/或 舒张压 85~89	收缩压 140~159 和/或 舒张压 90~99	收缩压 160~179 和/或 舒张压 100~109	收缩压 ≥180 和/或 舒张压 ≥110
无其他危险因素	—	低危	中危	高危
1~2个其他危险因素	低危	中危	中/高危	很高危
≥3个其他危险因素，靶器官损害，慢性肾脏病3期，无并发症的糖尿病	中/高危	高危	高危	很高危
有症状的心血管疾病，慢性肾脏病分期≥4期	高/很高危	很高危	很高危	很高危

注：

1. 增加130~139/85~89mmHg范围。

2. 疾病史增加了慢性肾脏病，并按照慢性肾脏病3期和慢性肾脏病分期≥4期进行了区分。

3. 将糖尿病区分为无并发症的糖尿病和有并发症的糖尿病。

2. 心理功能评定　通过抑郁及焦虑量表测定患者情绪及心理情况，可以使用汉密尔顿抑郁量表、汉密尔顿焦虑量表。

3. 日常生活活动能力评定　高血压患者日常生活活动侧重于自我照顾、日常活动、家庭劳动及购物等，可以使用改良Barthel指数评定量表。

4. 社会参与能力评定　主要进行生活质量评定、劳动力评定和职业评定，可以使用改良Barthel指数评定量表及职业评定量表。

 案例延伸2：

康 复 评 定

张奶奶的目前诊断：

1. 高血压病2级，高危。

2. 心血管危险度分层评定为中、高危。

3. 汉密尔顿焦虑量表评分27分,有明显焦虑。

三、康复目标制订

(一)康复治疗目标

高血压治疗的根本目标是降低发生心脑肾及血管并发症和死亡的总危险。在改善生活方式的基础上,根据高血压患者的总体风险水平决定给予降压药物,同时干预可纠正的危险因素、靶器官损害和并存的临床疾病。同时老年患者、妊娠患者、脑血管病患者、冠心病患者、糖尿病患者、肾脏疾病患者及心力衰竭患者目标血压均有区别(表5-1-3)。

表5-1-3 不同人群的目标血压

人群	目标血压
一般人群	<140/90mmHg; 能耐受者和部分高危及以上的患者可进一步降至 <130/80mmHg
老年患者	65~79 岁的老年人,首先应降至 <150/90mmHg; 如能耐受,可降至 <140/90mmHg; ≥80 岁的老年人应降至 <150/90mmHg
妊娠患者	<150/100mmHg
脑血管病患者	病情稳定的脑卒中患者降压目标为 <140/90mmHg; 急性缺血性卒中并准备溶栓者的血压应控制在 <180/110mmHg
冠心病患者	<140/90mmHg,如能耐受可降至 <130/80mmHg;应注意舒张压不宜降得过低
糖尿病患者	<130/80mmHg; 老年和冠心病患者 <140/90mmHg
肾脏疾病患者	无白蛋白尿者为 <140/90mmHg; 有白蛋白尿者为 <130/80mmHg; 推荐的降压目标为 <130/80mmHg
心力衰竭患者	高血压合并左心室肥厚但尚未出现心力衰竭的患者,可先降至 <140/90mmHg,如患者能良好耐受,可进一步降低至 <130/80mmHg

(二)适应证与禁忌证

1. 适应证 临界性高血压,Ⅰ~Ⅱ期高血压以及部分病情稳定的Ⅲ期高血压患者。对于血压正常偏高者,也可用于预防高血压的发生,达到一级预防的目的。运动对以舒张期血压增高为主的患者作用更为显著。

2. 禁忌证　任何临床情况不稳均应作为禁忌证,包括急进性高血压、重症高血压、高血压危象、病情不稳定的Ⅲ期高血压、合并其他严重并发症(严重心律失常、心动过速、脑血管痉挛、心衰、不稳定型心绞痛、降压药副作用明显且未能控制、运动中血压 >220/110mmHg 等)。

 案例延伸3:

康复目标制订

结合前期对张奶奶的评定结果,综合分析其生活习惯,结合患者及其家属的期望拟定出以下康复目标。

1. 短期目标　①首先应降至 <150/90mmHg,如能耐受,可降至 <140/90mmHg;②高血压心血管风险等级降至低危,改善患者心悸症状。

2. 长期目标　①血压稳定并控制在 <150/90mmHg,最大限度地降低心血管病死亡率和病残率;②提高日常生活活动能力,使其回归家庭、回归社会。

四、康 复 治 疗

对于诊断明确的高血压病患者,应采取积极的治疗措施降低动脉血压至上述目标水平,以控制并减少与高血压有关的心、脑、肾等重要器官的损害。运动训练不仅可以降低高血压病患者的血压,而且还可以降低患者的死亡率。尤其是我国的太极拳不仅有运动训练的作用,还可以舒缓情绪,调整心理平衡,具有更大的优越性。有学者认为高血压病的康复治疗是非药物治疗的主体,而运动则是康复治疗的主体。危险因素纠正、运动治疗、行为治疗以及药物治疗等共同构成了高血压病的综合治疗。康复治疗对高血压病的疗效:对轻、中度高血压有确定的降压效果,重度高血压可增强降压药的疗效,减少药物用量,改善症状;降低合并症的发生率及高血压病的死亡率。

（一）康复治疗机制

1. 调整自主神经系统功能　有氧训练可降低交感神经系统兴奋性,气功及放松训练可提高迷走神经系统张力,缓解小动脉痉挛。运动后血压下降的患者,运动停止 60min 后,其腓神经的交感神经传导速度仍然明显降低。

2. 降低外周阻力并改善血管的顺应性　运动训练时活动肌血管扩张、毛细血管的密度或数量增加、血液循环和代谢改善、总外周阻力降低,从而有利于降低血压,特别是舒张压。药物治疗对于单纯舒张期高血压的作用不佳,而运动则有良好的作用。

3. 降低血容量　运动锻炼可以提高尿钠的排泄,相对降血容量,从而降低血压。

4. 调整内分泌紊乱、改善机体糖代谢、降低血脂　运动训练可以调整自主神经功能和内分泌的异常,降低胰岛素抵抗,改善机体糖代谢和降低血脂,帮助调整血压。

5. 血管运动中枢适应性改变　运动中的血压增加可作用于大脑皮质和皮质下血管运动中枢,重新设定机体的血压水平,使运动后血压能够平衡在较低水平。

6. 纠正高血压危险因素　运动与放松训练均有助于改善患者的情绪,而许多情感因素也是高血压的危险因素,如负性情绪、易怒、容易紧张和担心的个性。有氧锻炼既可以降低轻度高血压患者的血压,还可以帮助患者有效地控制精神压力,这种作用可能是用过减少心血管对应激的反应性来实现的。此外,运动训练和饮食控制相结合,可以有效地降低血液低密度脂蛋白胆固醇的含量,增加高密度脂蛋白胆固醇的含量,减轻动脉粥样硬化。

(二) 物理治疗

适用于各级高血压患者,构成高血压防治及预防心、脑血管疾病的基础。1级高血压如无糖尿病、靶器官损害即以此为主要治疗方式。

1. 超短波疗法　患者取坐位或卧位,用小功率超短波治疗仪,选取2个圆形中号电极,置于颈动脉窦的部位,斜对置,间隔2~3cm,剂量Ⅰ~Ⅱ级,时间10~12min,每天治疗1次,15~20次为1个疗程。

2. 直流电离子导入疗法　患者取卧位,用直流电疗仪,选取1×(300~400)cm² 电极,置于颈肩部,导入镁离子;2个150cm²电极。电极置于双小腿腓肠肌部位,导入碘离子,电量15~25mA,时间20~30min,每天1次,15~20次为1个疗程。此法适用于治疗Ⅱ~Ⅲ期原发性高血压。

3. 超声波疗法　患者取坐位,应用超声波治疗仪,于颈肩背部涂抹接触剂,声头与皮肤紧密接触,连续输出,移动法,剂量0.2~0.4W/cm²,时间6~12min,每天1次。12~20次为1个疗程。此法适用于治疗Ⅱ期原发性高血压。

(三) 运动疗法

运动疗法是康复治疗的主体,轻症患者可以采用运动治疗,2级以上的患者则应在降压药物的基础上进行运动治疗。适当的运动治疗可以减少药物用量,降低药物不良反应,稳定血压,不提倡高强度运动。

1. 运动处方

(1) 运动类型:可以采取走步、慢跑、踏车、划船器、游泳、登梯等运动形式。运动类型的选择取决于病情、体力、运动习惯、环境、监护条件及康复目标。

(2) 运动强度:运动强度应维持在中等程度以下,以运动后不出现过度疲劳或明显不适为宜。高血压患者运动中应注意的是运动的目标是达到靶心率,即:最大心率=220-年龄,靶心率=最大心率×70%。运动心率需要介于二者之间。若合并其他疾病难以达到靶心率,不应强求。运动强度指标也可采用自感劳累程度,通常自感劳累程度12~14级为宜。

(3) 运动持续时间:热身时间5~10min。它可促进肌肉血管扩张。达到处方运动强度的锻炼期应持续 30~40min，最多可逐渐增至 60min。恢复期时间为 10min。

（4）运动频率：每周运动 3~4d。

2. 运动方法

（1）医疗步行：高血压患者长时间平地步行可以使小血管扩张，血管阻力降低，血压下降，尤其是舒张压明显下降。高血压患者步行一般以 80~120 步 /min 为宜。若自觉费力程度较轻或自我感觉较好，还可以慢跑，最好步行、慢跑交替进行。采用步行程序的患者靶心率应较安静心率增加 25~30 次 /min，使用 β 受体拮抗药的患者心率增加 10~15 次 /min 即可。在运动后 3~5min 或整理运动后，心率应该恢复正常，运动后疲劳感在 1~2h 内应消除。只要运动后自我感觉良好，心跳和疲劳感经适当休息后很快消失，说明运动量是适宜的。

（2）抗阻运动：采用相当于 40% 最大一次收缩力的运动强度，做大肌群的抗阻收缩，每节运动重复 10~30s，10~15 节为一个循环，每次训练 1~2 个循环，每周 3 次，8~12 周为 1 个疗程。

（3）降压体操：参照太极拳、八段锦的长处，我国编制了适合高血压的降压体操，通过四肢较大幅度的活动，降低周围血管阻力，从而降低血压。在做降压体操时应按节 / 次循序渐进，不宜做长时间低头动作，不要跳跃，不快速旋转，不使劲憋气，不紧张用力，以避免血压波动或增加心脏负担。高血压体疗运动量宜小不宜大，因为大运动量活动可以使血压波动过大和心率加快，会引起头痛、头晕甚至脑血管意外。一般运动时心率控制在 102~125 次 /min。

3. 运动锻炼监护　高血压患者运动锻炼应在监护及指导下进行，应当进行运动的安全教育，特别对于有冠心病、脑梗死合并症的患者。使用生物反馈疗法：医生介绍生物反馈仪所显示的声、光的意义及生物反馈疗法控制血压的机制，嘱患者进入安静、避光、舒适的房间后，坐在显示屏前休息 5~10min。治疗师将正负电极分别置于患者双侧额部眉弓上 2cm 处，参考电极置于正负电极中点，利用暗示性语言及生动的情景描述来增加患者的想象，使患者身体松弛后测定基础肌电值，根据基础值来预设一个比基础值稍低的指标。当被试肌肉放松达到预置肌电值时，反馈的音乐将持续不断，显示屏出现优美柔和的图片。让患者反复想象和体会，直到能随意达到预设目标为止。治疗完毕，关闭电源，从患者身上取下电极。每次生物反馈治疗持续 30min 左右，每天治疗 1~2 次，20~30 次为 1 个疗程。

4. 太极拳　太极拳是低强度的持续运动，可以扩张血管，给心脏以温和的锻炼。太极拳的特点是动作缓慢柔和，姿势放松，动中有静，刚柔相济，内外结合，上下相随，有类似气功的作用。练拳应循序渐进，开始时可先练成套的简化太极拳，体力较差者可以只打半套。能连续打两套后再改练老式太极拳，可以在练拳时把架子打的低一些，动作幅度大一些，或延长打拳的时间，以增加运动量。简化太极拳最高可使心率达 105 次 /min，老式太极拳可达 134 次 /min，一般而言简化太极拳更为适合。

康复治疗方案

1. 给予直流电离子导入治疗，时间 20~30min，每天 1 次，15~20 次为 1 个疗程。

2. 指导张奶奶每次热身运动 5~10min 后，进行慢跑、踏车等运动 30~40min（每周 3~4d），运动强度 12~14 级，运动总时间 1h 内，最大心率不超过 153 次/min，靶心率 107 次/min。并指导张奶奶打简化太极拳。

3. 对张奶奶及家属进行高血压健康教育，充分认识高血压病的危险因素，嘱患者按时服药控制血压并调整心情缓解抑郁情绪。

五、健 康 教 育

1. 疾病指导　让患者及家属了解什么是高血压，了解高血压的发病与临床特点、高血压的转归等，让患者消除对疾病的无所谓或对疾病过度关注的态度。嘱患者按时服药，让患者明白平稳降压、减少血压波动的重要性，并建议患者根据其经济情况选用疗效长、疗效稳定、服用方便、不良反应少、效果好的药物，以提高其治疗的顺应性。

2. 合理膳食

（1）低盐：降至 6g/d 以下。

（2）减少膳食脂肪，多摄入优质蛋白质。

（3）蔬菜、水果：新鲜的蔬菜、水果尤其是深绿色和红黄色果蔬富含钾、钙、抗氧化维生素和食物纤维。

（4）戒烟、限酒。

3. 控制体重　可采用饮食控制及增加体力活动的方式。

4. 劳逸结合，加强运动锻炼　充足良好的睡眠及一定的体育锻炼，如气功、太极拳等有助于血压恢复正常。

小结

　　原发性高血压是危害居民健康的常见病、多发病，是多种心脑血管疾病的重要因素和危险因素，是心、脑血管疾病死亡的主要原因之一，且随着人民生活水平的不断提高，其发病率有逐年上升的趋势。

　　目前高血压尚无根治方法，临床主张终身服用降压药物控制血压。在规范使用降压药物治疗的基础上，通过有效的运动疗法，配合物理治疗、行为干预等方法，可以调节血压、减少降压药物用量、降低心脑血管疾病的发病率和死亡率，提高生活质量。

思考与练习

1. 简述原发性高血压的定义及分级。
2. 简述原发性高血压的康复治疗适应证和禁忌证。
3. 简述老年原发性高血压病患者目标血压。

（齐丹丹）

第二节　冠状动脉粥样硬化性心脏病康复

学习目标

1. 养成尊重患者、关爱患者、保护患者隐私的职业习惯。
2. 掌握冠心病的基本概念，冠心病康复评定方法、康复治疗方法。
3. 熟悉冠心病的危险因素、冠心病的康复治疗目标。
4. 了解冠心病临床分型、临床表现。
5. 能制订冠心病康复方案并开展康复治疗，能熟练与患者及家属沟通并开展冠心病健康教育。

 导入案例

案例情景

王爷爷，72 岁，身高 175cm，体重 87kg，吸烟 20 多年，高血压 2 级 20 多年，3 个多月前出现胸骨后压榨性痛，诊断为冠心病，溶栓治疗后患者情况好转并出院。进行 3 个月康复训练后复诊，自述慢跑、爬楼梯等运动后出现疲乏、心悸、呼吸困难，休息后症状消失，近期出现失眠、不思饮食等症状，心电图示：ST 段抬高，QRS 呈 Qr 型，T 波倒置，室性早搏。

工作任务：

1. 请正确收集病史资料。
2. 请正确判断冠心病分期评定。
3. 请正确判断功能状态，并拟定规范、恰当的康复治疗计划。
4. 请进行康复治疗及健康教育。

冠状动脉粥样硬化性心脏病又称为缺血性心脏病，是指冠状动脉发生粥样硬化引起管腔狭窄或闭塞,导致心肌缺血缺氧或坏死而引起的心脏病。冠心病是最常见的心血管疾病之一,多发生于 40 岁以后,也是严重危害人类健康的常见病。

一、病 史 收 集

(一)危险因素

冠心病主要是因冠状动脉粥样硬化引起,而动脉硬化是多种因素作用于不同环节所致,这些因素称为危险因素,分为主要危险因素、次要危险因素及其他危险因素。

1. 主要危险因素

(1)年龄、性别:多见于 40 岁以上的中、老年人,49 岁以后进展较快。

(2)血脂异常:血脂异常是动脉粥样硬化的主要原因,高密度脂蛋白降低,载脂蛋白 A 降低和载脂蛋白 β 升高也是独立的危险因素。

(3)血压高:血压是动脉硬化的重要因素,60%~70% 的冠状动脉粥样硬化患者患有高血压,高血压患者冠心病发病率是正常人的 3~4 倍。

(4)吸烟:吸烟者与不吸烟者比较,冠心病发病率和病死率增高 2~6 倍,且与每天吸烟量成正比。

(5)糖尿病和糖耐量异常:糖尿病患者冠心病发病率较非糖尿病者高 2 倍。冠心病患者在糖耐量降低者也常见。

2. 次要的危险因素　①肥胖;②工作压力大;③进食高热量且含较多动物性脂肪、胆固醇、糖和盐的食物;④遗传因素家族中有年轻时发病者;⑤性情急躁、好胜心和竞争性强。

3. 其他危险因素　①血中同型半胱氨酸升高;②胰岛素抵抗增强;③血中纤维蛋白原及凝血因子升高;④病毒、衣原体感染。

(二)流行病学

基于人群研究显示,心绞痛的发病率随年龄增长不断增加,女性患病率从 45~64 岁的 5%~7% 增加到 65~84 岁的 10%~12%,男性患病率从 45~64 岁的 4%~7% 增加到 65~84 岁的 12%~14%。2020 年公布的《中国心血管健康与疾病报告 2019 概要》推算我国冠心病患者有 1 100 万人,冠心病患病率城市高于农村,但死亡率农村高于城市,已成为城乡居民致残、致死的最主要原因之一。

(三)临床表现

世界卫生组织将冠心病分为隐匿型或无症状型、心绞痛、心肌梗死、缺血性心肌病和猝死 5 型。心绞痛又分为稳定型心绞痛、不稳定型心绞痛和变异性心绞痛。本节将详细介绍稳定型心绞痛。稳定型心绞痛以发作性胸痛为主要临床表现。

1. 疼痛部位　疼痛部位主要在胸骨体后方,可波及心前区,常放射至左肩、左臂内侧达无名指和小指,或至颈、咽或下颌部。

2. 疼痛性质　疼痛性质常为压迫、发闷或紧缩性。

3. 疼痛诱因　疼痛常由体力劳动或情绪激动（如愤怒、焦急、过度兴奋等）所诱发，饱食、寒冷、吸烟、心动过速、休克等亦可诱发。

4. 疼痛持续时间　疼痛一般持续数分钟至十余分钟，多为3~5min。

5. 疼痛缓解方式　一般在诱发症状的活动停止后，疼痛即可缓解；舌下含服硝酸甘油等硝酸酯类药物也能在几分钟内缓解疼痛。一般无异常体征。

（四）主要功能障碍

1. 心血管功能障碍　冠心病患者往往减少体力活动，从而降低了心血管系统的适应性，导致循环功能降低，只有通过适当的运动训练才能逐渐恢复。

2. 呼吸功能障碍　长期心血管功能障碍可导致肺循环功能障碍，使肺血管和肺泡气体交换的效率降低，吸氧能力下降，诱发或加重缺氧症状。呼吸功能训练是需要引起重视的环节。

3. 运动功能障碍　冠心病患者因缺乏运动而导致机体吸氧能力减退、肌肉萎缩和氧化代谢能力降低，从而限制了全身运动耐力。运动训练的适应性改变是提高运动功能的重要环节。

4. 代谢功能障碍　代谢功能障碍主要是脂质代谢障碍和糖代谢障碍，血总胆固醇和甘油三酯升高，高密度脂蛋白胆固醇降低。脂肪和能量物质摄入过多而缺乏运动是基本原因。缺乏运动还可导致胰岛素抵抗，除了引起糖代谢障碍外，还可促使形成高胰岛素血症和血脂升高。

5. 日常生活活动能力障碍　冠心病患者往往伴有不良生活习惯、心理障碍等，也是影响患者日常生活和治疗的重要因素。

6. 心理功能障碍　冠心病患者往往存在抑郁、焦虑等心理障碍。

（五）辅助检查

1. 实验室检查　胸痛明显者需查血清心肌损伤标志物包括心肌肌钙蛋白 I 或 T、肌酸激酶及同工酶。

2. 心电图检查　心绞痛发作时常可出现暂时性心肌缺血引起的 ST 段压低（>0.1mV），发作缓解后恢复。心肌梗死时特征性改变为 ST 段呈弓背向上型抬高；宽而深的 Q 波（病理性 Q 波）；T 波倒置。

3. 冠状动脉造影检查　冠状动脉造影检查是诊断冠心病较准确的方法。

（六）冠心病分期

1. Ⅰ期急性心肌梗死住院期　急性心肌梗死发病后或心脏手术后住院阶段，主要康复内容为低水平体力活动和教育，一般为 1~2 周。

2. Ⅱ期急性心肌梗死出院后　出院后可以回家或住疗养院，主要康复内容为逐渐增加体力活动继续接受卫生宣教，以取得最佳疗效，并经职业咨询恢复工作，一般为 8~12 周。

3. Ⅲ期慢性冠心病

（1）持续发展维持期（监护阶段Ⅲ期）：必须监护和防止在康复过程中发生意外的重点对象，约持续 4~12 个月不等。

（2）维持期（非监护Ⅲ期）：坚持冠心病的二级预防，进行合适的体育锻炼。

 案例延伸1：

病史资料收集

王爷爷，男性，血压高，有吸烟史，3 个多月前患心肌梗死，目前存在心血管功能障碍、运动功能障碍和心理障碍。心电图检查：ST 段抬高，QRS 呈 Qr 型，T 波倒置，室性早搏。

二、康 复 评 定

（一）主观评定

1. 一般情况评定　一般情况包括患者的性别、年龄、职业、家庭成员，以及致病因素、发病时间、现病史与既往史、临床诊断、主要脏器功能状态等。

2. 个人及环境因素评定　基于作业治疗，对患者所处环境进行评定，分析引起作业受限的个人和环境因素，从而可针对性地对个人和环境采取干预措施，促进患者的作业表现。个人及环境因素包括患者的爱好、职业、所受教育、经济条件、家庭环境。

（二）客观评定

1. 生理功能评定　常用心电图运动试验。

（1）方法

①运动平板法为首选，有利于减轻腿部的疲劳，可避免由此导致的试验过早终止。缺点是不适合用于有平衡障碍的患者，且由于噪声和患者的运动，难以获得良好的心律图像和准确的血压测得值。

②功率自行车法，可用于平衡和视觉功能不良或下肢关节活动受限的患者；测试中由于身体上部运动较小，因而血压测量值较准，ECG 记录亦较好，缺点是局部的肌肉疲劳（如股四头肌）可导致试验过早终止，妨碍达到真正的运动终点。

（2）排除禁忌证：绝对禁忌证包括急性心肌梗死、不稳定型心绞痛、严重心律失常、急性心包炎、心内膜炎、严重主动脉缩窄、严重的左室功能障碍、急性肺栓塞、急性严重心脏外的疾病等；相对禁忌证有明显的动脉或肺动脉高压、心动过速或心动过缓、中度瓣膜性心脏病、电解质紊乱、肥厚型心肌病和精神病等。

（3）方案：活动平板试验方案最常用的是 Bruce 活动平板试验方案。该方案容易实施且耗时不长，但对于身体状况较差的患者，其开始时的运动强度明显过高，因而不适用。于是便在此基础上降低了初始运动的强度，使之适合于所有的心脏病患者，此即改良的 Bruce 活动平板试验方案（表 5-2-1）。

表 5-2-1　改良的 Bruce 活动平板试验方案

阶段	速度 /（km·h⁻¹）	坡度 /%	时间 /min	代谢当量 /METs
1	2.7	0	3	2
2	2.7	5	3	3
3	4.0	10	3	5
4	5.5	12	3	7
5	6.8	14	3	10
6	8.0	16	3	13
7	8.8	18	3	16
8	9.6	20	3	19
9		22	3	22

（4）程序

①试验开始：运动应从低负荷开始，使患者能充分地适应，然后分阶段逐渐增大负荷量至患者的耐受极限，此即多阶段试验。每一阶段持续 2~3min，以使患者的反应达到稳定状态。判断患者反应是否达到稳定状态的最简单指标就是心率的波动范围为 3~4 次 /min。在运动中和运动结束后 5~15min 的恢复期内，每分钟均测量如下指标：耗氧量、血压、心率、心律和自觉运动强度评分，同时还要观察患者一般情况的变化。

②试验终点：在试验之前应告知患者如何完成试验，而不应利用任何试验前估计患者的最大预期心率，因为试验前估计常常产生误导，这与患者服用减慢心率的药物有关。因此在试验中采用 Borg 自觉运动强度评定量表（表 5-2-2）。如果没有不良的体征或者症状，可允许患者运动达到最大的用力水平。

③试验中止：在亚极量或出院前的运动试验中有下列情况之一，应该立即终止试验：出现了与本病有关的症状：如明显的疲劳、眩晕、晕厥、呼吸困难、心绞痛、发绀、面色苍白、血压过高或过低、心电图出现 ST 段偏移 >1mm。

表 5-2-2　Borg 自觉运动强度评定量表

Borg 分级	自觉运动强度	修订的 Borg 分级	自觉运动强度
—	—	0	不用力
—	—	0.5	非常非常弱
—	—	1	非常弱
—	—	1.5	—
—	—	2	弱
6		2.5	—
7	非常非常轻	3	中等程度
8	—	3.5	—
9	很轻	4	有点强
10		4.5	—
11		5	强
12		5.5	—
13		6	—
14		6.5	—
15		7	非常强
16		7.5	—
17		8	—
18		8.5	—
19		9	—
20		9.5	—
—		10	非常非常强
—		>10.0	达到极限

　　运动达到了预定的极限运动水平可以终止试验,如达到了根据年龄预计的极限心率值(220- 年龄)。这一运动终点确定法非常适合健康人,很多心脏病患者在达到这一极限前已经出现症状,因而达不到该预定的运动水平。

　　达到预计亚极限运动水平终止试验,如达到了根据年龄预计的极限心率值的75%;或者是任意设定的工作负荷水平,即 6 代谢当量(代谢当量,是指运动时代谢率对安静时代谢率的倍数,每千克体重从事 1min 活动消耗 3.5ml 的氧,活动强度称为 1 代谢当量);Borg 分级的 15 级或修订的 Borg 分级的 7 级。

（5）注意事项

①运动试验结果的解释均应以良好的生理、病理生理、运动学和临床知识为基础,且应考虑患者的年龄、性别、症状和危险因素。

②要考虑试验的特异性和敏感性,注意排除假阳性和假阴性。导致运动试验出现假阳性和假阴性的因素很多。

③有一点必须向患者交代清楚:患者在运动试验中达到的最大运动量并不表示其可在这一运动量下安全地进行运动,一名患者如果以 8METs 水平较长时间地进行运动,其最大有效代谢容量必须达到 12METs 的水平方可。

 知识拓展

康复治疗危险程度评定

美国心脏病学会拟定了冠心病危险分层标准,对于判断患者进行康复治疗的危险程度及监护要求有重要参考价值。

A 级:状似健康人。运动无危险性。活动准则:除基础原则外,无其他限制。

B 级:有稳定性心脏病,参加剧烈运动的危险性较低,但高于状似健康人。中等强度不增加危险性。活动准则:根据专职人员所制订的个人运动处方活动。在无运动处方时,只可以步行运动。

C 级:有稳定性心脏病,参加剧烈活动危险性低,但不能自我调节运动或不能理解医生所建议的运动水平。活动准则:根据专职人员所制订的个人运动处方,可在经过基本心肺复苏技术的非医务人员监护下或家庭电子监护下运动。

D 级:运动时出现并发症的患者。活动准则:必须由专业人员针对性制订运动处方。

E 级:活动受限的不稳定性心脏病。活动准则:不做任何健身性活动。

2. 心理功能评定　通过抑郁及焦虑量表测定患者情绪及心理情况,可以使用汉密尔顿抑郁量表和汉密尔顿焦虑量表。

3. 日常生活活动能力评定　心血管疾病患者不可能进行所有的日常生活活动,日常生活活动侧重于自我照顾、日常活动、家庭劳动及购物等,可以使用改良 Barthel 指数评定量表。

4. 社会参与能力评定　主要进行生活质量评定、劳动力评定和职业评定,可以使用改良 Barthel 指数评定量表及职业评定量表。

案例延伸2：

康 复 评 定

1. 王爷爷，男性，72岁，肥胖，临床诊断：冠心病、高血压病3级。患者3个多月前做过心肌梗死溶栓治疗，有吸烟史。心电图检查：ST段抬高，QRS呈Qr型，T波倒置，室性早搏。

2. 采用心电图运动试验中运动平板法，利用改良的Bruce活动平板试验方案评估生理功能，并进一步使用汉密尔顿抑郁量表、汉密尔顿焦虑量表评估患者心理情况，使用改良Barthel指数评定量表评定患者的日常生活活动能力和社会参与能力。

三、康 复 目 标

冠心病的康复目标是使冠心病患者在生理、心理、社会职业和娱乐方面都达到理想状态。既要阻止或逆转潜在发展的动脉粥样硬化过程，又要减少再次心肌梗死或猝死的危险，并缓解心绞痛。

（一）Ⅰ期康复治疗目标

1. 低水平运动试验阴性，可以按正常节奏连续行走100~200m或上下1~2层楼而无症状和体征。

2. 运动能力达到2~3代谢当量，能够适应家庭生活。

3. 使患者理解冠心病的危险因素及注意事项，在心理上适应疾病的发作和处理生活中的相关问题。

（二）Ⅱ期康复治疗目标

1. 逐步恢复一般日常生活活动能力，包括轻度家务劳动、娱乐活动等。

2. 运动能力达到4~6METs，提高生活质量。对于体力活动没有更高要求的患者可停留在此期。

（三）Ⅲ期康复治疗目标

1. 巩固Ⅱ期康复成果，控制危险因素。

2. 改善或提高体力活动能力和心血管功能，恢复发病前的生活和工作。

案例延伸3：

康 复 目 标 制 订

结合前期对王爷爷的评定结果，综合分析其生活习惯，结合患者及其家属的期望拟定出以下康复目标：

1. 短期目标 ①巩固Ⅱ期康复成果,控制危险因素;②改善或提高体力活动能力和心血管功能,恢复发病前的生活和工作。

2. 长期目标 ①最大限度地降低心血管病死亡率和病残率;②提高患者日常生活活动能力,促进患者回归家庭,回归社会。

四、康复治疗

(一)康复治疗原理

1. Ⅰ期康复 通过适当活动,减少或消除绝对卧床休息所带来的不良影响。

2. Ⅱ期康复 保持适当的体力活动,逐步适应家庭活动,等待病情完全稳定,准备参加Ⅲ期康复锻炼。

3. Ⅲ期康复 ①外周效应;②中心效应;③危险因素控制。

(二)适应证与禁忌证

1. 适应证

(1)Ⅰ期患者生命体征稳定,无明显心绞痛,安静心率<110次/min,无心力衰竭、严重心律失常和心源性休克,血压基本正常,体温正常。

(2)Ⅱ期患者生命体征稳定,运动能力达到3METs以上,家庭活动时无显著症状和体征。

(3)Ⅲ期临床病情稳定者,包括陈旧性心肌梗死、稳定型劳力性心绞痛、隐匿性冠心病、冠状动脉分流术和腔内成形术后、心脏移植术后、安装起搏器后。

2. 禁忌证 凡是康复训练过程中可诱发临床病情恶化的情况都列为禁忌证,包括原发病临床病情不稳定或合并新的临床病症。

(三)方案

1. Ⅰ期康复 尽早开始早期康复,循序渐进增加活动量为原则,生命体征一旦稳定,无并发症时即可开始Ⅰ期康复,基本原则是根据患者的自我感觉,尽量进行可耐受的日常活动(表5-2-3)。

表5-2-3 冠心病Ⅰ期康复日常活动参考

日常活动	步骤						
	1	2	3	4	5	6	7
知识宣教	+	+	+	+	+	+	+
腹式呼吸	10min	20min	30min	30min×2	−	−	−
腕踝动(不抗阻)	10次	20次	30次	30次×2	−	−	−

日常活动	步骤						
	1	2	3	4	5	6	7
腕踝动（抗阻）	－	10次	20次	30次	30次×2	－	－
膝肘动（不抗阻）	－	－	10次	20次	30次	30次×2	－
膝肘动（抗阻）	－	－	－	10次	20次	30次	30次×2
自己进食	－	－	帮助	独立	独立	独立	独立
自己洗漱	－	－	帮助	帮助	独立	独立	独立
坐厕	－	－	帮助	帮助	独立	独立	独立
床上靠坐	5min	10min	20min	30min	30min×2	－	－
床上不靠坐	－	5min	10min	20min	30min	30min×2	－
床边坐（有依托）	－	－	5min	10min	20min	30min	30min×2
床边坐（无依托）	－	－	－	5min	10min	20min	30min
站（有依托）	－	－	5min	10min	20min	30min	
站（无依托）	－	－	－	5min	10min	20min	30min
床边行走	－	－	－	5min	10min	20min	30min
走廊行走	－	－	－	－	5min	10min	20min
下一层楼	－	－	－	－	－	1次	2次
上一层楼	－	－	－	－	－	－	1~2次

（1）床上活动：活动一般从床上的肢体活动开始，包括呼吸训练。肢体活动一般从远端肢体的小关节活动开始，从不抗地心引力的活动开始，强调活动时呼吸自然、平稳，没有任何憋气和用力的现象。然后可以逐步开始抗阻活动，抗阻活动可以采用捏气球、皮球，或拉皮筋等。徒手体操也十分有效。吃饭、洗脸、刷牙、穿衣等日常生活活动可以早期进行。

（2）呼吸训练：主要指腹式呼吸。腹式呼吸的要点是在吸气时腹部浮起，让膈肌尽量下降；呼气时腹部收缩，把肺内的气体尽量排出。呼气与吸气之间要均匀连贯，可以比较缓慢,但是不可憋气。

（3）坐位训练:坐位是重要的康复起始点,应该从第一天就开始。开始坐时可以有依托,例如把枕头或被子放在背后,或将床头抬高。有依托坐的能量消耗与卧位相同,但是上身直立体位使回心血量减少,同时射血阻力降低,心脏负荷实际上低于卧位。在有依托坐适应之后,患者可以逐步过渡到无依托独立坐。

（4）步行训练:从床边站立开始,先克服直立性低血压。在站立无问题之后,开始床边步行（1.5~2.0METs）,以便在疲劳或不适时能够及时上床休息。要特别注意避免上肢高于心脏水平的活动。此阶段患者的活动范围明显增大,因此监护需要加强。要特别注意避免上肢高于心脏水平的活动,例如患者自己手举盐水瓶上厕所,此类活动的心脏负荷增加很大,常是诱发意外的原因。

（5）大便:大便务必保持通畅。卧位大便时由于臀部位置提高,回心血量增加,使心脏负荷增加,同时由于排便时必须克服体位所造成的重力,所以需要额外的用力（4METs）。因此卧位大便对患者不利。而在床边放置简易的坐便器,让患者坐位大便,其心脏负荷和能量消耗均小于卧床大便（3.6METs）,也比较容易排便。如果出现便秘,应当使用通便剂。患者有腹泻时也需要注意严密观察,因为过分的肠道活动可以诱发迷走反射,导致心律失常或心电不稳。

（6）上下楼:上下楼的活动是保证患者出院后在家庭活动安全的重要环节。下楼的运动负荷不大,而上楼的运动负荷主要取决于上楼的速度。必须保持非常缓慢的上楼速度,一般每上一级台阶可以稍事休息,以保证没有任何症状。

（7）心理康复与卫生宣教:患者在急性发病后,往往有显著的焦虑和恐惧感。必须安排对于患者的医学常识教育,使其理解冠心病的发病特点,注意事项和预防再次发作的方法。特别强调戒烟、低脂低盐饮食、规律的生活、个性修养等。

（8）康复方案调整与监护:如果患者在训练过程中没有不良反应,运动或活动时心率增加 <10 次/min,次日训练可以进入下一阶段。运动中心率增加在 20 次/min 左右,则需要继续同一级别的运动。心率增加超过 20 次/min,或出现任何不良反应,则应该退回到前一阶段运动,甚至暂时停止运动训练。为了保证活动的安全性,可以在医学或心电监护下开始所有的新活动。在无任何异常的情况下,重复性活动不一定要连续监护。

（9）出院前评估及治疗策略:当患者顺利达到训练目标后,可以进行症状限制性或亚极量心电运动试验,或在心电监护下进行步行。如果确认患者可连续步行 200m 无症状和无心电图异常,可以安排出院。患者出现并发症或运动试验异常者则需要进一步检查,并适当延长住院时间。

2. Ⅱ期康复　Ⅱ期康复主要进行室内外散步、医疗体操（如降压舒心操、太极拳等）、气功（以静功为主）、家庭卫生、厨房活动、园艺活动。活动强度为 40%~50%HRmax（表 5-2-4）。一般活动无需医学监测,在进行较大强度活动时,可采用远程心电图监护

表 5-2-4　冠心病 Ⅱ 期康复参考方案

活动内容	第 1 周	第 2 周	第 3 周	第 4 周
门诊宣教	1 次	1 次	1 次	1 次
散步	15min	20min	30min	30min × 2 次
厨房工作	5min	10min	5min × 2 次	5min × 3 次
看书或电视	15min × 2 次	20min × 2 次	30min × 2 次	5min × 2 次
降压舒心操	保健按摩学习	保健按摩 × 1 次	保健按摩 × 2 次	保健按摩 × 2 次
缓慢上下楼	1 层 × 2 次	2 层 × 2 次	3 层 × 1 次	3 层 × 2 次

系统监测,或由有经验的康复治疗师观察数次康复治疗过程,以确立安全性。所有上肢超过心脏平面的活动均为高强度运动,应该避免或减少。训练时要注意保持一定的活动量,但日常生活和工作时应采用能量节省策略,比如制订合理的工作或日常活动程序,减少不必要的动作和体力消耗等,以尽可能提高工作和体能效率。每周需要门诊随访一次。任何不适均应暂停运动,及时就诊。

出院后的家庭活动可以分为以下 6 个阶段:

(1)第一阶段

1)活动:可以缓慢上下楼,但要避免任何疲劳。

2)个人卫生:可以自己洗澡,但要避免洗澡水过热,也要避免过冷、过热的环境。

3)家务:可以洗碗筷、蔬菜、铺床,提 2kg 左右的重物,进行短时间园艺工作。

4)娱乐:可以打扑克、下棋、看电视、阅读、针织、缝纫、短时间乘车。

5)需要避免的活动:提举超过 2kg 的重物,过度弯腰、情绪沮丧、过度兴奋、应激。

(2)第二阶段

1)个人卫生:可以外出理发。

2)家务活动:可以洗小件衣服或使用洗衣机(但不可洗大件衣物)、晾衣服、坐位熨小件衣物、使用缝纫机、掸尘、擦桌子、梳头、简单烹饪、提 4kg 左右的重物。

3)娱乐活动:可以进行有轻微体力活动的娱乐。

4)性生活:在患者可以上下两层楼或可以步行 1km 而无任何不适时,患者可以恢复性生活,但是要注意采取相对比较放松的方式。性生活之前可以服用或备用硝酸甘油类药物,必要时可以先向相关医生咨询。适当的性生活对恢复患者的心理状态有重要作用。

5)需要避免的活动:长时间活动、烫发之类的高温环境、提举超过 4kg 的重物、参与涉及经济或法律问题的活动。

(3)第三阶段

1)家务活动:可以长时间熨烫衣物、铺床、提 4.5kg 左右的重物。

2）娱乐活动：轻度园艺工作,在家练习打高尔夫球、桌球、室内游泳（放松性）,短距离公共交通,短距离开车,探亲访友。

3）步行活动：连续步行 1km,每次 10~15min,每天 1~2 次。

4）需要避免的活动：提举过重的物体,活动时间过长。

（4）第四阶段

1）家务活动：可以与他人一起外出购物、正常烹饪、提 5kg 左右的重物。

2）娱乐活动：小型油画制作或木工制作、家庭小修理、室外打扫。

3）步行活动：连续步行每次 20~25min,每天 2 次。

4）需要避免的活动：提举过重的物体,使用电动工具,如电钻、电锯等。

（5）第五阶段

1）家务活动：可以独立外出购物,短时间吸尘或拖地,提 5.5kg 左右的重物。

2）娱乐活动：家庭修理性活动、钓鱼、保龄球类活动。

3）步行活动：连续步行,每次 25~30min,每天 2 次。

4）需要避免的活动：提举过重的物体,过强的等长收缩运动。

（6）第六阶段

1）家务活动：清洗浴缸、窗户,可以提 9kg 左右的重物（如果没有任何不适）。

2）娱乐活动：慢节奏跳舞,外出野餐,去影院和剧场。

3）步行活动：可列为日常生活活动,每次 30min,每天 2 次。

4）需要避免的活动：剧烈运动,如举重、锯木、开大卡车、攀高、挖掘等,以及竞技性活动,如各种比赛。

3. Ⅲ期康复

（1）基本原则：①循序渐进原则；②持之以恒原则；③兴趣性原则；④全面性原则；⑤个体化原则。

（2）运动方式：包括有氧训练、力量训练、柔韧性训练、作业训练、医疗体操、气功等。运动形式可以分为间断性和连续性运动。

（3）运动量：每周的总运动量（以热量表达）应为 2 931~8 374千焦（约相当于步行或慢跑 10~32km）。运动量小于 2 931千焦 / 周只能维持身体活动水平,而不能提高运动能力。合适运动量的主要标志：运动时稍出汗,轻度呼吸加快但不影响对话,早晨起床时感舒适,无持续疲劳感和其他不适感。

（4）训练实施：每次训练都必须包括准备活动、训练活动和结束活动。

1）准备活动：主要目的是预热,即让肌肉、关节、韧带和心血管系统逐步适应训练期的运动应激,运动强度较小。

2）训练活动：指达到靶强度的训练活动,中低强度训练的主要目的是达到最佳外周适应,高强度训练的目的在于刺激心肌侧支循环生成。

3）结束活动：主要目的是冷却,即让高度兴奋的心血管应激逐步降低,适应运动停止后血流动力学改变。运动方式可与训练方式相同,但强度逐步减小。

（5）注意事项

1）选择适当的运动,避免竞技性运动。

2）在感觉良好时运动,感冒或发热后,要在症状和体征消失两天以上才能恢复运动。

3）注意周围环境因素对运动反应的影响,包括寒冷和炎热气候要相对降低运动量和运动强度,训练的理想环境是 4~28℃,空气湿度 <6%,风速不超过 7m/s。避免在阳光下和炎热气温时剧烈运动;穿戴宽松、舒适、透气的衣服和鞋;上坡时要减慢速度。饭后不做剧烈运动。

4）患者需要了解个人能力的限制,应定期检查和修正运动处方,避免过度训练。药物治疗发生变化时,要注意相应地调整运动方案。参加训练前应该进行尽可能充分的身体检查。对于参加剧烈运动者尽可能先进行运动试验。

5）警惕症状,运动时如发现下列症状:上身不适（包括胸、臂、颈或下颌,可表现为酸痛、胀痛、烧灼感或束带感）、无力、气短、骨关节不适（关节痛或背痛）,应停止运动,及时就医。

6）训练必须持之以恒,如间隔 4d 以上,再开始运动时宜降低强度。

 案例延伸4:

康复治疗方案

1. 王爷爷处于Ⅲ期康复,采取隔日步行或慢跑等运动,每周运动 3 次,每次训练包括准备活动、训练活动和结束活动三部分,运动以稍出汗、轻度呼吸加快但不影响对话、运动次日晨起无疲劳等不适感为度。

2. 对王爷爷及家属进行冠心病健康教育,充分认识冠心病的危险因素,嘱患者按时服药控制血压、控制血脂、戒烟并调整心情缓解抑郁情绪。

五、健康教育

1. 疾病指导　让患者及家属了解什么是冠心病,了解冠心病危险因素让患者消除对疾病的无所谓或对疾病过度关注的态度。嘱患者按时服药,减轻其焦虑程度,改善其在治疗中的配合程度。

2. 合理膳食　低胆固醇饮食,建议植物油代替动物油。

3. 戒烟限酒　彻底戒烟,避免二手烟的危害,拟定戒烟计划;严格控制酒精摄入,有饮酒习惯者原则上应戒酒或严格控制饮酒量。

4. 控制体质量　超重和肥胖者在 6~12 个月内减轻体质量 5%~10%,使体重指数

（BMI）维持在 18.5~23.9kg/m²；腰围控制在男性≤90cm、女性≤85cm。

5. 控制血压　控制血压 <130/80mmHg，积极有效地控制血压可减少冠心病的发生率和病死率。

6. 药物控制　要求患者注意按时服药，控制血糖、心率、减轻心肌缺血症状。

> **小结**　　冠心病是最常见的心血管疾病之一，心绞痛是心肌缺血的发作形式，心肌梗死是心肌坏死的发作形式。冠心病康复的目的，就是要改善和提高心脏功能，降低残疾，评估和改善冠心病危险因素，改善心脏状况，主要通过康复治疗组指导进行有处方的运动训练和教育程序来实现。目前，积极有效的康复治疗已经成为冠心病各阶段的基本医疗组成部分。

思考与练习

1. 冠心病的危险因素及主要功能障碍有哪些？
2. 冠心病康复的适应证和禁忌证有哪些？
3. 冠心病的康复分期及各期康复目标是什么？

（齐丹丹）

第三节　慢性阻塞性肺疾病康复

> **学习目标**
> 1. 养成尊重患者、关爱患者、保护患者隐私的职业习惯。
> 2. 掌握慢性阻塞性肺疾病的定义、严重程度分级、呼吸训练、排痰技术及运动训练。
> 3. 熟悉慢性阻塞性肺疾病的康复评定、健康教育。
> 4. 了解慢性阻塞性肺疾病的主要危险因素、合并的肺外表现。
> 5. 能对患者在治疗过程中出现的简单问题进行处理；具有指导患者进行康复训练及评估康复疗效的能力。

 导入案例

案例情景

李大爷，64 岁，咳嗽、咳痰、喘息 30 余年，活动后气促 10 余年，下肢水肿 1 周。查体：T 37.5℃，R 26 次/min，颈静脉怒张，桶状胸，双肺叩诊过清音，双肺呼吸音弱，呼气延长，双肺散在哮鸣音,肺底部可闻及少许湿啰音,心界缩小,剑突下可见心尖搏动。肝肋下2cm,触痛阳性,肝颈静脉反流征阳性。双下肢水肿(++)。

工作任务:

1. 请正确收集李大爷的病史资料。

2. 请正确判断李大爷的功能状态,并进行严重程度分级。

3. 请为李大爷制订康复目标。

4. 请对李大爷进行康复治疗。

慢性阻塞性肺疾病简称为慢阻肺,是一种常见的、可以预防和治疗的疾病,以持续性呼吸系统症状和气流受限为特征,通常是由于明显暴露于有毒颗粒或气体引起的气道和/或肺泡异常所导致。因肺功能进行性减退,慢性阻塞性肺疾病严重影响患者的劳动力和生活质量,造成严重的经济和社会负担。

一、病 史 收 集

(一)发病原因

慢性支气管炎和阻塞性肺气肿发生有关的因素都可能参与慢性阻塞性肺疾病的发病。已经发现的危险因素大致可以分为外因(即环境因素)与内因(即个体易患因素)两类。

1. 外因 外因包括吸烟、粉尘和化学物质的吸入、空气污染、呼吸道感染及社会经济地位较低的人群(可能与室内和室外空气污染、居室拥挤、营养较差及其他与社会经济地位较低相关联的因素有关)。

2. 内因 内因包括遗传因素、气道反应性增高、在怀孕期、新生儿期、婴儿期或儿童期由各种原因导致肺发育或生长不良的个体。

本病病理改变主要表现为慢性支气管炎及肺气肿的病理变化,其病理特点为气道狭窄、阻塞,肺泡膨胀、失去弹性,肺血管增生、纤维化及肺动脉高压。慢性阻塞性肺疾病特征性的病理生理变化是持续气流受限致肺通气功能障碍。

(二)临床表现

1. 症状

(1)咳嗽、咳痰:常为最早出现的症状,晨间明显,一般为白色黏液或浆液性泡沫痰。急性发作期痰量增多,可有脓性痰。

(2)呼吸困难:为主要症状,早期在劳力时出现,然后逐渐加重。

(3)其他:疲乏、消瘦、焦虑等常在病情严重时出现。

2. 体征 早期可不明显。

(1)视诊:胸廓前后径增大,肋间隙增宽,剑突下胸骨下角增宽,呈桶状胸,部分患者呼吸变浅,频率增快,严重者可有缩唇呼吸等。

（2）触诊:双侧语颤减弱。

（3）叩诊:肺部过清音,心浊音界缩小,肺下界和肝浊音界下降。

（4）听诊:双肺呼吸音减弱,呼气延长,部分患者可闻及湿啰音和/或干啰音。

3. 合并肺外表现

（1）外周骨骼肌功能障碍:表现为肌力、耐力下降和易疲劳,是患者活动能力下降、生活质量下降、预后差、影响最终存活率的重要原因。

（2）骨质疏松:可能与缺氧和营养不良、运动能力下降、吸烟、骨血液循环障碍、使用糖皮质激素、全身炎症反应有关。

（3）心血管疾病:可能与气流受限、缺氧、全身性炎症反应与氧化应激、血管内皮功能减退、弹性蛋白的生成和降解失衡、使用治疗药物有关。

（4）心理问题:主要是抑郁或焦虑,与患者劳动力和生活自理能力丧失、社交活动明显减少、医药费用不断增加、家庭经济困难有关。

（三）功能障碍

1. 生理功能障碍

（1）呼吸功能障碍

1）呼吸困难:表现为劳力性气短、气促、呼吸困难或出现缺氧症状。

2）病理性呼吸模式:最为典型。为弥补呼吸量的不足,往往在安静状态以胸式呼吸为主,甚至动用辅助呼吸肌,即形成了病理性呼吸模式。

3）呼吸肌无力:活动量减少、运动能力降低会影响膈肌、肋间肌、腹肌等呼吸肌的运动功能,使呼吸肌的运动功能减退,导致呼吸肌无力。

4）能耗增加:病理性呼吸模式和呼吸肌无力,使许多不该参与呼吸的肌群参与活动,气喘、气短、气促、咳嗽常使患者精神和颈背部乃至全身肌群紧张,增加体能消耗。

5）呼吸衰竭:是最严重的呼吸功能障碍。

（2）循环功能障碍:主要表现为肺循环障碍和全身循环障碍。

（3）运动功能障碍:主要表现为肌力、肌耐力减退,肢体运动功能下降,运动减少,而运动减少又使心肺适应性下降,进一步加重运动障碍,形成恶性循环。

2. 心理功能障碍　心理功能障碍常表现为沮丧和焦虑。沮丧常出现在中度到重度患者中;不少患者对疾病产生恐惧、焦虑、抑郁的心理,精神负担加重。

3. 日常生活活动能力受限　由于呼吸困难和体能下降,多数患者日常生活活动受到不同的限制,表现为日常生活活动能力减退。同时,患者因心理因素惧怕出现劳力性气短,限制了患者的活动能力,迫使一些患者长期卧床,丧失了日常生活活动能力。

4. 社会参与能力受限　常表现为社会交往、社区活动及休闲活动的参与常常受到部分或全部限制,大多数患者职业能力受到不同程度限制,许多患者甚至完全不能参加工作。

（四）辅助检查

1. 血气分析　早期表现为低氧血症；随着病情逐渐加重，可出现高碳酸血症。

2. 胸部 X 射线摄影检查　后期可出现肺纹理增多、紊乱等非特征性改变；肺过度充气征。

案例延伸1:

病史资料收集

李大爷目前诊断为慢性阻塞性肺疾病、慢性充血性心力衰竭。

查体：T 37.5℃，R 26 次 /min，颈静脉怒张，桶状胸，双肺叩诊过清音，双肺呼吸音弱，呼气延长，双肺散在哮鸣音，肺底部可闻及少许湿啰音，心界缩小，剑突下可见心尖搏动。肝肋下 2cm，触痛阳性，肝颈静脉回流征阳性。双下肢水肿（++）。

二、康复评定

（一）主观评定

1. 一般情况评定　一般情况包括患者的性别、年龄、职业、家庭成员，以及致病因素、发病时间、现病史与既往史、临床诊断、主要脏器功能状态等。

2. 个人及环境因素评定　基于作业治疗，对患者所处环境进行评定，分析引起作业受限的个人和环境因素，从而可针对性地对个人和环境采取干预措施，促进患者的作业表现。个人及环境因素包括患者的爱好、职业、所受教育、经济条件和家庭环境。

（二）客观评定

1. 生理功能评定

（1）呼吸功能评定

1）肺功能检查：是判断气流受限增高且重复性好的客观指标，对诊断慢性阻塞性肺疾病、评价其严重程度、了解疾病进展、评估预后及治疗反应等有重要意义。

第1秒用力呼气容积占用力肺活量百分比（FEV_1/FVC）：是评价气流受限的一项敏感指标。第1秒用力呼气容积占预计值百分比（FEV_1% 预计值），是评估慢性阻塞性肺疾病严重程度的良好指标，其变异性较小，易于操作。吸入支气管扩张剂后 $FEV_1/FVC<70\%$ 者，可确定为持续性气流受限。肺总量（TLC）、功能残气量（FRC）和残气量（RV）增高，肺活量（VC）降低，深吸气量（IC）降低，IC/TLC 下降，一氧化碳弥散量（DLCO）及一氧化碳弥散量与肺泡通气量（VA）比值（DLCO/VA）下降（表 5-3-1）。

表 5-3-1　肺功能分级标准

级别	分级标准
Ⅰ级（轻度）	$FEV_1/FVC<70\%$，$FEV_1\%\geq80\%$ 预计值，有或无慢性咳嗽、咳痰症状
Ⅱ级（中度）	$FEV_1/FVC<70\%$，$50\%\leq FEV_1\%<80\%$ 预计值，有或无慢性咳嗽、咳痰症状
Ⅲ级（重度）	$FEV_1/FVC<70\%$，$30\%\leq FEV_1\%<50\%$ 预计值，有或无慢性咳嗽、咳痰症状
Ⅳ（极重度）	$FEV_1/FVC<70\%$，$FEV_1\%<30\%$ 预计值；或 $FEV_1\%<50\%$ 预计值，伴有慢性呼吸衰竭

支气管舒张试验：有利于鉴别慢性阻塞性肺疾病与支气管哮喘，可预测患者对支气管舒张剂和吸入糖皮质激素的治疗反应，获知患者能达到的最佳肺功能状态，与预后有更好的相关性。

肺功能检查的特征性表现是进行性用力呼气量减少，残气量增加。检查肺功能时应嘱患者取坐位或站立位，为了使结果重复性好，要求患者最大限度地给予配合。

2）呼吸困难评定：常用改良英国 MRC 呼吸困难指数（表 5-3-2），也可以根据 Borg 自感劳累分级表进行评定（表 5-3-3）。

表 5-3-2　改良英国 MRC 呼吸困难指数

分级	评估呼吸困难严重程度
0 级	只有在剧烈运动时才会感到呼吸困难
1 级	平地快步行走或爬缓坡时会感到呼吸困难
2 级	由于气短，平地行走时比同龄人慢或者必须停下来休息
3 级	平地行走 100m 左右或数分钟后需要停下来休息
4 级	呼吸困难严重导致不能离家，或在穿脱衣服时出现呼吸困难

Borg 自感劳累分级表可用于呼吸困难评分，用来描述患者在运动时表示呼吸努力程度的等级。一般配合六分钟步行试验使用。

（2）运动功能评定：通过运动试验，可评估患者的心肺功能和运动能力，掌握患者运动能力的程度，了解其在运动时是否需要氧疗，为患者制订安全、适量和个体化的运动治疗方案。试验中应逐渐增加运动强度，直至患者的耐受极限，为确保安全，试验过程中应密切观察患者的生命体征。

1）平板或功率车运动试验：通过活动平板或功率车进行运动试验获得最大摄氧量、最大心率、最大 MET 值、运动时间等相关量化指标来评定患者的运动能力，也可通过平板或功率车运动试验中患者的 Borg 自感劳累分级表等半定量指标来评定患者的运动能力。

表 5-3-3　Borg 自感劳累分级表

10 级表		20 级表	
级别	疲劳感觉	级别	疲劳感觉
0	没有	6	
0.5	非常轻	7	非常轻
1	很轻	8	
2	轻	9	很轻
3	中度	10	
4	稍微累	11	轻
5	累	12	
6		13	稍微累
7	很累	14	
8		15	累
9	非常累	16	
10	最累	17	很累
		18	
		19	非常累
		20	

2）六分钟步行试验：让患者步行 6min，记录其所能行走的最长距离。试验与上述运动试验有良好相关性。对于不能进行活动平板运动试验的患者可行六分钟步行试验，以判断患者的运动能力及运动中发生低氧血症的可能性。

评定方法：在平坦的地面画出一段长 30.5m 的直线，两端各置一把椅子作为标志。患者在其间往返走动，步速缓急由患者根据自己的体能决定。在旁监测的人员每 2min 报时一次，并记录患者可能发生的气促、胸痛等不适。如患者体力难支可暂时休息或中止试验。6min 后试验结束，监护人员统计患者步行距离进行结果评估。分级方法：美国较早进行这项试验的专家将患者步行的距离划为 4 个等级，级别越低心肺功能越差，达到 3 级与 4 级者，心肺功能接近或已达到正常。1 级：患者步行的距离少于 300m。2 级：患者步行的距离为 300~374.9m。3 级：患者步行的距离为 375~449.5m。4 级：患者步行的距离超过 450m。

3）呼吸肌力测试：呼吸肌力测试是呼吸肌功能评定 3 项指标中最重要的一项，包括最大吸气压、最大呼气压和跨膈压的测量；也可作为咳嗽和排痰能力的一个指标。

2. 心理功能评定　对出现焦虑的患者可使用焦虑自评量表（SAS）或汉密尔顿焦虑量表（HAMA）进行评定,对出现抑郁的患者可使用抑郁自评量表（SDS）、汉密尔顿抑郁量表（HAMD）等进行评定。

3. 日常生活活动能力评定　根据自我照顾、日常活动、家庭劳动及购物等活动,将呼吸功能障碍患者的日常生活活动能力分为6级（表5-3-4）。

表5-3-4　日常生活活动能力评定

分级	表现
0	虽存在不同程度的肺气肿,但活动如常人,对日常生活无影响,活动时无气短
1	一般劳动时出现气短
2	平地步行无气短,速度较快或登楼、上坡时,同行的同龄健康人不觉气短而自己有气短
3	慢走不到百步即有气短
4	讲话或穿衣等轻微动作时即有气短
5	安静时出现气短、无法平卧

4. 社会参与能力评定　社会参与能力评定主要包括生活质量评定和职业评定。

 案例延伸2:

康 复 评 定

1. 肺功能检查　肺功能分级Ⅲ级（重度）。
2. 呼吸困难评定　改良英国MRC呼吸困难指数:3级。
3. 运动功能评定　6min步行距离221m,提示心肺功能差。
4. 心理功能评定　汉密尔顿焦虑量表（HAMA）评分为17分,汉密尔顿抑郁量表（HRSD）评分为19分。提示中度焦虑抑郁状态。
5. 日常生活活动能力评定　改良Barthel指数评定量表评分为70分,轻度功能障碍,能独立完成部分日常活动,但需要一定帮助。

三、康复目标制订

（一）短期目标

1. 改善患者的呼吸功能,尽可能建立生理性呼吸模式,恢复有效呼吸。
2. 清除气道内分泌物,减少引起支气管炎症或刺激的因素,保持呼吸道通畅。

（二）长期目标

1. 积极进行呼吸训练和运动训练,充分发掘呼吸潜力,提高患者的运动和活动耐力。

2. 提高免疫力,预防感冒,减少复发。

3. 尽可能恢复患者的日常生活活动及自理能力。

4. 消除呼吸困难对心理的影响。

5. 改善患者的社会交往能力和社会活动的参与能力。

6. 促进患者回归社会,提高生活质量。

 案例延伸3:

康复目标制订

1. **短期目标** 改善患者的呼吸功能,纠正心衰。

2. **长期目标** ①积极进行呼吸训练和运动训练;②提高免疫力;③尽可能恢复患者的日常生活活动及自理能力;④心理干预。

四、康 复 治 疗

（一）康复原则

1. **个体化原则** 以慢性阻塞性肺疾病的不同阶段、不同合并症和全身情况为依据。

2. **整体化原则** 不仅针对呼吸功能,而且要结合心脏功能、全身体能、心理功能和环境因素。

3. **严密观察原则** 注意运动强度、运动时间和运动后反应,防止呼吸性酸中毒和呼吸衰竭。

4. 循序渐进、持之以恒的原则。

（二）肺康复的作用、适应证和禁忌证

肺康复是针对慢性阻塞性肺疾病患者及其家庭（或照顾者）的一项与多学科相关的锻炼和教育项目。虽然肺康复不能明显提高患者的呼吸功能,但肺康复不仅能缓解慢性阻塞性肺疾病患者的呼吸困难症状,提高患者运动耐力和健康相关生活质量,减少急性加重率和住院天数,还能在没有心理干预的条件下改善患者的心理障碍及社会适应能力,具有良好的社会和经济收益。

肺康复的适应证是病情稳定的慢性阻塞性肺疾病患者。禁忌证为合并严重肺动脉高压;不稳定型心绞痛及近期心肌梗死;充血性心力衰竭;明显肝功能异常;癌症转移;脊柱及胸背部创伤。

（三）康复方法

1. 物理治疗　物理治疗具有减轻患者临床症状、提高呼吸功能、改善机体运动能力及减轻心肺负担的作用。

（1）物理因子治疗：具有改善循环、消除炎症和化痰的作用。一般在慢性阻塞性肺疾病发作期合并感染时使用。

1）超短波疗法：超短波治疗仪输出功率一般在200~300W，两个中号电极，置于两侧肺部，无热量，12~15min，每天1次，15次为1个疗程。痰液黏稠不易咯出时，不宜使用此疗法。

2）分米波疗法：患者取坐位或仰卧位，凹槽形辐射器横置于前胸，上界齐喉结，距离体表5~10cm，80~120W，10~15min，每天1次，5~10次为1个疗程。

3）紫外线疗法：右前胸（前正中线右侧），自颈下界至右侧肋缘之间。左前胸，方法同右侧，注意正中线紧密相接。右背，后正中线右侧，自颈下界与右侧第十二胸椎水平线。左背，同右背。胸3~4MED（紫外线照射生物剂量），背4~5MED，10~15min，每天1次，5~10次为1个疗程。

4）直流电离子导入疗法：电极面积按感染面积决定，一般用200~300cm²，患处对置，局部加抗菌药物。

5）超声雾化吸入：超声雾化吸入器，1MHz左右的高频超声震荡，超声雾化药物可以使用抗菌药物和化痰剂。

6）氧疗：长期低浓度氧疗（1~2L/min）可提高患者生活质量，使患者的生存率提高2倍。

（2）气道廓清技术：具有训练有效咳嗽反射、促进分泌物排出、减少反复感染、缓解呼吸困难和支气管痉挛及维持呼吸道通畅的作用。

1）标准程序：评估患者自主和反射性咳嗽的能力。将患者安置于舒适和放松的位置，然后深吸气和咳嗽，坐位身体向前倾是最佳的咳嗽体位，患者轻微弯曲颈部更容易咳嗽。教会患者控制性膈式呼吸，建立深吸气。示范急剧的、深的、连续两声咳嗽，示范运用适当的肌肉产生咳嗽（腹肌收缩）。让患者将手放在腹部然后连续呵气3次，感觉腹肌收缩。使患者连续发"K"的音，绷紧声带，关闭声门，并且收紧腹肌。当患者联合做这些动作的时候，指导患者深吸气，但是放松，然后发出急剧的两声咳嗽。假如吸气和腹部肌肉很弱的话，如果有需要可以使用腹带或者舌咽反射训练。在直立坐位时，咳嗽产生的气流速度最高，因而最有效。

2）辅助咳嗽技术：主要适用于腹部肌肉无力，不能引起有效咳嗽的患者。操作程序：让患者仰卧于硬板床上或仰靠于有靠背的轮椅上，面对治疗师，治疗师的手置于患者的肋骨下角处，嘱患者深吸气，并尽量屏住呼吸，当其准备咳嗽时，治疗师的手向上向里用力推，帮助患者快速吸气，引起咳嗽。如痰液过多可配合吸痰器吸引。

3）哈咳技术：深吸气，快速强力收缩腹肌并使劲将气呼出，呼气时配合发出"哈""哈"

的声音。此技术可以减轻疲劳,减少诱发支气管痉挛,提高咳嗽、咳痰的有效性。

（3）排痰技术:目的是促进呼吸道分泌物排出,下降气流阻力,减少支气管肺的感染。

1）体位引流:主要利用重力促进各个肺段内积聚的分泌物排出,不同的病变部位采用不同的引流体位,目的是使此病变部位的肺段向主支气管垂直引流。引流频率视分泌物多少而定,分泌物少者,每天上、下午各引流一次,痰量多者宜每天引流 3~4 次,餐前进行为宜,每次引流一个部位,时间 5~10min,如有数个部位,则总时间不超过 30~45min,以免患者疲劳。

2）胸部叩击、震颤:有助于浓痰脱离支气管壁。其方法为治疗者手指并拢,掌心呈杯状,运用腕部力量在引流部位胸壁上双手轮流叩击拍打 30~45s,患者可自由呼吸。叩击拍打后手按住胸壁部加压,治疗者整个上肢用力,嘱患者作深呼吸,在深呼气时作颤摩振动,连续进行 3~5 次,再作叩击,如此重复 2~3 次,再嘱患者咳嗽以排痰。

3）咳嗽训练:第一步,先进行深吸气,以达到必要吸气容量;第二步,吸气后要有短暂闭气,以使气体在肺内得到最大分布,同时气管到肺泡的驱动压尽可能保持持久;第三步,关闭声门,当气体分布达到最大范围后再紧闭声门,以进一步增强气道中的压力;第四步,通过增加腹内压来增加胸内压,使呼气时产生高速气流;第五步,声门开放,当肺泡内压力明显增高时,突然将声门打开,即可形成由肺内冲出的高速气流,促使分泌物移动,随咳嗽排出体外。

（4）呼吸训练:具有促进膈肌呼吸、减少呼吸频率、提高呼吸效率、协调呼吸肌运动、减少呼吸肌及辅助呼吸肌耗氧量、改善气促症状的作用。进行呼吸训练的目的是使患者建立生理性呼吸模式,恢复有效的腹式呼吸。

1）重建腹式呼吸模式

①放松:放松紧张的辅助呼吸肌群,减少呼吸肌耗氧量,缓解呼吸困难症状。

前倾依靠位:患者坐于桌前或床前,桌上或床上置两床叠好的棉被或四个枕头,患者两臂置于棉被或枕下以固定肩带并放松肩带肌群,头靠于被上或枕上放松颈肌,前倾位还可降低腹肌张力,使腹肌在吸气时容易隆起,增加胃压,使膈肌更好收缩,从而有助于建立腹式呼吸模式。

后仰依靠位:患者坐于非常柔软舒适的有扶手的椅子或沙发上,头稍后靠于椅背或沙发背上,完全放松坐 5~15min。

前倾站位:自由站立、两手指互握置于身后并稍向下拉以固定肩带,同时身体稍前倾以放松腹肌,也可前倾站立、两手支撑于前方的低桌上以固定肩带,此体位不仅起到放松肩部和腹部肌群的作用,而且是腹式呼吸的有利体位。

②缩唇呼气法:增加呼气时的阻力,这种阻力可向内传至支气管,使支气管内保持一定压力,防止支气管及小支气管因为增高的胸内压过早压瘪,增加肺泡内气体排出,减少

肺内残气量,从而可以吸入更多的新鲜空气,缓解缺氧症状。其方法为经鼻腔吸气,呼气时将唇缩紧,如吹口哨样,在 4~6s 内将气体缓慢呼出。

③暗示呼吸法:通过触觉诱导腹式呼吸。

双手置上腹部法:患者仰卧位或坐位,双手置于上腹部(剑突下、脐上方)。吸气时腹部缓缓隆起,双手加压作对抗练习,呼气时腹部下陷,两手随之下沉,在呼气末,稍用力加压,以增加腹内压,使横膈进一步抬高,如此反复练习,可增加膈肌活动。

两手分置胸腹法:患者仰卧位或坐位,一手置于胸部(通常置于两乳间胸骨处)、一手置于上腹部位置与上同,呼气时腹部的手随之下沉,并稍加压,吸气时腹部对抗此加压的手,使之缓缓隆起。呼吸过程中胸部的手基本不动。此法可用来纠正不正确的腹式呼吸。

下胸季肋部布带束胸法:患者取坐位,用一条宽布带交叉束于下胸季肋部,患者两手抓住布带两头,呼气时收紧布带(约束下胸廓,同时增加腹内压),吸气时对抗此加压的布带而扩展下胸部,同时徐徐放松束带,反复进行。

抬臀呼气法:仰卧位,两足置于床架上,呼气时抬高臀部,利用腹内脏器的重量将膈肌向胸腔推压,迫使横膈上抬;吸气时还原,以增加潮气量。

④缓慢呼吸:这是与呼吸急促相对而言的缓慢呼吸。这一呼吸有助于减少解剖无效腔,提高肺泡通气量。因为当呼吸急促时,呼吸幅度必然较浅,潮气量变小,解剖无效腔所占的比值增加,肺泡通气量下降,而缓慢呼吸可纠正这一现象,但过度缓慢呼吸可增加呼吸功,反而增加耗氧,因此呼吸频率宜控制 10 次 /min 左右。通常先呼气后吸气,呼吸方法同前。

患者处于低氧血症时主要依靠二氧化碳来刺激呼吸,作腹式呼吸后二氧化碳含量常较快降低,从而使呼吸启动能力下降,呼吸过频也容易出现过度换气综合征(头昏、胸闷不适),有的患者还可因呼吸过分用力出现屏气而加重呼吸困难。因此每次练习呼吸次数不宜过多,即练习 3~4 次,休息片刻再练,逐步做到习惯于在活动中进行腹式呼吸。

⑤膈肌体外反搏呼吸法:使用低频通电装置或体外膈肌反搏机。刺激电极位于颈胸锁乳突肌外侧,锁骨上 2~3cm 处(膈神经部位),先用短时间低强度刺激,当确定刺激部位正确时,即可用脉冲波进行刺激治疗。一天 1~2 次,每次 30~60min。

2)胸廓活动度及纠正驼背姿势练习

①增加一侧胸廓活动:患者坐位,以扩展右侧胸为例,先作向左的体侧屈,同时吸气,然后用手握拳顶住右侧胸部,进行屈向右的侧屈,同时呼气。重复 3~5 次,休息片刻再练习。一日多次。

②活动上胸及牵张胸大肌:吸气时挺胸,呼气时两肩向前,低头缩胸;亦可取仰卧位练习。

③活动上胸及肩带练习:坐于椅上或站立位,吸气时两上臂上举,呼气时弯腰屈髋同

时两手下伸触地,或尽量下伸。重复 5~10 次,一日多次。

④纠正头前倾和驼背姿势:站于墙角,面向墙,两臂外展 90°,手扶两侧墙(牵张锁骨部)或两臂外上举扶于墙上(可牵张胸大肌、胸小肌),同时再向前倾,做扩胸练习。也可两手持体操棒置于后颈部以牵伸胸大肌。以上练习每次做 2~3min,每天多次。

(5)运动训练:运动训练是肺康复的基础,具有改善呼吸肌功能,改善心肺功能和整体体能,减轻呼吸困难症状和改善精神状态的作用。

1)下肢训练:可明显增加患者的活动耐量,减轻呼吸困难症状,改善精神状态。通常采用有氧训练方法如快走、划船、骑车、登山等。对于有条件的患者可以先进行活动平板或功率车运动试验,得到实际最大心率及最大 MET 值,然后根据表 5-3-5 确定运动强度。

表 5-3-5　运动强度的选择

运动试验终止原因	靶心率(占最大心率百分比)	靶 MET 值(占最大 MET 百分比)
呼吸急促,最大心率未达到	75%~85%	70%~85%
达到最大心率	65%~75%	50%~70%
心血管原因	60%~65%	40%~60%

训练频率可从每天 1 次至每周 2 次不等,达到靶强度的时间为 10~45min,一个训练计划所持续的时间通常为 4~10 周,当然时间越长效果越明显。以后为保持训练效果,患者应在家继续训练。

一次运动训练宜分准备活动、训练活动、结束活动三部分进行,准备活动及结束活动以缓慢散步及体操为宜,时间为 5~10min,在活动中宜注意呼气时必须放松,不应用力呼气。

对于没有条件进行运动试验的患者可采用六分钟步行试验,以判断患者的运动能力,然后采用定量行走或登梯练习来进行训练。训练可短时间分次进行直至每天 20min 的训练完成,也可一次持续训练 20min,依据患者的病情而定,每次活动后心率至少增加 20%~30%,并在停止活动后 5~10min 恢复至安静值,或活动至出现轻微呼吸急促为止。每次训练前或训练后宜作肢体牵张或体操作为准备和结束活动。对于严重的患者(稍动即出现呼吸急促者)可以边吸氧边活动,以增强活动信心。

患者常有下肢肌群软弱,使患者活动受限,因此下肢训练应包括下肢的力量训练,以循环抗阻训练为主,具体方法参见本书冠状动脉粥样硬化性心脏病康复章节。应注意运动后以不出现明显气短、气促或剧烈咳嗽为度。

2)上肢训练:上肢肩带部很多肌群为上肢活动肌,如胸大肌、胸小肌、背阔肌、前锯肌、斜方肌等均起自肩带,止于胸背部。当躯干固定时,起辅助肩带和肩关节活动的作用;

而上肢固定时,这些肌群又可作为辅助呼吸肌群参与呼吸活动。患者在上肢活动时,由于这些肌群减少了对胸廓的辅助活动而易于产生气短气促,从而对上肢活动不能耐受,而日常生活中的很多活动如做饭、洗衣、清扫等都离不开上肢活动,为了加强患者对上肢活动的耐受性,慢性阻塞性肺疾病患者的康复应包括上肢训练。

上肢训练包括上肢康复踏车训练及提重物训练,上肢康复踏车训练以无阻力开始,5周增量,运动时间为20~30min,速度为50rpm,以运动时出现轻度气急、气促为宜。

提重物练习:患者手持重物。开始0.5kg,以后渐增至2~3kg,进行高于肩部的各个方向活动,每活动1~2min,休息2~3min,每天2次,以出现轻微呼吸急促及上臂疲劳为度。

3)呼吸肌训练:可以改善呼吸肌耐力,缓解呼吸困难症状,主要的吸气肌为膈肌,主要的呼气肌为腹部肌肉,最重要的是腹横肌。

①增强吸气肌练习:用抗阻呼吸器使在吸气时产生阻力,呼气时没有阻力。开始练习时的练习时间一般为3~5min,一天3~5次,以后练习时间可增加至20~30min,以增加吸气肌耐力,还可通过不断减少吸气管直径以增强吸气肌肌力。

②增强腹肌练习:患者常有腹肌无力,无力腹肌常使腹腔失去有效的压力,从而减少膈肌的支托及减少外展下胸廓的能力。

卧位腹式呼吸抗阻训练:患者卧位,将1kg重的沙袋放在脐与耻骨间的下腹部,每两天增加1次重量,渐加至5~10kg,每次5~20min,每天训练2次。

吹蜡烛训练:患者坐位,将距离口腔10cm处、与口同高的点燃蜡烛的火苗吹向偏斜,逐渐增加吹蜡烛的距离直到80~90cm。

吹瓶训练:取两个有刻度的玻璃瓶,瓶的容积为2 000ml,各装入1 000ml水。将两个瓶用胶管或玻璃管连接,在其中的一个瓶插入吹气用的玻璃管或胶管,另一个瓶再插入一个排气管。训练时用吸气管吹气,使另一个瓶的液面提高30mm左右,休息片刻可反复进行。通过液面提高的程度作为呼气阻力的标志。每天可逐渐增加训练时的呼气阻力,直到达到满意的程度为止。

2. 作业治疗　作业治疗以减轻患者临床症状,改善机体运动能力,减轻心肺负担,提高呼吸功能,减轻精神压力,改善日常生活自理能力及恢复工作能力为目标。通过日常活动能力训练、适合患者能力的职业训练、有效的能量保护技术及适当环境改建等来实现使患者减少住院天数,最终摆脱病痛的折磨,提高生活质量,早日重返家庭和社会,并延长患者寿命和降低病死率。

(1)提高运动能力的作业治疗:有针对性地选择能提高全身肌肉耐力的作业活动,改善心肺功能,恢复活动能力。这是作业治疗和物理治疗都必须涉及的部分。

(2)提高日常生活活动能力的作业治疗

1)有效呼吸作业:练习主要是教会患者如何将正常呼吸模式即腹式呼吸与日常生活协调起来,如何正确运用呼吸,增强呼吸信心,避免生活中的呼吸困难。

练习要求：身体屈曲时呼气，伸展时吸气；用力时呼气而放松时吸气；上下楼梯或爬坡时，先吸气再迈步，以"吸–呼–呼"对应"停–走–走"；如果要将物品放在较高的地方，则先拿好物体同时吸气，然后边呼气边将物体放在所需位置。一些一次呼吸无法完成的活动，则可分多次进行，必须牢记吸气时肢体相对静止，边呼气边活动。例如：让患者模拟开/关门动作，要求患者站在门边，先吸气并握住门把，然后边呼气将门拉/推上，练习多次至自然为止。

2）自我放松作业：放松训练有助于阻断精神紧张和肌肉紧张所致的呼吸短促的恶性循环，减少机体能量的消耗，改善缺氧状态，提高呼吸效率。常用的方法包括缓慢、深长地呼吸；坐位或行进中双上肢前后自然摆动，有利于上肢和躯干肌肉放松；园艺治疗中的养殖花草；在树林、草地上悠闲的散步；养鱼、养鸟活动及音乐疗法都可以达到调整情绪、放松肌肉的作用。

学会在各种活动中的放松，教会患者日常活动、教务活动、职业劳动、社交活动中的放松方法，注意选择合适、舒适的体位，让患者头、颈、肩、背和肢体位置适当、有依托，减少这些肌肉长时间紧张。在日常生活活动中可以一边听音乐一边进行活动，活动安排有计划，保证充裕的时间。在完成某项作业活动时，要充分放松那些不用的肌肉，以保存自己的体力和能力。

对于不容易掌握松弛的患者，可先教会其充分收缩待放松的肌肉，然后，让紧张的肌肉松弛，以达到放松的目的。头颈、躯干、肢体的缓慢摆动，轻缓地按摩、牵拉也有助于肌肉的放松。

（3）环境改造：为了增强患者独立生活的信心，减少对他人的依赖，治疗师应评估患者的功能状况，必要时通过家庭、周围环境的改造，使患者发挥更大的潜能，达到生活独立。

（4）职业前作业治疗：康复治疗的最终目的是让患者回归家庭，重返社会。职业治疗就是患者重返工作岗位的前期准备。可以模拟患者以前的工作岗位和工作环境，在治疗师的指导下工作。如果患者已经不适合以前的职业，治疗师可以根据患者的兴趣，选择一些患者可以胜任的工作加以练习熟悉，并向有关部门提出建议。

3. 心理治疗　适当的心理支持系统是肺康复的最重要内容。患者应该从支持系统中得到帮助来解决他们关心的问题。治疗消极心理可以给患者的生活质量带来明显的改善。治疗师可给患者提供一些解决压力的方法，如通过肌肉放松、冥想、瑜伽和中医气功完成放松训练，选择一些放松精神和心灵的音乐帮助患者舒缓焦虑的情绪。放松训练应该整合到患者的生活中去，以控制呼吸困难和疼痛，包括镇定练习，预想即将到来的压力，预演需要解决的问题等。

4. 中医传统康复治疗

（1）穴位敷贴：按照冬病夏治的原则。将细辛、白芥子、半夏制成细末，姜汁调敷肺俞、定喘、膏肓、大椎等穴，数日一次，5次为1个疗程，一般在三伏天进行。

（2）传统功法：包括太极拳、八段锦和五禽戏，可疏通经络，改善心肺功能。

（3）中药治疗：依据辨证论治的原则用药。

 案例延伸4：

康复治疗方案

1. 开始物理因子治疗，如超短波疗法联合超声雾化吸入。

2. 采用气道廓清标准程序进行胸部叩击、咳嗽训练。

3. 重建腹式呼吸模式，开始上肢与下肢运动训练，开始呼吸肌训练。

4. 开始日常生活活动能力训练。

5. 进行心理干预。

五、健 康 教 育

（一）日常生活指导

1. 能量节省技术　活动前先做好计划安排，工作节奏快慢适度，轻重工作交替进行，活动中间歇休息，尽量节省体力，避免不必要的耗氧。这样可以减轻或避免出现呼吸困难。原则如下：

（1）事先准备好日常家务杂事或活动所需的物品或资料，并放在一处。

（2）把特定工作所需的物品放在活动开始就要用的地方。

（3）尽量采用坐位，并使工作场合利于减少不必要的伸手或弯腰。

（4）移动物品时用双手，搬动笨重物体时用推车。

（5）工作中尽量选择左右活动，避免不必要的前后活动。

（6）活动要缓慢而连贯地进行。

（7）工作时要经常休息，每小时至少休息 10min，轻重工作要交替进行。

（8）工作中缩唇并缓慢呼气。

2. 营养　营养状况是决定患者症状及预后的重要因素，改善营养状况在肺康复中可增强呼吸肌力量，最大限度改善患者的整体健康状态。应当鼓励患者减肥；对于消瘦的患者来说，应当增加热量的摄入。如果患者病情较重，进食时出现呼吸困难，应强调少量多次进食。

（二）戒烟

戒烟有助于减少呼吸道黏液的分泌，降低感染的危险性，减轻支气管壁的炎症，使支气管扩张剂发挥更有效的作用。

（三）预防感染

可采用防感冒按摩，冷水洗脸，增强体质等方法来预防感冒。

小结　　慢性阻塞性肺疾病是可以预防和治疗的疾病，气流受限不完全可逆，呈进行性发展，主要累及肺脏，但也可以引起全身的不良反应。综合性肺康复治疗可以改善患者的呼吸困难症状，提高运动耐力和健康相关生活质量，减少急性加重率和住院天数，还能在没有心理干预的条件下改善患者心理障碍及社会适应能力，具有良好的社会和经济收益。肺康复方案是以运动疗法为中心的综合治疗，改善心肺耐力与周围肌肉耐力是肺康复的直接目的。对患者来说，只要存在呼吸困难、运动耐力减退、活动受限就是肺康复的适应证。

思考与练习

1. 简述慢性阻塞性肺疾病的严重程度分级。

2. 简述慢性阻塞性肺疾病的呼吸训练方法。

3. 患者，男，69岁，患者近5年来反复咳嗽、咳痰，伴活动气喘、胸闷，以上楼梯时明显，在气候变化及冬春两季好发。10d前患者受凉后出现气喘、胸闷、心悸加重，活动后明显，咳嗽、咳痰，痰白不易咳出，无咯血，无胸痛及心前区疼痛。

请问：

（1）患者存在哪些功能障碍？

（2）患者的康复评定包括哪些？

（3）患者可以开展哪些康复治疗？

（王　岩）

第四节　慢性充血性心力衰竭康复

学习目标

1. 养成尊重患者、关爱患者、保护患者隐私的职业习惯。

2. 掌握慢性充血性心力衰竭的康复评定方法和康复治疗方法。

3. 熟悉慢性心力衰竭的分期和分级。

4. 了解慢性心力衰竭的定义、功能障碍、康复治疗目标。

5. 能对患者在治疗过程中出现的简单问题进行处理；具有指导患者进行康复训练及评估康复疗效的能力。

案例情景

何大爷,58 岁,2 年前上一层楼后出现呼吸困难,有端坐呼吸,踝部水肿。反复呼吸困难,加重 3 个月入院。高血压史 10 年。查体:BP 160/110mmHg,P 110 次/min,R 29 次/min。颈静脉怒张。胸部闻及吸气相湿啰音和双侧干啰音。心音有力,可闻及舒张早期奔马律。肝大,肝颈静脉反流征阳性。四肢凹陷性水肿。

工作任务:

1. 正确收集何大爷的病史资料。

2. 判断何大爷的心功能分级,并进行规范的功能评定。

3. 为何大爷制订康复目标。

4. 对何大爷进行康复治疗。

慢性充血性心力衰竭简称慢性心衰,是各种心脏结构或功能性疾病导致心室充盈和/或射血功能受损,心排血量不能满足机体组织代谢需要,以肺循环和/或体循环淤血,器官、组织血液灌注不足为临床表现的一组综合征,主要表现为呼吸困难、体力活动受限和体液潴留。慢性心衰是心血管疾病的终末期表现和最主要的死因。

一、病 史 收 集

(一)发病原因

慢性充血性心力衰竭由多种心脏疾患引起,冠心病、高血压已成为慢性心衰的最主要病因。慢性心衰的常见诱因包括感染(呼吸道感染最常见)、血容量增加、心律失常(心房颤动最常见)、过度劳累或情绪激动、治疗不当、原有心脏病变加重或并发其他疾病。

本病的病理生理学改变十分复杂,当基础心脏病累及心功能时,首先是代偿机制,其次是心衰时各种体液因子的改变,再者还有心脏的舒张功能不全、心肌损害和心室重塑。

病理特点有以下几方面:

1. 心脏本身的代偿性病理改变,如心肌肥厚和心腔扩大。

2. 长期静脉压增高所引起的器官充血性病理改变。

3. 心房、心室附壁血栓,静脉血栓形成、动脉栓塞和器官梗死。

(二)临床表现

1. **典型表现** ①呼吸困难:劳力性呼吸困难、端坐呼吸、阵发性夜间呼吸困难;②活动耐量降低、活动后恢复时间延长;③疲劳、乏力;④身体低垂部位水肿。

2. **非典型表现** ①夜间咳嗽、喘鸣;②体重增加(每周增加超过 2kg),或体重减轻;③肿胀感;④食欲差;⑤意识模糊或精神抑郁;⑥心悸;⑦晕厥。

（三）慢性心衰的分期

慢性心衰可分为前心力衰竭阶段、前临床心力衰竭阶段、临床心力衰竭阶段、难治性终末期心力衰竭阶段。

（四）功能障碍

1. 生理功能障碍

（1）心功能障碍：有不同程度的心功能障碍。

（2）运动功能障碍：由于缺乏运动使机体摄氧能力减退、肌肉萎缩和氧化代谢能力降低，从而使全身运动耐力不同程度减低。

（3）呼吸功能障碍：长期心功能障碍可导致肺循环功能障碍，使肺血管和肺泡气体交换的效率减低，摄氧能力下降，诱发或加重缺氧症状，呼吸困难。

2. 心理功能障碍　水肿、呼吸困难不仅影响患者运动耐力，而且影响其心理功能和生活质量，使患者经常表现出抑郁、焦虑、沮丧甚至绝望。

3. 日常生活活动能力受限　患者经常出现水肿、呼吸困难、运动耐力减低，这些症状会不同程度地影响患者的进食、穿衣、行走、洗澡、如厕、打扫卫生、洗衣及购物等日常生活活动能力。

4. 社会参与能力受限　由于病情的发展，会逐渐影响患者的生活质量、劳动、就业和社会交往等能力，严重者需长期或反复住院治疗而不能回归家庭及社会。

（五）辅助检查

1. 实验室检查

（1）心房钠尿肽：心房钠尿肽是心衰诊断、患者管理、临床事件风险评估中的重要指标。未经治疗者若心房钠尿肽水平正常可基本排除心衰诊断，已接受治疗者心房钠尿肽水平高则提示预后差。

（2）肌钙蛋白：明确是否存在急性冠状动脉综合征。肌钙蛋白升高，特别是同时伴有心房钠尿肽升高，是慢性充血性心力衰竭的强预测因子。

2. 影像学检查

（1）X 射线摄影检查：是确诊左心衰竭肺水肿的主要依据。早期主要表现为肺门血管影增强，上肺血管影增多。可见右下肺动脉增宽，肺野模糊。Kerley B 线是肺小叶间隔内积液的表现，是慢性肺淤血的特征性表现。急性肺泡性肺水肿时肺门呈蝴蝶状，肺野可见大片融合的阴影。

（2）超声心动图：更准确地评价各心腔大小变化及心瓣膜结构和功能，是诊断心衰最主要的仪器检查。

（3）放射性核素检查：能准确地评价心脏大小和左室射血分数。

（4）心脏磁共振：能评价左右心室容积、心功能、节段性室壁运动、心肌厚度、心脏肿瘤、瓣膜、先天性畸形及心包疾病。

（5）冠状动脉造影：对于拟诊冠心病或有心肌缺血症状、心电图或负荷试验有心肌缺血表现者，可行冠状动脉造影明确病因诊断。

3. 有创性血流动力学检查　急性重症心衰患者必要时采用床边右心漂浮导管检查和脉搏指示剂连续心排血量监测。

 案例延伸1：

病史资料收集

何大爷目前诊断为慢性充血性心力衰竭。

查体：BP 160/110mmHg，P 110 次 /min，R 29 次 /min。颈静脉怒张。胸部可闻及吸气相湿啰音和双侧干啰音。心音有力，可闻及舒张早期奔马律。肝大，肝颈静脉反流征阳性。四肢凹陷性水肿。

辅助检查：胸片提示双侧少量胸腔积液、心脏扩大。

心电图提示左室高电压。

二、康 复 评 定

（一）主观评定

1. 一般情况评定　一般情况包括患者的性别、年龄、职业、家庭成员，以及致病因素、发病时间、现病史与既往史、临床诊断、主要脏器功能状态。

2. 个人及环境因素评定　基于作业治疗，对患者所处环境进行评定，分析引起作业受限的个人和环境因素，从而可针对性地对个人和环境采取干预措施，促进患者的作业表现。个人及环境因素包括患者的爱好、职业、所受教育、经济条件、家庭环境。

（二）客观评定

1. 生理功能评定

（1）心功能评定：纽约心脏病学会（NYHA）心功能分级标准及心力衰竭 4 个阶段与纽约心脏病学会（NYHA）心功能分级的比较见表 5-4-1 和表 5-4-2。

表 5-4-1　纽约心脏病学会（NYHA）心功能分级标准

分级	症状
Ⅰ	活动不受限。日常体力活动不引起明显的气促、疲乏或心悸
Ⅱ	活动轻度受限。休息时无症状，日常活动可引起明显的气促、疲乏或心悸
Ⅲ	活动明显受限。休息时可无症状，轻于日常活动即引起显著的气促、疲乏、心悸
Ⅳ	休息时也有症状，任何体力活动均会引起不适。如无需静脉给药，可在室内或床边活动者为Ⅳa 级；不能下床并需静脉给药支持者为Ⅳb 级

表 5-4-2　心力衰竭 4 个阶段与纽约心脏病学会（NYHA）心功能分级的比较

心力衰竭阶段	定义	患病人群	分级
阶段 A（前心力衰竭阶段）	患者为心力衰竭的高危人群，无心脏结构或功能异常，无心力衰竭症状和/或体征	高血压、冠心病、糖尿病、肥胖、代谢综合征、使用心脏毒性药物史、酗酒史、风湿热史、心肌病家族史等	无
阶段 B（前临床心力衰竭阶段）	患者已发展成器质性心脏病，但从无心力衰竭症状和/或体征	左心室肥厚、陈旧性心肌梗死、无症状的心脏瓣膜病等	I
阶段 C（临床心力衰竭阶段）	患者有器质性心脏病，既往或目前有心力衰竭症状和/或体征	器质性心脏病患者伴运动耐力下降（呼吸困难、疲乏）和液体潴留	I~IV
阶段 D（难治性终末期心力衰竭阶段）	患者器质性心脏病不断进展，虽经积极的内科治疗，休息时仍有症状，且需要特殊干预	因心力衰竭反复住院，且不能安全出院者；需要长期静脉用药者；等待心脏移植者；使用心脏机械辅助装置者	IV

（2）运动功能评定

1）心肺运动试验：仅适用于慢性稳定性心衰患者，在评估心功能并判断心脏移植的可行性方面切实有效。运动时肌肉需氧量增高，心排血量相应增加。正常人每增加 100ml/（min·m²）的耗氧量，心排血量需要增加 600ml/（min·m²）。当患者的心排血量不能满足运动需求时，肌肉组织就从流经它的单位容积血中提取更多的氧，致动 - 静脉血氧差值增大。在氧供应绝对不足时，即出现无氧代谢，乳酸增加，呼气中 CO_2 含量增加。

2）六分钟步行试验：这是一项简单易行、安全、方便的试验，用以评定慢性充血性心力衰竭患者的运动耐力和评价心衰治疗的疗效。试验要求患者在平直的走廊里以尽可能快的速度行走，测定 6min 的步行距离，若 6min 的步行距离为少于 150m 为重度心功能不全，150~425m 为中度心功能不全，426~550m 为轻度心功能不全。

3）超声心动图运动试验：有利于发现潜在的心肌运动异常，一般采用卧位踏车的方式。

2. 心理功能评定　对出现焦虑的患者可使用焦虑自评量表（SAS）或汉密尔顿焦虑量表（HAMA）进行评定，对出现抑郁的患者可使用抑郁自评量表（SDS）、汉密尔顿抑郁量表（HAMD）等进行评定。

3. 日常生活活动能力评定　采用改良 Barthel 指数评定量表。

4. 社会参与能力评定　主要进行生活质量评定、劳动力评定和职业评定。

案例延伸2：

康复评定

1. 纽约心脏病学会（NYHA）心功能分级　Ⅳa级，处于临床心力衰竭阶段。

2. 六分钟步行试验　无法完成。

3. 心理功能评定　汉密尔顿焦虑量表（HAMA）评分为17分，汉密尔顿抑郁量表（HAMD）评分为19分。心理功能评定提示患者处于中度焦虑、抑郁状态。

4. 日常生活活动能力评定　改良Barthel指数评定量表评分为60分，中度功能障碍，大部分需要他人照护。

三、康复目标制订

（一）短期目标

康复的短期目标是控制心脏症状、改善心脏功能状态、降低由心脏疾病产生的心理和生理的不利影响、促进心理和职业回归。

（二）长期目标

康复的长期目标是改变心脏疾病的自然发展过程，降低发病率和病死率，稳定和逆转动脉粥样硬化，降低猝死和再梗死等心血管事件发生概率。

案例延伸3：

康复目标制订

1. 短期目标　控制心脏症状、改善心脏功能状态。

2. 长期目标　①病情稳定后，适度功能训练，降低猝死和再梗死等心血管事件风险；②根据患者情况，必要时心理干预。

四、康复治疗

世界卫生组织（WHO）对心脏康复的定义：确保心脏病患者获得最佳的体力、精神、社会功能的所有方法的总和，以便患者通过自己的努力在社会上尽可能恢复正常的功能。心脏康复包括医学评估、运动处方、心理处方、营养处方、健康教育及危险因素控制等方面。

（一）适应证与禁忌证

纽约心脏病学会分级为Ⅰ~Ⅲ级的稳定性心力衰竭患者均应考虑接受运动康复。但必须根据患者病情不同程度选择适当的康复治疗方法。如果出现以下情况时应停止运动康复：①心衰未得到控制；②出现心绞痛、呼吸困难；③不能维持每搏排出量；④急性全身性疾病，中度以上的发热；⑤安静休息时收缩压 >220mmHg，或舒张压 >110mmHg；⑥直立性低血压，直立位血压下降≥20mmHg，或运动时血压下降者；⑦严重心律失常。

对于符合标准的患者必须按照美国心脏协会（AHA）危险分层标准进行危险分层，以判断运动中是否需要心电图、血压监测及需监测的次数，争取风险最小获益最大（表5-4-3）。

表5-4-3　美国心脏协会（AHA）危险分层标准

危险级别	NYHA心功能分级	运动能力	临床特征	监管及ECG、血压监护
A	I	>6METs	无症状	无需监管及ECG、血压监护
B	I或II级	>6METs	无心力衰竭表现，静息状态或运动试验≤6METs时无心肌缺血或心绞痛，运动试验时收缩压适度升高，静息或运动时出现阵发性或持续性室性心动过速，具有自我调节运动强度能力	只需在运动初期监管及ECG、血压监护
C	III或IV级	<6METs	运动负荷 <6METs时发生心绞痛或缺血性ST段压低，收缩压运动时低于静息状态，运动时非持续性室性心动过速，有心搏骤停史，有可能危及生命	整个运动过程需要医疗监督指导和ECG及血压监护，直到确立安全性
D	III或IV级	<6METs	失代偿心力衰竭，未控制的心律失常，可因运动而加剧病情	不推荐进行以增强适应为目的的活动，应重点恢复到C级或更高级，日常活动须根据患者评估情况由医师确定

注：NYHA 为纽约心脏病学会；ECG 为常规心电图。

（二）康复方法

1. 物理治疗　心脏康复中的运动处方又称为运动康复，包括运动种类、运动强度、运动时间、运动频率。其中运动种类包括有氧运动、抗阻运动、柔韧性运动。

（1）有氧运动：慢性心力衰竭患者运动康复的主要形式。

1）运动种类：步行、慢跑、走跑交替、上下楼梯、游泳、自行车、功率自行车、步行车、跑台、跳绳、划船、滑冰、滑雪、球类运动等。根据患者喜好及运动耐力的不同选择不同的运动种类。步行是最简单易行的有氧运动方式，对慢性心力衰竭患者首先推荐。

2）运动时间：30~60min，包括热身运动、康复运动和整理运动。对于不稳定的慢性心力衰竭患者，运动时间从 5~10min 开始，逐渐增加。

3）运动频率：因人而异，对于体力弱、不稳定的患者，建议 2 次 / 周。对于稳定的慢性心力衰竭患者每周 3~5 次。

4）运动强度：根据心肺运动试验、运动平板试验、六分钟步行试验结果，一般从 40%~50% 峰值氧耗量开始；也可结合患者的心功能分级而制订康复计划。心功能水平与运动强度的关系见表 5-4-4。

表 5-4-4　心功能水平与运动强度的关系

心功能分级	运动强度
Ⅰ级	最大活动水平为持续活动 5.0kcal，间断活动 6.6kcal，最大代谢当量为 6.5METs，主观劳累计分在 13~15。活动强度可以较大
Ⅱ级	最大持续活动水平为 2.5kcal，间歇活动时为 4.0kcal，最大代谢当量为 4.5METs，主观劳累计分 9~11。活动强度明显减小，活动时间不宜过长，活动时心率增加不超过 20 次 /min
Ⅲ级	最大持续活动水平为 2.0kcal，间歇活动时为 2.7kcal，最大代谢当量为 3.0METs，主观劳累计分为 7。以腹式呼吸、放松训练为宜，可作不抗阻的简单四肢活动，活动时间一般为数分钟。活动时心率增加不超过 10~15 次 /min。每次运动时间可达到 30min
Ⅳ级	最大持续活动水平 1.5kcal，间歇活动时为 2.0kcal，最大代谢当量为 1.5METs。只做腹式呼吸和放松训练等不增加心脏负荷的活动。活动时心率和血压一般无明显增加，甚至有所下降。世界卫生组织提出可以进行缓慢的步行，每次 10~15min，1~2 次 /d，但必须无症状

（2）抗阻运动：抗阻运动是有氧运动的有效补充，包括等张训练、等长训练和等速训练。

（3）柔韧性运动：动力拉伸和静力拉伸。

（4）运动方式

1）坐椅子疗法：严重心衰,心功能Ⅳ级患者,只要病情稳定,就应安排坐椅子疗法。早期在床旁坐椅子,较临床上常规半卧位,对心脏负担小,既可减轻心衰症状,又可减轻精神负担。开始每次 10~15min,每天 2 次,逐步增加时间或次数。

2）步行运动:是简便易行且有效的有氧训练方法,步行运动时下肢大肌群交替收缩和松弛,有助于血液回流,从而改善心衰症状。心功能差时,首先在病房走廊,在医护人员监护下缓慢步行,然后根据心功能情况,逐渐增加运动量。心功能Ⅰ级患者平地步行一般不受限制,一般采用速度从慢到快,距离从近到远,循序渐进逐步增加。心功能Ⅱ、Ⅲ级的患者可参照表 5-4-4 进行。心功能Ⅳ级的患者一般不宜步行。

3）医疗体操:当在心功能容量达 4METs,心功能Ⅱ级时,才能做体操运动训练。医疗体操应以缓慢的、放松的、运动幅度较大的四肢运动为主,可以与步行运动交替进行。不宜做腹肌练习和屏气动作,以免加重心脏负荷,使病情加重。

4）运动训练计划的实施:运动方式可实施间断或稳定的运动训练,强度采用 60%~80% 的最大心率。

①间断运动训练方式:包括踏车运动和平板运动。间断运动方式可在不导致更大心血管负荷的前提下,更好地刺激外周肌肉运动,可使患者达到体力适应。运动训练中,先持续一段时间,再增加动作频率,最后增加强度。间断的运动训练方式有以下两种:

A. 踏车运动:运动阶段 30s,恢复阶段 60s,强度 50% 最大短期运动能力为宜。最大短期运动能力的确定:患者无负荷踩踏 3min,然后以每 10s 25W 逐渐增加运动级别。在恢复期阶段 60s,患者以 10W 踩踏。

B. 平板运动:运动和恢复阶段各 60s 为宜。

②稳定的运动训练方式

A. 训练的频率:对于较重的患者,建议进行 5~10min 的短时多次日常训练;对于心功能良好的患者应建议更长时间的训练,每次 20~30min,每周 3~5 次。

B. 训练的强度:传统训练计划中,最初摄氧能力和症状的改善发生在第 4 周,体力和心肺参数分别需在 16 周和 26 周达到峰反应,然后达平台期。可观察到三个发展阶段:初始阶段、改善阶段和维持阶段。在开始阶段,训练强度应保持低水平(例如 40%~50% 峰值氧耗量),运动时间由 5min 逐渐增加至 15min。运动时间和训练的频率根据症状和临床状况增加:在改善阶段,逐渐增加强度(50% 峰值氧耗量→60% 峰值氧耗量→70% 峰值氧耗量,如果能耐受甚至→80% 峰值氧耗量)是主要目标;将训练时间延长至 15~20min,如果能耐受,延长至 30min 是次要目标。维持阶段通常开始于训练的第 6 个月后,此阶段很少产生进一步的改善,但继续运动训练非常重要。

（5）呼吸肌训练:选择性地进行呼吸肌训练,有助于改善患者的呼吸能力,进而提高患者的运动能力。康复机制如下:

1）抗阻呼吸训练可提高膈肌耐力,增加氧化酶和脂肪分解酶的活性。

2）通过呼吸肌训练,提高最大持续通气能力,增加肺活量,明显提升运动能力,改善呼吸功能。常用的呼吸训练方法包括缩唇呼吸训练、腹式呼吸训练、对抗阻力呼吸训练。

2. 康复辅具　康复辅具包括手杖、肘杖、轮椅、步行器等。如严重心衰、行走困难的患者使用轮椅代替其步行功能,增强社会交往能力。

3. 心理治疗　采用心理安慰、支持和疏导的治疗方法以改善或消除患者的心理问题。

4. 药物治疗　推荐将β受体拮抗药、血管紧张素转化酶抑制药或血管紧张素受体阻滞药和醛固酮拮抗药等作为心衰的基本治疗,并可应用利尿药及洋地黄类药物。

5. 中医传统康复治疗

（1）按摩:主要适用于轻度心衰患者,通过采用柔和的向心性按摩,可以促进动脉和毛细血管扩张,增加静脉的向心血流,相应加快了血流速度,减轻了左心负荷。

（2）针灸治疗:可选用神门、内关、膻中、关元、心俞、肺俞、足三里、神阙等穴,或针或灸或敷贴。

（3）传统功法:包括太极拳、八段锦和五禽戏,可疏通经络,改善心肺功能。

（4）中药治疗:依据辨证论治的原则参考用药。

 案例延伸4:

康复治疗方案

1. 适当活动　可采用腹式呼吸和放松训练等不增加心脏负荷的活动。可作四肢被动活动。治疗时观察患者病情变化,随时调整治疗。

2. 康复辅具　必要时可暂时借助轮椅。

3. 药物治疗　强心、利尿、扩血管、降压专科联合药物治疗。

4. 心理治疗　患者病情稳定后开展心理治疗。

5. 待患者病情好转,评估心功能达到Ⅲ级,可根据患者情况制订运动处方。

运动处方示范:

何大爷,男,58岁。诊断:慢性充血性心力衰竭。

按照您目前的身体情况制订。

按照患者评定结果制订运动处方如下:

运动形式:步行。

运动强度:2.1km/h。

靶心率:120次/min。

运动频率:每周3~5次。

运动方法：

　　热身运动：慢步走 5min。

　　康复运动：20min 内完成 700m。

　　整理运动：减慢速度至慢步走 5~10min。

　　　　　　恢复至平时的呼吸和心率。

注意事项：请注意运动时有否胸痛、胸闷、气急、心慌等不适，如果存在请立即停止运动，必要时与医师联系。

医师签名：×××

五、健康教育

（一）生活指导

1. 营造舒适和谐的生活环境　尽可能帮助患者营造一个舒适和谐、充满亲情的生活环境，和睦的家庭氛围与融洽的社会环境，以帮助患者消除恐惧、悲观、焦虑和抑郁等一系列心理问题。

2. 饮食调节　原则为低钠（盐）、低热量、清淡而易消化，少量多餐。

3. 戒烟　心衰患者均应戒烟，应积极鼓励使用戒烟辅助品。

（二）自我锻炼

可根据自身情况，进行自我锻炼，选择适当的有氧运动。如气功、太极拳及医疗体操等锻炼。自感劳累计分不应超过 12 分。

（三）休闲性作业

可根据个人兴趣，进行各种娱乐活动，如玩扑克、下棋等。

（四）药物预防

应预防感冒，在感冒流行季节或气候骤变情况下，患者要减少外出，出门应戴口罩并适当增添衣服，患者还应少去人群密集之处。

小结

　　慢性充血性心力衰竭是大多数心血管疾病的转归，是严重影响居民健康和生存质量的疾病。运动康复治疗对心衰患者是安全的，且可以提高心衰患者的运动耐力，尤其是有氧运动。在规范临床治疗的基础上，部分稳定性慢性充血性心力衰竭患者可进行康复治疗。康复治疗时，首先应对患者进行有效的康复评定，准确判断适应证与禁忌证，再根据患者心功能状况选择合适的有氧运动进行运动治疗，并配合心理治疗、呼吸肌训练等，可以达到缓解症状、提高运动耐力，改善生活质量、阻止或延缓心肌损害进一步加重、降低死亡率、延长生存期的目的。

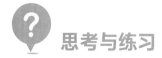 **思考与练习**

1. 简述慢性充血性心力衰竭的康复评定方法。

2. 简述慢性充血性心力衰竭的康复治疗方法。

3. 患者,女,71 岁,主因胸闷、喘憋 3d 就诊。3d 前患者感冒后出现胸闷气短,在当地医院治疗,具体治疗不详,效果不明显,近 3d 症状加重,端坐呼吸。为求进一步诊治来我院就诊。现神志清楚,胸闷气短,不能平卧,出现阵发性咳嗽、头晕。心率 80 次 /min。心电图提示 ST 段压低。超声心动图提示射血分数为 40%。

请问:

（1）患者应诊断为何疾病? 患者存在哪些功能障碍?

（2）患者的康复评定包括哪些?

（3）患者可开展哪些康复治疗?

（王 岩）

第六章 | 常见内分泌疾病康复

06章 数字资源

第一节 肥胖症康复

学习目标

1. 养成关爱患者、保护患者隐私的良好职业习惯。了解科学家解决科学难题的坚韧毅力,逐步养成刻苦钻研、精益求精的职业精神,承担传承与创新的使命。
2. 掌握肥胖症的概念、康复评定和康复治疗方法。
3. 熟悉肥胖症的分类、病因和临床表现。
4. 了解肥胖症的三级预防。
5. 具备指导患者进行康复训练及评估康复疗效的能力,能对患者在治疗或训练过程中出现的简单问题进行相应处理;能与患者及家属进行良好沟通,开展健康教育。

 导入案例

案例情景

患者王某,女性,28 岁,办公室职员,身高 155cm,体重 75kg。因"身体肥胖致身心双重打击"而就医,患者自 22 岁参加工作以来,身体就开始逐渐肥胖,现在患者的心理压力很大,故到医院就诊。患者既往体健,但工作压力大,经常熬夜加班,导致饮食及作息不规律。无基础性疾病,无家族肥胖史。

工作任务:

1. 请正确全面收集王女士的病史资料。

2. 请正确、规范、恰当地对王女士进行功能评定。

3. 请为王女士推荐合适的饮食治疗方案,并为其制订合适的运动处方。

肥胖症现在已经被定义为由遗传、环境、行为等多方面因素引起的复杂慢性疾病,是由各种原因引起机体能量供需失调,饮食中能量的输入多于机体能量的消耗,以致过剩的能量以脂肪形式贮存于体内所引起的慢性代谢性疾病。肥胖症会引起严重的并发症,如2型糖尿病、高血压、呼吸睡眠暂停综合征等。

一、病 史 收 集

(一)发病原因

大多数学者认为过量的能量摄入和静止型的生活方式是导致肥胖症的主要原因。少数情况下,食物过量摄入与遗传、生理和心理疾病有关。

1. 生理性肥胖

(1)饮食结构不合理或摄食行为异常:饮食结构不合理,尤其是现代社会生活节奏的加快,高热量的快餐类食物和软饮料所占的比例显著增加。同时饮食不规律,或进食太快,喜欢吃干食等异常摄食行为也是导致肥胖的因素。

(2)静止型生活方式:静止型生活方式在肥胖症发病过程中起着重要作用。机械化大生产、交通方式改变以及城市化是导致体力活动日益减少的原因。运动量不足不仅使能量消耗减少,而且肌肉组织会由于胰岛素抵抗增强,直接导致糖耐量降低而诱发肥胖。

(3)遗传因素:与其他疾病相同,肥胖症也是基因和环境因素相互作用的结果。研究表明父母均肥胖的后代有80%也是肥胖症患者,而体重正常的父母的后代只有10%是肥胖症患者。

(4)生理和心理疾病:某些生理和心理疾病,以及治疗它们的药物能增加肥胖症的患病风险。生理疾病包括甲状腺功能减退、库欣综合征、生长激素缺乏症等,还有进食障碍,如暴食障碍和夜间进食综合征。

(5)性别:女性肥胖者比男性肥胖者多。因为在人体的皮下结缔组织中有一种胶原蛋白,其结构对脂肪的分布有不小的影响,女性体内的胶原蛋白呈线状,男性体内的胶原蛋白呈交叉隔离状,显然后者能更好地控制脂肪。

(6)情绪因素:研究证明,心理应激和各种消极的情绪反应,如焦虑、恐惧、愤怒、忧郁也能促使人们对某种食物的强烈食欲。

2. 继发性肥胖 最新研究发现,肝部堆积过多脂肪是肥胖的原因之一。此外,睡眠不足、内分泌失调、吸烟人数减少、药物滥用、人种和人群年龄结构重新分布、晚育、选择性配对也是导致肥胖症发病率和患病率升高的原因。

3. 药物性肥胖 某些药物可以导致体重增加和体质构成改变,包括胰岛素、硫酰脲、噻唑烷二酮、抗精神病药、抗抑郁药、糖皮质激素、某些抗癫痫药以及某些剂型的激素类避孕药。

（二）分类

肥胖症有多种不同的分类方式,通常将肥胖症分为单纯性肥胖、继发性肥胖和药物性肥胖。

1. 单纯性肥胖 单纯性肥胖是各类肥胖中最常见的一种,约占肥胖人群的 95%。单纯性肥胖主要由遗传因素及营养过度引起,肥胖是主要表现,无明显神经内分泌系统形态和功能改变,但伴有脂肪代谢障碍和糖代谢障碍。单纯性肥胖又可分为体质性肥胖和营养性肥胖。

（1）体质性肥胖:体质性肥胖是脂肪细胞增生所致,与 25 岁以前营养过度有关。多半有家族性遗传病史。超重的儿童通常成为超重的成人。据报道,0~13 岁时超重者中,到 31 岁时有 42% 的女性及 18% 的男性成为肥胖症患者,故儿童期特别是 10 岁以内,保持正常体重尤为重要。

（2）营养性肥胖:营养性肥胖亦称获得性（外源性）肥胖,多由于摄取热量超过机体各种新陈代谢活动过程所需要,或体力活动过少或因某种原因需要长期卧床休息,热量消耗少而引起肥胖。

2. 继发性肥胖 继发性肥胖是由内分泌疾病或代谢障碍性疾病引起的一类肥胖,占肥胖症的 2%~5%。常见的继发性肥胖包括下丘脑性肥胖症、胰源性肥胖症、垂体性肥胖症、甲状腺性肥胖症、肾上腺性肥胖症、性腺功能减退性肥胖症。

（1）下丘脑性肥胖症:可由下丘脑本身病变或垂体病变影响下丘脑,或由中脑第三脑室病变引起,主要表现为中枢神经症状和内分泌代谢功能障碍。

（2）胰源性肥胖症:常见于轻型 2 型糖尿病早期,胰岛 B 细胞瘤及功能性自发性低血糖症。常因多食而肥胖。

（3）垂体性肥胖症:垂体前叶分泌过多的肾上腺皮质激素（ACTH）,使双侧肾上腺皮质增生,产生过多的皮质醇,导致向心性肥胖,称为库欣病。垂体分泌其他激素导致的肿瘤,因瘤体增大压迫瘤外组织,可导致继发性性腺功能减退、甲状腺功能减退,导致肥胖。

（4）甲状腺性肥胖症:常见于甲状腺功能减退症患者,患者面容臃肿,皮肤呈苍白色,自我感觉乏力,反应迟钝,表情淡漠。血清 T_3、T_4 降低,TSH 升高。TRH 兴奋试验反应增强。

（5）肾上腺性肥胖症:常见于肾上腺皮质腺瘤或腺癌,自主分泌过多的皮质醇,引起继发性肥胖。特点是向心性肥胖、满月脸、水牛背、多血质外貌、皮肤紫纹、高血压及糖耐量减退或糖尿病。血、尿皮质醇升高。影像学检查示肾上腺肿瘤。

（6）性腺功能减退性肥胖症:多见于女性绝经后及男性睾丸发育不良等情况。大部分是由于性腺功能减退而致肥胖,可伴高血压、紫纹、糖耐量降低。

3. 药物性肥胖　有些药物在有效地治疗某种疾病的同时,还有使患者身体肥胖的作用。如长期应用皮质激素、雌激素、胰岛素、氯丙嗪、抗组胺类药物等都可使食欲亢进并导致肥胖。一般情况而言,只要停止使用这些药物后,肥胖情况可自行改善。

（三）临床表现

1. 一般表现　单纯性肥胖可见于任何年龄,幼年型者自幼肥胖;成年型者多起病于20~25 岁;但临床以 40~50 岁的中年女性为多,60~70 岁以上的老年人亦不少见。约 1/2 成年肥胖者有幼年肥胖史,一般呈体重缓慢增加（女性分娩后除外）,若短时间内体重迅速增加,应考虑继发性肥胖。男性脂肪分布以颈项部、躯干部和头部为主,而女性则以下腹部、胸部乳房及臀部为主。

2. 并发症　肥胖是一种慢性疾病状态,是诱发多种严重疾病的危险因素,大量临床实验证明,肥胖至少会导致人体 9 个系统出现病变。2016 年美国临床内分泌医师协会（AACE）和美国内分泌学会（ACE）指出肥胖症的并发症主要包括代谢综合征、2 型糖尿病、血脂异常、高血压、非酒精性脂肪性肝病、多囊卵巢综合征、女性不育、男性性腺功能减退、睡眠呼吸暂停综合征、哮喘/气道高反应性、骨性关节炎、压力性尿失禁、胃食管反流病、抑郁等。

（1）心血管系统综合征:肥胖症患者并发冠心病、高血压的概率明显高于非肥胖者,其发生率一般为非肥胖者的 5~10 倍,尤其是腰臀比高的中心型肥胖患者。部分肥胖者存在左室功能受损和肥胖性心肌病变。肥胖患者猝死发生率明显升高,可能与心肌的肥厚、心脏传导系统的脂肪浸润造成的心律失常及心脏缺血的发生有关。

（2）呼吸功能改变:肥胖患者肺活量降低且肺的顺应性下降,可导致多种呼吸功能异常,如肥胖性低换气综合征,临床以嗜睡、肥胖、肺泡低换气为特征,常伴有阻塞性睡眠呼吸暂停,严重者可致肥胖性肺心功能不全综合征,或肥胖通气不良综合征。肥胖性肺心功能不全综合征多发于极度肥胖的患者,是肥胖症患者中一种常见的、严重的并发症,临床主要表现为不能平卧、心悸、口唇发绀、全身水肿、呼吸困难。此外,重度肥胖者尚可出现睡眠窒息,偶见猝死的报道。

（3）消化系统综合征:食欲亢进、善饥多食、便秘腹胀较常见。肥胖者可有不同程度的肝脂肪变性,伴胆石症者可有慢性消化不良,此外还可出现胃食管反流病、疝气等。

（4）内分泌及生殖系统改变:脂肪含量增加导致机体对胰岛素反应能力下降,从而导致胰岛素抵抗,表现为糖耐量异常甚至出现糖尿病。肥胖者多伴有血雌激素水平升高,肥胖女孩月经初潮提前;成年女性肥胖者常有月经紊乱或闭经。青少年肥胖者,不育症的发生率增加,常伴有多囊卵巢并需手术治疗。男性肥胖者可出现性欲降低和女性化。

（5）肌肉骨骼病变:由于长期负重增加,因此腰痛及骨性关节炎在肥胖症患者中比较普遍,尤以膝关节退行性病变最多见。此外,大约有 10% 的患者合并有高尿酸血症,容易发生痛风,并导致患者活动障碍。

（6）心理表现：肥胖者常常存在着悲观、焦虑、抑郁、负疚感等不良心态，这些心理负担常可表现为某些躯体症状，如头痛、腹痛、失眠等。

（7）其他：肥胖症多伴有脂代谢的紊乱，会出现高三酰甘油血症、高胆固醇血症和低高密度脂蛋白胆固醇血症等。同时由于静脉循环障碍，易发生下肢静脉曲张、栓塞性静脉炎、静脉血栓等。患者皮肤上可有淡紫纹或白纹，分布于臀外侧、大腿内侧、膝关节、下腹部等处，皱褶处易磨损，引起皮炎、皮癣，乃至皮肤破损。平时汗多怕热、抵抗力较低而易感染。

 案例延伸1：

病史资料收集

通过病例信息，收集到以下病史资料：

王女士由于工作原因，经常加班熬夜，饮食和作息时间不规律，导致身体、心理压力过大而出现肥胖。既往身体健康，无疾病史，无家族肥胖史。

二、康复评定

肥胖症与体重有关，但应注意肥胖症并非单纯的体重增加，若体重增加是肌肉发达，则不应认为是肥胖症。反之，近年来有学者提出"正常体重代谢性肥胖"的概念，指某些个体虽然体重在正常范围内，但存在高胰岛素血症和胰岛素抵抗，有易患 2 型糖尿病、高甘油三酯血症和冠心病的倾向，应全面衡量。目前常用的判定方法有标准体重、体重指数、腰围、臀围、腰臀比等。

（一）标准体重

成人标准体重计算方法：标准体重（kg）= 身高（cm）-105。根据体重超过标准体重的百分比，即（体重 - 标准体重）/ 标准体重 ×100%，可将肥胖症分为三度：

1. 轻度肥胖，即体重超过标准体重的 20%~29%。

2. 中度肥胖，即体重超过标准体重的 30%~50%。

3. 重度肥胖，即体重超过标准体重的 50% 以上。

（二）体重指数

体重指数的英文缩写为 BMI，计算公式：BMI= 体重（kg）/ [身高（m）]^2。目前 BMI 在国际上广泛使用，是诊断和评估肥胖严重程度最重要的指标。所有的成年人每年都应进行 BMI 评估。世界卫生组织对体重指数的划分主要是根据西方正常人群的 BMI 值分布与心血管等慢性疾病发病率和死亡率的关系来考虑的（表 6-1-1）。2013 年中华人民共和国国家卫生和计划生育委员会提出了中国成人体重指数的界限值（表 6-1-2）。

表 6-1-1　世界卫生组织对成人 BMI 的划分

体重分类	体重指数（BMI）	发生肥胖或相关疾病的危险
体重过低	<18.5kg/m²	低（发生其他临床问题的危险相对增加）
正常范围	18.5~24.99kg/m²	平均范围
肥胖前期	25~29.99kg/m²	增加
Ⅰ级肥胖	30~34.99kg/m²	中度增加
Ⅱ级肥胖	35~39.99kg/m²	重度增加
Ⅲ级肥胖	≥40kg/m²	极度增加

表 6-1-2　中国成人 BMI 评价标准

评定结果范围	等级
<18.5kg/m²	体重偏低
18.5~23.9kg/m²	体重正常
24~27.9kg/m²	超重
≥28kg/m²	肥胖

BMI 作为一个客观评价体重的参考指标,优点是计算方便、简单,但它仍不能作为评价体型的唯一指标,其局限性在于只评价体重,但不区分体重中肌肉组织或脂肪组织的比例,更无法区分脂肪组织的分布情况。健身或运动人群可将 BMI 作为身体形态的参考指标,而非金标准,所以对于孕妇这样的特殊群体并不适用,而弥补 BMI 这种局限性的指标包括腰围、臀围、腰臀比和体脂率。

（三）腰围、臀围和腰臀比

1. 腰围　腰围是指腋中线肋弓下缘和髂嵴连线中点的水平位置处（或脐上 1cm）体围的周径长度,是间接反映人体脂肪状态的简易指标。男性正常腰围 <85cm,女性 <80cm。腰围与中心型肥胖密切相关（表 6-1-3）。身体脂肪的分布与健康有密切关系,如果脂肪过多地堆积在腰腹部,则其患病风险大大增加,尤其是 2 型糖尿病、高血压和高胆固醇血症等疾病。

表 6-1-3　成人中心型肥胖分类

分类	腰围 /cm
中心型肥胖前期	85≤男性腰围 <90
	80≤女性腰围 <85
中心型肥胖	男性腰围 ≥90
	女性腰围 ≥85

2. 臀围　　通常在臀部的最大圆周处进行水平测量，可以反映人体的体型特点。保持臀围和腰围的适当比例关系，对人的体质、健康及其寿命都有重要意义。

3. 腰臀比（WHR）　　腰臀比是指腰围和臀围的比值。腰臀比的正常范围：男性为0.75~0.85，女性为 0.70~0.80。当男性腰臀比 >0.9、女性腰臀比 >0.85 时，表明心血管疾病患病风险高于普通人群。

（四）体脂率

体脂率又称为体脂百分比，是指身体脂肪重量占总体重的百分比。体脂率测试通常也被称为身体成分测试。体脂具有隔热、体温调节、激素产生、重要器官的减震缓冲等重要功能，因此，机体需要一定数量的体脂，但体脂过多又会影响健康与美观。这是许多健身人群较为关注的指标。

体脂率作为一个体型评价指标，其并无官方明确标准，通常进行自我对比较为有效。因此，男性体脂率 15%~18% 为宜，女性体脂率 20%~25% 为宜，但该数值具有明显个体差异性。一般认为男性体脂 >25%、女性体脂 >33%，是诊断肥胖的标准。

1. 间接测量法　　采用国家体育科学研究所生产的皮褶厚度计测量受试对象的臂部、肩胛部、腹部、髂部、大腿部 5 个部位皮褶厚度。通过对不同部位皮褶厚度的测量，利用 4 种体密度推算公式计算体密度，代入体脂率公式计算体脂率。

 知识拓展

体脂率公式

正常成人体脂率测量，一般采用皮脂厚度测量法，代入公式计算：

成人身体密度与性别有关：

X= 上臂皮脂（mm）+ 肩胛后角皮脂（mm）。

男子身体密度 =1.091 3−0.001 16×X。

女子身体密度 =1.089 7−0.001 33×X。

体脂率 =（4.57/ 身体密度 −4.142）×100%。

2. 直接测量法　　直接测量体脂率具有一定的难度，测定方法包括密度测定法、皮肤皱褶厚度测量和生物电阻测量。

（1）密度测定法：是测量患者在水下的体重，即静水体重。测量时需特殊设备，测量结果受肺残气量、腹腔内气体及体液总量的影响。密度测定法是最为精确但较为昂贵的方法。

（2）皮肤皱褶厚度测量：即测量特定部位皮下脂肪的厚度，一定程度上可以反映身体脂肪含量，是较为简单但精确度稍差的方法。具体测量方法如下：被测试者自然站立，测试者用拇指和示指将其皮肤和皮下脂肪捏起测定皮下脂肪厚度，用卡尺或皮脂厚度计来测量。也可直接采用脂肪厚度测量计测量,测量单位为毫米(mm)。常用测量部位为肱三头肌肌腹部、右肩胛下角下方 5cm 处。成人两处相加,男性 >40mm,女性 >50mm 即可诊断为肥胖。

（3）生物电阻测量:不同生物成分的电阻是不同的。脂肪组织电流不易通过,去脂肪组织却易通过。这样通过测定机体对电流的电阻率,求得体脂含量。该方法与 BMI 相比并没有显著的优势。

由于存在不同的成熟阶段和各年龄段生长发育速度不一,儿童和青少年的脂肪测量面临一些特殊问题,脂肪测量方法应与儿童当时所处的成熟阶段相关。脂肪增加较快有两个阶段分别为 5~7 岁和青春发育早期。虽然成人用一个固定的定义来确诊肥胖症,但对儿童则需用年龄加以校正。

 案例延伸2:

康 复 评 定

通过康复评定,王女士目前的评定结果如下:

1. 标准体重(kg)=身高(cm)-105,王女士身高 155cm,体重 75kg。(体重－标准体重)/ 标准体重 ×100%=50%,属于中度肥胖。

2. 体重指数(BMI)为 31.22kg/m²,大于 28kg/m²,属于肥胖。

3. 测定腰围、臀围、腰臀比。

4. 测定体脂率。

三、康复目标制订

肥胖症的康复治疗是一个长期而又艰苦的过程,基本目标是改善肥胖症患者身心、社会、职业功能,使其能够生活自理,回归社会,劳动就业,经济自主。基本原则是通过饮食控制以减少能量摄入,通过运动锻炼增加能量消耗,使机体所需能量维持在负平衡状态,并长期维持,以使体内过剩的脂肪组织转换成能量释放,逐步达到减少脂肪、减轻体重的目的。当体重减轻到理想体重后,保持能量摄入与消耗平衡,防止肥胖复发。

 案例延伸3:

康复目标制订

结合前期对王女士的评定结果,综合分析其功能,结合王女士的期望拟定出以下康复目标:

一、短期目标

1. 1周内尽量改变工作习惯,避免久坐,实现动静结合的目标。

2. 避免长时间加班,保证充足的睡眠,纠正作息时间。

3. 通过心理治疗,纠正心理问题,释放工作压力。

二、长期目标

1. 3个月内实现饮食习惯的改变,保证规律饮食。

2. 参加各种运动,实现工作压力的释放,如跑步、游泳、爬山等活动。

四、康复治疗

在肥胖症的诊治过程中,对并发症的诊治同样重要。2016年美国临床内分泌医师协会(AACE)和美国内分泌学会(ACE)制订了超重及肥胖相关并发症的减重目标及临床治疗目标(表6-1-4),并首次将慢性疾病的诊治分级概念引入肥胖症的诊治中,强调了肥胖症的早期预防、疾病管理及并发症防治的重要性,这为肥胖症系统规范化的诊治提供了整体框架。

表6-1-4　超重及肥胖相关并发症减重目标及临床治疗目标

诊断	并发症	减重目标	临床目标
超重及肥胖(BMI≥25kg/m²,部分地区采用BMI≥23kg/m²)	糖尿病前期	10%	预防2型糖尿病
	2型糖尿病	5%~15%或更多	降糖药物使用减少;糖尿病缓解(尤其对于病程短的患者)
	血脂异常	5%~15%或更多	高密度脂蛋白升高
	高血压	5%~15%或更多	收缩压和舒张压下降;减少降压药物的使用
	非酒精性脂肪性肝病	5%或更多	减少肝细胞内脂肪堆积
	脂肪性肝炎	10%~40%	减轻肝脏炎症和纤维化
	多囊卵巢综合征	5%~15%或更多	排卵;月经规律;多毛减轻;雄激素水平下降
	女性不孕	10%或更多	排卵;怀孕及生育
	男性性腺功能低下	5%~10%或更多	血清睾酮水平增加

诊断	并发症	减重目标	临床目标
	睡眠呼吸暂停	7%~11% 或更多	改善症状；睡眠呼吸暂停低通气减轻
	哮喘/气道高反应性	7%~8% 或更多	改善第1秒用力呼气量；改善症状
	骨关节炎	≥10%	改善症状
		5%~10% 或更多联合运动	增加功能
	压力性尿失禁	5%~10% 或更多	减少尿失禁发作次数
	胃食管反流病	10% 或更多	减少症状发作的次数；减轻症状发作的程度
	抑郁	不确定	减轻症状；改善抑郁量表评分

（一）饮食治疗

饮食治疗是综合治疗的基础。只有长期坚持正确、全面的饮食治疗，改变不良的生活方式与生活习惯，做好平衡膳食，在此基础上增加运动，才能达到治疗的目的。

1. 饮食治疗原则 饮食治疗的总体原则是控制饮食，减少能量物质的摄入。可从以下几个方面着手：

（1）日常饮食热能调查：了解每天能量的摄入与活动消耗情况，按照热能负平衡的原则制订饮食处方。

（2）控制膳食总热量：根据患者的具体情况，如年龄、劳动强度、治疗前的进食热量以及病情等，参照正常供给量，结合减肥目标来决定。成年肥胖者，若每周要减少体重0.5~1.0kg，每天必须减少摄食的热量为552~1 104kcal；若每月要减少体重0.5~1.0kg，则每天必须减少摄食的热量为125~250kcal。每人每天的膳食所供能量至少应为1 003.8kcal，这是最低安全水平。

（3）限制碳水化合物：碳水化合物是主要能源物质之一，供应的能量占膳食总能量的40%~55%为宜，重度肥胖症患者的碳水化合物供应至少也应占20%，以维持机体器官的能量代谢，还应坚持多糖膳食，少用果糖、麦芽糖等。应保证膳食中碳水化合物的比值，碳水化合物的量过高或过低都将影响机体的代谢。要严格控制低分子糖类摄入及晚餐后和睡前的碳水化合物摄入。

（4）严格控制脂肪摄入：脂肪供能宜为总能量的25%~30%，尤其要控制饱和脂肪酸的摄入，同时每天膳食胆固醇的供给量应低于300mg。即使肥胖患者无心血管疾病，无高胆固醇血症,也不能超过 500mg。应尽量少吃或不吃油炸食品及内脏类食品。

（5）保证蛋白质供给：采用低能膳食的中度以上肥胖者,蛋白质供能应控制在总热量的 20%~30%,即每千克体重 1g 左右。要保证优质蛋白质的供给。在严格限制膳食能量供给的情况下,蛋白质过多摄入将会导致肝、肾功能损伤。

（6）补充维生素、矿物质：肥胖患者常伴有糖尿病、高脂血症、冠心病等,故需补充各种脂溶性和水溶性维生素。膳食中应注意补充 B 族维生素和维生素 C,适当补充各种颜色的新鲜蔬菜、水果。

（7）水：水分每天摄取量不少于 1 000ml,根据各人的肥胖程度与肾功能情况酌情提供。

2. 饮食治疗方法　肥胖的饮食治疗是指通过限制能量的摄入,动员体内储存的能量释放,减少体内脂肪贮存量,减轻体重的一种治疗方法。常用的方法有饮食限制疗法、低能量疗法、超低能量疗法以及绝食疗法。

（1）饮食限制疗法：适合于超重或轻度肥胖者。适当限制患者的总热量,一般在 1 200~1 800kcal,可采用高蛋白（40%~50%）、低脂肪（20%）、低糖类（20%~25%）饮食；或高糖类、低蛋白（35g/d）、低脂肪（10%）饮食。前一种方案热量低,虽然脂肪减少,却有生酮作用,可因早期酮症而引起大量水、盐从尿中排出,造成体重降低的假象。后一种方案强调食用水果、蔬菜和谷类,不用奶制品和砂糖,用必需脂肪酸和脂溶性维生素,脂肪含量低且有足够的蛋白质,是医院较多采用的饮食方案之一。

（2）低热量饮食疗法：适用于中度肥胖的患者,是肥胖患者常用的饮食控制方法。总热量控制在每天 600~1 200kcal,饮食设计中适当提高蛋白质的比例（25%）,每天 60g,并给予高生物价蛋白质,碳水化合物占 20%,脂肪占 20%,这种饮食可保证常量元素和微量元素的供给。此疗法具有抗生酮作用,可在较长时间内达到减重效果,患者较易接受。若饮食总热量在 1 000kcal 以下,应供给维生素和矿物质的补充剂。

（3）超低热量饮食疗法：仅适用于重度肥胖及采用低热量饮食加运动治疗无效的肥胖患者,是一种快速减肥的饮食控制方法。除补充人体必需的蛋白质、维生素、微量元素及食物纤维外,将每天的能量摄入限制在 600kcal 以内,选含蛋白质 25~100g、糖类 30~80g、脂肪 3g 以下液状食品。

上述三种饮食疗法的优缺点见表 6-1-5。

表 6-1-5　三种饮食治疗方法的优缺点

项目	饮食限制疗法	低能量疗法	超低能量疗法
热量 /（kcal·kg^{-1}·d^{-1}）	20~30	10~20	<10
体重减少效果	小,缓慢	中等	大,急速
长期治疗	可能	可能	困难

项目	饮食限制疗法	低能量疗法	超低能量疗法
治疗方法	门诊	以门诊为主	以病房为主
营养素平衡	容易	稍困难	困难,确保蛋白摄取
副作用	无	几乎无	多
体重反弹	较少	易出现	多见

（4）绝食疗法：仅适用于重度肥胖采用低热量饮食加运动治疗无效的肥胖患者,可分为间歇绝食疗法和完全绝食疗法。前者是指在原低热量饮食的基础上,每周完全禁食24~48h。后者是指连续绝食1~2周,绝食疗法期间饮水不限,这种疗法的缺点是不仅丢失脂肪,而且蛋白质丢失过多,产生较多不良反应。

（二）运动治疗

单纯饮食控制对多数轻度肥胖者可产生明显的减肥效果,但对中度或重度肥胖者来说,严格的饮食控制不容易长期坚持。进行饮食治疗时,随着摄入能量的减少、体重的减轻,机体会产生保护性代谢率降低,到达新的能量平衡状态,导致减肥停滞。因此,在饮食控制的基础上,应强调运动锻炼的重要性（表6-1-6）。

表6-1-6　不同减肥方法对机体的影响

观察指标	饮食限制	饮食限制结合运动锻炼
营养状态	下降	不变
心肺功能	减弱	改善
肌肉重量	减少	增加
体脂肪丢失	少	多
高密度脂蛋白	下降	增高
产热效应	减少	增加或不变
糖耐量	降低	改善
胰岛素敏感性	降低	改善
抑郁、焦虑等精神症状	多见	少见或无
体能	下降	增强
代谢紊乱	多件	少见或无
计划实施	不易坚持	易坚持
减肥效果	不持久	持久

近年来运动锻炼治疗肥胖越来越受到重视,运动疗法可纠正因饮食控制引起的不良反应,增进心肺适应性,减少心血管危险因素,增加能量的消耗,增强自我有效感和舒适感,减轻患者的心理负担,使减肥治疗能长期稳固地坚持下去。

1. 运动处方

(1)运动方式:选择以大肌群参与的动力型、节律性的有氧运动,步行、快走、健身操、自行车和游泳等,有助于维持能量平衡、长期保持肥胖者的体重不反弹、提高心肺功能。其中自行车和游泳尤其适合肥胖者,水中运动是最有前途的减肥手段,除改善有氧运动能力外,还可依靠浮力,减轻关节负荷。同时,还可配合力量性练习,两者结合不仅能降低体脂,还可以改善体型,增强肌力,既增进健康,又增加健美;同时还可以改善胰岛素抵抗。

(2)运动强度:运动强度关系到运动处方的有效性和安全性。普遍认为有氧运动中,以 50%~70%VO₂max 或 60%~80% 的最大心率为宜。开始进行时,运动强度应从 50%VO₂max 或 60% 的最大心率开始,逐渐增加。运动中患者可以自测心率衡量运动强度,以测量桡动脉的脉搏为例:一般来说,30~40 岁者,运动心率应控制在 110~150 次 /min;40~49 岁者,以 105~145 次 /min 为宜;50~60 岁者,心率应在 100~140 次 /min;60 岁以上者,100~130 次 /min 较为合适。

(3)运动时间:有氧运动时,每次运动时间应持续 30~60min,其中包括准备运动时间 5~10min,靶运动强度运动时间为 20~40min,放松运动时间为 5~10min。力量练习时可取最大肌力的 60%~80% 作为运动负荷,重复 20~30 次 / 组,每隔 2~3 周增加运动负荷。根据不同年龄和体质配合运动强度调节运动量,中老年或体质较差的肥胖者可进行运动强度较低、时间较长的运动,而年轻、体质较好的肥胖者可进行强度较大、时间相对较短的运动。

(4)运动频率:一般认为每周至少 3 次,5~7 次较为理想。若患者情况允许,有氧运动也可每天早晚各一次,以增加热量的消耗,提高减肥效果。

2. 注意事项

(1)运动治疗与饮食治疗应配合进行,以增强减肥疗效。

(2)运动前后应有充分的热身运动和放松运动,以防止心脑血管发生意外。

(3)采用有氧运动的方式,运动要循序渐进,并注意安全。

(4)肥胖者由于体重的原因,尤其是 60 岁以上患者常合并骨关节退行性改变,运动中容易损伤膝、踝等关节,运动时宜穿轻便软底鞋,并指导患者选择适当的下肢减重运动方式。

(5)多采用集体治疗法,有利于患者之间相互交流,树立信心。

值得一提的是,刚开始运动的前 2~3 周体重不易下降,但脂肪细胞会减少,当体重开始降低后,脂肪细胞体积自然会缩小,而一旦运动中断,脂肪细胞体积会恢复原状。因此,运动减肥是一个长期的过程,需要有目的、有计划地进行。

(三)行为方式干预

行为方式干预旨在通过各种方式,帮助肥胖者改善不良的行为及其生活方式,建立健康的饮食和运动习惯,增加患者对治疗的依从性,从而达到减轻体重,成功维持体形的目的。行为方式干预主要包括认识行为改变的准备动机、认知重组、目标确定、自我监督、刺激控制、应激处理、社会支持和反弹干预。

1. 准备动机　进行体重干预时,每个患者都要各自的准备动机。

2. 认知重组　认知重组是让肥胖症者以积极的方式思考问题,改变肥胖症者不切实际的目标和不正确的想法。

3. 目标确定　确定一个现实的短期和长期的行为目标在整个减肥过程中是非常重要的。一个有效的目标应具有以下四个特征:

（1）目标必须是具体的可使体重减轻的行为。

（2）目标必须是可以测量的。

（3）目标必须是现实的。

（4）目标必须在一定的时间范围内可以实现。

4. 自我监督　自我监督是指行为的观察和记录,是行为治疗中最重要的成分。

5. 刺激控制　刺激控制是指识别与不良的饮食和起居方式有关的因素。控制这些因素,即诱因,可帮助肥胖者更成功地进行体重控制。

6. 应激处理　应激处理是指教会患者识别和应对应激和紧张。应激处理能有效地帮助患者应对高危环境,学会一些避免过多摄入的方法。应激处理的手段包括全身放松、运动、膈肌呼吸、仔细思考等。

7. 社会支持　减肥虽属个人行为,但离不开家庭成员、朋友及同事的支持。对患者良好的饮食习惯和运动方式应给予肯定和赞赏,对使用一些非健康的减肥方法,如使用泻药、呕吐、节食等需要制止。

8. 反弹干预　当患者成功采用使体重减轻的健康行为时,治疗的焦点就要转移到反弹干预上。

（四）其他治疗

1. 药物治疗　药物治疗只是肥胖症的辅助治疗方法,不应单独应用。

2. 手术治疗　对于 BMI≥40kg/m²、无其他合并情况的患者适合行肥胖外科手术治疗;BMI≥35kg/m² 且存在 1 个或更多肥胖相关并发症的患者有肥胖外科手术治疗指征。对于 BMI 为 30~34.9kg/m² 且合并糖尿病或代谢综合征者,有手术意愿的也可考虑行外科手术治疗。

3. 中医治疗　祖国传统医学如针灸、中医中药也有很多行之有效的减肥方法,肥胖者可结合自身的具体情况选用。

（1）针灸治疗

1）毫针法:以祛湿化痰通经活络为治疗原则。主穴选曲池、天枢、阴陵泉、丰隆、带脉、三阴交、太冲。配穴:腹部肥胖者,加归来、下脘、中极;便秘者,加支沟、天枢。毫针泻法。

2）耳针法:选胃、内分泌、三焦、脾。毫针刺或用王不留行籽贴压,每次餐前 30min 压耳穴 3~5min,有灼热感为宜。

3）穴位埋线：是将一段长约1cm的医用羊肠线通过特制的针具,将其埋置在穴位内。羊肠线在穴位内的吸收过程即是对穴位的持续刺激过程,通过这种刺激来调节人体的脏腑经络、气血阴阳,从而调整人体的代谢功能和内分泌机制,使人体代谢能量增多,吸收能量减少,从而使积聚的脂肪量减少,达到减肥的目的。穴位埋线是针灸减肥方法的延伸,是一种特色疗法,可以治疗单纯性肥胖症及由此引发的痤疮、疲劳综合征、便秘、月经失调、性功能减退、高血压、高血脂、脂肪肝等疾病。埋线注意事项：严格无菌操作,防止发生感染,头号肠线埋在皮下要有一定深度；根据不同部位选择埋线的角度和深度,防止伤及内脏、脊髓、大血管和神经,以免造成不良后果；治疗时同一个穴位不能重复使用；埋线当天不要洗澡。

（2）中药治疗

1）痰湿壅阻型：治宜化痰渗湿,药用陈皮、法半夏、茯苓、苍术、泽泻、莱菔子。

2）胃热滞脾型：治宜清泄胃热、通腑化浊,药用生大黄、枳实、泽泻、泽兰、生山楂、朴硝（冲）、白蒺藜。

3）脾虚湿阻型：治宜健脾益气化湿,以参苓白术散加减,药用人参、苍术、白术、猪苓、茯苓、泽泻、厚朴、薏苡仁、砂仁、石菖蒲。

4）气滞血瘀型：治宜疏肝理气、活血化瘀,以柴胡疏肝散加减,药用柴胡、枳实、赤芍、白芍、川芎、石决明、生山楂、紫丹参、桃仁。

（五）肥胖症的预防

大量实践表明,肥胖的预防比治疗更易奏效,更有实际意义。

1. 普遍性预防　普遍性预防针对的是整个群体,目的是稳定群体的肥胖水平,减少肥胖症的发生率,最终降低肥胖症的患病率。通过改善生活方式来减少与肥胖相关的疾病,包括健康饮食、适当体力活动、减少饮酒等。

2. 选择性预防　选择性预防是针对具有高危因子的人群进行相关的教育,使他们能有效地处理这些危险因素,预防措施教育可在那些易于接近高危人群的地方进行,诸如学校、社区中心、初级卫生保健中心等。

3. 针对性预防　针对性预防是面对那些可能发展为肥胖症或肥胖症相关疾病的高危人群,即那些已经超重而未达肥胖症的个体,应防止他们的体重继续增加,减少体重相关性疾病。已有心血管疾病或2型糖尿病的个体应成为针对性预防的主要对象。

 案例延伸4：

康复治疗方案

一、饮食治疗

1. 饮食限制疗法,限制总热量在1 200~1 800kcal。

2. 低热量饮食疗法,总热量控制在每天 600~1 200kcal,饮食设计中适当提高蛋白质的比例。

3. 超低热量饮食疗法。

4. 绝食疗法。

二、运动处方

1. 运动方式　可以选择大肌群参与的动力型、节律性有氧运动,如步行、快走、健身操、自行车和游泳等,其中自行车和游泳尤其适合。

2. 运动强度　有氧运动中,以 50%~70%VO$_2$max 或 60%~80% 的最大心率为宜,运动心率应控制在 140~160 次/min 之间。

3. 运动时间　每次运动时间应持续 30~60min,其中准备运动时间为 5~10min,靶运动强度运动时间为 20~40min,放松运动时间为 5~10min。

4. 运动频率　每周至少 3 次有氧运动。

五、健　康　教　育

减肥始于预防,预防肥胖是我们必须建立的理念。肥胖是逐渐形成的,它的治疗干预也要逐步进行。最有效的治疗是行为干预、饮食控制和自我锻炼,并自觉长期坚持。

（一）饮食起居

通过控制脂肪和含糖食品的摄入,加强锻炼,使摄入总热量低于消耗量。蛋白质含量不低于每天每千克标准体重 1g,或占总热量的 20%,应有足够的维生素和其他营养素,可适当增加蔬菜,避免甜食、油煎食物、巧克力等。改变进食行为,如改变进餐时间、进食量,增加咀嚼次数,减慢进食速度,避免进食时看电视、听广播等,在疲乏、厌烦、抑郁期间应克服进食冲动。

（二）自我锻炼

肥胖者应长期坚持有氧锻炼,循序渐进,运动方式及运动量因人而异。目前认为低强度、低冲击性、持续时间较长的运动项目较好,如步行、爬山、划船、打球、跑步、游泳等。如无特殊疾病,运动量以达到最大心率的 60% 为度。

（三）休闲性作业活动

肥胖者应应多参加户外文体活动,如各类球类运动、跳舞、跳绳、太极拳、瑜伽等。

总之,肥胖症的治疗是一项长期艰苦的工作,在治疗前应根据肥胖者的实际情况制订个体化、切实可行的康复治疗计划,治疗上应提倡多学科合作,将饮食治疗、运动治疗、行为方式干预和祖国传统医学等方法有机结合起来,并贯穿于肥胖者的整个日常生活中。在治疗过程中应定期检查各项指标,确定减肥的疗效,不断调整治疗计划,提高减肥的成功率。

肥胖症是目前全球最大的慢性疾病,而且是诱发高血压、糖尿病、高脂血症、代谢综合征等多种严重疾病的危险因素,因此,对肥胖症的规范评估与治疗显得越来越重要,也越来越迫切。BMI及腰围、臀围、腰臀比测量是评估肥胖或超重的重要方法。此外,对于超重或肥胖患者并发症的评估也是至关重要的。治疗上应进行综合治疗。以饮食疗法、运动疗法及行为方式干预为主,必要时可辅以药物治疗,对具有手术指征的患者,也可进行手术治疗,以此控制肥胖症的发展及并发症的发生。

思考与练习

1. 肥胖症的评定方法包括哪些? 具体评定方法是如何进行的?
2. 肥胖症患者的运动处方是如何制订的? 包括哪些方面?
3. 如何评价行为方式干预在肥胖症康复中的作用?

(牟　杨)

第二节　糖尿病康复

1. 认识糖尿病患者功能障碍,逐步养成尊重患者、关爱患者的职业习惯。
2. 掌握糖尿病的临床表现、康复治疗方法。
3. 熟悉糖尿病的康复评定、健康教育方法。
4. 了解糖尿病的病因与病理、辅助检查。
5. 具有应用各种评定方法和康复治疗技术对糖尿病患者进行康复评定、治疗及健康教育的能力;具有指导糖尿病患者进行康复训练及评估康复疗效的能力。能与患者及家属进行良好沟通,开展健康教育。

 导入案例

案例情景

患者,男,53岁,3个月来口渴多饮,多尿,易饥多食,消瘦乏力。查体:身高174cm,体重85kg,血压140/90mmHg,心肺查体阴性。空腹血糖9.8mmol/L,餐后2h血糖15.2mmol/L。既往体健,喜暴饮暴食,家族中母亲是糖尿病患者。初步诊断为2型糖尿病。

工作任务：

1. 请对该患者进行正确的病史收集。
2. 请对该患者进行恰当的康复功能评定。
3. 请对该患者进行运动指导并对其进行健康教育。

糖尿病（diabetes mellitus，DM）是一组以血浆葡萄糖（简称血糖）水平升高为特征的代谢性疾病群。引起血糖升高的病理生理学机制是胰岛素分泌缺陷和／或胰岛素抵抗。临床上早期无症状，血糖明显升高时可出现多尿、多饮、体重减轻，有时尚可伴多食及视物模糊。

随着世界各国社会经济的发展和居民生活水平的提高，糖尿病的发病率及患病率逐年升高，是仅次于心脑血管疾病和肿瘤的第三大非传染性疾病。2016年4月6日世界卫生组织发布的《全球糖尿病报告》指出：2014年全球共有糖尿病患者4.22亿人，占全球人口总数的8.5%。而1980年这一数字仅为1.08亿，占全球人口总数的4.7%。《中国老年糖尿病诊疗指南（2021年版）》指出：老年人是糖尿病的重点人群。相关数据显示，中国老年糖尿病患病率达30.2%，远远高于全球老年糖尿病患病率的19.3%，而患病人数更是达3 550万，占全球老年糖尿病1/4，居全球首位。

 知识拓展

联合国糖尿病日

联合国糖尿病日的前身是世界糖尿病日，由世界卫生组织和国际糖尿病联盟于1991年共同发起，每年的11月14日是世界糖尿病日。2006年底联合国通过决议，从2007年起，将世界糖尿病日正式更名为联合国糖尿病日。

联合国糖尿病日的宗旨是引起全球对糖尿病的警觉和醒悟，将专家、学术行为上升为各国的政府行为，促使各国政府和社会各界加强对糖尿病的控制，减少糖尿病的危害。

通过世界糖尿病日纪念活动，让更多的人了解糖尿病的危害，改善生活中的不良行为，提高自身和家人的预防意识，控制和延缓糖尿病的发生。

一、病 史 收 集

（一）病因与病理

糖尿病的发生和发展可能与遗传、自身免疫及环境因素综合作用有关，机制十分复杂。糖尿病基本上可分为两大类：1型糖尿病为胰岛素分泌绝对缺乏；2型糖尿病为胰岛素抵抗和胰岛素代偿反应不足。此外，尚有少数的糖尿病患者有特殊的病因和发病机制，可归于其他特殊类型。

糖尿病可危及生命的急性并发症为酮症酸中毒及非酮症性高渗综合征。糖尿病患者血糖长期升高可导致组织器官损害，引起脏器功能障碍甚至功能衰竭。在这些慢性并发症中，视网膜病变可导致视力丧失，肾病变可导致肾衰竭，周围神经病变可导致下肢溃疡、坏疽、截肢和关节病变，自主神经病变可引起胃肠道疾病、泌尿生殖系统疾病、心血管疾病和性功能障碍，周围血管及心脑血管合并症明显增加，常合并有高血压和脂代谢异常。

（二）临床表现

糖尿病的临床表现可归纳为糖、脂肪及蛋白质代谢紊乱症候群和不同器官并发症两方面表现。初诊时糖尿病患者可呈现以下一种或几种表现：

1. 慢性物质代谢紊乱 患者可因血糖升高后尿糖排出增多致渗透性利尿而引起多尿、烦渴及多饮。糖利用障碍导致脂肪和蛋白质分解增加而出现乏力、体重减轻，儿童尚可出现生长发育受阻。能量供应不足可出现易饥及多食。此外，高血糖致眼晶状体渗透压改变影响屈光度而出现视物模糊。

2. 急性物质代谢紊乱 可因严重物质代谢紊乱而呈现酮症酸中毒或非酮症性高渗综合征。

3. 器官功能障碍 患者可因眼、肾、神经、心血管疾病等并发症或伴发病导致器官功能障碍，就诊时发现糖尿病。

4. 感染 患者可因并发皮肤、外阴、泌尿道感染或肺结核就诊而发现糖尿病。

5. 无糖尿病症状 患者并无任何糖尿病症状，仅在常规健康检查、手术前或妊娠常规化验中被发现。必须指出，糖尿病流行病学调查表明至少约半数糖尿病患者无任何症状。

（三）常见并发症及伴发病

1. 急性并发症 常见的急性并发症包括糖尿病酮症酸中毒、非酮症高渗性昏迷、乳酸性酸中毒。

2. 慢性并发症 慢性并发症包括心血管并发症、糖尿病脑血管病、糖尿病肾病、糖尿病眼病、糖尿病足、糖尿病骨关节病等。

3. 伴发病 常见的伴发病包括低血糖症、代谢综合征、勃起功能障碍、急慢性感染等。

（四）功能障碍

1. 生理功能障碍 若长期血糖控制不佳可导致心、脑、肾、眼、血管和神经的慢性并发症，使这些组织和器官发生功能障碍。

2. 心理功能障碍 长期的饮食控制、频繁测血糖或者注射胰岛素，给患者的生活带来极大不便，加重了患者的经济负担，而对失明、脑梗死、截肢等严重并发症的担心更是给患者带来沉重的心理负担，临床主要表现为抑郁、焦虑和躯体化症状群。

3. 日常生活活动能力受限　未发生并发症时,由于出现乏力、易疲劳,患者日常生活活动能力受到一定限制;若发生心、脑、肾、眼、血管和神经的并发症,患者的日常生活活动能力会严重受限。

4. 社会参与能力受限　糖尿病慢性并发症所导致的生理功能障碍或严重的心理障碍,可不同程度地影响患者的生活质量、劳动、就业和社会交往等能力。

（五）辅助检查

1. 血糖测定　若临床明确有糖尿病症状,空腹血糖≥7.0mmol/L 或／和随机血糖≥11.1mmol/L,并排除非糖尿病性血糖升高,即可诊断为糖尿病。

2. 口服糖耐量试验（OGTT）　当空腹血糖或随机血糖异常,但未达上述糖尿病诊断标准,需进行 OGTT 试验。口服葡萄糖 2h 后再测静脉血糖,小于 7.8mmol/L 为正常,7.8~11.1mmol/L 为糖耐量受损,大于等于 11.1mmol/L 为糖尿病。

3. 糖化血红蛋白 A1c（HbA1c）及糖化血清白蛋白测定　有助于了解糖尿病的控制情况,HbA1c 反映的是近 2~3 个月的血糖水平,正常值为 4%~6%;糖化血清白蛋白反映近 2~3 周的血糖水平,正常值为 191~265μmol/L。

4. 其他　尿糖测定、胰岛素测定、C-肽功能测定、糖尿病抗体测定,以及血脂、水、电解质检测等。

 案例延伸1：

病 史 收 集

1. 临床表现　53 岁男性患者,多饮,多尿,易饥多食,消瘦乏力 3 个月。

2. 个人及家族情况　患者身高 174cm,体重 85kg,血压 140/90mmHg,既往体健,喜暴饮暴食,家族中母亲是糖尿病患者。

3. 辅助检查　空腹血糖 9.8mmol/L,餐后 2h 血糖 15.2mmol/L。

4. 诊断　2 型糖尿病。

二、康 复 评 定

（一）主观评定

1. 一般情况评定　一般情况包括患者的性别、年龄、职业、家庭成员,以及致病因素、发病时间、现病史与既往史、临床诊断、主要脏器功能状态等。

2. 个人及环境因素评定　基于作业治疗,对患者所处环境进行评定,分析引起作业受限的个人和环境因素,从而可针对性地对个人和环境采取干预措施,促进患者的作业表现。个人及环境因素包括患者的爱好、职业、所受教育、经济条件、家庭环境。

（二）客观评定

1. 生理功能评定

（1）靶器官损害程度评定主要包括视网膜、周围神经、心、脑、肾等靶器官功能水平的评定，其评定内容及评定方法如下：

1）糖尿病性视网膜病变的评定：每半年查一次视力及眼底，排除糖尿病性视网膜病变。视网膜病变的评定可用检眼镜、眼底荧光血管造影及光学相干断层扫描等方法进行检查。

2）糖尿病性冠心病的评定：主要进行心电图、心脏彩色多普勒超声检查及心功能的评定。

3）糖尿病脑血管病变的评定：主要进行 CT、MRI 等检查，评定糖尿病脑血管病变情况。

4）糖尿病周围神经病变的评定：每半年到一年复查肌电图，进行神经传导速度测定和痛觉阈值测定；或进行四肢腱反射、音叉振动觉、触觉等检查，确认是否存在糖尿病周围神经病变。

5）糖尿病肾脏病变的评定：可根据糖尿病肾功能和结构病变的演进及临床表现进行评定。

6）糖尿病足评定：定期评定足背动脉、胫后动脉波动情况和缺血表现、皮肤色泽、有无破溃、溃疡、真菌感染等；也可每年查一次双下肢血管彩色多普勒超声检查，或者可以用糖尿病足诊断箱检查是否存在糖尿病足。

（2）康复疗效评定：糖尿病康复疗效评价实际上与临床治疗疗效评价是一致的。2 型糖尿病的控制目标对判断糖尿病康复治疗的疗效具有较好的参考价值（表 6-2-1）。

表 6-2-1　糖尿病的控制目标（2 型糖尿病）

指标		理想	较好	差
血糖 /（mmol·L^{-1}）	空腹	低于 6.1	6.1~7.8	高于 7.8
	非空腹	低于 8.0	8.0~10.0	高于 10.0
糖化血红蛋白 /%		低于 7.0	7.0~9.0	高于 9.0

2. 心理功能评定　糖尿病患者的心理改变，主要是因缺乏疾病的相关知识而产生的焦虑和抑郁，一般选择相应的量表进行评定，如汉密尔顿焦虑量表（HAMA）、汉密尔顿抑郁量表（HAMD）、简明精神病评定量表（BPRS）、症状自评量表（SCL-90）等。

3. 运动功能评定　糖尿病患者在进行康复治疗前，应充分询问病史，结合体检，对其运动耐力进行评定。运动耐力试验的目的是确定糖尿病患者的心脏负荷能力及身体运动耐力，以保证康复治疗的有效性和安全性。年龄超过 40 岁的糖尿病患者，尤其有 10 年以上糖尿病史或有高血压、冠心病及脑血管病症状和体征者，都应进行运动耐力试验。运动试验的方式多采用运动平板和功率自行车,合并感觉异常、下肢溃疡、足部畸形时可改用上肢功量计。应在运动耐受性试验或运动疗法前后检查血糖,注意低血糖的发生。监视血糖水平对中重型糖尿病患者运动疗法的实施是至关重要的,否则极易发生意外。

4. 日常生活活动能力评定　可采用改良 Barthel 指数评定量表,高级日常生活活动能力(包括认知和社会交流能力)的评定可采用功能独立性评定量表(FIM)。

5. 社会参与能力评定　主要进行生活质量评定、劳动力评定和职业评定。

 案例延伸2:

康 复 评 定

患者目前诊断为 2 型糖尿病。

1. 生理功能评定　冠状动脉粥样硬化、大脑中动脉粥样硬化。

2. 心理功能评定　汉密尔顿焦虑量表(HAMA)评分为 19 分,汉密尔顿抑郁量表(HAMD)评分为 20 分,提示患者处于焦虑抑郁状态。

3. 运动功能评定　心肺功能良好,适合有氧运动。

4. 日常生活活动能力评定　改良 Barthel 指数评定量表评分为 100 分,生活完全自理。

三、康复目标制订

1. 使血糖达到或接近正常水平。

2. 纠正代谢紊乱,减轻或消除临床症状;防止或延缓并发症和伴发病的发生,避免引起心、脑、肾、眼、血管和神经等病变。

3. 控制体重,维持较好的健康和劳动能力。

4. 儿童保持正常的生长发育。

5. 改善糖尿病患者的生活质量,延长寿命,减少致残率和病死率。

 案例延伸3:

康复目标制订

1. 短期目标　纠正高血糖,降低体重,避免发生糖尿病急性并发症。

2. 长期目标　①纠正不良饮食习惯;②坚持运动训练,进一步提高心肺耐力;③防止各种并发症的发生。

四、康复治疗

（一）原则

糖尿病的康复应坚持早期治疗、综合治疗、个体化方案及持之以恒的原则。

（二）康复方法

糖尿病的康复治疗主要包括饮食治疗、运动治疗、药物治疗、糖尿病健康教育、自我监测血糖及心理治疗；其中起直接作用的是饮食治疗、运动治疗和药物治疗，而糖尿病教育和自我血糖监测则是保证这三种治疗方法正确发挥作用的必要手段。目前外科手术也逐步用于治疗糖尿病，主要适用于 2 型糖尿病伴重度肥胖的患者。

1. 饮食治疗　饮食治疗是糖尿病的基本治疗措施之一。其目的在于控制热量的摄入，减轻胰岛的负担，控制血糖升高以减轻症状和减缓合并症的发生与发展；维持合理的体重，特别是使儿童得到正常的生长和发育；保持患者基本的营养需求，使患者身心处于最佳状态。因此，无论是 1 型糖尿病还是 2 型糖尿病都应重视饮食治疗，并严格和长期执行。具体方法如下：

（1）制订每天摄入的总热量：首先，按患者身高计算出理想体重，标准体重（kg）=身高（cm）-105；然后，根据标准体重和工作性质，参考原来的生活习惯等因素计算每天需要的总热量。成人卧床休息状态下每天每千克理想体重给予热量 105~126kJ（25~30kcal），轻体力劳动者为 126~146kJ（30~35kcal），中等体力劳动者为 146~167kJ（35~40kcal），重体力劳动者为 167kJ（40kcal）以上。青少年、孕妇、哺乳期妇女、营养不良和消瘦及伴有消耗性疾病者应酌情增加，肥胖者酌减。通过调整总热量的摄入量，使患者的体重逐渐控制在理想体重的 ±5% 范围内。

（2）营养素的热量分配：根据患者的病情、饮食习惯、生活方式等调整营养素的热量分配，做到比例合理和个体化。比较合理的饮食结构如下：

1）碳水化合物的摄入量占总热量的 50%~60%。

2）脂肪量一般按每天每千克体重 0.6~1.0g 计算，热量不超过全天总热量 30%，所有脂肪以不饱和脂肪酸为宜。

3）蛋白质的摄入量按成人每天每千克体重 0.8~1.2g 计算，约占总热量的 15%；孕妇、哺乳期妇女、营养不良及有消耗性疾病者，可酌情加至 1.5g 左右，个别可达 2g，占总热量的 20%；儿童糖尿病患者可按每千克体重 2~4g 计算；肾脏病变者，可给予低蛋白膳食，占总热量的 10% 左右。

4）充足的膳食纤维、无机盐及适量的维生素。

健康状况良好且膳食多样化的糖尿病患者很少发生维生素与矿物质缺乏。食物纤维不被小肠消化吸收，但能带来饱腹感，有助于减食减重，并能延缓糖和脂肪的吸收。可溶性食物纤维（谷物、麦片、豆类中含量较多）能吸附肠道内的胆固醇，延缓碳水化合物的吸收,有助于降低血糖和胆固醇水平。

（3）制订食谱：每天总热量及营养素的组成确定后,根据各种食物的产热量确定食谱。每克碳水化合物和蛋白质均产热 16.8kJ（4kal）,每克脂肪产热 37.8kJ（9kcal）。根据生活习惯、病情和药物治疗的需要,可按每天三餐分配成 1/5、2/5、2/5 或 1/3、1/3、1/3;也可按四餐分配成 1/7、2/7、2/7、2/7。

（4）其他：糖尿病患者每天的食盐摄入量不应超过 7g,合并肾病者应少于 6g,有高血压者应少于 3g。糖尿病患者应忌酒,饮酒可干扰血糖控制和饮食治疗计划的执行,大量饮酒可诱发酮症酸中毒,长期饮酒可引起酒精性肝硬化、胰腺炎等。

（5）饮食治疗注意事项

1）不同类型饮食方法不同：肥胖 2 型糖尿病患者的治疗重点是控制热量摄入。用胰岛素的 1 型糖尿病患者或口服降糖药的 2 型糖尿病患者,若同时进行运动疗法,在降低血糖的同时应注意防止出现低血糖,饮食管理的要求更为严格,必须做到定时定量,增加餐次,并注意根据活动量或运动量的变化调整饮食量。

2）饮食处方前应进行饮食营养调查：结合患者平时的食量、心理特点、平时活动量等确定饮食摄入量,不宜单纯应用理论计算的数据而不考虑个体差异。要充分尊重患者个人的饮食习惯和经济条件,尽量争取患者能与家属一起进餐。

3）有并发症的患者应个别指导：阻止或减轻脏器功能损害,如合并糖尿病肾病时,饮食疗法的原则是低蛋白高热量饮食。合并高脂血症患者的饮食疗法的原则是高胆固醇血症者以低胆固醇饮食为主,高甘油三酯血症者应限制糖类摄入。

2. 物理治疗

（1）2 型糖尿病患者的运动疗法

1）运动方式：运动锻炼方法主要是有氧运动,可采取步行、慢跑、游泳、划船、阻力自行车、有氧体操等运动方式,以及适当的球类活动、太极拳、木兰拳或登楼梯等。步行是 2 型糖尿病患者最常用、简便易行的有氧运动训练方式,可根据体力逐渐增加行走的路程,每次走完以不感觉疲劳为度。

2）运动量：运动量的大小由运动强度、运动时间和运动频度三个因素决定。合适的运动量应为运动时略感气喘但并不影响对话,心率在运动后 5~10min 恢复到运动前水平,运动后轻松愉快,食欲和睡眠良好,虽有疲乏、肌肉酸痛,但短时休息后即可消失。

3）运动强度：运动强度是运动疗法的核心,决定着运动的效果。一般认为糖尿病患者的运动强度以中等强度或略低于中等强度为宜,由于在有效的运动锻炼范围内,运动强度的大小与心率的快慢呈线性相关,因此常采用运动中的心率作为评定运动强度大小的指标。临床上将能获得较好运动效果,并能确保安全的运动心率称为靶心率。

最好通过运动试验确定靶心率,即取运动试验中最高心率的 60%~80% 作为靶心率,开始时宜用低运动强度进行运动,适应后逐步增加至高限;如果无条件做运动试验,靶心率可通过下列公式获得,即靶心率 =170- 年龄（岁）,或靶心率 = 安静心率 + 安静心率 ×

（50%~70%）。运动中心率监测通常用自测脉搏的方法，也可运用心率监测仪。由于停止运动后心率下降较快，一般在停止运动后立即测 10s 脉搏数，然后乘以 6 表示 1min 脉率，其接近运动中的心率。测脉率的部位常用桡动脉或颞动脉。

4）运动时间：在运动疗法中，运动时间包括准备活动、运动训练和放松活动三部分的时间总和。2 型糖尿病患者最好每周能最少进行 150min 的中等强度以上的有氧运动，每次运动一般为 10~40min，其中达到靶心率的运动训练时间以 20~30min 为宜，训练一般可从 10min 开始，适应后逐渐增加至 30~40min，其中可穿插必要的间歇时间。

5）运动频率：一般每周最少运动 3 次，相邻两次运动间隔不超过 2d。

6）注意事项

①在制订运动方案前，应对糖尿病患者进行全身体格检查。

②运动训练应严格坚持个体化原则，注意循序渐进，持之以恒。

③运动时选择适合的衣裤和鞋袜，还应注意根据天气情况调整运动量。

④运动要适量，如果运动结束后 10~20min 心率仍未恢复，并且出现疲劳、心慌、睡眠不佳、食欲减退等情况，说明运动量过大，易诱发酮症酸中毒；运动后身体无发热感、无汗、脉搏无明显变化或在 2min 内迅速恢复，表明运动量过小。

7）预防运动时低血糖：应注意选择适宜的运动时间，并注意与饮食、药物治疗相互协调、配合。一般应避免空腹运动，运动时间最好在餐后 1~3h。运动时应随身携带饼干等含糖食品或含糖饮料，以便有低血糖先兆时可及时食用。

8）注意运动时的反应：密切监测心率、血压、心电图及自我感觉等，发现不良情况及时采取措施，并随时修改运动方案，调整运动量。

（2）1 型糖尿病患者的运动疗法：1 型糖尿病的治疗原则与 2 型糖尿病不同，一旦确诊为 1 型糖尿病宜首先实施胰岛素治疗和饮食控制，待血糖得到较好控制后再开始实施运动疗法。1 型糖尿病患者多为儿童，运动锻炼一方面可促进儿童生长发育，增强心血管功能，维持正常的运动能力；另一方面可提高外周组织对胰岛素的敏感性，增强胰岛素的作用，有利于控制血糖。但在运动时应注意运动的种类、运动强度以及运动与胰岛素治疗、饮食关系。

（3）糖调节受损患者的运动疗法：由于糖调节受损是糖尿病发病前的糖代谢异常逐渐失代偿的过程，因此防止糖调节受损转化为糖尿病，是糖尿病早期预防的关键步骤，可采取运动疗法和饮食控制。

（4）糖尿病足的物理治疗：物理治疗主要目的是控制感染、增加血供及促进溃疡面肉芽生长。

1）推拿及运动疗法：适合早期轻度糖尿病足的患者。推拿患肢，从足趾开始向上至膝关节，每次 20min，每天 1~2 次，有助于静脉和淋巴液回流和水肿的消退；早晚可坚持均匀一致的步行运动，步行中出现不适，可休息后继续行走，避免盲目加大运动量。

2）超短波治疗：电极于患部对置，无热量，10~15min，可抗感染并促进溃疡愈合。

3）紫外线治疗：小剂量紫外线（1~2 级红斑量）可促进新鲜溃疡愈合，大剂量紫外线

（3~5级红斑量）可清除溃疡表面感染坏死组织。

4）红外线治疗：温热量局部照射可促进新鲜溃疡加速愈合，如患者合并肢体感觉障碍缺血应慎用，如溃疡面有脓性分泌物则禁用。

5）He-Ne激光治疗：可刺激血管扩张，促进上皮细胞及毛细血管再生，减少炎症渗出，使组织代谢加强，促进肉芽组织生长，从而达到抗感染、镇痛、加速溃疡面愈合的作用。照射时间15min，照射时应保持光束与溃疡面相垂直，溃疡面若有渗液应及时蘸干，每天照射1次，15次为1个疗程，疗程间隔1周，照射完毕用无菌纱布敷盖溃疡面。

6）气压泵治疗：每天1次，每次30min。

7）旋涡浴治疗：水温38~42℃，浴液中加入0.5%甲硝唑250ml或其他抗感染药物，治疗时喷水嘴对准治疗的重点部位，每次30min。

8）高压氧治疗：可降低血糖，提高机体对胰岛素的敏感性，增加血液含氧量，改善缺氧状态。

上述物理治疗应根据患者溃疡分级选择运用。糖尿病足处于0级时，可指导患者掌握推拿手法，鼓励患者进行适宜的运动。1~3级的糖尿病足则可选用无热量超短波及紫外线控制感染，促进溃疡愈合。所有新鲜创面的溃疡都可运用红外线、He-Ne激光或高压氧以促进肉芽生长，2~3级患者还可根据设备条件加用气压泵治疗或旋涡浴治疗。

3. 作业治疗　作用主要在于改善患者的步行功能，提高患者日常生活活动能力。具体方法包括日常生活活动能力训练、矫形器具的正确使用和穿戴、拐杖或轮椅的操作技能训练、假足步行训练、适合患者的职业训练以及适当的环境改造。

4. 康复辅具　采用特殊鞋袜以减轻糖尿病足部压力，如足前部损伤可以采用只允许足后部步行的装置来减轻负荷，即"半鞋"或"足跟开放鞋"。全接触式支具或特殊的支具靴：把足装入固定型全接触模型，该模型不能移动，可以减轻溃疡部分压力。对于步行障碍的患者还可以使用拐杖或轮椅，截肢患者则可根据情况安装假肢，以改善患者的步行功能。

5. 心理治疗

（1）支持疗法：是心理治疗的基础，其主要目标是支持患者度过心理危机，引导患者有效地去适应面对的困难。

（2）分析疗法：是通过有计划、有目的地同糖尿病患者进行交谈，听取患者对病情的叙述，帮助患者对糖尿病有一个完整的认识，建立起战胜疾病的信心。

（3）家庭心理疗法：其特点在于把着眼点放在整个家庭系统上，让每一个成员都能理解、支持、同情、体贴、爱护和帮助患者，消除患者精神上的压力，减轻躯体痛苦。尤其对于一些心理病态的儿童，治疗患儿的母亲甚至比治疗患儿本身显得更为重要。

（4）集体疗法：是以集体为对象而施以心理治疗。一般由医务人员讲解糖尿病的有关知识，然后组织患者讨论，并邀请治疗较好的患者做经验介绍，通过患者的现身说法，起到示范作用。集体心理疗法一般每周2~3次，每次1h，以3~4周为1个疗程，个别患者必要时可重复1个疗程。

（5）生物反馈疗法和音乐疗法：前者借助肌电或血压等生物反馈训练，放松肌肉，同时消除心理紧张，间接地有利于血糖的控制。后者通过欣赏轻松、愉快的音乐，消除烦恼和焦虑，消除心理障碍。

6. 其他治疗

（1）药物治疗：主要指口服降糖药和胰岛素的运用。

（2）手术治疗：目前临床上逐步将手术治疗作为伴有肥胖的2型糖尿病患者治疗方法之一，尤其对药物控制不理想的2型糖尿病患者有治疗价值。

（3）自我血糖监测。

 案例延伸4：

康复治疗方案

1. 降糖药的应用　二甲双胍缓释片 250mg，每天 2 次；阿卡波糖 50mg，每天 3 次。
2. 纠正不良饮食习惯　每天 3 餐，注意营养均衡，避免暴饮暴食。
3. 运动训练　坚持步行模式，每天步行 6 000~8 000 步，每周坚持 3~5d。
4. 进行糖尿病集体疗法　每周 2 次，每次 1h，共 3 周。

五、健 康 教 育

健康教育包括知、信、行三个方面，知是掌握糖尿病知识，提高对疾病的认识；信是增强信心，坚信糖尿病通过科学合理的治疗是可以控制的；行则是通过认知行为治疗将健康的生活方式落实到患者的日常生活活动中去。通过健康教育使患者自觉地执行康复治疗方案，改变不健康的生活习惯（如吸烟、酗酒、摄盐过多、过于肥胖、体力活动太少等），控制危险因素和疾病的进一步发展。健康教育的具体内容包括疾病知识指导、饮食指导、运动指导、药物指导、胰岛素使用方法、血糖的自我监测、糖尿病日记、糖尿病足等并发症的预防及应急情况的处理等。

小结　　糖尿病是由遗传因素和环境因素相互作用所致的、以持续性血糖升高为特征的全身代谢性疾病。糖尿病的康复治疗应以饮食治疗和运动治疗为基础，根据不同的病情予以药物（口服降糖药、胰岛素）治疗；同时，健康教育及血糖自我检测是保证治疗实施的必要手段。总之，早期、长期、综合、个体化的康复治疗，不仅可以把血糖控制在正常水平，还可以防止或延缓并发症，减少心脑血管事件，降低病死率和致残率。

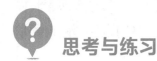

思考与练习

1. 糖尿病的概念是什么？常见病因有哪些？
2. 糖尿病患者的临床表现有哪些？
3. 简述 2 型糖尿病的运动疗法。

（王　颖）

第七章 | 烧伤康复

07章 数字资源

07章 数字资源

1. 认识烧伤患者功能障碍,逐步养成尊重患者、关爱患者、保护患者隐私的职业习惯。
2. 掌握烧伤的康复评定和康复治疗。
3. 熟悉烧伤的临床分期、常见功能障碍。
4. 了解烧伤的概念、常见临床处理。
5. 具有良好的临床思维能力、分析解决问题的能力,能正确评定烧伤面积、烧伤深度及烧伤严重程度;能选择适当的物理因子治疗方法、正确的体位摆放;能规范地进行关节活动度训练,能正确处理肥厚性瘢痕和挛缩等;能与患者及家属进行良好沟通,开展健康教育;能与相关医务人员进行专业交流与团队协作开展康复治疗工作。

 导入案例

案例情景

患者刘大姐,女,41岁,就职于某热力厂。因蒸汽泄漏导致严重烧伤13d,烧伤总面积约占全身45%,伤及真皮深层,仅残留皮肤附件,小水疱去皮后创面微湿,红白相间,感觉迟钝。现患者卧床,生活不能自理,仅可自主大小便。患者心情沮丧,拒绝熟人探视。

工作任务:

1. 请对患者的病史进行收集。
2. 请对该患者的烧伤等级进行评定。
3. 请为该患者制订康复治疗方案。

第一节 烧伤的病史采集、康复评定 与康复目标制订

一、病史收集

烧伤是指由热力(火焰、灼热气体、液体或固体等)、光、电、化学物质及放射线等各种致伤因素造成的损伤。通常所称的烧伤为高温造成的热力烧伤。烧伤中以热烧伤最常见,占85%~90%以上,临床上也有将热液、蒸汽所致的烧伤称为烫伤。其他因子所致的烧伤则冠以病因称之,如电烧伤、化学烧伤等。烧伤后常发生功能障碍,其程度取决于烧伤面积、部位和烧伤深度。

(一)临床分期

根据烧伤后的病理生理和临床特点,其临床过程一般分为4期,即体液渗出期、急性感染期、创面修复期和康复期。

1. 体液渗出期　体液渗出期又称休克期,是指大面积烧伤后48h内,烧伤区迅速发生体液渗出创面或渗入组织,因局部、周围或深层组织毛细血管扩张和通透性增大,血浆样液体渗入组织间隙,水分、钠盐、蛋白质丧失,如烧伤面大而深,可出现低血容量性休克。这种渗出过程,在伤后6~8h最快,伤后48h内达到高峰,然后逐渐回吸收。

2. 急性感染期　一般在烧伤后1~2周内,以脓毒血症发生率高、代谢障碍和内脏并发症发生率高为主要特征。皮肤烧伤使人体失去一道天然屏障,坏死创面有利于细菌繁殖,严重的烧伤又使人体的调理机制受抑制,使人体的抵抗力下降,容易发生创面感染甚至脓毒血症。

烧伤后的整个病程有三个感染高峰期:

(1)烧伤48h后,创面开始由渗出转为回吸收,渗出液中的坏死组织分解产物和细菌毒素被回吸收入血液循环中,引起全身中毒症状,但细菌培养为阴性,称为创面脓毒症。

(2)2~3周后,创面形成的焦痂开始自溶,与深面组织分离,称为自溶焦痂,自溶焦痂下的细菌和毒素可进入血液循环称为中期菌血症。

(3)如创面长期不愈合,患者的抵抗力日渐低下。感染创面的细菌侵入血液循环,称后期菌血症。

3. 创面修复期　烧伤后5~8d开始进入创面修复期,浅Ⅱ度和部分深Ⅱ度创面可自愈,Ⅲ度创面(一般小于3cm×3cm)可由创缘的上皮扩展覆盖,较大的只能靠皮肤移植修复。烧伤创面的修复时间与创伤面深度有直接关系,Ⅰ度烧伤常在1~3d愈合,浅Ⅱ度烧伤常在1~2周愈合,深Ⅱ度烧伤常在3~5周愈合,Ⅲ度烧伤常在5~9周愈合,具体的愈合时间根据治疗情况而定。

4. 康复期 是指烧伤创面愈合后需要一个康复锻炼的过程。康复期长短根据具体情况而定,一般需要经过6~18个月。

（二）临床处理

小面积烧伤（成人Ⅰ度烧伤面积小于20%,儿童小于10%）伤情轻,治疗重点在于处理好创面;面积超过上述限度的大面积烧伤可引起明显的全身反应,早期即可发生休克等。因此必须在伤后重视全身治疗,有休克等危象者更应在处理创面前先着手治疗。

1. 全身治疗 大面积深度烧伤的全身治疗措施包括复苏、补液、抗感染、支持疗法及防治并发症。

（1）复苏:烧伤患者可能存在严重的复合伤,如窒息、大出血、脑外伤、血气胸等,因此需要立即估计患者的呼吸和循环功能情况,进行必要的急救和复苏处理,并给予镇静止痛以防止神经源性休克,然后再详细询问病史和进行体格检查,以判断患者的伤情。

（2）补液:创面的大量渗出引起患者严重的低血容量性休克。需要快速足量补液,迅速恢复有效循环血容量,使患者度过休克期。

（3）抗感染:消毒隔离、正确处理创面、全身支持疗法和合理使用抗生素是防治烧伤感染的基本措施。选用敏感的抗生素,并根据血液和创面细菌培养与药物敏感试验的结果调整用药,以确保抗生素治疗的有效性。

（4）支持疗法:烧伤患者处于高消耗的负氮平衡状态,全身营养状况低下,红细胞破坏严重,体液失调,因此需每天或隔天输新鲜全血,补充高能量、高蛋白和多种维生素,纠正体液平衡失调。

（5）防治并发症:严重烧伤可导致患者全身各系统的并发症,以肺部并发症最常见,如肺部感染、肺水肿、肺不张;其次是急性肾衰竭、应激性溃疡等,严重者可发生多器官功能衰竭。上述并发症多与休克或感染同时发生,因此抗感染和抗休克治疗是防治并发症的基础,其他措施包括补碱利尿,防治急性肾衰竭,维持呼吸道通畅和吸氧,防治肺部并发症,抗酸和保护胃黏膜,防治应激性溃疡。

2. 创面处理 正确处理创面是烧伤治疗成败的关键。

（1）Ⅰ度烧伤保持创面清洁和防止创面的进一步损伤。3~5d创面即可愈合,不遗留瘢痕。

（2）浅Ⅱ度烧伤清创后,创面外涂抗生素和具有收敛作用的烧伤药物,再酌情选用包扎疗法或暴露疗法,如无感染,创面可于2周左右痊愈,不留瘢痕。

（3）深Ⅱ度及Ⅲ度烧伤清创后,原则上尽可能采用暴露疗法,争取去痂（大面积分次去痂）植皮修复创面。植皮创面瘢痕愈合,不同程度地影响患者容貌和生理功能,需要进一步的康复治疗。

（三）常见功能障碍

烧伤后由于组织器官的损害、并发症的出现、长期制动带来的不良影响、心理状态的改变等,严重影响患者的功能恢复,如不及时处理或处理不当,常常造成新的或更严重的功能障碍。常见的功能障碍包括以下几点：

1. 生理功能障碍

（1）感觉功能障碍：因皮肤损伤导致疼痛不适、触觉异常；严重烧伤者可有温度觉、压觉、本体觉丧失。

（2）运动功能障碍：较大面积和深度的烧伤可致关节活动受限、肌力下降、失用性肌肉萎缩、软组织萎缩、畸形、皮肤瘢痕、姿势异常等运动障碍。

2. 心理障碍　由于疼痛、隔离、生活不能自理、身体毁容和畸形、损伤时的惊恐场面、经济上的压力等因素促使患者情绪压抑、焦虑、自卑、烦躁、愤怒、无助、依赖、怀有敌意等。

3. 日常生活活动能力受限　较重的烧伤可严重影响肢体功能，导致日常活动受限。同时，患者所处环境、心理状态、家庭成员的态度等也是影响因素。

4. 社会参与能力受限　患者通常数月或数年不能融入社会生活环境；不能参与集体活动和劳动作业；或不能重返原工作岗位；有的终身丧失工作能力。

 案例延伸1：

病史资料收集

刘大姐目前诊断为烧伤。病史如下：

1. 蒸汽泄漏导致严重烧伤 13d。

2. 烧伤总面积约占全身 45%。

3. 烧伤伤及真皮深层，仅残留皮肤附件，小水疱去皮后创面微湿，红白相间，感觉迟钝。

二、康复评定

烧伤的康复功能评定内容包括生理功能评定、心理功能评定、日常生活活动能力评定、社会参与能力评定等。

（一）生理功能评定

1. 烧伤面积评定　烧伤面积评定常用中国新九分法，小面积可用手掌法计算。

（1）新九分法：此法是将体表面积分成 11 个 9% 的等份，另加 1%，共 100% 的体表面积；12 岁以下小儿头部面积相对较大，双下肢相对较小，测算方法应结合年龄进行计算（表 7-1-1、图 7-1-1、图 7-1-2）。

（2）手掌法：无论年龄、性别，以患者并拢手指的手掌面（五指并拢）面积为 1% 计算，常用于测定较小面积的烧伤（图 7-1-3）。若为大面积烧伤，则用新九分法配合手掌法,以此计算烧伤面积。

2. 烧伤深度评定　按组织损伤的层次,采用三度四分法将烧伤分为Ⅰ度、浅Ⅱ度、深Ⅱ度和Ⅲ度(图7-1-4、表7-1-2)。

表7-1-1　烧伤面积新九分法

部位	成人各部位面积/%	小儿各部位面积/%
头部	9×1=9(发部3、面部3、颈部3)	9+(12-年龄)
双上肢	9×2=18(双手5、双前臂6、双上臂7)	9×2
躯干	9×3=27(腹侧13、背侧13、会阴1)	9×3
双下肢	9×5+1=46(双臀5、双大腿21、双小腿13、双足7)	46-(12-年龄)

注:

①Ⅰ度烧伤仅伤及表皮,病理反应轻微,痊愈较快,一般不计入烧伤面积。

②该表以成年男性为标准,成年女性双足及双臀各为6%。

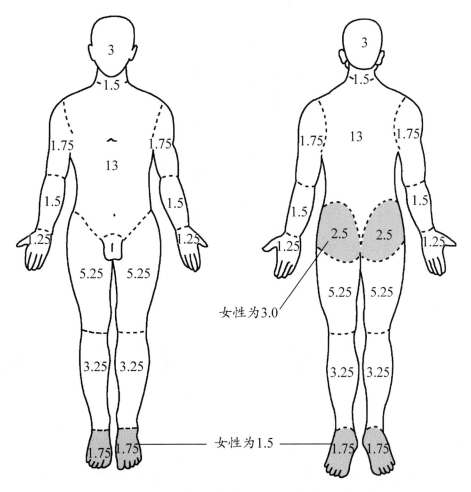

图7-1-1　成人各部位面积(%)示意图

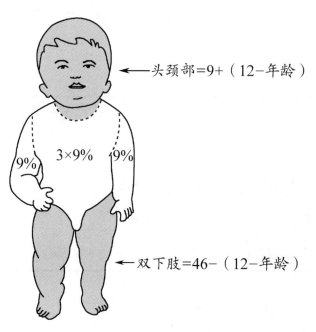

头颈部=9+（12-年龄）

3×9%

9% 9%

双下肢=46-（12-年龄）

图 7-1-2　小儿体表面积估计法

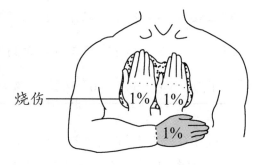

烧伤　1%　1%

1%

图 7-1-3　手掌估计法

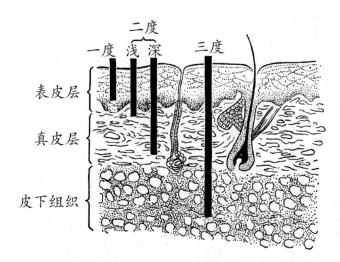

图 7-1-4　皮肤烧伤分度示意图

表 7-1-2　烧伤深度评定

深度	组织损伤层次	临床特点	创面愈合情况
Ⅰ度（红斑型）	仅伤及表皮浅层，生发层健在	表面红斑状、干燥、烧灼感	3~7d脱屑痊愈，短期内有色素沉着
浅Ⅱ度（水疱型）	伤及表皮生发层及真皮乳头层	局部红肿明显、水疱较大，水疱剥落后创面红润、潮湿、疼痛明显	如无感染，1~2周愈合、不留瘢痕、有色素沉着

深度	组织损伤层次	临床特点	创面愈合情况
深Ⅱ度（水疱型）	伤及真皮深层、仅残留皮肤附件	可有较小的水疱，去疱皮后创面微湿，红白相间，感觉迟钝	如无感染，3~4周愈合、常留下瘢痕
Ⅲ度（焦痂型）	伤及全层皮肤，甚至到皮下、肌肉或骨等	焦痂如皮革、蜡白、焦黄或炭化，痛觉消失；痂下可见树枝状血管栓塞，或可见皮下组织、肌肉、骨	3~4周后焦痂脱落，不能自愈，需植皮后愈合，遗留瘢痕

3. 烧伤严重程度评定　按烧伤面积和深度两项指标，将烧伤分为轻度、中度、重度和特重（表 7-1-3）。

表 7-1-3　烧伤严重程度评定

严重程度	烧伤面积和烧伤深度
轻度烧伤	Ⅱ度烧伤，烧伤总面积 9% 以下
中度烧伤	Ⅱ度烧伤，烧伤总面积为 10%~29%；或Ⅲ度烧伤，烧伤总面积小于 10%
重度烧伤	烧伤总面积为 30%~49%，或Ⅲ度烧伤总面积为 10%~19%；或Ⅱ、Ⅲ度烧伤，总面积达不到百分比标准，但已发生休克等并发症、呼吸道烧灼或有较重的复合伤
特重烧伤	烧伤总面积在 50% 以上；或Ⅲ度烧伤总面积在 20% 以上；或已有严重的并发症

4. 肥厚性瘢痕的评定　评定肥厚性瘢痕的目的是明确瘢痕的部位、大小、厚度、弹性、成熟程度及与周围组织（器官）的关系，作为选择整形手术的参考。可用超声测定、经皮氧分压测定、热刺激舒张指数测定等。

（1）临床评定：通过肉眼观察和照相比较肥厚性瘢痕的颜色、厚度、弹性质地、面积。颜色分稍红、粉红、红、紫红、深紫红；弹性可分很软、软、稍硬、硬、坚硬；厚度分为很薄、薄、稍厚、厚、很厚；根据是否伴随痒、痛症状分为无、偶有、需药物控制 3 个等级。弹性可用弹力计测定，并记载受伤时间；亦可采用温哥华瘢痕量表评定瘢痕（表 7-1-4）。

（2）仪器评定

1）超声波测定：高分辨率脉冲超声波的分辨率达 0.05mm。频率为 10~15MHz，根据两个主要峰之间的距离计算出瘢痕的厚度。

2）经皮氧分压（$TCPO_2$）测定：可反映肥厚性瘢痕的代谢情况。

3）血氧测量计测定：用血氧测量计测定瘢痕的 $TCPO_2$，肥厚性瘢痕的 $TCPO_2$ 明显高于正常瘢痕和正常皮肤，且与治疗效果成反比。

表 7-1-4 温哥华瘢痕量表

项目		评分标准
色素沉着（M）	0	正常颜色：与身体其他部位颜色相似
	1	较浅色素：浅白色或浅粉红色
	2	混合色泽：深浅混杂
	3	色素沉着：较身体其他部位颜色深
血液循环（V）	0	正常：与身体其他部位颜色相似
	1	粉红色
	2	红色
	3	紫色
柔软程度（P）	0	正常
	1	柔软：很小外力即变形
	2	较软：压力作用下即变形
	3	坚硬：外力作用下不变形，不易被推动或呈块状移动
	4	带状：绳索样，伸展瘢痕时组织变白
	5	挛缩：瘢痕永久性短缩，导致畸形
瘢痕厚度（H）	0	正常：平坦
	1	$0mm < H \leqslant 1mm$
	2	$1mm < H \leqslant 2mm$
	3	$2mm < H \leqslant 4mm$
	4	$H > 4mm$

4）血或尿羟脯氨酸含量的测定：可反映肥厚性瘢痕的胶原代谢情况。瘢痕面积与血、尿中的羟脯氨酸含量成正比，与病程无明显关系。

5）血管热刺激舒张指数测定：可反映瘢痕内血管的交感神经支配情况，也反映瘢痕的成熟程度。正常皮肤血管在热因子刺激时明显扩张，而瘢痕增生期血管因缺乏神经支配及特殊结构特征，在热刺激时无明显扩张，热刺激舒张指数下降，随着瘢痕成熟过程，热刺激舒张指数升高。

（3）瘢痕评分：常用于瘢痕情况的分析，评测中需要仪器测量及精确记录。

5. 感觉功能评定　感觉功能评定包括疼痛、触觉、温度觉、压觉、本体觉的评定。

6. 肌力评定　肌力评定一般采用徒手肌力评定。

7. 关节活动度评定　关节活动度评定的目的是明确关节活动障碍的程度及对日常生活活动的影响，作为选择康复治疗方法的参考和评定康复治疗效果的手段。关节活动度评定的方法可参见本套教材中的《康复评定》。

（二）心理功能评定

烧伤患者在经历了严重的创伤后，由于损伤时的惊恐场面、身体毁容和畸形、疼痛、隔离、生活不能自理及经济上的压力等原因，导致强烈的情绪反应，具体表现为以下几点：

1. 焦虑　早期患者处于急性心理应激状态，庆幸自己脱离了灾害现场，但仍面临死亡的威胁，又开始担心自己能否生存下去，这些都给患者构成了巨大的精神压力。剧烈的疼痛，难以适应的隔离治疗环境以及死亡的威胁，使患者处于忧虑、恐惧、焦灼之中，患者出现交感神经或副交感神经功能亢进、失眠、头痛等。评定焦虑的程度，可以根据患者躁动、恐惧等表现作出判断，客观评定常采用国际通用的汉密尔顿焦虑量表。

2. 抑郁　患者知道自己的伤情，面对艰难的创面修复和可能产生的后遗症，对自己的预后悲观失望，甚至丧失康复的信心，表现为抑郁悲观，并可由此导致行为倒退，如烦躁、停止服药、不服从治疗等。评定时可根据患者的临床表现，如情绪低落、冷漠、失眠等作出判断，客观评定可使用国际通用的汉密尔顿抑郁量表进行评定。

（三）日常生活活动能力评定

大面积深度烧伤患者的创面愈合慢，创面愈合后的瘢痕过度增生和挛缩常引起患者运动功能障碍和日常生活活动障碍。在评定日常生活活动能力时，应对患者的每种活动姿势、速度、应变性、正确性等方面进行综合计分，可采用改良 Barthel 指数评定量表或 Katz 指数分级等方法，其中改良 Barthel 指数评定量表适用性更强。改良 Barthel 指数评定量表将日常生活活动能力分为 3 级：大于 60 分者为良，41~60 分者为中，有功能障碍，稍依赖；小于 40 分者为差，依赖明显或完全依赖。国内也有人制订烧伤患者的日常生活活动能力评定表，具体内容包括床上活动、梳头洗头、洗澡淋浴、用匙吃饭、写字、用便器、穿衣、开关门、室外行走、携物行走、从床上起立、从靠背椅上起立、上下汽车、上下楼梯等。根据每项内容的评定标准评定患者日常生活活动的功能障碍程度。

（四）社会参与能力评定

烧伤患者能否自强、自立，能否重返社会与他人平等地生活，能否重新就业是关键环节之一。影响就业能力的因素主要有智能、体能和技能因素，欲了解烧伤患者就业能力的受损和残存情况，就要评定患者的就业能力。常采用美国国际残疾人中心所创的康复中工作评定和定向试验（TOWERT）的缩减版，称为"Micro-Tower"微塔法。

 案例延伸2：

康 复 评 定

刘大姐目前的诊断：烧伤。经过康复评定分析得出以下结论：

1. 烧伤深度评定　烧伤严重，伤及真皮深层，仅残留皮肤附件，小水疱去皮后创面微湿,红白相间,感觉迟钝,为深Ⅱ度烧伤。

2. 烧伤严重程度评定　全身烧伤面积占总面积45%,为重度烧伤。

3. 心理功能评定　患者心情沮丧,拒绝熟人探视,为典型抑郁状态。

4. 日常生活活动能力评定　采用改良Barthel指数评定量表进行评定,评分为20/100(大小便各10分),为完全依赖。

三、康复目标制订

(一)短期康复目标

烧伤早期进行康复治疗,不仅可以促进创面的早期愈合,预防肥厚性瘢痕的形成和关节挛缩,而且可以对患者进行心理治疗,使其积极主动地参与训练,早日重返社会。故烧伤患者康复治疗的短期目标应为:

1. 维持病并逐步增加未受伤及受伤部位关节活动度(ROM)。

2. 减轻水肿、疼痛。

3. 改善肌力、耐力。

4. 预防挛缩,减少瘢痕增生。

(二)长期康复目标

烧伤后期常见的后遗症是肥厚性瘢痕,它不仅影响患者容貌和发汗散热功能,而且生长于关节附近的肥厚性瘢痕挛缩,还可以影响关节的活动度,严重影响关节的功能。故烧伤患者康复治疗的长期目标应为:

1. 促进创面愈合,改善愈合质量。

2. 消除焦虑、抑郁情绪,恢复正常的精神情绪状态,积极配合康复治疗。

3. 尽力恢复患者日常生活活动能力。

4. 抑制瘢痕过度生长,减轻瘢痕引起的毁容和畸形。

5. 防止瘢痕挛缩,保持关节的功能位和正常活动范围,最大限度地恢复运动功能。

6. 恢复患者就业能力和消除由畸形或毁容引起的自卑心理,最终使患者重返家庭,回归社会。

 案例延伸3:

康复目标制订

1. 短期康复目标　①维持病并逐步增加未受伤及受伤部位关节活动度(ROM);②减轻水肿、疼痛;③改善肌力、耐力;④预防挛缩,减少瘢痕增生。

2. 长期康复目标 ①促进创面愈合,改善愈合质量;②消除焦虑、抑郁情绪,恢复正常的精神情绪状态,积极配合康复治疗;③尽力恢复患者日常生活活动能力;④抑制瘢痕过度生长,减轻瘢痕引起的毁容和畸形;⑤防止瘢痕挛缩,保持关节的功能位和正常活动范围,最大限度地恢复运动功能;⑥恢复患者就业能力和消除由畸形或毁容引起的自卑心理,最终使患者重返家庭,回归社会。

第二节 烧伤的康复治疗与健康教育

一、康复治疗

(一)康复治疗分期

1. 早期或急性期 从烧伤发生起至Ⅱ度烧伤愈合或Ⅲ度损伤去痂为止。

2. 制动期 从植皮时起至移植物血管化为止。

3. 后期(愈合成熟期) 自新生上皮或移植皮肤稳定覆盖创面,有瘢痕形成起,至组织愈合成熟为止,需两年至数年时间。

这三个时期可相互重叠,并不是所有的烧伤患者都要顺序经过这三个时期,如浅Ⅱ度烧伤不合并感染者,2周内即可痊愈,并不需要经过后两期;大面积深Ⅱ度或Ⅲ度烧伤患者由于供皮区有限,植皮必须分阶段进行,因此,常出现三期同时存在的情况。

(二)康复治疗原则及禁忌证

1. 康复治疗原则 提倡"早期、全程、综合、持久"的烧伤康复原则。

(1)早期康复是指从烧伤一开始就进行康复干预,如体位摆放、关节的主动活动与被动运动都应重视。

(2)全程康复是指从受伤到烧伤瘢痕稳定全过程中重视康复。

(3)综合康复是指康复措施采取多种手段相结合,合并或交替使用。

(4)持久康复是指康复措施不能间断,直至瘢痕稳定。

2. 禁忌证

(1)患者出现休克、严重全身性感染、肺水肿、肺功能不全、脑水肿等不稳定的临床情况时,禁忌进行肌力训练、耐力训练。

(2)手背烧伤、关节或肌腱暴露、关节深部疼痛及皮肤移植 5~7d 内,运动疗法要慎重进行。

(三)康复治疗方法

1. 烧伤早期的康复 目的是预防休克、控制水肿和感染,促进创面愈合;减轻疼痛、预防肌力和肌肉耐力的减退、预防关节和皮肤活动能力的损失;康复教育以提高认识、促进自我照顾技能的发展。

（1）体位摆放：烧伤后 24~48h 开始发生胶原合成和挛缩，因此，对于关节浅Ⅱ度及以上烧伤的患者，应尽早摆放正确体位。伤后肢体趋向于屈曲位，易导致或加重挛缩，肢体位摆放的总原则是采用伸展位并配合主动活动和定时变换体位。一般参照功能位开展，可用矫形器辅助固定，每 2~4h 适当改变体位，患者能下床后还需要持续一段时间。

1）头部：仰卧位时头居中；俯卧位时吊带悬吊前额，颅面悬空；每 0.5h 交替一次左右头侧偏。

2）颈部：颈前烧伤，在颈肩部放置一个长枕，保持颈轻微伸展体位且口部闭合；颈后或两侧烧伤，保持颈中立位。

3）肩部：肩关节外展 60°~90°；腋部烧伤，肩关节外展 90°~100° 和外旋位。

4）胸腹部：放低床头，躯干伸展，脊柱下垫毛巾卷。

5）肘部：肘屈侧烧伤，肘完全伸展位，并行肘部关节活动；肘伸侧烧伤，保持屈肘 70°~90°，前臂保持中立位。

6）腕和手：手背烧伤，腕掌屈，掌指关节屈曲，指间关节伸直，拇指外展；掌侧烧伤，伸直腕、掌指和指间关节；全手烧伤，轻微背伸腕部，各指蹼间用无菌纱布隔开，掌指关节自然屈曲 40°~50°，指间关节伸直，拇指保持外展对掌位。

7）脊柱：保持脊柱呈一条直线。

8）髋部：保持中立伸展位；大腿内侧烧伤，髋关节外展 15°~30°。

9）膝部：膝关节前侧烧伤，膝部微屈 10°~20°，也可在膝关节后侧垫高 15°~30°；膝关节后侧烧伤，保持膝关节伸展。

10）踝部：保持中立位。

以上体位摆放需要持续到下床以后的一段时间，必要时可用矫形器辅助固定。由于静止的体位摆放不能长期耐受，可每 2~4h 作适当的体位改变。

（2）康复辅具应用：适用于不能自觉维持正确功能位的患者，适时调整固定位置防止压疮。一般情况下，每天不少于 3 次解除矫形器做主动锻炼。

1）手部烧伤：可用热塑夹板固定，以减轻水肿和维持关节的正确功能位置。虎口握绷带卷，指蹼填纱布以维持手指的功能位。夹板置腕部处于轻度背伸、掌指关节屈曲、诸指指间关节伸直、拇指外展位。

2）下肢烧伤：应特别注意保护胫前肌和跟腱。烧伤后下肢水肿，可用矫形器并抬高患肢，由远及近的弹性绷带包扎也是有效方法。

3）足踝部烧伤：可穿双层贴身足垫，以保护足部，减少压力，减少行走时的疼痛。使用海绵踝－足矫形器可减轻卧床时足跟受压和避免压迫腓神经，并使踝部处于中立位。足底蹬方盒或支撑板可防止足下垂。

4）躯干、臀部、肢体的弹性绷带包扎：可以防止受凉或矫形器操作所引起的发绀、疼痛、起疱等不适感。若患者活动太多,绷带容易缠绕引起压迫和循环障碍,可改用紧身衣或裁制压力衣。

（3）物理因子治疗:对烧伤创面进行清创、去痂、抗感染,配合适当的物理因子治疗。适当的物理因子治疗有助于促进创面愈合,防治感染,改善功能。

1）紫外线照射:可加快局部组织的血液循环,抑制细菌生长,刺激结缔组织和上皮细胞生长,可消肿止痛、预防感染、促进坏死脱落。伤后即可采用,越早疗效越好,其剂量根据病情面定。当创面脓性分泌物或坏死组织多、肉芽生长不良时,用中或强红斑量照射;分泌物较少或脱痂露出新鲜肉芽组织时,减至阈红斑量;浅而新鲜的创面可用亚红斑量照射,直至创面愈合。

2）红外线照射:减少创面渗出,促进创面干燥结痂,防治感染,并有一定的保温作用,红外线照射的距离以患者有舒适的温热感为准,以产生舒适的温热感为度,每次10~30min,每天1次,15~20次为1个疗程。

3）电光浴:用于大面积烧伤患者。温度30~33℃或稍高些,照射时间20~30min,每天1次,疗程根据病情来定。能促进创面干燥、结痂、减少血浆渗出,预防及控制感染,具有一定的保温作用。

4）超短波:小面积烧伤常用,可使局部血管扩张,单核-巨噬细胞系统功能增强,白细胞和抗体增加,抑制细菌繁殖,加速结缔组织再生,因而能促进坏死组织分离脱落,控制炎症。采用并置法或对置法,微热量,每次10~15min。

5）冷疗法:对中小面积和较浅的烧伤,特别是四肢的表浅烧伤,可进行冷水浸泡、冲洗或冷敷,能减少组织中的热量,收缩周围血管,减轻热对组织的进一步损害,并能减轻疼痛。温度以5~10℃为宜,持续30min以上,以结束冷疗后创面不痛或稍痛为度。

6）水疗:水的温热作用可以减轻疼痛,清除创面分泌物,减轻感染,促进坏死组织脱落,有利于创面愈合。进行35~36℃旋涡浴有利于焦痂脱落,局部烧伤可在37.7~38.8℃的水中先浸泡5~10min,再从小关节开始至大关节展开主动运动,最后由治疗师进行每个关节的被动运动,活动到最大范围,时间为30~60min。

7）高压氧治疗:可以促进创面愈合、植皮的生长,减少增生性瘢痕的形成。

（4）运动疗法:目的是保持烧伤区和非烧伤区的肌力与关节活动度,控制肿胀,预防烧伤部位的挛缩和畸形,改善机体循环与组织代谢,促进创伤修复。宜少量多次进行。

1）被动运动:做全身所有关节全范围的被动活动练习,每个关节至少活动10次,要求达到全关节活动范围,每天不少于3~4次,睡前应做1次。有条件者可在水中进行。

2）主动活动和辅助主动活动:能自行活动的患者可进行主动运动和辅助主动运动,除增加关节活动度外,还可以改善血液循环,减轻水肿,保持肌肉力量。必要时给予辅助具如助行器、矫形器等,鼓励患者早期下床和做最大范围的活动。

3）牵引:对瘢痕部位关节进行牵引治疗,可以有效地预防瘢痕挛缩。

（5）心理治疗:由于突然的不良刺激,使患者产生焦虑、恐惧等不良心理反应,进行及时的心理治疗,可改善患者的心理状态,树立患者对康复治疗的信心,积极配合治疗,促进功能恢复。烧伤后由于瘢痕增生、肢体畸形、功能障碍等,患者易产生悲观、厌世等情绪,进行安抚、疏导、行为矫正等治疗,使其达到最佳心理状态,早日重返家庭和社会。安慰开导患者稳定情绪,克服急躁心理,向患者及家属介绍烧伤康复的有关知识,鼓励患者积极配合治疗。

2. 制动期的康复治疗　制动期的康复治疗主要针对严重烧伤、植皮患者,目的主要是保护植皮区域,减轻肿胀,预防继发感染,促进伤口愈合。治疗方法可参见早期康复治疗。

（1）体位摆放:术前小组讨论并实施,术后立即使用。

（2）制动:一般情况下制动期为 5~7d,根据需要可延长制动时间。

（3）物理因子治疗和运动疗法。

（4）辅助用具:为适应性用具,如加粗手柄的汤匙、擦背器。

（5）自我照料:鼓励患者完成日常生活活动及活动非制动肢体。

（6）心理治疗:安慰和教育患者,鼓励并促进其主动开展训练。

3. 烧伤后期的康复　目的主要是预防或控制瘢痕增生、促进成熟,预防或纠正挛缩、畸形,最大限度地改善日常生活活动能力,促进患者早日重返家庭和社会。

（1）压力治疗:目的在于软化和消除瘢痕,预防或控制瘢痕增生。创面愈合后越早开始越好,不同阶段的瘢痕施加不同的压力治疗,每天需持续 23~24h,6~18 个月为治疗周期,甚至更长时间,直至瘢痕成熟。

1）压力治疗原理:压力治疗是目前公认的预防和治疗增生性瘢痕最有效的方法。压力治疗是指应用机械压力施加于肥厚性瘢痕的体表,可以通过减轻和消除病理变化而达到治疗目的。一般施以毛细血管压力 3.3kPa（25mmHg）,可以减少局部血液供应和组织水分,阻碍胶原纤维的合成、毛细血管的增生和肌成纤维细胞的收缩,并能使胶原纤维重新排列。

2）适应证

①烧伤后 10d 内愈合的伤口不需要预防性加压。

②11~20d 愈合的伤口需要预防性加压。

③21d 以上愈合的伤口必须预防性加压。

3）压力治疗方法:主要有弹力绷带、压力衣等。

①弹力绷带:可促进血液回流,减轻水肿,且操作方法简单。由远及近采用 8 字形缠绕肢体、躯干,可辅以夹板、加压敷料,根据边缘隆起程度判断压力大小。此法压力不均匀,易松散脱落。

②压力衣：每天 24h 穿着。

（2）物理因子治疗：可以采用超声波、音频电、直流电离子导入。

1）超声波：瘢痕凹凸不平，宜选用水下法或水囊法，采用小剂量或中剂量，每次 5~10min，1 次/d。

2）音频电疗：瘢痕处，每次 20min，1 次/d。

3）蜡疗：根据不同部位可采用蜡浴法、刷蜡法或蜡饼法，1~2 次/d。此法不适用于肥厚性瘢痕增殖期。应用于创面的石蜡必须严格消毒，不得重复使用。

4）直流电碘离子导入：衬垫法或电水浴法，1% 碘化钾，阴极导入，0.05~0.1mA/cm²，15~20min，1 次/d。注意瘢痕凹凸不平时用电水浴疗法。

（3）运动疗法：植皮愈合后进行，以改善血液循环、减轻水肿和炎症反应、防止关节功能障碍。

1）徒手操和棍棒操：主要针对活动受限关节，以达到改善关节活动能力的目的。具体办法可根据需要自行设计与编排。

2）器械训练：对瘢痕挛缩采用滑轮重锤牵伸和沙袋加压牵伸；对手指屈曲及握拳障碍选用握力器、捏橡皮球；对手指伸直障碍可在分指板上运动；对于肩肘关节可在滑轮装置上运动，或划船器和举重器械锻炼；固定自行车运动改善髋膝关节功能；半圆形滚动器练习改善踝关节屈伸功能。

3）被动关节活动：根据病情需要，可施行关节松动术。

4）瘢痕牵张和按摩：可使瘢痕的胶原纤维向顺应拉力的方向蠕变，并重新排列，还可推动局部水肿的移动，分解瘢痕与深层组织的粘连，从而使瘢痕变软变薄。

①瘢痕牵张：可以徒手进行，也可以借助于器械，但强调持续、低负荷、反复进行。

②瘢痕按摩：先在瘢痕表面均匀涂抹羊脂膏或其他含油脂较多的润肤用品，治疗师用拇指指腹在瘢痕表面及四周做环形按摩，按摩时用力沉、缓，垂直按压，保持拇指指腹与瘢痕表面紧密接触，并配合推、挤、提、捏的动作。

（4）作业治疗：针对大面积深度烧伤严重影响肢体功能者。

1）日常生活活动能力训练：鼓励患者以正常模式做日常活动练习，包括翻身、离床活动、洗漱、进食、穿脱衣、如厕、洗澡等训练。困难者可提供辅助用具。

2）功能性作业训练：如增加肌力、耐力、体力训练，自我瘢痕牵张训练，提高手的灵活性、协调性和操作技能。要求在一定时间内完成，反复练习直至掌握。

3）工作能力训练：根据原有职业性质或按重新职业规划来选择训练项目，如木工、电工、键盘操作、编制衣物。

（5）康复辅具的应用：牵张瘢痕，保持已有的关节活动功能。

（6）心理治疗：针对患者不同的心理状态给予心理安抚与疏导，必要时寻求心理医生的帮助。

康复治疗方案

初期康复治疗

1. 功能位摆放　①肩关节外展60°~90°；②肘屈侧烧伤，肘完全伸展位，并行肘部关节活动；③全手烧伤，轻微背伸腕部，掌指关节屈曲40°~50°，指间关节伸直，拇指保持外展对掌位；④髋关节保持中立伸展位；⑤保持膝部微屈10°~20°；⑥保持踝关节中立位。

2. 物理因子治疗　紫外线照射、红外线照射、冷疗。

3. 运动疗法　肌力训练、关节活动度训练。

4. 心理治疗　安抚悲观情绪。

中后期康复治疗

1. 压力治疗　压力衣每天24h穿着。

2. 物理因子治疗　采用超声波、音频电、直流电离子导入。

3. 运动疗法　四肢肌力训练、关节活动度训练、瘢痕牵拉与按摩。

4. 作业治疗　日常生活活动能力训练、工作能力训练等。

5. 心理治疗　安抚与疏导。

二、健 康 教 育

对患者及家属进行康复宣教，宣教的内容包括伤口的护理技术、体位摆放的原则及方法、瘢痕挛缩的影响、日常生活活动能力独立的重要性、继续活动与锻炼的必要性、瘢痕的护理与防护、瘢痕的控制技术和原则、加压包扎的方法与注意事项。

本章小结

烧伤系指热力、电能、腐蚀性化学物品及放射线等作用于人体所引起的损伤。由于致伤因子、温度高低及作用时间长短的差异，伤情多样复杂。可仅限于皮肤，也可深达肌肉和骨骼，还可合并呼吸道灼伤、继发感染等。烧伤面积越大、深度越深，对组织的损伤就越大，人体的残障也越严重。随着医疗水平的提高、治疗手段的进步，修复创面挽救生命已不再是烧伤治疗的唯一目标，预防和减轻畸形、恢复功能、改善外观帮助患者重返家庭和社会越来越受到重视，烧伤康复的理念及康复技术正逐渐为众多烧伤医疗单位和患者所接受。因此，在烧伤的治疗中，康复治疗占有非常重要的位置。

思考与练习

1. 如何评定烧伤的深度和严重程度?

2. 成人被烧伤面部、胸、腹、会阴、两上肢,另外两大腿外各有一小片(共约一掌面积),均有水疱,如何判断面积和深度?

3. 简述烧伤患者正确的体位摆放。

4. 早期烧伤康复的治疗目标及治疗方法有哪些?

5. 后期烧伤康复的治疗目标及治疗方法有哪些?

(贾玉玉)

第八章 │ 恶性肿瘤康复

08章

08章 数字资源

 导入案例

案例情景

李大爷,64 岁,有慢性阻塞性肺疾病病史 10 余年,约半年前开始出现咳嗽、咳痰及呼吸困难症状,胸部 CT 检查示右肺门阴影增大,右下肺斑片状阴影,气管镜检查见右下肺背段开口新生物,活检病理提示为"鳞状细胞癌"。入院手术治疗。

工作任务:

1. 请正确收集李大爷的病史资料。
2. 请正确为李大爷进行规范的功能评定。
3. 请合理为李大爷制订康复目标。
4. 请为李大爷制订具体的康复治疗方案。

第一节 恶性肿瘤的病史采集、康复评定与康复目标制订

肿瘤是指机体在各种致癌因素作用下,局部组织的细胞基因突变,导致异常增生所形成的局部肿块。根据肿瘤的生物学特性及其对机体的危害性,将肿瘤分为恶性肿瘤和良性肿瘤两大类。恶性肿瘤又称癌症,早期即可发生浸润和转移,侵犯、破坏邻近的组织和器官的结构和功能,引起坏死出血合并感染,疗效较差,是严重危害人类生命与健康的常见病、多发病。

一、病 史 收 集

（一）病因

恶性肿瘤的发生是一个多因素、多基因参与,多阶段形成的复杂渐进的过程,不仅有环境因素（如物理性、化学性和生物性因素）,还有遗传因素、内分泌因素、免疫状态等宿主因素。

1. 外源性因素

（1）物理因素:人类对某些物理因素致癌的认识已有近百年的历史,到目前为止已经肯定的物理致癌因素主要有电离辐射、紫外线辐射和一些矿物纤维,主要与某些职业关系密切。

（2）化学因素:具有致癌作用的化学物质超过 2 000 种,常见的化学致癌物包括多环芳香烃类（如煤焦油、沥青等）、亚硝胺类等。

（3）生物因素:主要为病毒感染,目前至少有 8 种病毒已被证明与人的肿瘤相关,如人乳头瘤病毒与宫颈癌和口腔癌相关,乙型（丙型）肝炎病毒与原发性肝癌相关。其次,一些细菌如幽门螺杆菌与胃癌相关。再次,一些寄生虫如埃及血吸虫与结肠癌和直肠癌相关。

2. 内源性因素

（1）遗传因素:目前认为,基因组遗传变异在肿瘤的发生发展过程中起重要作用,一些携带变异基因的人对环境致癌因素格外敏感而易患恶性肿瘤。

（2）免疫因素:先天或后天缺陷者易发生恶性肿瘤,如丙种球蛋白缺乏症患者易患白血病和淋巴造血系统肿瘤;获得性免疫缺陷综合征（艾滋病）患者易患恶性肿瘤。

（3）内分泌因素:如雌激素与子宫内膜癌相关,雌激素和催乳素与乳腺癌有关,雄激素与前列腺癌相关。

（二）临床表现

肿瘤的临床表现取决于发生的组织、所在部位以及发展程度,早期多无明显症状,随着疾病的发展,症状逐渐出现,尽管表现不一,但有其共同的特点。局部表现主要有局部

肿块、疼痛、溃疡、出血、梗阻和转移症状等。全身症状可有贫血、低热、消瘦、乏力等,恶性肿瘤晚期常可出现恶病质、全身各器官衰竭。

(三)功能障碍

1. 生理功能障碍

(1)疼痛:肿瘤长大压迫邻近的神经、血管、器官;肿瘤浸润周围组织或远处转移至骨引起的疼痛;手术、放疗、化疗致神经等组织损伤引起疼痛。

(2)躯体功能障碍

1)恶性肿瘤本身所致

①原发性损伤:如骨关节肿瘤破坏骨关节致肢体活动功能障碍。

②继发性损伤:如恶性肿瘤对体质的消耗引起营养不良、贫血,长期卧床缺乏活动引起肌力减退、肌肉萎缩、关节纤维性挛缩、下肢静脉血栓形成等。

2)恶性肿瘤治疗所致

①手术损伤:如肺癌肺叶切除术后肺呼吸功能降低;乳腺癌根治术后肩关节活动障碍与上肢淋巴性水肿;喉癌全喉切除术后丧失发声、语言交流能力。

②化疗损伤:如骨髓造血功能抑制、多发性神经病变。

③放疗损伤:如鼻咽癌放疗后腮腺唾液分泌减少、颞颌关节活动功能障碍,骨髓造血功能抑制。

2. 心理功能障碍　恶性肿瘤患者的心理反应大致分为四期,即休克-恐惧期、否认-怀疑期、愤怒-沮丧期、接受-适应期。另外,癌症手术会切除某个器官或造成患者体像改变,如内脏造瘘、截肢、面部外观的改变等都可构成心理创伤,产生自卑、抑郁、悲观的情绪变化。同时,恶性肿瘤治疗过程中伴随的副反应,如化疗所致的恶心、呕吐、脱发等会使患者感到苦恼,影响患者自尊心和自信,部分患者变得退缩,不愿与人交往。

3. 日常生活活动能力受限　疼痛、活动受限、心肺功能下降、恶病质及心理功能障碍等,影响患者的日常生活活动能力,甚至生活不能自理。

4. 社会参与能力受限　疼痛、活动受限、日常生活活动能力下降、心理障碍和经济负担加重,害怕失去尊严等,都会影响患者的人际交往、社会参与活动和职业能力。

 案例延伸1:

病史资料收集

1. 年龄　64岁。

2. 病史　慢性阻塞性肺疾病病史10余年,约半年前开始出现咳嗽、咳痰及呼吸困难症状。

3. 查体　胸部 CT 示右肺门阴影增大,右下肺斑片状阴影。气管镜检查见右下肺背段开口新生物。活检病理示"鳞状细胞癌"。入院手术治疗。

二、康复评定

（一）主观评定

1. 一般情况评定　一般情况包括患者的性别、年龄、职业、家庭成员，以及致病因素、发病时间、现病史与既往史、临床诊断、主要脏器功能状态。

2. 个人及环境因素评定　基于作业治疗，对患者所处环境进行评定，分析引起作业受限的个人和环境因素，从而可针对性地对个人和环境采取干预措施，促进患者的作业表现。个人及环境因素包括患者的爱好、职业、所受教育、经济条件、家庭环境。

（二）客观评定

1. 生理功能评定

（1）疼痛评定：多采用视觉模拟评分法（VAS）、简化 McGill 疼痛问卷。此外，根据恶性肿瘤患者应用镇痛剂的种类和方式，将癌痛分 0~4 级（表 8-1-1）。

表 8-1-1　癌痛评定标准

级别	应用镇痛剂情况
0 级	不需要使用
1 级	需要使用非麻醉性镇痛剂
2 级	需要使用口服麻醉剂
3 级	需要使用口服和 / 或肌内注射麻醉剂
4 级	需要使用静脉注射麻醉剂

（2）躯体功能评定：恶性肿瘤患者各系统器官的功能评定多侧重于关节活动度评定、肌力评定、步行能力评定、肢体围度测量等。

2. 心理功能评定　恶性肿瘤患者心理评定的方法与一般伤病的心理评定相同，如情绪测验多采用汉密尔顿抑郁量表、汉密尔顿焦虑量表；人格测验多采用艾森克人格问卷。

3. 日常生活活动能力评定

（1）改良 Barthel 指数评定量表：改良 Barthel 指数评定量表是进行日常生活活动能力评定的有效方法，其内容比较全面，记分简便、明确，可以敏感地反映出病情的变化或功能的进展，是疗效观察及判断预后的手段。

（2）Karnofsky 活动状态评定量表：Karnofsky 活动状态评定量表是由 Karnofsky 制订的活动状态评定量表，最初用于恶性肿瘤患者的评定，后来也用于其他疾病的评定，主要根据患者能否生活自理、是否需要他人照顾、能否进行正常生活和工作的情况进行评定（表 8-1-2）。

表 8-1-2　Karnofsky 活动状态评定量表

分数	表现	活动独立性
100	正常,无疾病表现	不需要特殊照顾
90	能正常活动,有轻微症状、体征	
80	勉强能正常活动,有某些症状、体征	
70	能自我料理生活,但不能胜任正常工作	不能工作,基本能自理生活
60	需他人帮助,生活基本自理	
50	需要一定帮助和护理	
40	不能活动,需特殊照顾	不能自我照料,病情发展需特殊照顾
30	严重不能活动,需住院照顾	
20	病情严重,需住院积极治疗	
10	病危,濒临死亡	
0	死亡	

4. 社会参与能力评定　主要进行生活质量评定。英国的 Raven 根据患者肿瘤是否得到治疗、控制及残疾状况,将肿瘤患者的生活质量分为 3 级(表 8-1-3)。

表 8-1-3　Raven 生活质量分级

肿瘤状况	残疾状况		生活质量
	无症状		能正常生活
肿瘤已得到控制	因肿瘤治疗而出现残疾:	器官的截断(除)	生活质量好
		器官切开或大手术	
		内分泌置换治疗	
		心理反应、精神信念改变等	
		其他:家庭、职业、社会活动等	
	因肿瘤本身而出现残疾:	全身性反应	生活质量好
		局部残疾	
		其他:家庭、职业、社会活动等	
肿瘤未得到控制	因肿瘤本身治疗而出现残疾		生活质量较差,生存期有限

康 复 评 定

1. 视觉模拟评分法（VAS） 视觉模拟评分法评分为 2 分。
2. 自主呼吸功能分级 自主呼吸功能分级为 3 级。
3. 汉密尔顿焦虑量表评分 汉密尔顿焦虑量表评分为 19 分,中度焦虑。
4. 改良 Barthel 指数评定量表评分 改良 Barthel 指数评定量表评分为 65 分,基本自理。

三、康复目标制订

在恶性肿瘤发生发展的不同阶段,不同恶性肿瘤及不同程度功能障碍的康复目标不同。通常将肿瘤患者的康复目标分为以下四种:

（一）预防性康复

在恶性肿瘤患者抗肿瘤治疗前及治疗过程中进行康复治疗的目的是尽可能减轻恶性肿瘤病症及其可能引起的功能障碍对患者精神上造成的冲击,预防发生残疾,减轻功能障碍与残疾程度。

（二）恢复性康复

通过手术、化疗及放疗等抗肿瘤治疗,恶性肿瘤得到治愈或控制时进行康复治疗的目的是促进患者恢复健康,使患者功能障碍减轻至最低程度,以便能生活自理,参加力所能及的工作,回归社会。

（三）支持性康复

在患者抗肿瘤治疗过程中或恶性肿瘤仍存在并有进展时,进行康复治疗的目的是减缓恶性肿瘤的发展、改善患者的身体健康和功能,提高生活自理能力,预防发生继发性残疾和并发症,延长生存期。

（四）姑息性康复

晚期恶性肿瘤患者病情继续恶化时,进行康复治疗的目的是尽可能改善患者的一般情况,控制疼痛,预防或减轻继发性残疾和并发症的发生和发展,使患者得到精神上的支持和安慰。

康复目标制订

1. 短期目标 ①缓解疼痛;②促进伤口愈合。
2. 长期目标 ①提升心肺功能;②消除心理障碍;③逐步提高患者日常生活活动能力,促进患者回归社会。

第二节 恶性肿瘤的康复治疗与健康教育

一、康 复 治 疗

随着现代医学诊治水平的不断提高,恶性肿瘤经早期诊断、早期治疗可以获得治愈,部分恶性肿瘤依靠综合治疗能达到延长生存期、改善生活质量的目的。

（一）康复治疗原则

1. 早期同步 恶性肿瘤一经确诊,开始抗肿瘤治疗前即应开始康复治疗,并贯穿于抗肿瘤治疗的始终。

2. 综合措施 康复治疗时应采用心理治疗、物理治疗、作业治疗、矫形治疗、康复工程、言语治疗、营养支持疗法及康复护理等综合措施。

3. 全面康复 全面康复应包括恶性肿瘤本身或抗肿瘤治疗造成的心理障碍、躯体功能障碍的康复、全身健康的康复、形体外貌的康复及职业康复等。

4. 团队协作 团队协作应由相关临床科室、康复医学科、矫形外科、康复辅助器具部门以及患者的家属亲友、工作单位、社会福利部门共同配合来完成。

（二）康复治疗方法

1. 心理康复

（1）支持性心理疗法:倾听恶性肿瘤患者的倾诉,帮助分析,给予安慰、疏导和鼓励,使之得到心理支持,能乐观面对现实,度过心理危机。

（2）行为疗法:针对患者的异常表现、不良行为和病态心理及时抑制,强化良好行为,建立正确的行为。

（3）其他:对有躯体功能障碍、形象缺陷、癌痛者进行针对性的康复治疗,减轻痛苦,改善机体功能和外观形象,可使患者的心理达到新的适应状态。

（4）各阶段的心理治疗

1）确诊前后:分析纠正患者对恶性肿瘤的错误认识,使其能正确认识和对待疾病,同时动员患者的家属和朋友,配合医务人员消除患者的顾虑,解决实际困难,达到心理康复。

2）治疗前后:治疗恶性肿瘤前使患者了解治疗的目的、方法,以及可能出现的副作用、残疾或功能障碍、康复治疗的方法等,使患者能正确对待各项治疗。

3）终末期:对悲观绝望的患者安排安静舒适的环境,给予细致周到的护理及充分的关怀和安慰,也可配合采用放松技术和必要的药物。对有严重癌痛的患者给予镇痛治疗和精神支持,减轻患者身心痛苦,尽可能完成其最后心愿,直到临终。

2. 躯体康复 患者可进行适合自己的运动和功能锻炼。推荐低强度的有氧运动,以增强肌力,改善关节活动范围,提高心肺功能,运动后以不感到疲劳为度。

3. 疼痛康复　恶性肿瘤患者在不同病期都可伴有不同程度的疼痛。

（1）不同病期的疼痛的康复目标不同。

1）对肿瘤可以控制的患者,应采取积极治疗减轻或消除其疼痛,防止急性疼痛转为慢性疼痛。

2）对肿瘤不能完全控制的患者,要在治疗肿瘤的同时减轻或控制疼痛。

3）对晚期肿瘤患者,应尽量减轻疼痛的程度。

（2）药物治疗:WHO 提出的"三阶梯止痛"仍是癌痛治疗的最基本原则,主要内容包括以下五个方面:

1）首选口服给药。

2）按阶梯给药:对轻度疼痛的患者应选用对乙酰氨基酚或非甾体抗炎药,如阿司匹林、对乙酰氨基酚;对中度疼痛的患者应选用弱阿片类药物,如可待因;对重度疼痛的患者可选用强阿片类药物,如吗啡。

3）按时给药。

4）个体化治疗。

5）注意用药细节。

（3）物理治疗:常采用热敷、冷敷、经皮神经电刺激疗法（TENS）、按摩、针灸、夹板固定等方法。

（4）神经阻断:对上述治疗方法效果欠佳的患者,可在局部痛点、外周神经、自主神经、硬膜外、蛛网膜下腔及肿瘤组织中注入乙醇或苯酚（石炭酸）进行神经阻断。

（5）外科手术:对顽固性疼痛,可以进行神经松解、神经切断、脊神经根后支切断、脊髓前柱切断等神经外科手术。

（6）放射治疗:对恶性肿瘤疼痛,尤其是骨转移的疼痛,有较好、较快的止痛效果。

 案例延伸1:

康复治疗方案

1. 缓解疼痛　口服药物、理疗。
2. 呼吸训练　吹气球、吹瓶子。
3. 咳嗽训练。
4. 躯体运动训练　体操、步行、登梯。
5. 心理健康教育。

二、健 康 教 育

恶性肿瘤患者的健康教育包括宣传恶性肿瘤防治知识、恶性肿瘤患者心理变化的特点、康复治疗的目标和内容；还应倡导积极健康的生活方式，鼓励患者有规律地生活起居，多参加户外或集体活动，做一些力所能及的家务，多与亲友沟通，保持乐观积极的心态。

三、常见恶性肿瘤康复

（一）乳腺癌康复

1. 康复评定

（1）心理评定：乳腺癌根治术后常常由于形象受到损害，表现出焦虑、抑郁、恐惧等不良情绪，容易消沉郁闷，面对生活缺乏勇气和自信心。常采用汉密尔顿抑郁量表、汉密尔顿焦虑量表等情绪测验和艾森克人格问卷评定。

（2）肩关节活动范围评定：包括测量肩关节主动活动范围和被动活动范围，应注意两侧对比。

（3）上肢围径的测量：包括上臂、前臂围径的测量，注意两侧对比。

2. 康复治疗

（1）心理治疗：少数年轻女性患者可能对根治术后一侧乳房缺如、肩胸畸形有顾虑。术前可对患者说明手术的必要性、术后注意事项和康复的可能性，解除顾虑，使其术后能很好地配合康复治疗。鼓励患者多参加一些有意义的社交活动，帮助其树立生活的勇气和信心，使患者尽快投入到生活和工作中。

（2）呼吸功能康复

1）患侧胸壁手术切口较大，加压包扎会影响呼吸时的胸廓活动，最好在术前先请患者进行呼吸训练，术后要定时改变体位，拍打胸背部，促进呼吸道分泌物排出。

2）鼓励患者深呼吸，促使肺叶扩张，可防止肺部感染，同时可增加胸壁活动，有利于放松术区皮肤。

3）患者能坐起或下地时需作深呼吸练习，双手放在上胸部锁骨下方，鼻吸口呼，吸气时双肩缓慢向外旋转，使胸廓扩张，呼气时胸廓松弛。

（3）肩关节及上肢功能的康复：根治术后容易发生术侧肩关节及上肢的活动范围受限，应注意早期功能训练。

1）术后应使患者采取半卧位，术侧上肢处于功能位，肩外展，肘屈曲或自由放置，以枕头支持前臂和手。术后第1~2天开始肩关节被动活动，开始时外展和前屈不得超过40°；术后第4天起前屈可每天增加10°~15°，但不能超过患者的耐受范围。手术切口引流条没有撤除前必须将外展限制在 45°以内,以后可逐步增加;内旋和外旋不受限制。等长收缩不产生关节活动,不会增加切口的张力,不影响切口的愈合,故可在早期积极采用。

2)肘、前臂、腕和手的主动活动从术后第 1 天即可开始,并逐步增加活动范围和力量。

3)切口引流条撤除后,即可开始逐步用术侧上肢进行洗漱、梳头、进食等活动。

4)术后 2 周切口拆线后,可逐步加大活动范围,做上肢钟摆样运动、耸肩旋肩运动、深呼吸运动、双臂上举运动、手指爬墙运动、护枕展翅运动,并可适当增加抗阻运动和器械运动。

①钟摆样运动:坐位或立位,身体前倾,术侧上肢自然下垂,做向前后内外方向的摆动,做内收活动时使术侧上肢的摆动超过身体中线。

②耸肩旋肩运动:坐位或立位,缓慢耸肩,使肩上提达耳朵水平,然后下降,再使肩在水平面上进行缓慢的内旋和外旋活动。

③双臂上举运动:立位,双手紧握,伸肘、缓慢上举过头,达到尽可能高的位置,然后缓慢放下。

④手指爬墙运动:立位,面对墙壁,足趾距离墙约 30cm,双手指尖抵墙面,缓慢向上爬,使双臂保持平行,连续练习数次,然后改为侧立位,使术侧肩对墙壁,肩外展,手指尖抵墙面,缓慢向上爬,连续练习数次。肩活动范围有改善时,逐渐缩小足趾与墙的距离。

⑤护枕展翅运动:坐位,双手十指交叉,上举至额部,然后移向后枕部,将双肘移向前方,再分开移向耳部。最后将交叉的双手举至头上,再降回到起始位。以上所有动作均应缓慢进行。

5)逐渐增加日常生活的活动项目和负荷量

①出院前,可进行负荷小于 0.5kg 的轻量活动,如持杯倒水、进食、洗脸、化妆、梳头、操作家用电器、打电话、翻书报。

②出院回家后的最初 2 周,可进行负荷约为 1kg 的中量活动,如洗头、打扫房间、烹饪、折叠衣服。

③回家 1 个月时,可进行负荷约为 1.5kg 的中等重量活动,如铺床叠被、抓公共汽车把手。

④回家 2 个月时,可进行较大重量活动,如提手提包、提菜篮、背包、轻度体育活动。

肩关节和上肢功能的康复训练需要坚持 6~12 个月。

(4)淋巴水肿康复:由于术侧淋巴结被广泛切除、腋静脉血栓形成、术侧上肢被强力牵张及手术损伤的组织粘连压迫等因素均可导致术侧上肢淋巴回流障碍,形成水肿。患者自觉肢体沉重,影响活动,且容易发生破损、感染持久不愈等,轻者可在数月至数年内逐渐消退,重者持续多年不消退。具体康复措施如下:

1)抬高患肢:术后应经常将术侧上肢抬高至心脏水平,促进血液和淋巴回流;以后应注意避免上肢下垂或做重体力活动。

2）运动与按摩：术侧上肢宜作适度活动，用向心性轻柔的手法按摩，以促进淋巴回流；但应避免术后过早、过强活动，以免加重水肿。

3）压迫性治疗：水肿较严重时可应用间断性、序贯性气压袖套，每天 2~12h；穿弹性压力袖套，用弹力绷带压迫约束上肢，促进淋巴回流。

4）患肢护理：术后即应禁止在术侧上肢进行静脉穿刺、输液、测量血压等操作。注意保持患肢皮肤清洁润滑，劳动时戴防护手套，患肢避免使用腐蚀性洗涤剂，避免外伤和皮肤破损。皮肤一旦破损，应及时进行抗感染治疗。

5）其他治疗：必要时采用低盐饮食，可以使用利尿药。严重者试行瘢痕松解术，解除瘢痕对血管、淋巴管的压迫。

（5）形体康复：对乳房切除后的形体缺陷可以通过穿宽松上衣来掩饰或使用外用乳房假体，必要时进行乳房重建术。

（6）幻乳觉康复：个别患者术后产生幻乳觉，宜采用对症治疗，如戴假乳、轻柔按摩、经皮神经电刺激疗法等。

（二）大肠癌康复

1. 康复评定

（1）心理评定：主要采用情绪评定和人格测验。

（2）排便功能评定：包括饮食种类、大便性状与次数。

（3）腹壁造口评定：包括腹壁造口、造口直径及周围皮肤情况。

2. 康复治疗

（1）心理康复：术前应向患者充分解释手术的必要性和术后的康复措施，解除其顾虑，使其能很好地配合手术与术后康复。可采用一般性心理治疗、个别心理治疗、患者互助治疗、肌肉放松训练和内心意念引导。

（2）排便功能康复

1）术前对腹壁造口部位的选择：术前就应考虑到造口是否会被腹壁皱褶阻挡而致视线不可及、不易护理，造口周围皮肤是否有异常情况而致术后容易发生并发症。

2）术后排便习惯的建立：术后开始进食后即要参照患者过去的排便习惯，每天定时灌肠，建立定时排便的习惯。一般经 7~10d 即可建立起定时排便 1~2 次的习惯。

3）术后饮食的调整：术后早期不吃含纤维素多的食物，以防粪便的量和排便次数过多，以后根据患者粪便的性状，随时调整饮食种类，选用低脂肪、高蛋白、高热量、对肠道刺激小的细软食物，保持足够的饮水量，防止大便干秘嵌塞或腹泻；不吃产气多的食物，不吸烟，不吃口香糖，以防产气、排气过多。对便秘者一般不主张用大便软化剂。

（3）腹壁造口的康复：护理术后应教会患者安装粪袋，使粪袋紧贴腹壁造口处，不泄漏，粪袋更换后要及时清洗晾干保存，最好使用一次性粪袋。每次排便后或定时用温水或肥皂水清洗造口，并擦干，保持造口清洁干燥，避免粪便浸渍刺激；造口周围皮肤发生糜烂、湿疹、感染、过敏时应及时对症处理，加强造口皮肤护理；为防止造口周围瘢痕挛缩，发生造口狭窄,可自术后 1~2 周起,用手指戴上涂有液状石蜡的指套伸入腹壁造口探查扩张,每周 1 次,持续扩张 2~3 个月,使造口直径保持在 2.5cm 左右,狭窄严重时需手术切除瘢痕。

（4）日常生活康复:大肠癌治愈后为了维持健康,恢复日常生活活动,需要注意以下问题:

1）建立良好排便习惯,学会正确使用粪袋。

2）消除臭味:正确选择食品,防止消化功能紊乱;始终保持人工肛门周围皮肤清洁;人工粪袋要勤倒、勤洗,每次用后以肥皂水洗刷干净,最好再用 2% 甲酚皂溶液（来苏儿溶液）浸泡 30min 后晾干备用;人工粪袋内放除臭剂,或使用消臭型人工粪袋;口服活性炭粉 1~2g,每天 3 次,可消除臭味。

3）正确调节饮食:大肠癌患者术后应注意适应胃肠道功能,选择合适的食品,尤其在手术后几个月内,尽量食用容易消化的食物。

4）工作和运动:术后 3 个月避免做腹内压增加的动作,如持重物、抬重物等,避免剧烈运动。

（5）社会康复:穿戴粪袋者宜穿宽松衣服,做好粪袋的护理,完全可以恢复正常社会活动、人际交往和工作;远途外出时不要吃喝生冷食物与饮料,可口服含鸦片的复方樟脑酊等药物,减少肠蠕动和排气,可以避免发生令人不愉快的情况。

（三）喉癌康复

1. 康复评定

（1）心理评定:主要采用情绪测验和人格测验。

（2）气管造口评定:观察套管内和造口内分泌物的量、颜色、气味及黏稠度,造口是否通畅,造口周围皮肤有无感染。

（3）吞咽功能评定:观察进食时有无呛咳及声音变化,测定吞咽动作时喉结与舌骨在 30~60s 内上下活动的次数和幅度。

（4）言语功能评定:可以发声时,应评定发声的清晰度、音色、声时、连贯性、流畅性。

（5）其他:如肩关节活动范围评定、斜方肌肌力评定和神经电生理检查（强度－时间曲线、肌电图等）。

2. 康复治疗

（1）心理治疗:术前应向患者充分解释手术的必要性和术后功能康复的措施,解除其顾虑,使其能很好地配合手术与康复;术后早期教会患者进行非言语交流的方式和其他康复治疗技术,使患者尽快适应新情况;如有可能,可请喉癌术后康复治疗较好的患者来交流经验,增强患者对康复的信心和决心。

（2）康复护理

1）术后患者可能发生喉部水肿、呼吸困难,应注意口腔护理,及时清除上呼吸道分泌物,叩击背部促进呼吸道分泌物排出。

2）定时清除气管套管内的分泌物,保持套管内清洁、通畅,保持套管口周围组织清洁,每天更换套管并进行消毒,防止感染。拔去插管后,气管造口前方覆盖一块双层清洁湿纱布以保护造口,防止呼吸道感染。

3）患者应忌烟酒和辛辣食物,防止刺激。

4）保持周围环境空气清新、无烟尘刺激,温度、湿度适宜,必要时可进行超声雾化吸入,保持呼吸道湿润。

（3）吞咽功能康复:术后第1天起给予患者鼻饲,第4天开始训练吞咽活动,每3~4h训练一次,每次数分钟。全喉切除术后第10天开始进食训练。

（4）言语功能康复

1）非言语方式交流:术后早期教会患者用手势、书写、文字画板等方式进行无声的非言语方式交流。

2）食管言语训练:患者出院后即可进行食管言语训练,教患者学习食管发声,使咽缩肌收缩形成类似声带的皱襞,使空气进入食管,以嗳气的方式徐徐放出气体,使皱襞振动,发出基音,再经过颊、腭、舌、齿、唇等构音器官加工成言语,一般经过4~6个月的专门训练即可掌握。食管言语训练是全喉切除术后最简便可行的言语康复方法,食管言语的优点是不需要借助人工装置、不需手术、方法简便、音色和清晰度较好;缺点是基音低、音量较小,声时短,发音断续,不能讲较长的句子。

3）人工喉和电子喉:食管发声训练失败者,可以采用人工喉、电子喉等人工发声装置。人工喉是将呼气时的气流从气管引至口腔同时冲击橡皮膜而发音,再经口腔调节构成语言,缺点是佩戴和携带不便。电子喉是利用音频振荡器发出持续的声音,将其置于患者额部或颈部,然后患者开始说话,即可发出声音,但发出的声音略欠自然。

4）有条件时可进行喉重建术。

（5）肩关节功能的康复:术后会出现肩下垂、肩关节活动功能障碍,可进行温热疗法、低中频电疗、超声波治疗、按摩、主动运动和抗阻运动训练等,以改善肩关节活动功能。功能障碍严重者,可用吊带牵拉、支持肩臂或进行神经肌肉移植手术。

（6）形体康复:为掩饰气管造口者的缺陷,患者不宜穿无领袒胸的衣服,可用低领掩盖颈前造口,但不可妨碍造口通气呼吸。肩下垂者可穿有垫肩的衣服。

小结　本章主要介绍乳腺癌、大肠癌和喉癌的评定及康复治疗方法,通过学习可以掌握科学的恶性肿瘤康复知识和有效的康复方法。

随着医学的发展,恶性肿瘤患者的寿命在不断延长,先进的康复措施及手段已使有些恶性肿瘤患者在体力和精神上恢复到正常人的水平。恶性肿瘤患者的康复治疗,重点是机体功能的恢复或重建,缓解疼痛,优化患者的日常活动以确保生活质量。

思考与练习

1. 简述恶性肿瘤的康复治疗目标。
2. 恶性肿瘤康复评定方法有哪些？
3. 如何制订乳腺癌患者术后康复治疗方案？
4. 大肠癌和喉癌术后如何康复？

（舒建华）

附 录

实 训 指 导

实训一　痉 挛 康 复

【实训目的】

1. 掌握痉挛患者的康复评定和康复治疗方法。

2. 能为痉挛患者制订康复治疗方案。

【实训准备】

痉挛的评定量表、常用的理疗仪器、冰块、分指板、踝足矫形器、叩诊锤、物理治疗床、笔、秒表。

【实训学时】

0.5 学时。

【实训方法与结果】

（一）实训方法

1. 学生每 4~6 人一组,随机抽取典型病例中的一种。

2. 由教师指导进行分析讨论,对痉挛患者进行康复评定,并以小组设计该患者的康复治疗方案。

3. 以小组为单位,选出 1 人扮演患者,其余学生扮演治疗师,练习痉挛评定及康复治疗的方法,可角色轮换。

（二）实训结果

1. 独立完成痉挛病例中患者的痉挛常用评定方法。

2. 小组讨论该病例的短期和长期康复治疗目标。

3. 初步拟定痉挛康复治疗方案

（1）运动疗法:采用鲁德技术（Rood technique）、博巴斯技术（Bobath technique）、Brunnstrom 技术、本体感神经肌肉易化法（PNF）、牵伸技术和按摩。

（2）物理因子疗法:采用红外线、超短波、功能性电刺激仪、冰块等进行治疗,对理疗设备的治疗模式、强度、时间等参数进行设定,执行正确操作。

（3）矫形器的使用:使用分指板、踝足矫形器固定,保持手指和踝关节处于正确位置。

【实训评价】

完成本次实训报告,包括实训目的与要求、实训所需物品器械、实训方法与结果。

（贾玉玉）

实训二　挛　缩　康　复

【实训目的】

1. 掌握挛缩的分类、主要功能障碍、康复评定、康复治疗的方法与注意事项。

2. 能对挛缩患者进行康复评定,分析功能障碍情况,明确康复目标,初步拟定康复治疗计划。

【实训准备】

运动功能、疼痛、日常生活活动评定等所需的量表(改良 Ashworth 分级评定量表、改良 Barthel 指数评定量表、简易精神状态检查量表)和笔、纸等、角度尺、肌力评定器械、关节持续被动活动练习器、关节牵引设备、各种矫形器。

【实训学时】

1 学时。

【实训方法与结果】

(一)实训方法

1. 学生每 4~6 人一组,随机抽取典型病例中的一种。

2. 由教师指导进行分析讨论,对挛缩患者进行康复评定,并以小组设计该患者的康复治疗方案。

3. 以小组为单位,选出 1 人扮演患者,其余学生扮演治疗师,练习挛缩评定和康复治疗的方法,可角色轮换。

(二)实训结果

1. 独立完成挛缩病例中患者的挛缩常用评定方法。

2. 小组讨论该病例的短期和长期康复治疗目标。

3. 初步拟定挛缩康复治疗方案

(1)运动疗法:关节持续被动活动治疗、关节松动、被动牵伸、关节牵引、肌力训练、步态训练。

(2)物理因子疗法:采用红外线、超短波、功能性电刺激仪、冰块等进行治疗,对理疗设备的治疗模式、强度、时间等参数进行设定,执行正确操作。

【注意事项】

1. 注意做好康复宣教工作。

2. 在对患者评定和治疗中注意做好解释工作以取得患者的配合。

3. 在评定和治疗操作中注意安全。

4. 注意心理康复,消除患者的顾虑。

(邹燕齐)

实训三　吞咽障碍康复

【实训目的】

1. 能够完成吞咽障碍的康复评定。

2. 学会制订吞咽障碍的康复治疗方案。

【实训准备】

1. 物品　水杯、长柄小勺、压舌板、棉棒、手电筒、50ml 凉开水或矿泉水、1~10ml 注射器、擦手纸、垃圾袋、50ml 注射器、汉密尔顿抑郁量表、汉密尔顿焦虑量表、笔、记录纸。

2. 器械　听诊器、吸舌器、低中频电刺激、电针、肌电生物反馈治疗仪等。

【实训学时】

1 学时。

【实训方法与结果】

（一）实训方法

1. 学生每 4~6 人一组，对提供的吞咽障碍典型病例进行分析讨论，讨论内容：正常吞咽过程分期及各期功能障碍特点、康复评定方法、康复治疗方法、健康教育内容。

2. 制订康复治疗目标和康复治疗方案。

3. 学生每 2 人一组，分别扮演治疗师和患者，对吞咽功能障碍患者进行康复评定和康复治疗，也可两组合并进行，角色可以互换。

（二）实训结果

1. 熟悉吞咽障碍筛查流程。

2. 独立完成吞咽障碍病例中患者的常用评定方法。

3. 分组讨论吞咽障碍临床各期的特点，制订该病例的短期和长期康复治疗目标。

4. 初步拟定吞咽功能障碍的康复方案

（1）基础训练

1）感官刺激：感官刺激包括冷刺激、触觉刺激、味觉刺激等。

2）口、颜面功能训练：口、颜面功能训练包括口唇闭锁训练、下颌运动训练、舌部运动训练、声带内收训练、咳嗽反射训练、声门上吞咽训练、促进吞咽反射训练等。

（2）摄食训练：摄食训练包括进食体位、食物形态、一口量、喂食方法、进食速度、辅助吞咽动作等。

（3）心理治疗：针对患者及其家属的心理问题进行疏导解决。通过介绍成功案例，使患者及其家属树立战胜疾病的信心，积极发挥家庭治疗吞咽障碍的潜能。

（4）其他：包括呼吸训练、排痰法的指导、上肢进食功能训练、食物的调配选择、餐具的选择、辅助具的选择与使用、进食前后保持口腔卫生等。

【实训评价】

完成本次实训报告，包括实训目的与要求、实训所需物品器械、实训步骤和内容，重点记录康复评定方法及评定结果、初步的康复治疗方案、注意事项和实训体会。

（王　颖）

实训四　神经源性膀胱和直肠功能障碍康复

【实训目的】

1. 掌握膀胱功能简易评定方法、清洁间歇导尿方法。

2. 学会神经源性膀胱和直肠的手法刺激技术。

3. 掌握制订神经源性膀胱和直肠的行为治疗方案。

【实训准备】

一次性无菌导尿管、尿袋、无菌生理盐水、记录本、笔、膀胱功能记录表、简易膀胱功能评定设备。

【实训学时】

0.5 学时。

【实训方法与结果】

（一）实训方法

1. 排尿、排便情况的询问　排尿次数、排尿方式、24h 出入量、排便次数、粪便形状、饮食情况、营养状况。

2. 导尿及简易膀胱功能检测技术　能够正确插入导尿管，并测定膀胱容量、残余尿量、膀胱内压力（包括安静、咳嗽、增加腹压时）。

3. 体格检查及实验室检查　尿常规、大便常规、腹部触诊、腹部听诊、泌尿系 B 超、尿道口及肛门检查。

（二）实训结果

1. 独立完成神经源性膀胱和直肠障碍患者的评定。

2. 小组讨论该病例的短期和长期康复治疗目标。

3. 初步拟定挛缩康复治疗方案。

【注意事项】

1. 注意做好康复宣教工作。

2. 在对患者评定和治疗中注意做好解释工作以取得患者的配合。

3. 在评定和治疗操作中注意安全，做到无菌操作，在插导尿管或做肛门指检时要取得患者配合，避免紧张，杜绝暴力操作，防止损伤尿道或直肠。

4. 注意心理康复，消除患者的顾虑。

（邹燕齐）

实训五　脑卒中康复

【实训目的】

1. 能够完成脑卒中的康复评定。

2. 学会制订脑卒中的康复治疗方案。

【实训准备】

1. 物品　认知评定量表、Brunnstrom 运动恢复评定格式化表、日常生活活动能力评定量表、软枕。

2. 器械　训练垫、训练椅、肋木、上下台阶、上下肢功能评价仪等。

【实训学时】

4 学时。

【实训方法和内容】

（一）实训方法

1. 给出脑卒中病例由学生进行分组讨论,内容包括脑卒中的功能障碍、评定方法、治疗方法。

2. 制订康复治疗目标和治疗方案。

3. 学生每 3~4 人一组,分别扮演治疗师和患者,练习脑卒中的康复评定和运动训练方法,也可两组合并进行,角色可以互换。

（二）实训结果

1. 初步完成脑卒中的运动分期、肌力、肌张力等运动功能评定。

2. 分组讨论并制订康复目标和康复计划。

3. 制订各分期的康复治疗方案

（1）Brunnstrom Ⅰ~Ⅱ期:体位摆放、床上训练、体位转移、坐位平衡训练。

（2）Brunnstrom Ⅲ~Ⅳ期:抑制痉挛、诱发正常运动模式、站立训练。

（3）Brunnstrom Ⅳ~Ⅴ期:运动训练、作业训练、行为治疗、心理治疗等。

【实训评价】

完成本次实训报告,包括实训目的与要求、实训所需物品器械、实训步骤和内容,重点记录初步的康复治疗方案、康复评定方法及评定结果、注意事项和实训体会。

（彭斌莎）

实训六　颅脑损伤康复

【实训目的】

1. 能够完成颅脑损伤的康复评定。

2. 学会制订颅脑损伤的康复治疗方案。

【实训准备】

1. 物品　格拉斯哥昏迷量表（GCS）、格拉斯哥结局量表（GOS）、治疗用认知评定、纸、笔、录音机、认知功能评定用具。

2. 器械　物理治疗床、直立床、运动训练器械、认知功能训练用具等。

【实训学时】

2 学时。

【实训方法和结果】

（一）实训方法

1. 学生分组对提供的颅脑损伤病例进行分析讨论,包括收集病史、功能障碍特点、康复分期、康复评定和康复治疗方法。

2. 制订康复治疗计划与方案。

3. 学生每 2 人一组,进行角色扮演,一人扮演患者,一人扮演治疗师,练习颅脑损伤患者康复评定和康复治疗的方法,也可两组合并进行,角色可以互换。

（二）实训结果

1. 完成颅脑损伤的严重程度评定和认知功能评定。

2. 分组讨论颅脑损伤的康复分期，制订康复目标。

3. 制订颅脑损伤的康复方案

（1）急性期康复：急性期康复包括综合促醒治疗、被动关节活动训练、物理因子治疗、夹板和矫形器的使用。

（2）恢复期康复：恢复期康复包括注意障碍的康复训练、记忆障碍的康复治疗、思维障碍的康复训练、失认症的康复治疗、失用症的康复治疗、行为障碍的康复治疗。

（3）后遗症期康复：后遗症期康复包括日常生活活动能力训练、矫形器和辅助器具的应用、认知、言语等障碍的功能训练、职业训练等。

【实训评价】

完成本次实训报告，包括实训目的与要求、实训所需物品器械、实训步骤和内容，重点记录康复评定方法及评定结果、初步的康复治疗方案、注意事项和实训体会。

（舒建华）

实训七　脊髓损伤患者康复

【实训目的】

1. 能够完成脊髓损伤的康复评定。

2. 学会制订脊髓损伤患者的康复治疗方案。

3. 学会指导患者进行轮椅减压训练，各种转移技术训练、使用各类助行器步行的方式以及日常生活活动能力训练。

【实训准备】

1. 物品　各种评定量表、大头钉、握力计、捏力计、平衡仪等。

2. 器械　床、普通轮椅、手杖、腋杖、步行式助行架、前方有轮式助行架、米尺、衣裤、袜子和鞋、自助具等。

【实训学时】

2学时。

【实训方法与结果】

（一）实训方法

1. 学生分组对提供的脊髓损伤患者典型病例进行分析讨论，讨论内容：患者目前主要功能障碍、康复功能评定、康复治疗的机制和目标、康复治疗方法与训练计划。

2. 阶段性操作教学，视频示教—学生模仿练习—教师示教纠错—学生自主练习。

3. 学生每2人一组，进行角色扮演，一人扮演患者，一人扮演治疗师，对脊髓损伤患者进行康复评定和治疗。

4. 考核各项技能掌握情况。

（二）实训结果

1. 独立完成脊髓损伤病例中患者的康复功能综合评定量表。

2. 小组讨论脊髓损伤的康复治疗机制,初步拟定康复治疗目标具有可行性。

3. 掌握脊髓损伤的康复治疗训练的主要方法。

【实训评价】

1. 完成本次实训报告,实训报告包括实训目的与要求、实训所需仪器设备、实训步骤和内容,重点记录康复评定方法及评定结果,详细的康复治疗方案、注意事项和实训体会。

2. 实训思考

(1)指导患者进行转移训练时需要注意哪些问题?

(2)指导患者进行穿脱衣服训练时需要注意哪些问题?

(王丽岩)

实训八　周围神经损伤康复

【实训目的】

1. 能够完成周围神经损伤的康复评定。

2. 学会制订周围神经损伤的康复治疗方案。

【实训准备】

本节导学病例(或教师事先准备的病例)、深浅感觉检查用具(大头针、棉签、试管等)、叩诊锤、软尺、淀粉、2.5% 碘酒、冷热水、视觉模拟评分法(VAS)评定表及笔。

【实训学时】

2 学时。

【实训方法与结果】

(一)实训方法

1. 学生分组对提供的周围神经损伤病例进行分析讨论,包括周围神经损伤功能障碍特点、康复评定和康复治疗方法。

2. 学生每 2~4 人一组,进行角色扮演,一人扮演患者,一人扮演治疗师,对周围神经损伤患者进行康复评定和康复治疗,也可两组合并进行,角色可以互换。

(二)实训结果

1. 初步完成周围神经损伤的感觉功能、运动功能、日常生活活动能力等评定。

2. 分组讨论周围神经损伤的康复治疗目标和计划。

3. 制订周围神经损伤的康复治疗方案

(1)急性期的康复治疗方案:肢体制动避免损伤加重,物理因子治疗消除炎症、减轻水肿,肢体保持功能位,关节被动活动。

(2)恢复期的康复治疗方案:促进神经再生、关节活动训练、肌力训练和感觉功能重建。

【注意事项】

1. 注意做好周围神经损伤患者的康复宣教工作。

2. 在对患者评定和治疗中做好解释工作并取得患者的配合。

3. 在评定和治疗过程中注意安全,进行感觉检查时注意观察患者反应,避免加重患者疼痛感或不愉快感。

4. 做好患者及家属的心理康复。

【实训评价】

完成本次实训报告,包括实训目的与要求、实训所需物品器械、实训步骤和内容,重点记录康复评定方法及评定结果、初步的康复治疗方案、注意事项和实训体会。

（李向楠）

实训九　帕金森病康复

【实训目的】

1. 能够完成帕金森病的康复评定。

2. 学会制订帕金森病的康复治疗方案。

【实训准备】

本节导学病例(或教师事先准备的病例)、皮尺、三角尺、量角器、秒表、生活用品若干、帕金森病综合评定量表、巴氏球、平衡杠、物理治疗床、作业治疗桌、笔、纸等。

【实训学时】

1学时。

【实训方法与结果】

（一）实训方法

1. 学生分组对提供的帕金森病病例进行分析讨论,包括帕金森病功能障碍特点、康复评定和康复治疗方法。

2. 学生每2~4人一组,进行角色扮演,一人扮演患者,一人扮演治疗师,对帕金森病患者进行康复评定和康复治疗,也可两组合并进行,角色可以互换。

（二）实训结果

1. 初步完成帕金森病的运动功能、日常生活活动能力等评定。

2. 分组讨论帕金森病的康复治疗目标和计划。

3. 制订帕金森病的康复治疗方案。

【注意事项】

1. 注意做好帕金森病康复的宣教工作。

2. 在对患者评定和治疗中做好解释工作并取得患者的配合。

3. 在评定和治疗过程中注意安全,防止跌倒。

4. 做好患者及家属的心理康复。

【实训评价】

完成本次实训报告,包括实训目的与要求、实训所需物品器械、实训步骤和内容,重点记录康复评定方法及评定结果、初步的康复治疗方案、注意事项和实训体会。

（李向楠）

实训十　阿尔茨海默病康复

【实训目的】

1. 能够完成阿尔茨海默病的康复评定。

2. 学会制订阿尔茨海默病的康复治疗方案。

【实训准备】

1. 物品　简易精神状态检查量表、蒙特利尔认知评估量表、阿尔茨海默病评估量表。纸张、笔。

2. 器械　认知功能训练用具等。

【实训学时】

1 学时。

【实训方法与结果】

（一）实训方法

1. 学生每 4~6 人一组,对提供的阿尔茨海默病典型病例进行分析讨论。讨论内容:阿尔茨海默病的功能障碍分期特点、康复评定方法、康复治疗方法、健康教育内容。

2. 制订康复治疗目标和康复治疗方案。

3. 学生每 2 人一组,分别扮演治疗师和患者,对阿尔茨海默病患者进行康复评定和康复治疗,也可两组合并进行,角色可以互换。

（二）实训结果

1. 独立完成阿尔茨海默病病例中患者的常用量表评定方法。

2. 分组讨论阿尔茨海默病的临床分期,制订该病例的短期和长期康复治疗目标。

3. 初步拟定阿尔茨海默病的康复方案

（1）记忆力训练:记忆力训练包括辅助法、外辅助法、环境适应三方面。

（2）注意力训练:注意力训练包括注意的广度训练、注意的维持与警觉训练、注意的选择性训练、注意的转移性训练、注意的分配训练、对策训练等。

（3）感知觉功能训练:包括失认症训练和失用症训练。

【实训评价】

完成本次实训报告,包括实训目的与要求、实训所需物品器械、实训步骤和内容,重点记录康复评定方法及评定结果、初步的康复治疗方案、注意事项和实训体会。

（王　颖）

实训十一　脑性瘫痪康复

【实训目的】

1. 能够完成脑性瘫痪的康复评定。

2. 学会制订脑性瘫痪的康复治疗方案。

【实训准备】

1. 物品　评定量表、拼图、色彩书、笔、布偶娃娃等。

2. 器械　矫形器等。

【实训学时】

2 学时。

【实训方法与结果】

（一）**实训方法**

1. 学生分组对提供的脑性瘫痪患者典型病例进行分析讨论,包括患者的临床分型、目前主要功能障碍的特点、康复功能评定、康复治疗的机制和目标、康复治疗方法与训练计划。

2. 阶段性操作教学,视频示教－学生模仿练习－教师示教纠错－学生自主练习。

3. 学生每 2 人一组,进行角色扮演,一人扮演患者,一人扮演治疗师,对脑性瘫痪患者进行康复评定和康复治疗,也可两组合并进行,角色可以互换。

（二）**实训结果**

1. 初步完成脑性瘫痪的康复功能评定(主要有功能独立性评定、肌力评定和痉挛评定),并进行临床分型。

2. 小组讨论脑性瘫痪的康复治疗机制,初步拟定可行性强的康复治疗方案。

3. 掌握脑性瘫痪的康复治疗训练的主要方法。

【实训评价】

完成本次实训报告,包括实训目的与要求、实训所需物品器械、实训步骤和内容,重点记录康复评定方法及评定结果、初步的康复治疗方案、注意事项和实训体会。

（刘　昕）

实训十二　骨　折　康　复

【实训目的】

1. 能对骨折患者进行康复评定,分析功能障碍情况,明确康复目标,初步拟定康复治疗计划。

2. 培养良好的职业道德和团队协作能力,逐步树立珍视生命、关爱患者的意识。

【实训准备】

1. 物品　通用量角器、软尺、直尺、橡皮带、纸笔、手表、日常生活活动能力评定量表、Beng 量表、Holden 功能步行分类表等。

2. 器械　握力计、上／下肢持续被动关节活动训练器、体操棒、肋木、哑铃、物理治疗床、超声波、红外线、超短波、干扰电等。

【实训学时】

4 学时。

【实训方法与结果】

（一）**实训方法**

1. 学生分组对提供的病例进行分析讨论,包括骨折类型、临床表现、功能障碍情况、康复临床分期、康复评定和康复治疗方法。

2. 针对病例制订康复治疗计划与方案。

3. 学生每4人一组,轮流扮演患者和治疗师,练习常见骨折的康复评定和康复治疗方法,也可两组合并进行,角色可以互换。

(二)实训结果

1. 骨折的一般情况评定;运动功能评定主要包括肌力评定、关节活动范围评定、步态分析、平衡功能评定、下肢功能评定、日常生活活动能力评定等。

2. 记录评定结果并进行分析讨论,制订康复治疗目标。

3. 根据讨论结果及康复治疗目标,制订康复治疗方案。

(1)愈合期康复:愈合期康复包括患肢抬高、持续被动关节活动训练、患肢主动－助力运动训练、健肢与躯干的正常活动训练、患肢肌肉等长收缩训练、物理因子治疗等。

(2)恢复期康复:恢复期康复包括物理因子治疗、恢复关节活动范围训练、肌力增强训练、恢复日常生活活动能力训练等。

【注意事项】

1. 注意做好骨折康复宣教工作。

2. 对患者进行评定和治疗时注意作好解释工作以取得患者的配合。

3. 在评定和治疗时注意安全。

4. 注意心理康复,消除患者的顾虑。

【实训报告】

完成本次实训报告,包括实训目的与要求、实训所需物品器械、实训步骤和内容,重点记录康复评定方法及评定结果、初步的康复治疗方案、注意事项和实训体会。

（刘　凌）

实训十三　运动损伤康复

【实训目的】

1. 掌握半月板损伤的康复评定和康复治疗方法。

2. 熟悉常见半月板损伤的情形、临床表现和体征、康复分期、康复治疗原理、适应证和禁忌证。

【实训准备】

视觉模拟评分法(VAS)评定表和纸笔、软尺、量角器、焦虑自评量表、无菌棉、弹力绷带、冰袋、治疗床、腋拐、下肢关节持续被动活动练习器、沙袋等

【实训学时】

4学时。

【实训方法与结果】

(一)康复评定

1. 说出半月板损伤的临床表现和体征。

2. 用视觉模拟评分法（VAS）评定表进行疼痛评定。

3. 膝关节的关节活动度（ROM）评定、肌力评定、大腿和小腿围度测量（健患侧对比）。

4. 焦虑自评量表评定。

（二）康复治疗

1. 急性期康复

（1）按"PRICE"常规处理

1）使用夹板或矫形器保护（protection）患处免受进一步损伤。

2）局部休息（rest）。

3）冰（ice）敷，每次15~30min，每天4~8次，可连用3d。

4）加压（compression）包扎，垫无菌棉和弹力绷带。

5）抬高（elevation）患肢，尽量高于心脏水平。

（2）做好疾病宣教和心理指导。

2. 恢复期康复

（1）第一阶段：踝泵运动；股四头肌、腘绳肌等长肌力训练；直腿抬高、侧抬腿及后抬腿练习；负重及平衡练习；屈膝练习、单腿站立平衡训练；俯卧位0°~90°范围内屈膝练习；膝关节被动屈曲练习。

（2）第二阶段：膝关节被动屈曲超过110°练习；前后、侧向跨步练习；靠墙蹲马步练习。患侧膝关节0°~45°范围蹲起训练；逐步过渡到被动屈曲与健侧相同；坐位抗阻伸膝练习。

（3）第三阶段：上下台阶练习；双腿保护下深蹲练习；慢跑及跳绳练习。

【注意事项】

1. 做好半月板损伤的康复宣教工作。

2. 对患者进行评定和治疗时注意作好解释工作以取得患者的配合。

3. 在操作时注意安全。

（牟　杨）

实训十四　手外伤康复

【实训目的】

1. 掌握手外伤患者的康复评定及康复治疗方法。

2. 能对手外伤进行康复评定，分析功能障碍情况，明确康复目标，初步拟定康复治疗计划。

【实训准备】

量角器、握力计、卷尺、冷水、温水、棉签、铅笔橡皮头、音叉、量杯、手容积测量仪、调制电脑中频、微波、手夹板、滑轮、弹力带、橡皮泥、手指锻炼器、九孔插板、螺母、回形针、硬币、别针、尖头螺丝、钥匙、铁垫圈、5cm×2.5cm的双层绒布块、直径为2.5cm左右的绒布制棋子、纸和笔。

【实训学时】

2学时。

【实训方法与结果】

（一）康复评定

1. 一般检查

（1）望诊：检查皮肤的营养情况、色泽、纹理，有无瘢痕，有无伤口，皮肤有无红肿、溃疡及窦道，手的姿势及有无畸形。

（2）触诊：可以感觉皮肤的温度、弹性、软组织质地，以及检查皮肤毛细血管反应。

（3）叩诊：用手指轻轻叩击损伤处，看有无叩痛和远端麻痛感。

（4）动诊：检查手部关节主动和被动活动度。

（5）量诊：测定肢体周径、肢体长度和容积等。

2. 手功能评定

（1）关节活动度。

（2）手指肌腱功能评定。

（3）肌力评定。

（4）感觉功能评定。

（5）灵巧性和协调性评定

（二）康复治疗

1. 伤后或术后 3 周内，可行理疗、功能位固定、轻柔的辅助主动活动和主动活动。

2. 伤后或术后 3~6 周，应尽早活动，并进行感觉再训练。

3. 伤后或术后 6~12 周，可循序渐进地进行抗阻活动，继续进行感觉再训练。

4. 伤后或术后 12 周，可考虑重建或二期修补术。如恢复效果良好，可进入功能训练。

【注意事项】

1. 注意做好手外伤的康复宣教。

2. 对患者进行评定和治疗时注意作好解释工作以取得患者的配合。

3. 在评定和治疗操作时注意安全。

4. 注意心理康复，消除患者的顾虑。

（邹燕齐）

实训十五　颈椎病康复

【实训目的】

1. 掌握颈椎病常用评定方法，如关节活动度评定、肌力评定和 JOA 颈椎评定，学会制订颈椎病的康复治疗方案。

2. 熟悉颈椎病诊断要点，康复治疗原则，健康宣教。

【实训准备】

1. 评定物品准备　量角器、直尺、铅笔、握力计、叩诊锤、JOA 颈椎评定量表等。

2. 康复治疗物品准备　颈托、推拿治疗床、多功能牵引治疗床、中频治疗仪、超短波治疗仪、超声波治疗仪、红外线治疗仪等。

【实训学时】

4 学时。

【实训方法与结果】

（一）实训方法

1. 学生分组对颈椎病病例进行分析讨论,包括分型、临床特点、康复评定和康复治疗方法。

2. 针对具体疾病类型制订康复治疗计划与方案。

3. 学生每4人一组,进行角色扮演,一人扮演患者,一人扮演治疗师,对颈椎病患者进行康复评定和康复治疗,也可两组合并进行,角色可以互换。

（二）康复评定

1. 特征性检查　①椎间孔挤压试验;②臂丛神经牵拉试验;③椎间孔分离试验;④前屈旋颈试验;⑤低头试验;⑥仰头试验;⑦椎动脉扭曲试验。

2. 颈椎活动度评定　颈椎活动度主要从前屈、后伸、旋转和侧屈进行评定。

3. 肌力评定　①以徒手肌力评定法对易受累的肌肉进行肌力评定,并与健侧对照;②使用握力计测量屈指肌肌力。

4. JOA颈椎病评定　对运动功能、感觉功能和膀胱功能进行评价。

（三）制订康复治疗目标

根据记录评定结果并进行分析,制订康复治疗目标,确定颈椎病的康复治疗原则。

（四）针对颈椎病分型制订康复治疗方案

根据讨论结果及康复治疗目标,制订康复治疗方案。

1. 一般治疗　卧床休息及颈托使用。

2. 颈椎牵引　牵引方法、牵引角度、牵引重量及牵引时间。

3. 手法治疗　推拿、关节松动术、Maitland手法。

4. 物理因子治疗　超短波疗法、超声波疗法、红外线疗法、中频电疗法、红外线疗法。

5. 针灸治疗　常见穴位的选择。

6. 运动疗法。

【注意事项】

1. 注意做好颈椎病康复宣教工作。

2. 对患者进行评定和治疗时注意作好解释工作以取得患者的配合。

3. 在评定和治疗操作时注意安全。

4. 注意心理康复,消除患者的顾虑。

【实训评价】

完成本次实训报告,包括实训目的与要求、实训所需物品器械、实训步骤和内容,重点记录康复评定方法及评定结果、初步的康复治疗方案、注意事项和实训体会。

（廖建东）

实训十六　关节置换术后康复

【实训目的】

1. 能够完成关节置换术后的康复评定。

2. 学会关节置换术后的康复治疗方案制订及常规康复治疗方法。

【实训准备】

1. 物品　通用量角器、Harris 髋关节评分表、HSS 膝关节功能评分表、纸笔等。

2. 器械　矫形器、运动治疗床、下肢关节持续被动活动器、常规运动治疗设备及物理因子设备等。

【实训学时】

2 学时。

【实训方法与结果】

（一）实训方法

1. 学生分组对提供的关节置换术病例进行分析讨论,包括康复评定、康复治疗基本原则、康复治疗方法。

2. 制订康复治疗方案。

3. 学生每 2 人一组,进行角色扮演,一人扮演患者,一人扮演治疗师,对关节置换术后患者进行康复评定和康复治疗,也可两组合并,角色可以互换。

（二）实训结果

1. 关节置换术后康复的功能评定

（1）术前评定:关节活动度、关节周围肌力、疼痛、姿势与步态、下肢长度与围度、髋关节和膝关节功能评定、日常生活活动能力评定。

（2）术后评定:伤口愈合情况、肿胀与疼痛、关节活动度、肌力、神经系统检查、活动与转移能力。

2. 记录评定结果并进行分析。

3. 明确康复治疗基本原则,确定患者康复治疗目标。

4. 针对不同的康复分期制订具体康复治疗方案。

（1）术前康复治疗:在手术前对患者进行康复教育和健康指导。

（2）术后康复治疗:①控制疼痛;②冰疗等物理因子治疗;③体位摆放;④呼吸训练;⑤踝泵运动;⑥关节活动度训练;⑦负重训练及步行训练;⑧下肢关节持续被动活动器;⑨本体感觉训练。

【实训评价】

完成本次实训报告,包括实训目的与要求、实训所需物品器械、实训步骤和内容,重点记录康复评定方法及评定结果、初步的康复治疗方案、注意事项和实训体会。

（毛世刚）

实训十七　肩周炎康复

【实训目的】

1. 掌握肩周炎的常用评定方法,学会制订肩周炎的康复治疗方案。

2. 熟悉肩周炎的诊断要点、康复治疗原则和健康宣教。

【实训准备】

1. 评定物品准备　笔、纸、直尺、通用量角器、改良 Barthel 指数评定量表、Constant-Murley 肩关节评分量表、UCLA 肩关节评分系统和 Zung 焦虑自评量表。

2. 康复治疗物品准备　肋木、哑铃、体操棒、物理治疗床、超声波、红外线、超短波、中频电疗、音频电等理疗设备。

【实训学时】

2 学时。

【实训方法与结果】

（一）实训方法

1. 学生分组对肩周炎病例进行分析讨论，包括分期、临床表现、康复评定和康复治疗方法。

2. 针对具体疾病类型制订康复治疗计划与方案。

3. 学生每 4 人一组，进行角色扮演，一人扮演患者，一人扮演治疗师，对肩周炎患者进行康复评定和康复治疗，也可两组合并进行，角色可以互换。

（二）康复评定

1. 疼痛评定　采用数字评分法、视觉模拟评分法进行评定。

2. 关节活动度评定　采用量角器测量患者肩关节屈、伸、外展、内旋及外旋等活动度，应与健侧进行对比。

3. 肌力评定　对三角肌、冈上肌、冈下肌、小圆肌、肩胛下肌、大圆肌等进行肌力评定。

4. 日常生活活动能力评定　采用改良 Barthel 指数评定量表。

5. Constant-Murley 肩关节评分量表、UCLA 肩关节评分系统和 Zung 焦虑自评量表。

（三）康复治疗目标

根据记录评定结果并进行分析，讨论肩周炎的康复治疗原则，制订康复治疗目标。

（四）针对肩周炎分期制订康复治疗方案

根据讨论结果及康复治疗目标，制订康复治疗方案。

1. 物理因子治疗　常采用超声波、红外线、超短波、中频电疗等理疗方法。

2. 运动疗法

（1）增加关节活动度训练。

（2）强化肌力训练。

3. 关节松动术。

4. 推拿　常采用推法、拿法、揉法、㨰法、弹拨法、摇法。

【注意事项】

1. 注意做好肩周炎康复宣教工作。

2. 对患者进行评定和治疗时注意作好解释工作以取得患者的配合。

3. 在评定和治疗操作中注意安全。

4. 注意心理康复，消除患者的顾虑。

【实训评价】

完成本次实训报告，包括实训目的与要求、实训所需物品器械准备、实训内容与步骤，重点记录初步的康复治疗方案、康复评定方法及评定结果、注意事项和实训体会。

（廖建东）

实训十八　腰椎间盘突出症康复

【实训目的】

1. 能够完成腰椎间盘突出症的康复评定。

2. 学会制订腰椎间盘突出症的康复治疗方案。

【实训准备】

1. 物品　量角器、直尺、铅笔、握力计、叩诊锤等。

2. 器械　腰托、针灸针、推拿治疗床、多功能牵引治疗床、中频治疗仪、超短波治疗仪、超声波治疗仪、红外线治疗仪等。

【实训学时】

4 学时。

【实训方法与结果】

（一）实训方法

1. 学生分组对腰椎间盘突出症病例进行分析讨论，包括临床特点、康复评定和康复治疗方法。

2. 针对患者具体情况制订康复治疗计划与方案。

3. 学生每 3~4 人一组，进行角色扮演，一人扮演患者，一人扮演治疗师，对腰椎间盘突出症患者进行康复评定和康复治疗，也可两组合并进行，角色可以互换。

（二）实训结果

1. 腰椎间盘突出症的康复功能评定

（1）特征性检查：①直腿抬高及加强试验；②股神经牵拉试验；③屈颈试验。

（2）腰椎活动度的评定：主要从前屈、后伸、旋转和侧屈进行评定。

（3）肌力评定：以徒手肌力评定法对易受累的肌肉进行肌力评定，并与健侧对照。

2. 记录评定结果并进行分析，确定康复治疗目标。

3. 根据讨论结果及康复治疗目标，制订康复治疗方案。

（1）卧床休息及腰围的使用。

（2）腰椎牵引：牵引方法、牵引重量及牵引时间。

（3）手法治疗：常用推拿手法的选择。

（4）物理因子治疗：超短波疗法、超声波疗法、红外线疗法、电脑中频治疗。

（5）针灸治疗：常见穴位的选择。

（6）制订腰椎间盘突出症患者常用的运动治疗处方。

【实训评价】

完成本次实训报告，包括实训目的与要求、实训所需物品器械、实训步骤和内容，重点记录初步的康复治疗方案、康复评定方法及评定结果、注意事项和实训体会。

（郑智娇）

实训十九 骨关节炎康复

【实训目的】

1. 能够完成骨关节炎的康复评定。

2. 学会制订膝关节炎或髋关节炎的康复治疗方案。

【实训准备】

1. 物品 视觉模拟评分法（VAS）评定表、皮尺、半圆规量角器、Harris 髋关节功能评分表、HSS 膝关节功能评分表、治疗单、纸、笔、录音机等。

2. 器械 步态分析仪、中频电疗仪、常规运动训练器械、软式膝矫形器、手杖等。

【实训学时】

2 学时。

【实训方法和结果】

（一）实训方法

1. 学生分组对提供的膝关节炎或髋关节炎病例进行分析讨论,做好病史收集（一定要有症状和体征）,分析功能障碍特点,做出康复评定,选择康复治疗方法。

2. 制订康复治疗分期目标与当前治疗方案。

3. 学生每 2 人一组,抽签选择膝关节炎或髋关节炎病例,进行角色扮演,一人扮演患者,一人扮演治疗师,练习膝关节炎（或髋关节炎）的康复评定和康复治疗,也可两组合并进行,角色可以互换。

（二）实训结果

1. 完成骨关节炎的病史收集。

2. 做出康复评定 疼痛评定、关节围度、关节活动度、肌力评定、姿势与步态分析、膝关节功能（或髋关节功能）评分、日常生活活动能力评定。

3. 讨论和制订康复分期治疗目标,制订康复方案并填写治疗单。

【实训评价】

完成本次实训报告,包括实训目的与要求、实训所需物品器械、实训步骤和内容,重点记录康复评定方法及评定结果、初步的康复治疗方案与治疗单、注意事项和实训体会。

根据实训报告给予评价。

（周卫民）

实训二十 类风湿关节炎康复

【实训目的】

1. 能够完成类风湿关节炎的康复评定。

2. 学会制订类风湿关节炎的康复治疗方案。

【实训准备】

1. 物品　视觉模拟评分法（VAS）评定表、皮尺、量角器、功能病损信号评定量表、治疗单、纸、笔等。

2. 器械　步态分析仪、中频电疗仪、常规运动训练器械、鹅颈矫形器等。

【实训学时】

0.5 学时。

【实训方法和结果】

（一）实训方法

1. 学生分组对类风湿关节炎病例进行分析讨论，做出康复评定，选择康复治疗方法。

2. 制订康复治疗分期目标与当前治疗方案。

3. 学生每 2 人一组，讨论分析类风湿关节炎的康复评定和康复治疗。

（二）实训结果

1. 康复评定　疼痛评定、关节围度、关节活动度、肌力评定、姿势与步态分析、功能病损信号评定量表、日常生活活动能力评定等。

2. 讨论和制订康复分期治疗目标，制订康复方案并填写治疗单。

【实训评价】

完成本次的实训报告，包括实训目的与要求、实训所需物品器械、实训步骤和内容，重点记录康复评定方法及评定结果、初步的康复治疗方案、注意事项和实训体会。

根据实训报告给予评价。

（周卫民）

实训二十一　骨质疏松症康复

【实训目的】

1. 掌握骨质疏松症患者的康复评定和康复治疗方法。

2. 能为骨质疏松症患者制订康复治疗方案。

【实训准备】

骨质疏松症的评定量表、量角器、物理治疗床、笔、中频电治疗仪、功能性电刺激仪等。

【实训学时】

0.5 学时。

【实训方法与结果】

（一）实训方法

1. 学生每 4~6 人一组，随机抽取典型病例。

2. 由教师指导进行分析讨论，对骨质疏松症患者进行康复评定，并以小组设计该患者的康复治疗方案。

3. 以小组为单位，选出 1 人扮演患者，其余学生扮演治疗师，练习骨质疏松症评定及康复治疗方法，角色可以轮换。

（二）实训结果

1. 独立完成骨质疏松症病例中患者的常用评定方法。

2. 小组讨论该病例的短期和长期康复治疗目标。

3. 初步拟定骨质疏松症患者康复治疗方案

（1）运动疗法：运动方式包括承重耐力训练、抗阻力量训练、柔韧性和协调性训练。

（2）物理因子疗法：采用高频电疗、功能性电刺激、感应电、干扰电疗法、直流电离子导入、超声波、紫外线、磁疗等，对理疗设备的治疗模式、强度、时间等参数进行设定，执行正确操作。

【实训评价】

完成本次的实训报告，包括实训目的与要求、实训所需物品器械、实训步骤和内容，重点记录康复评定方法及评定结果、初步的康复治疗方案、注意事项和实训体会。

（贾玉玉）

实训二十二　原发性高血压病康复

【实训目的】

1. 能够完成原发性高血压病的康复评定，高血压分级。

2. 学会制订原发性高血压病的康复治疗方案。

【实训准备】

1. 物品　枕头、靠背椅等。

2. 器械　手指血氧仪、听诊器、血压计、秒表等。

【实训学时】

1 学时。

【实训方法与结果】

（一）实训方法

1. 学生分组对提供的原发性高血压病例进行分析讨论，讨论内容：发病原因、功能障碍、康复评定和康复治疗方法。

2. 制订康复治疗计划与方案。

3. 学生每 2 人一组，进行角色扮演，一人扮演患者，一人扮演治疗师，对原发性高血压病患者进行康复治疗，可以两组合并进行，角色可以互换。

（二）实训结果

1. 独立完成原发性高血压病运动功能、日常生活活动能力等评定。

2. 分组讨论原发性高血压病的康复治疗机制，确定康复治疗目标。

3. 制订原发性高血压病的康复治疗方案

（1）原发性高血压病生活方式的康复指导方案。

（2）原发性高血压病运动处方。

（3）原发性高血压病健康教育。

【实训评价】

完成本次实训报告，包括实训目的与要求、实训所需物品器械、实训步骤和内容，重点记录康复评定方法及评定结果、初步的康复治疗方案、注意事项和实训体会。

（齐丹丹）

实训二十三　冠状动脉粥样硬化性心脏病康复

【实训目的】

1. 能够完成冠心病患者的康复评定,冠心病的分期。

2. 学会制订冠心病患者的康复治疗方案。

【实训准备】

1. 物品　枕头、靠背椅等。

2. 器械　心电图(ECG)检查、秒表、踏步台阶、2kg沙袋、5kg沙袋、10kg沙袋及笔。

【实训学时】

1学时。

【实训方法与结果】

（一）实训方法

1. 学生分组对提供的冠心病患者病例进行分析讨论,讨论内容:发病原因、功能障碍、康复评定和康复治疗方法。

2. 制订康复治疗计划与方案。

3. 学生每2人一组,进行角色扮演,一人扮演患者,一人扮演治疗师,对冠心病患者进行康复治疗,可以两组合并进行,角色可以互换。

（二）实训结果

1. 独立完成冠心病患者生理功能评定、运动功能评定、日常生活活动能力评定。

2. 分组讨论冠心病的康复治疗机制,确定康复治疗目标。

3. 制订冠心病的康复治疗方案

（1）Ⅰ期冠心病康复治疗机制和康复治疗目标。

（2）Ⅱ期冠心病康复治疗机制和康复治疗目标。

（3）Ⅲ期冠心病康复治疗机制和康复治疗目标。

【实训评价】

完成本次实训报告,包括实训目的与要求、实训所需物品器械、实训步骤和内容,重点记录康复评定方法及评定结果、初步的康复治疗方案、注意事项和实训体会。

（齐丹丹）

实训二十四　慢性阻塞性肺疾病康复

【实训目的】

1. 能够完成慢性阻塞性肺疾病的康复评定、肺功能分级。

2. 学会制订慢性阻塞性肺疾病的康复治疗方案。

【实训准备】

1. 物品　皮尺、沙袋、枕头、靠背椅等。

2. 器械　手指血氧仪、听诊器、血压计、秒表等。

【实训学时】

1学时。

【实训方法与结果】

（一）实训方法

1. 学生分组对提供的慢性阻塞性肺疾病患者病例进行分析讨论，讨论内容：慢性阻塞性肺疾病功能障碍的特点、康复评定方法、康复治疗方法。

2. 制订康复治疗计划与方案。

3. 学生每2人一组，进行角色扮演，一人扮演患者，一人扮演治疗师，对慢性阻塞性肺疾病患者进行康复治疗，也可以两组合并进行，角色可以互换。

（二）实训结果

1. 独立完成肺部听诊、肺功能分级、运动能力评定等康复功能评定。

2. 分组讨论慢性阻塞性肺疾病的康复治疗机制，确定康复治疗目标。

3. 制订慢性阻塞性肺疾病的康复治疗方案

（1）呼吸训练：膈肌呼吸、缩唇呼吸。

（2）排痰训练：体位引流、手法排痰、咳嗽训练、理疗。

（3）运动训练：下肢训练、上肢训练、呼吸肌锻炼。

【实训评价】

完成本次实训报告，包括实训目的与要求、实训所需物品器械、实训步骤和内容，重点记录康复评定方法及评定结果、初步的康复治疗方案、注意事项和实训体会。

（王　岩）

实训二十五　肥胖症康复

【实训目的】

1. 掌握肥胖症体重指数（BMI）的评定。

2. 掌握肥胖症患者康复治疗方案。

【实训准备】

食物热量表、皮脂钳、体成分仪、体重秤、身高测量仪等。

【实训学时】

1学时。

【实训方法与结果】

1. 康复评定

（1）标准体重的测定及肥胖度的评估。

（2）BMI的计算及结果判定。

（3）腰围、臀围的测量及腰臀比的计算。

（4）用皮脂厚度仪测量皮下脂肪厚度。

2. 记录评定结果并分析。

3. 制订康复治疗目标。

4. 制订康复治疗方案

（1）饮食治疗：要求为患者制订一周食谱。

（2）运动疗法：要求为患者制订具体的运动方案。

（3）行为方式干预：要求为患者制订具体的干预方案。

【注意事项】

1. 注意做好肥胖症的常识宣教。

2. 对患者进行评定和治疗时注意作好解释工作以取得患者的配合。

3. 注意心理康复，消除患者的顾虑。

4. 在评定和治疗操作中注意安全。

（牟　杨）

实训二十六　糖尿病康复

【实训目的】

1. 能够完成糖尿病的康复评定。

2. 学会制订糖尿病的康复治疗方案。

3. 掌握糖尿病患者的运动方式、运动强度、运动时间、运动频率及运动注意事项。

【实训准备】

1. 物品　棉签、单丝、音叉、秒表、血压仪、糖尿病生化验查报告单、自觉疲劳程度量表。

2. 器械　运动平板或功率。

【实训学时】

1 学时。

【实训方法与结果】

（一）实训方法

1. 学生每 4~6 人一组，对提供的糖尿病典型病例进行分析讨论，讨论内容：糖尿病功能障碍特点、康复评定方法、康复治疗方法、健康教育内容。

2. 制订康复治疗目标和康复治疗方案。

3. 学生每 2 人一组，分别扮演治疗师和患者，对糖尿病患者进行康复评定和康复治疗，也可两组合并进行，角色可以互换。

（二）实训结果

1. 独立完成吞咽障碍病例中患者的常用评定方法。

（1）糖尿病生化指标判定：空腹血糖、餐后 2h 血糖值。

（2）糖尿病患者运动耐力评估。

（3）糖尿病足康复评定：痛觉检查和振动觉检查。

2. 制订康复治疗目标，制订该病例的短期和长期康复治疗目标。

3. 初步拟定制订康复治疗方案

（1）糖尿病患者饮食疗法：糖尿病患者每天摄入的总热量、营养素的热量分配、一周食谱制订。

（2）糖尿病患者运动治疗：糖尿病患者合适的运动方式、运动强度、运动时间、运动频率及运动注意事项。

（3）糖尿病足康复治疗：改善糖尿病患者下肢循环的康复治疗方法包括按摩治疗、运动治疗、正负压治疗。

4. 注意事项

（1）注意做好常识宣教。

（2）对患者进行评定和治疗时注意作好解释工作以取得患者的配合。

（3）在评定和治疗操作中注意安全。

（4）注意心理康复，消除患者的顾虑。

【实训评价】

完成本次实训报告，包括实训目的与要求、实训所需物品器械、实训步骤和内容，重点记录康复评定方法及评定结果、初步的康复治疗方案、注意事项和实训体会。

（王　颖）

教学大纲（参考）

一、课程性质

常见疾病康复是中等卫生职业教育康复技术专业的一门重要的专业技能必修课程。本课程的主要内容包括绪论、常见功能障碍康复、常见神经系统疾病康复、常见运动系统疾病康复、常见循环及呼吸系统疾病康复、常见内分泌疾病康复、烧伤康复及恶性肿瘤康复。

本课程的主要任务是全面贯彻党的教育方针，落实立德树人根本任务，培养学生具有正确的价值取向和社会责任感，引领学生逐步形成科学的世界观、人生观、价值观；培养学生具有良好的文化修养和较强的职业能力，具有一定的社会交往能力和协调沟通能力，养成良好的职业素质和细心严谨的工作作风。通过病案讨论、演示、练习等教学方法，借助视频、动画、多媒体课件等数字化教学资源开展理论知识和实践技能的教学活动，突出实践技能和职业能力培养，通过"教学做"一体化的教学活动，使学生能运用康复功能评定技术和各种康复治疗技术对临床常见疾病所导致的各种功能障碍提供康复医疗服务。

本课程是以康复技术工作岗位任职需求为前提，以疾病实际康复过程为载体，以项目导向为主线，进行职业岗位和典型工作任务分析，确定学习目标，重在实际应用能力的培养，为学生岗位综合能力的形成打下坚实的基础，从而为从事康复医疗的各行业输送合格的技能应用型人才。

二、课程目标

通过本课程的学习，学生能够达到下列要求：

（一）综合素养目标

1. 承担传统文化传承使命，能讲述中国故事，增强爱国主义情怀。

2. 具有坚定的理想信念，能用辩证的、发展的、全面的观点看待问题的能力，正确对待人生发展的顺境与逆境，养成积极向上的世界观、人生观和价值观。

3. 具有良好的人文精神、职业道德，重视医学伦理，自觉尊重患者人格，保护患者的隐私。

4. 具有良好的法律意识和医疗安全意识，自觉遵守有关医疗卫生的法律法规，依法行医。

5. 具有良好的服务意识，能将预防和治疗疾病、促进健康、维护大众的健康利益作为自己的职业责任。

6. 具有良好的人际沟通能力，能与患者及家属进行有效沟通，与相关医务人员进行专业交流。

7. 具有终生学习理念和不断创新精神。

8. 具有良好的身体素质、心理素质和较好的社会适应能力，能适应基层医疗卫生工作的需要。

9. 具有良好的团队意识，能与康复团队成员团结协作，共同为患者提供全面周到的康复服务，具有集体主义精神和社会责任感。

（二）专业知识和技能目标

1. 掌握康复科室常见疾病的康复评定及康复治疗方法。

2. 熟悉常见疾病所导致的各种功能障碍表现。

3. 了解常见疾病的病因、病理、发病机制、健康教育和功能结局。

4. 了解国家对残疾人照顾的相关政策,体会中国共产党领导下的社会主义优越性。

5. 能够独立进行疾病的康复评定和康复技术操作。

6. 学会分析患者现存或潜在的功能问题,制订合理的康复治疗方案,并客观评定康复效果。

7. 具有发现问题、解决问题的能力,养成继续学习能力,以获取不断更新的专业新知识、新技术。

三、学时安排

教学内容	学时数		
	理论	实训	合计
第一章　绪　论	2		2
第二章　常见功能障碍康复			
第一节　慢性疼痛康复	1		1
第二节　压疮康复	1		1
第三节　痉挛康复	2	0.5	2.5
第四节　挛缩康复	2	0.5	2.5
第五节　吞咽障碍康复	2	0.5	2.5
第六节　神经源性膀胱功能障碍康复	1		1
第七节　神经源性直肠功能障碍康复	1	0.5	1.5
第三章　常见神经系统疾病康复			
第一节　脑卒中康复	6	4	10
第二节　颅脑损伤康复	4	2	6
第三节　脊髓损伤康复	6	4	10
第四节　周围神经损伤康复	4	2	6
第五节　帕金森病康复	2	1	3
第六节　阿尔茨海默病康复	2	1	3
第七节　脑性瘫痪康复	6	4	10
第四章　常见运动系统疾病康复			
第一节　骨折康复	4	4	6
第二节　手外伤康复	4	2	6
第三节　运动损伤康复	2	4	6
第四节　颈椎病康复	4	4	8
第五节　关节置换术后康复	4	2	6
第六节　肩周炎康复	2	2	4
第七节　腰椎间盘突出症康复	4	4	8
第八节　骨关节炎康复	2	2	4

教学内容	学时数		
	理论	实训	合计
第九节　强直性脊柱炎康复	2		2
第十节　类风湿关节炎康复	2	0.5	2.5
第十一节　骨质疏松症康复	2	0.5	2.5
第五章　常见循环及呼吸系统疾病康复			
第一节　原发性高血压病康复	2	1	3
第二节　冠状动脉粥样硬化性心脏病康复	2	1	3
第三节　慢性阻塞性肺疾病康复	2	1	3
第四节　慢性充血性心力衰竭康复	2		2
第六章　常见内分泌疾病康复			
第一节　肥胖症康复	2	1	3
第二节　糖尿病康复	2	1	3
第七章　烧伤康复	4		4
第八章　恶性肿瘤康复	4		4
合计	94	50	144

四、课程内容和要求

单元	教学内容	教学要求	教学活动参考	参考学时	
				理论	实训
一、绪论	1. 疾病康复的内容与课程的性质 2. 疾病康复的工作模式及基本原则 3. 疾病康复的临床思维方式及工作流程	掌握 熟悉 掌握	理论讲授 多媒体演示	2	
二、常见功能障碍康复	（一）慢性疼痛康复 1. 病史收集 2. 康复评定 3. 康复目标制订 4. 康复治疗 5. 健康教育 （二）压疮康复 1. 病史收集 2. 康复评定 3. 康复目标制订 4. 康复治疗 5. 健康教育	了解 掌握 熟悉 掌握 熟悉 了解 掌握 熟悉 掌握 熟悉	理论讲授 案例教学 情景教学 任务教学 多媒体演示	10	2

单元	教学内容	教学要求	教学活动参考	参考学时	
				理论	实训
二、常见功能障碍康复	（三）痉挛康复				
	1. 病史收集	熟悉			
	2. 康复评定	掌握			
	3. 康复目标制订	熟悉			
	4. 康复治疗	掌握			
	5. 健康教育	熟悉			
	实训一　痉挛康复				
	（四）挛缩康复				
	1. 病史收集	熟悉			
	2. 康复评定	掌握			
	3. 康复目标制订	熟悉			
	4. 康复治疗	掌握			
	5. 健康教育	熟悉			
	实训二　挛缩康复				
	（五）吞咽障碍康复				
	1. 病史收集	了解			
	2. 康复评定	熟悉			
	3. 康复目标制订	熟悉			
	4. 康复治疗	掌握			
	5. 健康教育	熟悉			
	实训三　吞咽障碍康复				
	（六）神经源性膀胱功能障碍康复				
	1. 病史收集	了解			
	2. 康复评定	掌握			
	3. 康复目标制订	熟悉			
	4. 康复治疗	熟悉			
	5. 健康教育	了解			
	（七）神经源性直肠功能障碍康复				
	1. 病史收集	了解			
	2. 康复评定	掌握			
	3. 康复目标制订	熟悉			
	4. 康复治疗	熟悉			
	5. 健康教育	了解			
	实训四　神经源性膀胱和直肠功能障碍康复				
三、常见神经系统疾病康复	（一）脑卒中康复		理论讲授 案例教学 情景教学 任务教学	30	18
	1. 病史收集	掌握			
	2. 康复评定	掌握			
	3. 康复目标制订	熟悉			

单元	教学内容	教学要求	教学活动参考	参考学时	
				理论	实训
	4. 康复治疗	掌握	多媒体演示		
	5. 健康教育	熟悉	教学见习		
	实训五 脑卒中康复				
	（二）颅脑损伤康复				
	1. 病史收集	了解			
	2. 康复评定	掌握			
	3. 康复目标制订	熟悉			
	4. 康复治疗	掌握			
	5. 健康教育	熟悉			
	实训六 颅脑损伤康复				
	（三）脊髓损伤康复				
	1. 病史收集	了解			
	2. 康复评定	掌握			
	3. 康复目标制订	熟悉			
	4. 康复治疗	掌握			
	5. 健康教育	了解			
	实训七 脊髓损伤康复				
	（四）周围神经损伤康复				
三、常见神经系统疾病康复	1. 病史收集	了解			
	2. 康复评定	熟悉			
	3. 康复目标制订	熟悉			
	4. 康复治疗	掌握			
	5. 健康教育	了解			
	实训八 外周神经损伤				
	（五）帕金森病康复				
	1. 病史收集	了解			
	2. 康复评定	熟悉			
	3. 康复目标制订	熟悉			
	4. 康复治疗	掌握			
	5. 健康教育	了解			
	实训九 帕金森病康复				
	（六）阿尔茨海默病康复				
	1. 病史收集	熟悉			
	2. 康复评定	了解			
	3. 康复目标制订	熟悉			
	4. 康复治疗	掌握			
	5. 健康教育	熟悉			
	实训十 阿尔茨海默病康复				
	（七）脑性瘫痪康复				
	1. 病史收集	熟悉			

单元	教学内容	教学要求	教学活动参考	参考学时	
				理论	实训
三、常见神经系统疾病康复	2. 康复评定	掌握			
	3. 康复目标制订	熟悉			
	4. 康复治疗	掌握			
	5. 健康教育	熟悉			
	实训十一　脑性瘫痪康复				
四、常见运动系统疾病康复	（一）骨折康复		理论讲授案例教学情景教学任务教学多媒体演示教学见习	32	25
	1. 病史收集	了解			
	2. 康复评定	熟悉			
	3. 康复目标制订	熟悉			
	4. 康复治疗	掌握			
	5. 健康教育	熟悉			
	实训十二　骨折康复				
	（二）运动损伤康复				
	1. 病史收集	掌握			
	2. 康复评定	熟悉			
	3. 康复目标制订	掌握			
	4. 康复治疗	掌握			
	5. 健康教育	熟悉			
	实训十三　运动损伤康复				
	（三）手外伤康复				
	1. 病史收集	了解			
	2. 康复评定	熟悉			
	3. 康复目标制订	了解			
	4. 康复治疗	掌握			
	5. 健康教育	了解			
	实训十四　手外伤康复				
	（四）颈椎病康复				
	1. 病史收集	熟悉			
	2. 康复评定	掌握			
	3. 康复目标制订	熟悉			
	4. 康复治疗	掌握			
	5. 健康教育	熟悉			
	实训十五　颈椎病康复				
	（五）关节置换术后康复				
	1. 病史收集	了解			
	2. 康复评定	熟悉			
	3. 康复目标制订	熟悉			
	4. 康复治疗	掌握			
	5. 健康教育	熟悉			

单元	教学内容	教学要求	教学活动参考	参考学时	
				理论	实训
	实训十六　关节置换术后康复				
	（六）肩周炎康复				
	1. 病史收集	熟悉			
	2. 康复评定	掌握			
	3. 康复目标制订	了解			
	4. 康复治疗	掌握			
	5. 健康教育	熟悉			
	实训十七　肩周炎康复				
	（七）腰椎间盘突出症康复				
	1. 病史收集	熟悉			
	2. 康复评定	掌握			
	3. 康复目标制订	熟悉			
	4. 康复治疗	掌握			
	5. 健康教育	熟悉			
	实训十八　腰椎间盘突出康复				
	（八）骨关节炎康复				
	1. 病史收集	熟悉			
四、常见运动系统疾病康复	2. 康复评定	熟悉			
	3. 康复目标制订	了解			
	4. 康复治疗	掌握			
	5. 健康教育	了解			
	实训十九　骨关节炎康复				
	（九）强直性脊柱炎康复				
	1. 病史收集	了解			
	2. 康复评定	熟悉			
	3. 康复目标制订	熟悉			
	4. 康复治疗	掌握			
	5. 健康教育	了解			
	（十）类风湿关节炎康复				
	1. 病史收集	熟悉			
	2. 康复评定	熟悉			
	3. 康复目标制订	了解			
	4. 康复治疗	掌握			
	5. 健康教育	了解			
	实训二十　类风湿关节炎康复				
	（十一）骨质疏松症康复				
	1. 病史收集	了解			
	2. 康复评定	熟悉			
	3. 康复目标制订	熟悉			

单元	教学内容	教学要求	教学活动参考	参考学时 理论	参考学时 实训
四、常见运动系统疾病康复	4. 康复治疗 5. 健康教育 实训二十一　骨质疏松症康复	掌握 了解			
五、常见循环及呼吸系统疾病康复	（一）原发性高血压病康复 1. 病史收集 2. 康复评定 3. 康复目标制订 4. 康复治疗 5. 健康教育 实训二十二　原发性高血压病康复 （二）冠状动脉粥样硬化性心脏病康复 1. 病史收集 2. 康复评定 3. 康复目标制订 4. 康复治疗 5. 健康教育 实训二十三　冠状动脉粥样硬化性心脏病康复 （三）慢性阻塞性肺疾病康复 1. 病史收集 2. 康复评定 3. 康复目标制订 4. 康复治疗 5. 健康教育 实训二十四　慢性阻塞性肺疾病康复 （四）慢性充血性心力衰竭康复 1. 病史收集 2. 康复评定 3. 康复目标制订 4. 康复治疗 5. 健康教育	 熟悉 熟悉 掌握 掌握 了解 了解 熟悉 熟悉 掌握 了解 熟悉 熟悉 掌握 掌握 了解 了解 熟悉 熟悉 掌握 了解	理论讲授 案例教学 情景教学 任务教学 多媒体演示	8	3
六、常见内分泌疾病康复	（一）肥胖症康复 1. 病史收集 2. 康复评定 3. 康复目标制订 4. 康复治疗 5. 健康教育 实训二十五　肥胖症康复	 了解 熟悉 了解 掌握 熟悉	理论讲授 案例教学 情景教学 任务教学 多媒体演示	4	2

单元	教学内容	教学要求	教学活动参考	参考学时	
				理论	实训
六、常见内分泌疾病康复	（二）糖尿病康复 1. 病史收集 2. 康复评定 3. 康复目标制订 4. 康复治疗 5. 健康教育 实训二十六　糖尿病康复	熟悉 了解 熟悉 掌握 掌握			
七、烧伤康复	1. 病史收集 2. 康复评定 3. 康复目标制订 4. 康复治疗 5. 健康教育	熟悉 了解 熟悉 掌握 掌握	理论讲授 案例教学 情景教学 任务教学 多媒体演示	4	
八、恶性肿瘤康复	1. 病史收集 2. 康复评定 3. 康复目标制订 4. 康复治疗 5. 健康教育	了解 熟悉 了解 掌握 熟悉	理论讲授 案例教学 情景教学 任务教学 多媒体演示	4	

五、大纲说明

（一）教学安排

本教学大纲主要供中等卫生职业教育康复技术专业教学使用，总学时为 144 学时，其中理论教学 94 学时，实践教学 50 学时。学分为 8 分。

（二）教学要求

1. 本课程落实立德树人根本任务是能将理想信念、工匠精神、合作交流、社会责任、文化传承、技术创新等素质养成要求贯穿于了解患者疾苦，明确康复需求，制订康复目标，拟定康复方案，选择治疗技术、开展健康教育的康复诊疗过程中。

2. 本课程对理论部分学习要求分为掌握、熟悉、了解三个层次。掌握：指对基本知识、基本理论有较深刻的认识，并能综合、灵活地运用所学的知识解决实际问题。熟悉：指能够领会概念、原理的基本含义，解释护理现象。了解：指对基本知识、基本理论能有一定的认识，能够记忆所学的知识要点。

3. 本课程重点突出以岗位胜任力为导向的教学理念，在实践技能方面分为熟练运用和学会 2 个层次。熟练运用：能独立、正确、规范的完成康复治疗常用技术操作。学会：即在教师的指导下独立进行较为简单的康复技术操作。

（三）教学建议

1. 采用讲故事、查资料、写心得、做任务等方法，通过自主学习、小组讨论等形式，开展本课程思政的实施，落实立德树人根本要求。

2. 康复治疗岗位的工作任务、职业能力要求，强化理论实践一体化，突出"做中学、做中教"的职业教育特色,根据培养目标、教学内容和学生的学习特点以及职业资格考核要求,提倡项目教学、案例教学、任务教学、角色扮演、情景教学等方法,利用校内外实训基地,将学生的自主学习、合作学习和教师引导教学等教学组织形式有机结合。

3. 教学过程中,可通过测验、观察记录、技能考核和理论考试等多种形式对学生的职业素养、专业知识和技能进行综合考评。应体现评价主体的多元化,评价过程的多元化,评价方式的多元化。评价内容不仅关注学生对知识的理解和技能的掌握,更要关注知识在临床实践中运用与解决实践问题的能力水平,重视治疗师执业素质的形成。

主要参考文献

［1］郭华.常见疾病康复［M］.2版.北京:人民卫生出版社,2016.

［2］张绍岚,王红星.常见疾病康复［M］.3版.北京:人民卫生出版社,2019.

［3］倪朝民.神经康复学［M］.3版.北京:人民卫生出版社,2018.

［4］何成奇,吴毅.内外科疾病康复学［M］.3版.北京:人民卫生出版社,2018.

［5］岳寿伟.肌肉骨骼康复学［M］.3版.北京:人民卫生出版社,2018.

［6］高建波,王滨.医学影像诊断学［M］.北京:人民卫生出版社,2016.

［7］刘立席.康复评定技术［M］.2版.北京:人民卫生出版社,2016.

［8］张维杰,刘海霞.物理因子治疗技术［M］.北京:人民卫生出版社,2016.

［9］田莉.运动疗法［M］.北京:人民卫生出版社,2016.

［10］孙晓丽.作业疗法［M］.北京:人民卫生出版社,2016.

［11］朱红华,王晓东.言语疗法［M］.北京:人民卫生出版社,2016.

［12］封银曼.中国传统康复疗法［M］.北京:人民卫生出版社,2016.